全国高职高专药学类专业规划教材（第三轮）

药理学

第 3 版

（供药学、中药学、药品经营与管理及相关专业用）

主　编　贾　雷　陈淑瑜
副主编　赵丽霞　王　静　苗久旺　武彩霞　宋红霞
编　者　（以姓氏笔画为序）

马正东（广东江门中医药职业学院）

王　静（江苏医药职业学院）

付　围（楚雄医药高等专科学校）

李　超（沧州医学高等专科学校）

余瑞铭（漳州卫生职业学院）

宋红霞（重庆三峡医药高等专科学校）

陈淑瑜（漳州卫生职业学院）

武彩霞（山东医学高等专科学校）

苗久旺（山东中医药高等专科学校）

周碧兰（长沙卫生职业学院）

赵　妍（漱玉平民大药房连锁股份有限公司）

赵　群（淄博市中心医院）

赵丽霞（山东医学高等专科学校）

贾　雷（淄博职业学院）

夏盟恺（淄博职业学院）

中国健康传媒集团

中国医药科技出版社

内 容 提 要

本教材是"全国高职高专药学类专业规划教材（第三轮）"之一，根据药理学课程标准的基本要求和课程特点编写而成，内容涵盖理论（46 章）和实训（14 个）两部分。每章穿插有"学习目标""情境导入""知识链接""知识拓展""岗赛证聚焦""重点小结""目标检测"等模块，内容上对接国家执业药师资格考试、全国职业院校技能大赛和医药行业特有职业技能竞赛相关内容，以及教育部"1＋X"药品购销职业技能等级证书相关要求，注重课－岗－赛－证融通，充分体现价值塑造、知识传授、能力培养根本要求。本教材为书网融合教材，纸质教材融合了数字化教学资源、题库系统及数字化教学服务，使教材内容立体化、生动化，便教易学。

本教材供高职高专院校药学、中药学、药品经营与管理及相关专业师生教学使用，也可供医药类专业技术人员学习参考用。

图书在版编目（CIP）数据

药理学 / 贾雷，陈淑瑜主编. -- 3 版. -- 北京：
中国医药科技出版社，2024.12. --（全国高职高专药学
类专业规划教材）. -- ISBN 978-7-5214-4959-4

Ⅰ. R96

中国国家版本馆 CIP 数据核字第 2024D2F749 号

美术编辑　陈君杞
版式设计　友全图文

出版　**中国健康传媒集团** | 中国医药科技出版社
地址　北京市海淀区文慧园北路甲 22 号
邮编　100082
电话　发行：010 - 62227427　邮购：010 - 62236938
网址　www. cmstp. com
规格　889mm × 1194mm $\frac{1}{16}$
印张　28 $\frac{3}{4}$
字数　843 千字
初版　2015 年 8 月第 1 版
版次　2024 年 12 月第 3 版
印次　2024 年 12 月第 1 次印刷
印刷　天津市银博印刷集团有限公司
经销　全国各地新华书店
书号　ISBN 978 - 7 - 5214 - 4959 - 4
定价　98.00 元

获取新书信息、投稿、
为图书纠错，请扫码
联系我们。

数字化教材编委会

主　编　贾　雷　陈淑瑜

副主编　赵丽霞　王　静　苗久旺　武彩霞　宋红霞

编　者　（以姓氏笔画为序）

马正东（广东江门中医药职业学院）

王　静（江苏医药职业学院）

付　围（楚雄医药高等专科学校）

刘　强（鲁南制药集团股份有限公司）

李　超（沧州医学高等专科学校）

余瑞铭（漳州卫生职业学院）

宋红霞（重庆三峡医药高等专科学校）

陈淑瑜（漳州卫生职业学院）

武彩霞（山东医学高等专科学校）

苗久旺（山东中医药高等专科学校）

周碧兰（长沙卫生职业学院）

赵　妍（漱玉平民大药房连锁股份有限公司）

赵　群（淄博市中心医院）

赵丽霞（山东医学高等专科学校）

贾　雷（淄博职业学院）

夏盟恺（淄博职业学院）

出版说明

全国高职高专药学类专业规划教材，第一轮于2015年出版，第二轮于2019年出版，自出版以来受到各院校师生的欢迎和好评。为深入学习贯彻党的二十大精神，落实《国务院关于印发国家职业教育改革实施方案的通知》《关于深化现代职业教育体系建设改革的意见》《关于推动现代职业教育高质量发展的意见》等有关文件精神，适应学科发展和高等职业教育教学改革等新要求，对标国家健康战略、对接医药市场需求、服务健康产业转型升级，进一步提升教材质量、优化教材品种，支持高质量现代职业教育体系发展的需要，使教材更好地服务于院校教学，中国健康传媒集团中国医药科技出版社在教育部、国家药品监督管理局的领导下，组织和规划了"全国高职高专药学类专业规划教材（第三轮）"的修订和编写工作。本轮教材共包含39门，其中32门为修订教材，7门为新增教材。本套教材定位清晰、特色鲜明，主要体现在以下方面。

1. 强化课程思政，辅助三全育人

贯彻党的教育方针，坚决把立德树人贯穿、落实到教材建设全过程的各方面、各环节。教材编写将价值塑造、知识传授和能力培养三者融为一体。深度挖掘提炼专业知识体系中所蕴含的思想价值和精神内涵，科学合理拓展课程的广度、深度和温度，多角度增加课程的知识性、人文性，提升引领性、时代性和开放性，辅助实现"三全育人"（全员育人、全程育人、全方位育人），培养新时代技能型创新人才。

2. 推进产教融合，体现职教特色

围绕"教随产出、产教同行"，引入行业人员参与到教材编写的各环节，为教材内容适应行业发展献言献策。教材内容体现行业最新、成熟的技术和标准，充分体现新技术、新工艺、新规范。

3. 创新教材模式，岗课赛证融通

教材紧密结合当前实际要求，教材内容与技术发展衔接、与生产过程对接、人才培养与现代产业需求融合。教材内容对标岗位职业能力，以学生为中心、成果为导向，持续改进，确立"真懂（知识目标）、真用（能力目标）、真爱（素质目标）"的教学目标，从知识、能力、素养三个方面培养学生的理想信念，提升学生的创新思维和意识；梳理技能竞赛、职业技能等级考证中的理论知识、实操技能、职业素养等内容，将其对应的知识点、技能点、竞赛点与教学内容深度衔接；调整和重构教材内容，推进与技能竞赛考核、职业技能等级证书考核的有机结合。

4. 建新型态教材，适应转型需求

适应职业教育数字化转型趋势和变革要求，依托"医药大学堂"在线学习平台，搭建与教材配套的数字化课程教学资源（数字教材、教学课件、视频及练习题等），丰富多样化、立体化教学资源，并提升教学手段，促进师生互动，满足教学管理需要，为提高教育教学水平和质量提供支撑。

前言 PREFACE

药理学是药学类专业的专业核心课，是药学类专业岗位群必须具备的核心专业知识和技能。为适应新时代高职高专药学专业教育教学改革的发展，在培育新质生产力、建设现代化产业体系中彰显职业教育的新担当，我们在第 2 版教材基础上精心修订了本教材。

本次编写过程中，我们坚持以培养高素质技术技能型人才为目标，以弘扬社会主义核心价值观、培养服务人民健康责任感为主线，以岗位需求为导向，以能力培养为根本，以知识应用为重点，秉承教材建设的"三基、五性"原则，突出高职高专教育特点，力求专业特色明显、内容创新、模块优化、编排新颖、教学兼宜。为使本教材更贴近于岗位需求，突出理实一体、产教融合职教特色，我们专门吸纳了来自医院和药品流通企业的一线专家。教材内容选取上仍以基础理论、基本知识和基本技能为重点，主要遴选最新版的《国家基本药物目录》和《国家基本医疗保险药物目录》中的药物，同时适度拓展与职业岗位直接相关的新知识、新技术、新进展；紧密结合国家执业药师资格考试、全国职业院校技能大赛药学技能赛项和全国医药行业特有职业技能竞赛相关内容，以及教育部"1＋X"药品购销职业技能等级证书相关要求，注重课－岗－赛－证融合；实训部分，紧密结合药学职业岗位工作特点，完善了药品一般知识、处方调配和药品分类上架练习等实训项目，突出了药学专业特色和应用性。在教材编写形式上，优化设计，穿插有"学习目标""情境导入""知识链接""知识拓展""岗赛证聚焦""重点小结""目标检测"等模块，并将思政教育巧妙融入其中，充分体现价值塑造、知识传授、能力培养根本要求。本教材为书网融合教材，纸质教材有机融合电子教材、教学配套资源（PPT 课件、微课、视频、图片等）以及题库系统、数字化教学服务（在线教学、在线作业、在线考试），强化知识的应用和技能的培养，突出了教材的实用性、趣味性和可读性，使教材内容立体化、生动化，便教易学。

全书由 46 章理论和 14 个实训内容组成。编写人员分别为贾雷负责第一至四章，苗久旺负责第五至九章，宋红霞负责第十至十二章，李超负责第十三至十四章，陈淑瑜负责第十五至十七章、第二十九至三十二章、第四十三至四十六章，周碧兰负责第十八章、实训九至实训十三，付围负责第十九章、实训五至实训八，武彩霞负责第二十至二十二章，余瑞铭负责第二十三至二十四章，赵丽霞负责第二十五至二十七章，夏盟恺负责第二十八章、实训一至实训四，赵群负责第三十三至三十四章，马正东负责第三十五至三十八章，王静负责第三十九至四十二章，赵妍负责实训十四。所有人员同时承担了负责章节的数字化资源编写任务。全书由贾雷、陈淑瑜统稿，夏盟恺、余瑞铭、刘强协助。本教材主要供高职高专药学类专业教学使用，也可供医药类专业技术人员学习参考用。

本教材修订过程中得到了各参编单位的大力支持，同时参考引用了国内学者的相关书籍资料，在此一并致谢。本教材虽反复修改审核，但因编者水平有限，不足之处在所难免，恳切希望同行专家、广大师生提出批评和建议，以便今后不断修订完善。

编 者
2024 年 8 月

CONTENTS 目录

第一章 绪 论

PPT

第一节 药理学的研究内容和任务

药物（drug）是指能影响机体组织器官生理、生化功能及（或）细胞代谢过程，用以预防、诊断、治疗疾病和计划生育的化学物质。根据其来源可分为天然药物、化学合成药物和生物技术工程药物三类。

药理学（pharmacology）是研究药物与机体（包含病原体）之间相互作用及作用机制的科学。药理学研究的内容主要包括两方面：①研究药物对机体的作用及其规律，称为药物效应动力学（pharmacodynamics，简称药效学）；②研究机体对药物的作用及其规律，称为药物代谢动力学（pharmacokinetics，简称药动学）。药效学和药动学在体内同时进行并相互联系。

药理学的学科任务是阐明药物作用及作用机制，为临床合理应用、发挥药物最佳疗效、减少不良反应的发生提供理论基础，为研究开发新药、发现药物新用途以及探索生命现象的本质提供科学依据。

药理学与基础医学、临床医学、药学有着广泛而密切的联系，是医学教育的一门重要专业（专业基础）课程。药理学以生理学、生物化学、病理学和病原微生物学等学科的理论知识为基础，在阐明药效学和药动学的基础上，为指导临床合理用药提供理论依据。所以，药理学是基础医学与临床医学、医学与药学之间的桥梁学科，对医学及药学的实践和发展都具有十分重要的意义。

第二节 药理学的发展史

从远古时代起人们为了生存从生活经验中获知某些天然物质可以治疗疾病与伤痛，如饮酒止痛、大黄导泻、麻黄止喘等，这是药物的起源。随着人们医药实践经验的积累和药物品种的不断发现，专门记载药物知识的书籍开始出现，如公元一世纪前后的《神农本草经》，是我国最早的一部药物学专著，该书收载药物 365 种，其中不少药物仍沿用至今。唐代（公元 659 年）的《新修本草》，共收载药物 884 种，是我国乃至世界上第一部由政府颁发的药典。明朝李时珍的《本草纲目》（1596 年）在药物学发展史上具有巨大贡献，是我国传统医学的经典著作，全书共 52 卷，收载药物 1892 种，插图 1160 幅，药方 11000 余条，是现今研究中药的必读书籍，在国际上有七种文字译本流传。

药理学作为一门现代科学的发展是从 19 世纪开始的，与其他现代科学技术的发展紧密相连。19 世纪初，化学、生理学的发展，为实验药理学的研究和发展奠定了基础。意大利生理学家 F. Fontana（1720—1805）通过动物实验对千余种药物进行了毒性测试，得出了天然药物都有其活性成分，可选择性作用于机体某个部位而引起反应的客观结论，这一结论为德国化学家 F. W. Serturner（1783—1841）首先从罂粟中分离提纯吗啡所证实。法国人 F. Magendi 用青蛙实验，确定了士的宁的作用部位在脊髓，这些研究提供了药理学的实验研究方法。1932 年，德国人 Dompagk 发现磺胺类药物可治疗细菌感染。1940 年，英国人 Flory 在 H. W. Fleming 研究基础上，从青霉菌培养液中分离出青霉素，开始将抗生素应用于临床，促进了化学治疗药物的发展。

近年来，随着自然科学技术及生理学、生物化学、细胞生物学、分子生物学等学科的发展，特别是单克隆、基因重组等技术的发展，药理学由只与生理学有联系的单一学科发展成为与生物化学、分子生物学等多学科紧密联系的一门综合学科。在药理学的深度和广度方面，出现了许多药理学的分支学科，如神经药理学、免疫药理学、遗传药理学、分子药理学、量子药理学、时辰药理学、临床药理学等。

第三节 新药的开发与研究

一、新药

新药通常是指化学结构、药品组分或药理作用不同于现有药品的药物。2015 年对新药的概念进行了更改，新药系指未曾在中国境内上市销售的药品。对已上市药品改变剂型、改变给药途径、增加新适应证的药品注册按照新药申请的程序申报。

二、新药的来源

主要包括：①分离、提取、改造动植物药物的有效成分；②定向合成新的化合物；③内源性活性物质的模拟合成和改造；④对已知化合物进行结构修饰；⑤人工导向药物；⑥应用生物技术和基因重组方法制备。

三、新药的研究

新药的研究是药理学中一项既有很强的理论性又有重大实践意义的任务，主要分为临床前研究、临床试验和新药监测期。

（一）临床前研究

临床前研究包括药物的合成工艺、提取方法、理化性质及纯度、剂型选择、处方筛选、制备工艺、检验方法、质量指标、稳定性、药理、毒理、动物药代动力学研究等。中药制剂还包括原药材的来源、加工及炮制等的研究；生物制品还包括菌毒种、细胞株、生物组织等起始原材料的来源、质量标准、保存条件、生物学特征、遗传稳定性及免疫学的研究等。

临床前研究应当执行有关管理规定，其中安全性评价研究必须执行药物非临床研究质量管理规范（GLP）。新药临床前研究须经所在地省、自治区、直辖市药品监督管理机构审批后，才能进行临床试验。

（二）临床试验

临床试验是以人为对象，研究药物在人体内的作用规律，目的是对新药在人体内的安全性及有效性进行评价。

新药的临床试验（包括生物等效性试验）分为Ⅰ、Ⅱ、Ⅲ、Ⅳ期，临床试验的病例数应符合统计学要求和《药品临床试验规范》（GCP）的有关规定。

1. Ⅰ期临床试验 其对象为健康成年志愿者，总例数为 20~30 例，是初步的临床药理学及人体安全性评价试验。观察人体对于新药的耐受程度和药代动力学，为制定给药方案提供依据。

2. Ⅱ期临床试验 其对象为新药的适应证患者，多采用随机双盲法对照试验，病例数不少于 100 例，其目的是初步评价药物对目标适应证患者的治疗作用和安全性，也包括为Ⅲ期临床试验的研究设计和给药剂量方案的确定提供依据。

3. Ⅲ期临床试验 是治疗作用确定阶段，其病例数不少于 300 例。其目的是进一步验证药物对适应证患者的治疗作用和安全性，评价利益与风险关系，最终为药物注册申请的审查提供充分的依据。一般采用随机双盲法对照试验。

4. Ⅳ期临床试验 是新药上市后应用研究阶段。其目的是在广泛使用情况下考察药物的疗效和不良反应，评价在普通或者特殊人群中使用药物的利益与风险以及改进给药剂量等。生物等效性试验是指用生物利用度研究的方法，以药代动力学参数为指标，比较同一种药物的相同或者不同剂型的制剂，在相同的试验条件下，其活性成分吸收程度和速度有无统计学差异的人体试验。

（三）新药监测期

国家药品监督管理部门根据保护公众健康的要求，可以对批准生产的新药品种设立监测期。监测期自新药批准生产之日起计算，最长不得超过 5 年。

药品生产、经营、使用及检验、监督单位发现新药存在严重质量问题、严重或者非预期的不良反应时，应当及时向省、自治区、直辖市药品监督管理部门报告。省、自治区、直辖市药品监督管理部门收到报告后应当立即组织调查，并报告国家药品监督管理局。

第四节 药理学的学习方法

通过药理学的学习，应掌握药理学的基本概念、基本理论和基本内容，以及药物的分类和各类代表药的药理作用、作用机制、临床应用、主要不良反应及其防治；熟悉各类常用药物的药理作用特点、主要临床应用；了解各类相关药物的作用特点。

学习药理学应注意：①药理学内容丰富，药物品种多，甚至一类药物多达数十种。应注意全面掌握代表药物，找出同类药物或相关药物的特点，比较与代表药的异同。②新药不断涌现，疾病谱在不断发生变化，机体（包括病原体）与药物之间相互作用规律处于动态变化之中，人类对疾病或药物的认识处于一个逐渐深化的过程。面对千变万化的客观世界，应注意知识更新，应用选择性高、疗效好、不良反应少的药物，更好地为防病治病服务。

●●●●● 目标检测

答案解析

一、最佳选择题（每题的备选项中，只有一个最佳答案）

1. 药理学是一门重要的医学基础课程，是因为它（　）
   A. 具有桥梁学科的性质　　　　　　　B. 阐明药物作用机制
   C. 改善药物质量，提高疗效　　　　　D. 可为指导临床合理用药提供理论基础
   E. 可为开发新药提供实验资料和理论依据

2. 药物是（　）
   A. 能干扰细胞代谢活动的化学物质
   B. 是具有滋补营养、保健康复作用的物质
   C. 能改变细胞代谢的化学物质
   D. 能影响或者查明机体组织器官生理、生化功能和病理状态，用以预防、诊断、治疗疾病和计划生育的化学物质
   E. 能影响机体生理功能的物质

3. 药物效应动力学（药效学）研究的内容是（　）
   A. 药物的临床效果　　　　　　　　　B. 药物在体内的过程
   C. 药物对机体的作用及作用规律　　　D. 影响药物疗效的因素
   E. 药物的作用机制

4. 药动学研究的是（　）
   A. 药物在体内的变化　　　　　　　　B. 药物作用的动态规律
   C. 药物的作用机制　　　　　　　　　D. 药物作用强度随时间、剂量变化的规律
   E. 药物在体内的吸收、分布、生物转化和排泄过程及其规律

5. 新药临床试验的主要任务是（　）
   A. 实行双盲给药　　　　　　　　　　B. 选择患者
   C. 合理应用药物　　　　　　　　　　D. 对药物的安全性及有效性进行评价
   E. 计算有关试验数据

二、配伍选择题（每题备选项在前，试题在后。每组若干题。每组题均对应同一组备选项，每题只有一个正确答案。每个备选项可重复选用，也可不选用）

[6~9]
   A. 药物　　　　　B. 药理学　　　　　C. 药效学
   D. 药动学　　　　E. 新药

6. 防治和诊断疾病的化学物质（　）

7. 研究药物对机体作用及机制（　）

8. 研究药物的体内过程（　）

9. 研究药物与机体的相互作用规律（　）

三、多项选择题（每题的备选项中有两个或两个以上正确答案）

10. 新药指的是（　　）

　　A. 指未曾在中国境内外上市销售的药品

　　B. 已上市的药品改变剂型

　　C. 增加新的适应证的药物

　　D. 改成复方制剂

　　E. 指化学结构、药品组分或药理作用不同于现有药品的药物

四、名词解释题

药物、药理学、新药。

（贾　雷）

书网融合……

重点小结　　　微课　　　习题

第二章 药物效应动力学

PPT

学习目标

知识目标：通过本章的学习，学会药物的基本作用、药物的量–效曲线及意义；识记药物作用机制分类与受体学；了解药物的构效关系。

能力目标：能理解药物的不良反应和预防措施，具备分析用药剂量和效应之间关系的能力。

素质目标：树立"一切以患者为中心"的理念，培养安全合理用药、关爱患者的良好职业道德。

情境导入

情境：2岁女童发生腹泻，吃了很多药不见好转。女童的妈妈听从朋友的建议喂了她两天庆大霉素注射液，腹泻终于慢慢好转。可过了一个月，发现呼唤女童时，她总是没反应，而且学说话的速度也越来越慢。木木妈妈赶紧带她去医院检查，诊断结果女童发生了药物性耳聋。

思考：你了解庆大霉素吗？作为一名药学工作者，应如何避免该类情况发生，指导民众安全合理用药？

药物效应动力学（药效学），是研究药物对机体的作用及作用机制，为临床合理用药和新药研究提供理论依据的科学。

第一节　药物作用

药物作用（drug action）指药物与机体细胞间的初始作用。药理效应（pharmacologyical effect）指药物与机体相互作用引起的机体生理、生化功能或形态的变化，是药物作用的结果。

一、药物的基本作用

药物的基本作用包括兴奋作用和抑制作用。凡能使机体生理生化功能增强的药物作用称为兴奋作用，如肌肉收缩、心率加快、酶的活性增强等；而使机体生理生化功能减弱的药物作用称为抑制作用，如肌肉松弛、心率减慢、酶活性降低等。两者在一定条件下可以相互转化，如中枢神经系统过度兴奋可导致惊厥，持续惊厥可转变为衰竭性抑制，甚至死亡。

二、药物作用的类型

（一）局部作用和吸收作用

1. 局部作用（local action）　药物在吸收进入血液循环之前在用药局部产生的作用称为局部作用，如乙醇、碘酊对皮肤黏膜的消毒作用。

2. 吸收作用（absorptive action）　药物进入血液循环后分布到组织器官而发挥的作用称为吸收作用，也称全身作用。如口服阿司匹林的退热作用。

（二）直接作用和间接作用

1. 直接作用　指药物在所分布的组织器官直接产生的作用，又称为原发作用。如强心苷能选择性加强心肌收缩力，增加衰竭心脏的排出量，此作用为强心苷的直接作用。

2. 间接作用　指由药物的直接作用引发的其他作用，又称为继发作用。如强心苷在增强心肌收缩力，增加心排出量的同时，可反射性提高迷走神经的兴奋性，导致心率减慢，此作用为强心苷的间接作用。

（三）药物作用的选择性

药物在治疗剂量时对某些器官或组织发生明显作用，而对其他器官或组织的作用较小或不发生作用，称为药物的选择性（selective action）。药物的选择性与药物的体内分布、机体组织细胞的结构及生理生化功能等有关。如抗慢性心功能不全药物地高辛，对心肌的选择性较强，很小剂量即可产生正性肌力作用，而对骨骼肌则无影响。

药物的选择性是临床选药的依据，一般而言，选择性高的药物不良反应较少，但作用范围及应用较窄；选择性低的药物，不良反应较多，作用及应用范围较广。如阿托品对腺体、胃肠道平滑肌、心脏、血管及中枢神经系统都有作用，可用于治疗多种疾病，也可导致多种不良反应。另外药物的选择性是相对的，与用药剂量有关，如治疗量的地高辛增强心肌的收缩力，但随着剂量的增加，对中枢神经系统也会产生影响，甚至造成毒性反应，因此临床用药过程中，应严格掌握药物的剂量。

三、药物作用的两重性

药物的作用具有两重性，即防治作用和不良反应。

（一）防治作用

防治作用（therapeutic action）包括预防作用和治疗作用。

1. 预防作用（preventive effect）　指提前用药以防止疾病或症状发生的作用，如服用小剂量阿司匹林用于防治血栓性疾病。

2. 治疗作用（therapeutic action）　指符合用药目的，有利于防病治病的作用。一般分为对因治疗与对症治疗。

（1）对因治疗（etiological treatment）　用药目的在于消除原发致病因子，彻底治愈疾病，称为对因治疗或治本。

（2）对症治疗（symptomatic treatment）　用药目的在于消除或缓解疾病的症状，但不能消除病因，称对症治疗或治标，如应用解热镇痛药使发热患者体温下降。

对因治疗固然重要，但对某些严重危及病人生命的症状，采取对症治疗也是非常重要的。如休克、高热等应及时采取对症治疗，以防病情恶化，为对因治疗争取时间。临床用药时应采用"急则治标，缓则治本，标本兼治"的原则。

（3）补充治疗（supplementary therapy）　又称替代疗法（replacement therapy）。用药目的在于补充体内营养物质或代谢物质的不足，如维生素C用于治疗坏血病，补充治疗不能祛除原发病灶，需要进一步进行对因治疗。

（二）药物不良反应

药物不良反应（adverse drug reactions）指不符合用药目的且给患者带来痛苦甚至危害的反应。药物的不良反应多数是药物固有的效应，一般可以预知，但不一定能够避免。少数较严重的难以恢复的不良反应，称为药源性疾病，如链霉素与庆大霉素引起的中毒性耳聋。药物不良反应主要包括以下几种类型。

1. 副作用（side reaction） 药物在治疗剂量下出现的与用药目的无关的作用称为副作用或副反应。副作用是药物固有的作用，可以预知但一般不能避免。副作用一般比较轻微，危害不大，可自行恢复。其产生原因是药物的选择性低，当药物的某一效应被用于治疗目的时，其他效应就成了副作用，随着治疗目的的不同，其治疗作用与副作用是可以相互转化的，如阿托品因其抑制腺体分泌作用于全身麻醉时，其松弛平滑肌作用引起的腹气胀则是副作用。

2. 毒性反应（toxic reaction） 指用药剂量过大、时间过长或机体对药物的敏感性过高产生的危害性反应。短期大剂量应用发生的毒性反应为急性毒性反应，长期应用因药物在体内蓄积而缓慢发生的毒性为慢性毒性反应。有些患者由于对某种药物的敏感性过高或有肝肾疾病使药物代谢排泄功能障碍，在常用量下也会出现毒性反应。毒性反应在性质和程度上与副作用不同，一般危害较大，但是毒性反应是可以预知的，也是可以避免的。

致突变（mutagenesis）、致畸（teratogenesis）和致癌（carcinogenesis）作用称为"三致"作用，是药物损伤细胞遗传物质所致的特殊毒性作用或潜在性毒性作用，均属于慢性毒性范畴。

3. 变态反应（allergic reaction） 是药物作为抗原或半抗原与机体接触致敏后所引起的病理性免疫反应，又称过敏反应。致敏物质可能是药物本身或其代谢物，也可能是药剂中杂质。药物过敏反应的特点是：①常见于少数过敏体质患者；②过敏反应的发生与剂量无关，极少量即可发生，反应程度与剂量有关；③不可预知，反应严重程度因人而异，从轻微的皮疹、发热至造血系统抑制、肝肾功能损害、休克、甚至危及生命；④结构相似的药物之间可产生交叉过敏反应，如对青霉素 G 过敏的患者，对头孢菌素也可能过敏。因此，对于过敏体质患者和易致敏的药物临床用药前应做皮肤过敏试验，阳性者禁用。

4. 后遗效应（after effect） 指停药后血浆药物浓度已降至阈浓度以下时残存的药理效应。后遗效应可能是短暂的，如服用苯巴比妥钠催眠和 H_1 受体阻断药后，次晨仍有困倦、头晕、乏力等宿醉现象，也可能比较持久。

5. 停药反应（withdrawal reaction） 指长期用药后突然停药，原有疾病的症状复发或加剧的现象，又称为反跳现象（rebound）或称撤药综合征，例如长期应用肾上腺皮质激素，由于脑垂体前叶促皮质素的释放受抑制，突然停药可表现皮质激素不足的反应。因此长期应用此类药物应采取逐渐减量的方法停药，以免发生反跳现象。

6. 继发反应（secondary reaction） 指继发于药物治疗作用之后的一种不良反应，是治疗剂量下治疗作用本身带来的后果，又称治疗矛盾。如长期使用广谱抗生素阿莫西林等可出现由念珠菌或耐药菌大量繁殖引起的二重感染。

第二节　药物的构效关系

药物的构效关系（structure activity relation ship，SAR）系指药物的化学结构与其药理作用之间的关系。

一般来说，结构类似的药物能与同一受体或酶结合，产生相似或相反的作用，如吗啡、可待因结构相似而具有相似的镇痛作用，而烯丙吗啡虽与吗啡结构相似却产生拮抗吗啡的效应。

有时药物的化学结构完全相同，但光学异构体不同，他们的药理作用可能完全不同，如奎宁为左旋体，具有抗疟作用，而右旋体奎尼丁却具有抗心律失常作用。

侧链常可影响药物作用的强弱、快慢等，如天然糖皮质激素抗炎作用弱，调节水盐代谢作用强，对其侧链结构加以改造，可获得一系列广泛应用的糖皮质激素，降低了其对水盐代谢的影响，增强了其抗炎作用。

药物的构效关系以吗啡及其衍生物为例见表 2-1。

表 2-1 吗啡及其衍生物的构效关系

药物	R_1	R_2	R_3	作用特点
吗啡	—OH	—OH	—CH$_3$	镇痛，易成瘾
可待因	—OCH$_3$	—OH	—CH$_3$	镇痛，镇咳
纳洛酮	—OH	—O	—CH$_2$CH=CH$_2$	吗啡拮抗剂

第三节　药物的量效关系

药物剂量-效应关系（dose-effect relation ship）简称量-效关系，系指药物的剂量在一定范围内与效应成正比，药物效应随着血药浓度的升高而增强，这种剂量与效应关系称为量-效关系。定量分析研究药物的剂量（浓度）与效应之间的关系，对了解药物作用的性质和临床用药都十分重要。

一、剂量-效应曲线

以药理效应为纵坐标，剂量或浓度为横坐标，即得量-效曲线（dose-effect curve）（图 2-1）。

图 2-1 量-效关系曲线示意图

a. 药量用剂量表示；b. 药量用剂量对数表示

量-效曲线根据所观察的药理效应指标不同，可分为量反应量-效曲线和质反应量-效曲线。

1. 量反应量-效曲线 有些药理效应的强弱可用具体数量或最大效应百分率表示，如心率、血压等，称为量反应。以效应强度（E）为纵坐标，药物剂量或浓度（C）为横坐标作图，所得曲线称量反应量效曲线（图 2-1a）；若横坐标改为对数剂量或浓（$\lg C$）则曲线呈对称 S 形（图 2-1b）。

药物的药理效应在一定剂量范围内随着剂量或血药浓度的增加而增强，增加到一定程度时，效应就不再增强，只会引起毒性反应。这一药理效应称为最大效应（或效能）。

效价强度（potency）指药物达到一定效应时所需的剂量。达到相同的药理效应时所需的剂量越小，效价强度越大，反之所需药物剂量越大则效价强度越小。效能和效价强度反映药物的不同性质，具有不同的临床意义，可用于评价同类药物不同品种的作用特点。如利尿药以每天排钠量为效应指标来比较，氢氯噻嗪的效价强度大于呋塞米，但呋塞米的效能远大于氢氯噻嗪，其临床效果也超过氢氯噻嗪（图 2-2）。所以，两者均可作为临床选择药物和确定药物剂量的依据。

图 2-2　各种利尿药效价强度及效能的比较

A. 环戊噻嗪；B. 氢氯噻嗪；C. 呋塞米；D. 氯酞酮

图 2-3　质反应量 - 效曲线

2. 质反应量 - 效曲线　有些药物药理效应不能用具体数量来表示，只能用阳性或阴性表示，如动物存亡、睡眠等反应，这种反应称为质反应，亦称全或无反应（all or none response）。若以反应出现的频数为纵坐标，以剂量（浓度）为横坐标作图，质反应的量 - 效曲线则为正态分布曲线。若以累加阳性频率为纵坐标，以对数剂量（浓度）为横坐标，则曲线呈对称 S 形（图 2-3）。

二、量 - 效关系中重要的药效学参数

依据量 - 效曲线，可获得一系列重要的药效学参数。

1. 无效量　指未达到有效血药浓度，不产生药理效应的剂量称为无效量。

2. 最小有效量　恰能引起药理效应的最小剂量，或称阈剂量，其血药浓度称为阈浓度。

3. 有效量　随着剂量增加，药理效应随之增强，能达到治疗效果但不引起毒性反应的剂量，称为有效量。治疗量是介于最小有效量与极量之间、疗效显著且安全的剂量。

4. 极量　是产生最大效应而不出现中毒的剂量，又称最大治疗量。

5. 最小中毒量和中毒量　超过极量并能引起毒性反应的最小剂量，称为最小中毒量。介于最小中毒量与最小致死量之间的剂量，称为中毒量。

6. 致死量　可导致动物死亡的剂量。

7. 药物的安全性评价

（1）半数有效量（median effective dose，ED_{50}）或半数有效浓度（medianeffectiveconcentration，EC_{50}）　指能引起50%的效应（量反应）或50%阳性反应（质反应）的剂量或浓度，是反映药物治疗效应的重要参数。

（2）半数致死量（median lethal dose，LD_{50}）　指能引起半数动物死亡的剂量，LD_{50}是反应药物毒性大小的重要参数，常用于临床前药理研究检测药物毒性的大小。

（3）治疗指数（therapeutic index，TI）　是评价药物安全性的重要指标，用LD_{50}/ED_{50}来表示，一般而言 *TI* 越大越安全。鉴于治疗指数未考虑到药物达到最大效应时的毒性情况，故单用治疗指数不能完全严格地反映药物的安全性。

如图2-4所示，A、B两药的LD_{50}及ED_{50}相同，故治疗指数相同，但两药的量-效曲线的斜率并不相同，A药表示疗效的曲线和表示毒性的曲线首尾无重叠，在ED_{95}和ED_{99}时没有动物死亡，B药表示疗效的曲线与表示毒性的曲线首尾有重叠，即LD_5小于ED_{95}，说明B药未达最大效应时已出现动物死亡。故A、B两药虽然 *TI* 相等，但实际A药比B药安全，因此单用治疗指数不能完全反应药物的安全性。故用安全范围及可靠安全系数来评价药物的安全性比治疗指数更佳。

图2-4　药物的效应和毒性的量-效曲线

（4）安全范围（margin of safety）　指5%致死量（LD_5）与95%有效量（ED_{95}）的比值。安全范围为$ED_{95} \sim LD_5$之间的距离，其距离越大药物越安全。

（5）可靠安全系数（certain safety factor）　指1%致死量（LD_1）与99%有效量（ED_{99}）的比值，若系数<1，说明有效量与致死量仍有重叠是不安全的。

第四节　药物作用机制

药物作用机制（mechanism of drug action）是药效学研究的重要内容之一，研究药物为什么产生效应和如何产生效应。学习药物的作用机制，对理解药物作用和不良反应的本质，为临床合理用药，新药的开发设计及深入认识机体的生理、生化、病理过程提供帮助。药物的种类繁多，化学结构和理化性质各异，其主要的作用机制如下。

1. 理化性质的改变　有些药物的药理效应是通过简单的物理化学反应而产生的，诸如吸附作用、渗透压改变等，如用抗酸药中和胃酸以治疗胃酸过多症。

2. 参与或干扰细胞代谢　有些药物通过补充生命代谢物质，以治疗相应物质的缺乏症，如维生素、铁剂、胰岛素等。而有些药物因化学结构与机体的正常代谢物质相似，掺入代谢过程可阻断或抑制其正常代谢的进行而发挥治疗作用，称为抗代谢物（antimetabolite），如5-氟尿嘧啶结构与尿嘧啶相似，掺入癌细胞 DNA 及 RNA 中干扰蛋白合成而发挥抗癌作用。

3. 影响物质转运　许多无机离子、代谢物、神经递质、激素在体内主动转运需要载体参与。

4. 对酶的影响　酶是细胞生命活动的重要物质，种类很多，在体内分布极广，参与所有细胞生命活动，是药物本身作用的主要靶点。不少药物能抑制酶的活性，如新斯的明竞争性抑制胆碱酯酶。但有些药物则能提高酶的活性，如尿激酶激活血浆纤溶酶原；有些药物本身就是酶，如胃蛋白酶。

5. 作用于细胞膜的离子通道药物 直接作用于细胞膜上的离子通道，从而影响细胞功能。

6. 影响核酸代谢 许多抗癌药是通过干扰癌细胞 DNA 或 RNA 代谢过程而发挥疗效的。某些抗生素（包括喹诺酮类）也是作用于细菌核酸代谢而发挥抑菌或杀菌效应的。

7. 影响免疫机制 除免疫血清及疫苗外，免疫增强药（如左旋咪唑）及免疫抑制药（如环孢霉素）通过影响免疫机制发挥疗效。

8. 受体学说 有关受体理论，详见本章第五节。

第五节　受体学说

一、受体概念及特性

受体（receptor）是存在于细胞膜上、细胞质内或细胞核上的大分子蛋白质，能识别和结合特异性配体而传递信息，并产生特定生物效应。配体是与受体特异性相结合的内源性的神经递质、激素或自体活性物质，也可以是外源性药物等，也称第一信使。受体具有以下特性。①特异性：一种特定的受体只能与特定的配体结合，产生特定的效应；②灵敏性：受体能识别周围环境中微量的配体，很低浓度的配体就能与受体结合，产生显著的效应；③饱和性：受体数量是有限的，受体与配体的结合有饱和性，故对作用于同一受体的配体之间具有竞争结合现象；④可逆性：受体与配体所形成的复合物可以解离，也可被另一种特异性配体置换；⑤多样性：一种受体可有若干亚型，其分布及功能有所不同。

二、药物与受体的相互作用

药物与受体结合并产生效应，应具备两个条件。一是药物与受体的结合能力，即亲和力（affinity），其决定着药物作用的强度；二是药物与受体结合后，激动受体产生特定药理效应的能力，即内在活性（intrinsic activity），其决定着药物的作用性质。由此，可将药物分为两类。

1. 激动药（agonist）或称兴奋药 指与受体结合有亲和力又有内在活性的药物。它们与受体结合并激动受体而产生效应。根据内在活性大小的不同，又分为完全激动药（full agonist）及部分激动药（partial agonist），前者对受体有强亲和力和强的内在活性，如吗啡是阿片受体的完全激动药，能发挥强大镇痛效应；后者对受体有较强亲和力，但内在活性较低，即使增加浓度也不能像完全激动药那样达到最大效应，相反较大剂量时还可对抗激动药的部分效应。如喷他佐辛是阿片受体部分激动药，镇痛效应弱于吗啡，与吗啡合用可减低吗啡的镇痛作用。

2. 拮抗药（antagonist）或阻断药（blocker） 指对受体有强的亲和力而缺乏内在活性的药物，它能占领受体妨碍激动药与受体的结合和效应的发挥。如普萘洛尔是 β 受体的拮抗药。少数拮抗药以拮抗作用为主，还兼有微弱的内在活性，表现出一定的激动效应，如氧烯洛尔是 β 受体的部分拮抗药。

根据拮抗药与受体结合是否具有可逆性，将拮抗药分以下两类。

（1）竞争性拮抗药（competitive antagonist） 能与激动药相互竞争同一受体，且结合是可逆的，增加激动药的剂量，仍可达到单用时的最大效应。有竞争性拮抗药存在时，激动药的量－效曲线平行右移，但最大效应不变（图 2－5）。

（2）非竞争性拮抗药（noncompetitive antagonist） 不与激动药竞争受体，它与受体结合后，可使激动药亲和力和内在活性均降低，即不仅使激动药的量－效关系曲线右移，而且也抑制其最大效应（图2－6）。

图2－5　竞争性拮抗药与激动药对受体的作用

图2－6　非竞争性拮抗药与激动药对受体的作用

三、受体的类型及细胞内信号转导

根据受体的蛋白结构、信号转导过程、效应性质和受体位置等特点，受体大致分为四类，即 G 蛋白偶联受体、离子通道受体、酶活性受体、细胞内受体。

> **知识拓展**
>
> ### G 蛋白偶联受体
>
> G 蛋白偶联受体是人类基因组中最大的膜蛋白家族，含800～1000个成员，在视觉、嗅觉、味觉以及神经传递等人类各项生理代谢活动过程中发挥着重要作用，目前的处方中，以 G 蛋白偶联受体为靶点的药物约占一半以上。

受体在识别相应配体或药物并与之结合后，需通过细胞内第二信使（second messenger）获得信息增强、分化、整合并传递给效应器，才能产生其特定的生理功能和药理效应。第二信使包括 cAMP、cGMP、肌醇磷酸、钙离子等（表2－2）。

表2－2　细胞内第二信使及效应

类型	效应
cAMP	ATP 经 AC 作用产生，经磷酸二酯酶灭活，cAMP 可激活蛋白激酶 A，使细胞内蛋白酶磷酸化，钙离子内流使神经、心肌、平滑肌兴奋
cGMP	GTP 经 GC 作用产生，经磷酸二酯酶灭活，可激活蛋白激酶 C，使心脏抑制、血管舒张、肠腺分泌
肌醇磷酸	药物与受体结合，通过 G 蛋白介导激活磷脂酶 C，磷脂酶 C 使4,5－二磷酸肌醇磷脂水解为二酰甘油和三磷酸肌醇，产生腺体分泌、血小板聚集、钙离子释放等作用
钙离子	细胞内钙离子可调节肌肉收缩、腺体分泌、白细胞和血小板活化等

四、受体的调节

受体虽是遗传获得的固有蛋白，但并不是固定不变的，受体的数量、亲和力及效应力受到各种生理、病理及药理因素的影响而发生变化，称为受体调节。受体调节是维持机体内环境稳定的一个重要因素，其调节方式有以下两种类型。

1. 向上调节（up regulation） 指长期应用受体阻断药或受体激动药水平降低后，受体数目、亲和力及内在活性增强的现象。

2. 向下调节（down regulation） 指在长期应用受体激动药后，受体数目、亲和力、内在活性下降，表现为组织或细胞对激动药的敏感性和反应性下降的现象。这是导致药物产生耐受性的原因之一。

岗赛证聚焦

1. 药物不良反应的类型与概念。
2. 药物安全性的评定。
3. 激动药与拮抗药的区分。

目标检测

答案解析

一、最佳选择题（每题的备选项中，只有一个最佳答案）

1. 药物副作用是与治疗效应同时发生的不良反应，此时的药物剂量是（   ）
   A. 大于治疗量
   B. 小于治疗量
   C. 治疗剂量
   D. 极量
   E. 以上都不对

2. 药物半数致死量（LD_{50}）是指（   ）
   A. 致死量的一半
   B. 中毒量的一半
   C. 杀死半数病原微生物的剂量
   D. 杀死半数寄生虫的剂量
   E. 引起半数动物死亡的剂量

3. 药物与受体结合后，可激动受体，也可阻断受体，取决于（   ）
   A. 药物是否具有亲和力
   B. 药物是否具有内在活性
   C. 药物的酸碱度
   D. 药物的脂溶性
   E. 药物的极性大小

4. 药物作用的两重性是指（   ）
   A. 防治作用和副作用
   B. 对因治疗和对症治疗
   C. 防治作用和毒性作用
   D. 防治作用和不良反应
   E. 局部作用和吸收作用

5. 药物的效能反映药物的（   ）
   A. 内在活性
   B. 效应强度
   C. 亲和力
   D. 量效关系
   E. 时效关系

6. 某降压药停药后血压剧烈回升，此种现象称为（   ）
   A. 变态反应
   B. 停药反应
   C. 后遗效应
   D. 特异质反应
   E. 毒性反应

二、配伍选择题（每题备选项在前，试题在后。每组若干题。每组题均对应同一组备选项，每题只有一个正确答案。每个备选项可重复选用，也可不选用）

[7～11]
   A. 患者服治疗量的伯氨喹所致的溶血反应
   B. 强心苷所致的心律失常
   C. 四环素和氯霉素所致的二重感染
   D. 阿托品在治疗量解除胃肠痉挛时所致的口干、心悸
   E. 巴比妥类药物所致的次晨宿醉现象

7. 属毒性反应的是 （ ）

8. 属后遗效应的是 （ ）

9. 属继发反应的是 （ ）

10. 属特异质反应的是 （ ）

11. 属副作用的是 （ ）

三、多项选择题（每题的备选项中有两个或两个以上正确答案）

12. 药物的不良反应包括（ ）

    A. 后遗效应   B. 变态反应   C. 副作用

    D. 停药反应   E. 毒性反应

13. 受体的特性包括（ ）

    A. 敏感性   B. 特异性   C. 饱和性

    D. 可逆性   E. 非特异性

四、思考题

14. 举例说明药物可引起哪些不良反应。

15. 怎样衡量药物的安全性？

（贾 雷）

书网融合……

| 重点小结 | 微课 | 习题 |

第三章 药物代谢动力学

PPT

学习目标

知识目标：通过本章的学习，学会药物吸收、分布、生物转化、代谢的概念及其影响因素，以及药物消除动力学的类型、特点、基本参数及意义；识记药时曲线及其意义；了解药物跨膜转运。

能力目标：学会应用药物体内过程分析药物作用，具备用药咨询服务的能力。

素质目标：科学认识和应用药动学知识，全心全意为患者健康服务。

情境导入

情境：患者，男，在数月前因急性心肌梗死入院，住院期间进行了经皮冠脉支架置入术（PCI），在前降支置入了一枚支架。出院后一直服用阿司匹林、氯吡格雷两种药物进行联合抗血小板治疗。近日，因高血压控制不佳来药学门诊就诊。在与药师交流过程中，他提出为何要做氯吡格雷基因检测呢？

思考：请问你对氯吡格雷基因检测了解吗？李先生为何要做氯吡格雷基因检测？

药物代谢动力学简称药动学，是研究药物在体内的动态变化规律的学科，即应用数理方法分析药物在体内的吸收、分布、代谢、排泄过程，并揭示体内药物浓度随时间变化的规律。

第一节 药物的跨膜转运

药物跨膜转运是指药物在体内的吸收、分布、生物转化及排泄等过程中，多次跨越各种生物膜的过程。药物的跨膜转运方式主要有被动转运和主动转运两种。

一、被动转运

被动转运（passive transport）是指药物顺浓度梯度由高浓度向低浓度的跨膜转运，包括简单扩散、滤过和易化扩散。被动转运不需消耗能量，转运速率符合扩散规律，故又称扩散转运。

1. 简单扩散（simple diffusion） 又称脂溶性扩散，系指脂溶性药物可溶解于细胞膜的脂质双分子层而透过细胞膜的顺浓度差的扩散方式。大多数药物以这种方式转运。简单扩散的速度除取决于细胞膜的性质、面积及膜两侧的浓度梯度外，还与药物的性质有关，分子量小（200D以下者）、脂溶性高、极性小、解离度小的药物较易通过细胞膜而转运。

药物大多是弱酸性或弱碱性化合物，属脂溶性，容易透过细胞膜，如在体液环境中转化成离子型分子，则不易透过细胞膜。药物的离子化程度与其 pKa（弱酸性、弱碱性药物解离常数的负对数）及其所在溶液的 pH 有关。

弱酸性药物 pKa 值越小，酸性越强，如环境（体液）pH 增加，则解离度增加，反之如环境（体液）pH 减小，则解离度减小。一般来说弱酸性药物在酸性环境下，不易解离，非离子型多，脂溶性大，易透过细胞膜；而在碱性环境中，解离度大，离子型多，脂溶性小，难以透过细胞膜，弱碱性药物则与之相反。临床上，弱酸性药物过量中毒（如苯巴比妥、阿司匹林）可用碳酸氢钠等碱性药物碱化体液以增加排泄；而弱碱性药物中毒时则给予氯化铵等酸性药物酸化体液，以促进排泄。

2. 易化扩散（facilitated diffusion）　又称载体转运，系指一些不溶于脂质而与机体生理代谢有关的物质如氨基酸、葡萄糖等借助细胞膜上的某些特异性蛋白质通透酶而扩散的方式，其特点是：不耗能、需要载体、有竞争性抑制现象（即两种药物由同一载体转运时，药物之间可出现竞争性抑制）、有饱和现象（即作为载体的通透酶或离子通道的转运能力有限，如药物浓度过高即出现限速现象）。

二、主动转运

主动转运（active transport）指药物依赖于细胞膜上的特殊载体，由低浓度向高浓度的跨膜转运（逆浓度梯度或电位梯度）过程，其特点是：需要消耗能量，需要载体且多为特殊的酶，具有选择性和特异性，并有竞争性抑制及饱和现象。这类转运主要存在于神经元、肾小管和肝细胞内。

第二节　药物的体内过程

药物的体内过程包括四个方面：吸收（absorption）、分布（distribution）、生物转化（biotransformation）或代谢（metabolism）和排泄（excretion），简称 ADME 过程。其中，药物的生物转化和排泄合称消除（elimination）。

一、吸收

药物从用药部位进入血液循环的过程称为吸收。多数药物通过被动转运方式吸收，少数药物可通过主动转运方式吸收。吸收的快慢和多少与给药途径、药物的理化性质、吸收环境等有关。

（一）药物的理化性质和制剂特点

一般来说，分子量小、脂溶性高、极性小的药物易于吸收，反之，则不易吸收。注射用药时，水溶液制剂吸收较快，油剂及混悬剂因在注射部位滞留，吸收较慢。

（二）不同给药途径药物吸收的特点

1. 消化道给药

（1）口服给药　口服是最常用的给药方式，其特点是简单、经济、安全。口服给药主要的吸收部位是小肠，其原因是：①小肠黏膜薄，表面有绒毛，吸收面积大；②药物在肠道的溶解度好；③肠道的血流量比较大。

影响口服给药吸收的因素有：①药物的崩解度，各种剂型的吸收快慢依次为：水溶液、粉剂、胶囊、片剂；②胃排空速度，加速胃排空可使药物很快进入小肠，加速药物吸收，反之吸收减慢；③胃内容物多少和性质等。

药物自胃肠吸收后经门静脉进入肝脏，有些药物在进入体循环之前，会被胃肠黏膜和肝药酶代谢灭活，使进入全身血液循环的有效药物量减少，药效下降，称为首关消除（first pass elimination），也叫首关代谢（first pass metabolism）或首关效应（first pass effect）。具有首关消除的药物如硝酸甘油、普萘洛尔，一般不宜口服或需增加口服用药的剂量才能达到所需的治疗效果。

（2）舌下给药　少数药物可经舌下含化，通过口腔黏膜吸收，舌下给药吸收迅速，不需经门静脉，可避免首关消除。如硝酸甘油可舌下给药控制心绞痛的发作。

（3）直肠给药　可经直肠黏膜吸收，吸收亦较迅速，对少数刺激性大的药物或不能口服者尤为适合，可经肛门灌肠或使用栓剂置入直肠。

2. 注射给药　静脉给药直接进入血液循环，无须吸收，迅速起效。肌内注射及皮下注射药物通过不同部位的毛细血管进入血液循环，吸收快而完全，吸收速率主要取决于注射部位的血流量，肌肉组织的血流量明显多于皮下组织，故肌内注射比皮下注射吸收快。局部热敷或按摩可加速吸收，缩血管药物则延缓药物吸收。动脉注射可将药物直接输送至该动脉分布部位发挥局部疗效以减少全身反应，如将纤溶药直接用导管注入冠状动脉以治疗心肌梗死。

3. 吸入给药　指一些气体及挥发性药物（如吸入麻醉药等）经过呼吸道直接进入肺泡，由肺泡表面吸收，产生全身作用。肺泡表面积大，血流丰富，吸收迅速，仅次于静脉给药。

4. 经皮给药和黏膜给药　完整的皮肤吸收能力较差，外用药物只能发挥局部作用，随着新型促皮吸收剂如二甲亚砜、月桂酸等的应用，通过贴敷可使体内达到一定的血药浓度，产生稳定持久的药理效应，如硝酸甘油贴膜剂涂布皮肤预防心绞痛发作。黏膜的吸收能力比皮肤强，可经口腔黏膜、支气管黏膜、鼻黏膜或阴道黏膜给药。

二、分布

药物被机体吸收后随血液循环通过各种生理屏障而转运到全身组织器官的过程称为分布。由于药物的理化性质及生理因素的差异，药物在体内分布是不均匀的、动态的。影响分布的因素主要如下。

1. 药物与血浆蛋白结合　吸收进入血液循环的药物可与血浆蛋白结合，成为结合型药物，未与血浆蛋白结合的药物是游离型药物。酸性药物多与白蛋白结合，碱性药物多与酸性糖蛋白结合，少数药物尚可与球蛋白结合。结合型药物具有以下特点：①差异性，不同的药物均有各自的血浆蛋白结合率；②暂时失活和暂时贮存，结合型药物分子量大，不能转运及分布到各组织及细胞中，暂时失去药理活性，也不易被代谢或排泄，仅未结合的游离型药物才能产生药理效应，且效应与游离药物浓度成正比；③药物与血浆蛋白结合是可逆的、疏松的，当血液中游离型药物减少时，结合型药物又可转化为游离型，恢复其药理活性；④存在竞争性抑制与饱和现象，由于血浆蛋白总量和结合能力有限，当一个药物结合达到饱和以后，再继续增加剂量，游离型药物可迅速增加。两个药物可能竞争同一种蛋白结合部位并相互置换，如双香豆素血浆蛋白结合率为99%，保泰松血浆蛋白结合率为98%，当两药合用时，后者可使前者从结合部位置换下来，使游离型双香豆素浓度大大提高，导致患者的出血倾向。

某些疾病使血浆蛋白含量降低（如慢性肾炎、肝硬化）或变质（如尿毒症），使药物与血浆蛋白的结合下降，可发生药物作用增强和中毒现象。研究药物与血浆蛋白的结合状况与规律，可帮助预测药物的作用、毒性及药物间的相互作用，以便调整药物剂量，对合理用药具有重要意义。

2. 器官血流量　药物分布的快慢与组织器官血流量密切相关，分布的量则与组织器官对药物的亲和力有关。某些药物进入体循环后，首先向血流量大的组织器官分布，随后再向亲和力高的组织器官转移，这种现象称为再分布（redistribution）。如硫喷妥钠用药后首先分布到血流量大的脑组织，发挥麻醉效应，随后迅速地再分布到亲和力高的脂肪等组织，使脑组织中药物浓度下降，药物作用消失。

3. 组织的亲和力　有些药物对某些组织有特殊的亲和力，药物在该组织的浓度明显高于其他组织，如碘主要集中分布于甲状腺组织。

4. 体液的 pH 与药物的理化性质　在生理条件下，细胞内液 pH（约 7.0）略低于细胞外液（约 7.4），弱酸性药物在细胞外液解离型增多，难以进入细胞内液，弱碱性药物则相反。若改变体液的 pH，则药物的分布随之改变。因此，弱酸性药物苯巴比妥中毒时，用碳酸氢钠碱化血液及尿液可使脑细胞中的药物迅速向血浆转移，并减少药物在肾小管中的重吸收，加速药物自尿液排出。

5. 屏障现象　药物在血液与组织器官间转运分布时会受到某些干扰和阻碍，称为屏障现象。

（1）血 - 脑屏障（blood - brain barrier，BBB）　是血 - 脑、血 - 脑脊液、脑脊液 - 脑三种屏障的总称。大多数药物难于通过血 - 脑屏障，只有脂溶性较大，分子量较小及少数水溶性药物可以通过此屏障，血 - 脑屏障有利于维持中枢神经系统内环境的相对稳定。

（2）胎盘屏障（placental barrier）　是指胎盘绒毛与子宫血窦之间的屏障，由数层生物膜组成，其通透性与生物膜相似，几乎所有的药物都能穿过胎盘屏障进入胎儿体内。故在妊娠期间应慎重应用药物，避免造成胎儿的中毒或畸形。

（3）其他　还有血眼屏障、血关节囊液屏障等，这些屏障使药物在眼和关节囊中难以达到有效浓度，往往须采用局部直接给药的方法，以达到治疗目的。

三、代谢

药物在体内发生的化学结构的变化称为代谢。大多数药物代谢是在肝脏进行，少数可发生在血浆、肾、肺、肠及胎盘等。经过代谢后，药物的药理活性常可发生改变，绝大多数药物通过代谢后药理活性降低或消失，称为灭活；少数药物通过代谢才具有药理活性或者活性增强，称为活化；部分药物在体内可不被代谢以原形直接排出体外。药物代谢的最终目的是促进药物及代谢物排出体外。药物在肝脏代谢时受肝功能影响较大，肝功能障碍时代谢减慢，易导致药物在体内蓄积。

1. 代谢方式　药物在体内的代谢方式包括氧化、还原、水解、结合。其步骤分为两阶段。

（1）第一阶段反应　氧化、还原及水解反应。氧化，如醇氧化、醛氧化、氧化脱氢及 N - 氧化等；还原，如硝基还原成氨基（-NH_2）。药物经过第一阶段反应后药理活性减弱或消失。

（2）第二阶段反应　结合反应。经过第一阶段反应的代谢物或原形药物，可与体内的葡萄糖醛酸、乙酰基、硫酸等结合，结合后的产物药理活性降低或消失，水溶性和极性加大，利于排泄（表 3 - 1）。

表 3 - 1　药物生物转化类型举例

转化类型	转化反应式	转化酶系	举例
1. 氧化			
脂肪族羟化	R→ROH	微粒体酶系	司可巴比妥
芳香族羟化	Ar→ArOH	微粒体酶系	苯妥英
硫氧化	$R_1 - S - R_2 → R_1 - SO - R_2$	微粒体酶系	氯丙嗪
醇类氧化	$R - CH_2OH → RCHO$	非微粒体酶系	乙醇
醛类氧化	RCHO→RCOOH	非微粒体酶系	乙醛
胺类氧化	$RCH_2NH_2 → RCHO + NH_3$	非微粒体酶系	肾上腺素、组胺
嘌呤氧化	Ar(N)→Ar(O)	非微粒体酶系	茶碱

续表

转化类型	转化反应式	转化酶系	举例
2. 还原			
硝基还原	$ArNO_2 \rightarrow ArNH_2$	微粒体酶系	氯硝西泮
醛类还原	$RCHO \rightarrow RCH_2OH$	非微粒体酶系	水合氯醛
3. 水解			
酰胺键水解	$R_1 - CONH - R_2 \rightarrow R_1COOH + R_2NH_2$	微粒体酶系	利多卡因、普鲁卡因胺
酯键水解	$R_1COOR_2 \rightarrow R_1COOH + R_2OH$	非微粒体酶系	乙酰胆碱、普鲁卡因
4. 结合			
葡萄糖醛酸结合	载体：UDP－葡萄糖醛酸	微粒体酶系	氯霉素、吗啡
乙酰化	载体：乙酰辅酶 A	非微粒体酶系	异烟肼

2. 药物代谢酶　药物在体内的转化必须在酶的催化下才能进行，分为微粒体酶系和非微粒体酶系。

（1）非微粒体酶系　分布于肝、肾、肺、肠、神经组织及血浆中，可对水溶性较大、脂溶性较小的药物进行生物转化，非微粒体酶有单胺氧化酶、黄嘌呤氧化酶、醇和醛脱氢酶、胆碱酯酶、乙酰转移酶、磺基转移酶以及谷胱甘肽－S－转移酶等。

（2）微粒体酶系　一般指肝细胞微粒体混合功能酶系统，主要存在于肝细胞内质网上，简称肝药酶，是药物代谢最重要的酶系统。其中最主要的氧化酶系是细胞色素 P450，此酶系成员众多，可转化数百种药物，其特点主要有：①专一性低，能同时对多种药物发挥生物转化作用。②个体差异较大，其活性和含量均不稳定，受遗传、年龄、营养、疾病、药物等因素影响。③酶活性有限，有饱和现象。

3. 肝药酶诱导剂和肝药酶抑制剂

（1）肝药酶诱导剂　凡能使肝药酶的活性增强或合成加速的药物，称为肝药酶诱导剂。如苯巴比妥、利福平等。肝药酶诱导剂可加速自身或与其合用的药物的代谢，如苯巴比妥与抗凝血药双香豆素合用，双香豆素代谢加速，抗凝作用降低，临床表现为连续用药产生的耐受性。

（2）肝药酶抑制剂　凡能使肝药酶的活性降低或合成减少的药物，称为肝药酶抑制剂。如氯霉素、异烟肼等。肝药酶抑制剂可减慢与其合用的其他药物的代谢，使其作用增强或者毒副作用增加。临床用药时，要充分考虑药物对肝药酶活性的影响，酌情增减药物剂量，确保用药安全有效。

四、排泄

药物在体内经吸收、分布、代谢后，以原型或代谢产物形式经排泄器官或分泌器官排出体外的过程称为排泄。

1. 肾排泄　肾脏是药物及其代谢物排泄的重要器官。除与血浆蛋白结合的药物不能经肾小球滤过外，游离型药物及其代谢产物均可经肾小球滤过，经过肾小球滤过的药物及其代谢产物进入肾小管可有不同程度的重吸收，脂溶性药物（非解离型）重吸收较多，排泄较慢，水溶性药物（解离型）重吸收较少，排泄较快。

增加尿量可降低尿中药物浓度，减少药物的重吸收。改变尿液的 pH 可影响药物的排泄，弱酸性药在碱性尿中的解离型增加，脂溶性减小，不易被肾小管重吸收，排泄加快；反之，弱碱性药物则在酸性尿液中重吸收减少，排泄加快。临床常应用碳酸氢钠、氯化铵等药物调整尿液及体液的 pH，促进弱酸或弱碱性药物的肾排泄。

肾小管尚有主动分泌的功能，这一过程由非特异性载体转运系统完成。合用两个分泌机制相同的药物时，经同一载体转运可发生竞争性抑制现象。如丙磺舒可抑制青霉素的分泌，使之排泄减慢，血药浓度增高，药理效应增强或作用时间延长。

2. 胆汁排泄　有些药物经肝代谢形成极性较强的水溶性代谢物，由胆汁排泄进入肠道，如药物或代谢物在肠道内又被重吸收进入血液循环，可形成肝肠循环。肝肠循环使药物作用时间延长，如洋地黄毒苷。

3. 乳汁排泄　乳汁 pH 低于血浆，并富含脂质，故脂溶性较高或弱碱性药物（如吗啡、阿托品等）可由乳汁排泄，因此哺乳期妇女应谨慎用药，以免对婴儿造成不良反应。

4. 其他排泄途径　有的药物可经汗液排泄，如利福平经汗腺排泄，造成红色汗液；有的药物可经唾液排出，如苯妥英钠的血液中游离浓度与唾液中药物浓度相平行，由于采集方便，可测定唾液中药物浓度进行临床药物监测；有的药物可经泪液排出；挥发性药物如麻醉药、酒精可经肺呼气排出体外。

第三节　药物代谢动力学的基本概念

药物代谢动力学研究药物在体内吸收、分布和消除的规律，为临床合理用药、设计和调整给药方案（给药剂量、途径、间隔时间）具有重要指导意义。

一、血药浓度－时间曲线

药物在体内的吸收、分布、代谢及排泄是一个连续变化的动态过程。在给药后不同时间采集血样，测定血药浓度，以血药浓度为纵坐标，以时间为横坐标，绘制出血药浓度随时间变化的曲线称为血药浓度－时间曲线（drug concentration－time curve），简称药－时曲线（图 3－1）。通过药－时曲线可定量地分析药物在体内的动态变化规律。

图 3－1　血药浓度－时间曲线

药－时曲线的基本概念如下。

1. 潜伏期　指用药后到药物开始出现作用的时间，反映药物吸收及分布过程。

2. 持续期　指药物维持基本疗效即维持有效治疗浓度的时间，其与药物剂量成正比。

3. 达峰时间　指用药后达到药峰浓度（C_{max}）的时间，曲线在达峰时间其吸收与消除的速率相等。

4. 残留期　指药物浓度已降低到最小有效浓度（阈浓度）以下，但尚未在体内完全消除的时间。其长短与消除速度有关。

药物的药－时曲线可随不同给药途径、给药剂量和不同的个体对药物分布、消除情况不同而呈现不同的曲线形态。不同给药途径，反应药物的吸收的快慢（潜伏期的长短），给药量决定了药峰浓度的高低，不同的分布、消除特性可影响药物持续时间或药物残留期的长短（图3－2）。

图 3 - 2　不同药物的药 - 时曲线比较
a. 表示药物吸收速度的不同；b. 表示药物消除速度的不同

如将药－时曲线的血药浓度纵坐标改为药物的效应时，曲线即为时－效曲线（time－effect curve），曲线的形态与药－时曲线相似。

二、药物消除动力学过程

药物消除动力学过程指血药浓度不断衰减的动态变化过程，其规律可用消除速率和血药浓度关系的数学方程式表示。有两种类型，即一级动力学和零级动力学。

1. 一级动力学消除（first－order kinetics）　指药物的转运或消除速率与血药浓度成正比，即单位时间内转运或消除某恒定比例的药物，又称恒比消除。大多数药物在体内的转运或消除属于一级动力学消除，其速率常数分别称为转运速率常数或消除速率常数（k）。

一级动力学的数学方程：

$$dC/dt = -kC$$

式中，C 为血药浓度，t 为时间，dC/dt 表示药物消除速率，k 为消除速率常数。负号表示血药浓度随时间而降低。由于一级动力学消除 C 的指数等于1。

求积分后得：

$$C_t = C_0 \cdot e^{-kt}$$

式中，C_t 表示时间在 t 时的血药浓度，C_0 表示初始浓度，t 为 C_0 到 C_t 所经过的时间。取对数得到下列公式：

$$\lg C_t = \lg C_0 - kt/2.303$$

如将血药浓度与时间 t 作图，则为一曲线，如将血药浓度的对数与时间 t 作图，则为一直线，故一级动力学消除又称线性消除（图3－3）。

2. 零级动力学消除（zero－order kinetics）　又称恒量消除，是指单位时间内药物按恒定数量进行消除。药物的消除速率与血药浓度无关。零级动力学的数学方程：

$$dC/dt = -kC^0 = -k$$

式中，C 的指数为0，属于零级动力学消除，此时如将血药浓度与时间 t 作图，则为一直线，如将血药浓度的对数与时间 t 作图，则为一曲线，故零级动力学消除又称非线性消除（图3－3）。

图 3 – 3 一级动力学及零级动力学消除曲线

零级动力学消除一般是在用药剂量超过机体消除能力或机体消除功能低下时药物的消除方式。如苯妥英钠等药物在应用大剂量时，按零级动力学消除，当药物浓度降低到治疗浓度时则按一级动力学消除。

三、常用的药动学参数及意义

1. 表观分布容积　药物在体内的分布是不均匀的，当药物在体内分布达到动态平衡时，体内药量与血药浓度的比值称表观分布容积（apparent volume of distribution，V_d）。

其计算公式为：

$$V_d = D/C$$

表观分布容积是一个理论容量，可推测药物在体内分布的广泛程度或药物与生物大分子结合的程度。如 V_d 值较小，推测药物主要分布在血浆或血流丰富的心、肝、肾等器官，如 V_d 值较大，推测血药浓度比较低，药物分布比较广泛。

2. 生物利用度（bioavailability，F）　指药物吸收进入体循环的速度和程度。药物生物利用度的测定，一般用非血管途径给药（口服）的药时曲线下面积（AUC），与该药等量注射的 AUC 的比值，以百分率表示。根据试验制剂和参比制剂给药途径的不同，可分为绝对生物利用度和相对生物利用度。

其计算公式为：

绝对生物利用度 = 口服制剂 AUC/静注制剂 AUC × 100%

相对生物利用度 = 被试制剂 AUC/参比制剂 AUC × 100%

生物利用度可以反映不同药物剂型其血药浓度的差异，或同一药物剂型不同机体生理及病理状态血药浓度的差异。需要注意有时不同药厂生产的相同制剂，甚至同一药厂生产的不同批号的制剂，由于生产工艺和技术水平的影响，生物利用度也会发生明显改变。

3. 半衰期（half – life，$t_{1/2}$）　通常指药物的血浆半衰期，即血药浓度降低一半所需要的时间。反映药物在体内的消除速率。

一级动力学血浆半衰期的公式为：

$$t_{1/2} = 0.693/k$$

一级动力学消除 $t_{1/2}$ 为恒定值，不因血浆药物浓度变化而变化。

零级动力学血浆半衰期的公式为：

$$t_{1/2} = 0.5C_0/k$$

零级动力学消除 $t_{1/2}$ 不是恒定值，可随血浆药物浓度（C_0）变化而变化。

药物血浆半衰期的意义：①反映药物在体内消除的快慢程度，也反应机体消除药物的能力；②$t_{1/2}$ 与药物转运的关系：一次用药后经 4~6 个 $t_{1/2}$，体内药量消除达 93.5%~98.4%，如每隔一个 $t_{1/2}$ 给药一次，则经 4~6 个 $t_{1/2}$，体内药量可达稳态水平的 93.5%~98.4%（表 3-2）；③肝肾功能不全时，药物在体内的 $t_{1/2}$ 延长，此时应调整给药剂量或调整给药间隔时间。

表 3-2 一级动力学消除药物的消除与蓄积

$t_{1/2}$	一次给药后药物残存量（%）	多次给药后药物残存量（%）
1	50.00	50.00
2	25.00	75.00
3	12.50	87.50
4	6.25	93.75
5	3.13	96.87
6	1.56	98.44

四、多次给药的血药浓度变化

临床上大多数药物需要连续多次给药，才能达到治疗所需的血药浓度。属于一级动力学消除的药物在连续恒速给药（如静脉输注）或分次恒量给药的过程中，血药浓度会逐渐增高，经 4~6 个半衰期可达稳定而有效的血药浓度，此时药物吸收速度与消除速度达到平衡，血药浓度相对稳定在一定水平，这时的血药浓度称为稳态血药浓度（Css），也称坪值。

如果单位时间内给药总量不变，仅改变给药的间隔时间，一般对达到 Css 的时间和血药浓度的水平无很大影响。缩短给药间隔时间可减小血药浓度峰谷波动的范围，如恒速静滴时血药浓度几乎为一条直线，延长给药间隔时间血药浓度的峰谷波动加大。如果给药间隔不变，增加药物剂量，则血药浓度水平可提高，但达到 Css 的时间不变，仍需 4~6 个半衰期。

为了使体内血药浓度迅速达到稳态浓度，可在首次服药时采用负荷剂量，或突击剂量。通常负荷剂量为每次服药的加倍量（首次加倍），但须注意只有少数毒性较低的药物可采用这种治疗方法。

岗赛证聚焦

1. 首过消除的概念。

2. 药物与血浆蛋白结合的特点。

3. 肝药酶诱导剂与肝药酶抑制剂的概念。

4. 半衰期的概念与意义。

目标检测

答案解析

一、最佳选择题（每题的备选项中，只有一个最佳答案）

1. 大多数药物在体内通过细胞膜的方式是（　　）

    A. 主动转运　　　　　B. 被动转运　　　　　C. 易化扩散

    D. 膜孔滤过　　　　　E. 胞饮

2. 药物被动转运的特点是（　　）

    A. 需要消耗能量　　　B. 有饱和抑制现象　　C. 可逆浓度差转运

    D. 需要载体　　　　　E. 顺浓度差转运

3. 在碱性尿液中弱碱性药物（　　）

    A. 解离少，再吸收多，排泄慢　　　　B. 解离多，再吸收少，排泄慢

    C. 解离少，再吸收少，排泄快　　　　D. 解离多，再吸收多，排泄慢

    E. 排泄速度不变

4. 一般说来，吸收速度最快的给药途径是（　　）

    A. 外用　　　　　　　B. 口服　　　　　　　C. 舌下含服

    D. 皮下注射　　　　　E. 肌内注射

5. 药物肝肠循环影响了药物在体内的（　　）

    A. 起效快慢　　　　　B. 代谢快慢　　　　　C. 分布

    D. 作用持续时间　　　E. 血浆蛋白结合率

二、配伍选择题（每题备选项在前，试题在后。每组若干题。每组题均对应同一组备选项，每题只有一个正确答案。每个备选项可重复选用，也可不选用）

[6～9]

    A. 半衰期　　　　　　B. 持续期　　　　　　C. 达峰时间

    D. 潜伏期　　　　　　E. 残留期

6. 药物维持基本疗效的时间（　　）

7. 从给药开始到药物产生效应的时间（　　）

8. 药物吸收后到达最高血药浓度的时间（　　）

9. 血浆中药物浓度下降一半所需的时间（　　）

三、多项选择题（每题的备选项中有两个或两个以上正确答案）

10. 一级动力学消除的特点是（　　）

    A. 是大多数药物的消除方式

    B. 药物按照恒定比例消除

    C. 药物按恒定数量消除

    D. 血药浓度的对数与时间 t 作图，则为一直线

    E. 血药浓度的对数与时间 t 作图，则为一曲线

11. 药物血浆半衰期的意义是（　　）

    A. 反映药物在体内消除的快慢

    B. 反映药物到达稳态血药浓度的快慢

    C. 反映药物吸收的快慢

D. 反映药物剂型的不同

E. 反应药物给药途径不同

四、思考题

12. 简述肝药酶诱导剂和抑制剂的概念，并简述与肝药酶诱导剂和抑制剂合用时怎样做剂量的调整。

13. 阿司匹林和巴比妥类药物的中毒解救时怎样减少药物的吸收和促进药物的排泄？

（贾　雷）

书网融合……

重点小结　　　　　微课　　　　　习题

第四章 影响药物作用的因素及合理用药原则

学习目标

知识目标：通过本章的学习，学会协同作用、拮抗作用、耐受性、耐药性、依赖性及成瘾性的概念；识记影响药物作用的因素。

能力目标：学会分析影响药物作用的因素，具备用药咨询服务的能力。

素质目标：增强药物作用的全局观念，坚定尊重生命、关爱患者、守护人民健康的信念。

情境导入

情境：患者，男，70岁，因"心慌半年，加重1个月"入院，入院后出现阵发性房颤。医生给予临时医嘱为盐酸胺碘酮注射液150mg溶于0.9%氯化钠注射液50ml中持续泵入。药师审核调剂处方时予以退回，建议医师更改为使用5%葡萄糖注射液稀释后使用。医师调整处方，患者用药后症状消失。

思考：药师为什么退回该处方？影响药物作用的因素有哪些，合理用药应注意哪些因素？

第一节 药物方面的因素

一、药物剂量

药物治疗需在一定剂量范围内。一般而言，药物作用随用药剂量的增加而增强，剂量低于阈剂量则疗效较差甚至无效，剂量高于极量药效过于剧烈，甚至发生毒性反应，因此采用增加剂量而增加疗效的方法不可取，也存在危险性。临床一般采用常用量或治疗量，但也要因人而异，适当调整。

二、药物剂型

药物的剂型可影响药物的吸收速率和分布的范围，从而影响药物起效时间、作用强度和维持时间等。注射给药时，水溶液吸收比油溶液、混悬液快；口服给药时，溶液剂型吸收最快，散剂次之，片剂和胶囊须先崩解，故吸收较慢。通常情况下，吸收快的剂型，血药浓度达峰时较快，故起效快，但单位时间内排出也较多，故维持时间较短。反之，吸收慢的剂型，起效慢，维持时间长。为了达到不同目的，设计了多种特殊的药物剂型。例如，糖衣片、胶囊可避免苦味；肠溶片或胶囊可减少药物对胃的刺激；缓释制剂可使药物缓慢释出，控释制剂可使药物以近似恒速释放，延长药效。

三、给药途径

不同的给药途径，可影响药物效应的快慢和强弱。口服给药起效慢，但简便、安全，适用于大多数药物和大多数患者；静脉给药立即产生疗效，适用于急症和危重患者，但应严密观察患者有无不良反应发生；局部用药如滴眼、滴鼻、外擦皮肤等，可发挥局部治疗作用。有的药物给药途径不同，其药物作用性质也不同，如硫酸镁口服可产生导泻和利胆作用，肌内注射呈现降压和抗惊厥作用；利多卡因局部给药可产生局部麻醉作用，而其静脉注射给药则可产生抗心律失常作用。临床用药应根据病情需要和制剂特点选择适当的给药途径。

四、给药时间与次数

给药时间不同，也会影响到药物的作用和不良反应，如空腹服药，吸收较快且充分，药物起效较快；饭后服药，药物吸收较差，起效较慢；有的药物对胃的刺激性较强，宜饭后服用；也可针对用药的目的，采用不同的时间服药，如镇静催眠药宜睡前服用，降血糖药宜餐前服用等。另外，可根据人体的昼夜节律性规律确定给药的时间，如糖皮质激素采用隔日晨服药的方法。

给药次数应根据病情需要和药物的 $t_{1/2}$ 而定。$t_{1/2}$ 是决定给药次数的重要药动学参数，$t_{1/2}$ 短的药物，给药次数要相应增加，$t_{1/2}$ 长的药物，给药次数要相应减少。对毒性大或消除慢的药物，应规定一日的用量和疗程。长期用药还应注意避免蓄积中毒的发生，特别是肝、肾功能不全时，应注意减少给药次数和用药剂量。

五、药物的相互作用

药物的相互作用是指两种或两种以上药物同时或先后应用时，由于药动学和药效学的原因，改变原有的药理效应和毒性反应。药物的相互作用，包括药物在体内的相互作用和药物在体外的相互作用，又称配伍禁忌。

（一）药物在体内的相互作用

1. 药动学方面的相互作用

（1）对吸收过程的影响　如促进胃动力药多潘立酮能加速口服药物的吸收速度，各种 M 受体阻断药则能延缓药物的吸收；铁制剂与维生素 C 合用可促进铁的吸收，若与西咪替丁合用则可减少铁的吸收。

（2）对分布过程的影响　多种药物同时应用时，当药物进入血循环后，可因与血浆蛋白的竞争结合，而影响药物在体内的分布。许多疾病（如肝病、肾病、营养不良等）因血浆蛋白数量减少和变性而影响其与药物结合，因此为确保用药安全，应注意治疗相关疾病和补充营养，或适当减小用药剂量。

（3）对生物转化（代谢）过程的影响　如多种药物同时应用时，肝药酶诱导剂可加速药物在肝脏中的转化，使药效降低；而肝药酶抑制药则相反，能使药效增强，甚至发生中毒。临床使用时，应注意及时调整药物剂量，以达到最佳的治疗效果。

（4）对排泄过程的影响　如尿液 pH 的变化能改变药物在尿液中的解离度，影响药物的排泄速度。

2. 药效学方面的相互作用

（1）协同作用　指联合用药药效相加或增强，合用时引起的效应大于单用效应。可分为：①相加作用，指两药合用其效应是单独应用的代数和。如硝酸甘油与普萘洛尔合用，抗心绞痛作用相加，可减少每种药物的用药剂量，降低不良反应。②增强作用，指两药合用大于单用效应的总和。如磺胺甲基异噁唑（SMZ）与甲氧苄啶（TMP）合用，抗菌作用增强十几倍到几十倍，并可延缓耐药性的产生。③增敏作用，指药物使机体对合用药物的敏感性增强。如呋塞米可降低血液中钾离子浓度，而低钾血症可使强心苷对心肌的敏感性增强，易出现心脏毒性反应。

（2）拮抗作用　指联合用药后，药物的效应减弱或消失。可分为：①竞争性拮抗，指两种药物在共同作用的部位或受体产生相反作用。如吗啡是阿片受体激动剂，纳洛酮是阿片受体阻断剂。②非竞争性拮抗，指两种药物不作用于同一部位或同一受体。如阿托品与乙酰唑胺合用，可降低乙酰唑胺的降眼压作用。临床多用药物的协同作用增强疗效，用药物的拮抗作用降低不良反应。

（二）药物在体外的相互作用

在药物配制过程中，药物与药物、药物与辅料、药物与溶媒之间发生的理化反应，可出现浑浊、沉淀、变色以至药效减低、失效、毒性增加的现象，称为配伍禁忌。向输液剂中加入药物是临床常用的给药方式，但应明确血液、血浆、氨基酸、白蛋白等是特殊性质的输液剂，不允许加入其他药物。

第二节 机体方面的因素

一、年龄

机体的某些生理功能如肝肾功能、体液与体重的比例、血浆蛋白结合量等可因年龄而异，年龄对药物作用的影响在小儿和老年人体现的更为突出。

儿童的各器官组织正处于生长、发育阶段，药物使用不当，会造成中毒或器官组织的发育障碍，甚至导致后遗症。特别是新生儿和早产儿，体液占体重比例较大，水盐转换率较快；血浆蛋白含量较少，药物血浆蛋白结合率较低；肝肾功能尚未发育完善，药物清除率较低，因而对药物的反应一般比较敏感。

老人的器官组织及其功能随年龄增长呈现生理性衰退过程，如肝、肾功能减弱，药物代谢、排泄能力下降，对药物的耐受性减弱，因此老年人的用药量一般为成人的3/4。另外，老人对于多种药物的反应特别敏感，如中枢神经系统药物易导致精神错乱，心血管系统药物易导致心律失常、血压下降，应高度重视老年人的用药问题。

二、性别

性别对药物的反应无明显差异，但须注意妇女"三期"时的用药：①月经期，不宜服用导泻药和抗凝药，以免发生盆腔充血、月经增多等；②妊娠期，应注意避免使用易引起流产、早产的药物，还要注意某些药物可能有致畸作用。目前认为，胎儿在开始发育的最初3个月内，有丝分裂处于活跃阶段，胚胎发育分化快，最易受药物的影响，因此，妊娠期妇女在妊娠初3个月内用药应慎重；③哺乳期，应慎用可通过乳汁进入婴幼儿体内，并可能影响婴幼儿发育的药物。另外，产前应用某些药物如吗啡等可影响子宫平滑肌收缩和抑制胎儿的呼吸。

三、遗传因素

药物作用的差异有些是由遗传因素造成的，药物在体内发挥作用时，与药物效应动力学和药物代谢动力学有关的许多大分子物质，包括药物作用的受体、药物体内转运过程中涉及的多种蛋白质，以及药物代谢酶等，都与遗传密切相关。

1. 种属差异 人和动物之间及动物与动物之间的差异称为种属差异。如吗啡对猫、虎等表现为兴奋作用，而对人、犬、大鼠、小鼠则表现为抑制作用，因此动物实验的结果不能简单地推论到人体。

2. 种族差异 即不同种族的人群对药物的代谢和反应的差异。如根据机体对药物的代谢速度分为快代谢型和慢代谢型，中国人和日本人对抗结核药异烟肼的代谢以快代谢型较多，而白种人则以慢代谢型较多。

3. 个体差异 通常情况下，多数患者对药物的反应基本相似。但少数患者对药物的反应不同，即相同剂量的药物在不同个体，其血药浓度、作用及作用维持时间等并不相同，称为个体差异。个体差异可表现为量的方面，如镇静催眠药苯巴比妥用于催眠，一般成人一次应用 60~100mg，少数人需增加到 150~200mg，称为耐受性；有的患者 3mg 即产生明显疗效，称为高敏性。其主要原因是患者的特异体质对药物处置的药动学差异造成的。个体差异也可表现为质的方面，如少数过敏体质的患者对极微量（μg）的青霉素都会引起剧烈的变态反应，甚至诱发过敏性休克。

4. 特异质反应 某些个体用药后出现与常人不同的异常反应，称为特异质反应。如葡萄糖 - 6 - 磷酸脱氢酶（G - 6 - PDH）缺乏者对伯氨喹、磺胺类等药物易发生溶血反应。

四、病理状态

病理状态可改变药物在体内的药动学，同时也会影响药物的药效学，如甲状腺功能亢进患者，胃排空时间缩短，肠蠕动加速，药物的吸收减少；低白蛋白血症患者结合型药物减少，游离型药物增多，药物作用增强；肝功能不全时，经肝脏生物转化的药物代谢减慢，因而作用加强，持续时间延长；肾功能不全时，经肾排泄的药物清除率降低，药物的半衰期延长，应适当减少用药剂量。

病理状态可影响机体对药物的反应性，如支气管哮喘患者支气管平滑肌上的 β 受体数目减少，而 α 受体的功能相对明显，应用 β 受体激动药往往效果不佳，加用 α 受体阻断药则效果明显。

机体的潜在疾病也可影响药物的疗效，如潜在性消化性溃疡患者应用水杨酸类药物或糖皮质激素可导致溃疡病的出血和穿孔。

五、心理因素

心理因素指心理活动对药物治疗效果产生的影响。影响心理变化的因素有病人的文化素养、疾病性质、人性特征以及医护人员的语言、表情、态度、信任程度、技术操作熟练程度、工作经验等。患者对药物治疗信心不足、惧怕用药后产生严重不良反应等消极情绪，均会使药物难以发挥应有的治疗效果。因此，医护人员、药师要耐心细致地向患者说明所用药物的治疗效果、不良反应及其防治措施，特别是一些有特殊反应的药物，要事先向患者讲清，解除患者的心理顾虑，提高其用药的依从性，以便药物发挥更好的疗效。

第三节　反复用药引起的机体反应性变化

一、耐受性与耐药性

耐受性（tolerance）系指机体对药物反应性降低的一种状态。耐受性有先天和后天之分。后天者往往是连续多次用药后产生，需要增加剂量才能产生原有的效应。但在停药一段时间后，机体仍可恢复原有的敏感性。如硝酸酯类连续用药数天即可产生耐受性，停药 10 天后，又可恢复其作用。交叉耐受性（cross tolerance）是对一种药物产生耐受性后，在应用同一类药物（即使是第一次使用）时也会产生耐受性。

耐药性（drug resistance）系指病原体或肿瘤细胞对药物的敏感性降低的一种状态，也称抗药性。

滥用抗菌药是病原体产生耐药性的重要原因。

二、药物依赖性

药物依赖性（drug dependence）是由于药物与机体相互作用造成的一种精神状态，是在长期使用某种药物后，机体对这种药物产生了生理性的或精神性的依赖和需求。药物依赖性分为躯体依赖性和精神依赖性。

1. 躯体依赖性 也称生理依赖性、成瘾性，指反复多次应用某些麻醉药品或精神药品后所造成的一种生理适应状态，一旦停药，患者会出现严重的戒断症状，极度渴望再次用药。

2. 精神依赖性 也称心理依赖性、习惯性，指用药后产生愉快满足的感觉，使患者在精神上渴望周期性或连续用药，产生强迫性用药行为以获得舒适感，但停药时一般不出现戒断症状。

第四节　合理用药原则

合理用药系指用药过程中，充分发挥药物的疗效，尽量避免或减少可能发生的不良反应。具体原则如下。

一、明确诊断

首先要在明确诊断的基础上选药，即根据适应证选药，同时还要考虑禁忌证。

二、根据药理学知识选药

尽量少用"撒网疗法"，避免不必要的多种药物联合用药。选药时，应首先考虑选用"国家基本药物"。

三、注意个体化治疗

应根据患者的具体情况选择合适的药物、剂量及给药方法等。

四、对因与对症治疗并重

在采用对因治疗的同时，应采用必要的对症支持疗法，特别是在严重感染及癌症的化学治疗时，更应重视使用增强机体免疫功能的药物。

五、及时调整用药方案

在药物治疗过程中，还必须严密观察患者病情的变化，及时调整药物剂量或更换治疗药物。

岗赛证聚焦

1. 药物的相互作用。
2. 特殊人群用药。
3. 耐受性、耐药性、药物成瘾性。

·····目标检测

一、最佳选择题（每题的备选项中，只有一个最佳答案）

1. 药物具有不同的适应证，它可取决于（　　）

    A. 药物的不同作用　　　　　　　　　B. 药物作用的选择性

    C. 药物的不同给药途径　　　　　　　D. 药物的不良反应

    E. 以上均可能

2. 合理用药需具备的下述有关药理学知识为（　　）

    A. 药物作用与副作用　　　　　　　　B. 药物的毒性与安全范围

    C. 药物的效价与效能　　　　　　　　D. 药物的 $t_{1/2}$ 与消除途径

    E. 以上都需要

3. 安慰剂是一种（　　）

    A. 可以增加疗效的药物　　　　　　　B. 阳性对照药

    C. 口服制剂　　　　　　　　　　　　D. 使患者在精神上得到鼓励和安慰的药物

    E. 不具有药理活性的剂型

4. 对多数患者来说，最安全、最经济、最方便的给药途径是（　　）

    A. 皮下注射　　　　　　　　　　　　B. 口服

    C. 肌内注射　　　　　　　　　　　　D. 静脉滴注

    E. 气雾吸入

二、配伍选择题（每题备选项在前，试题在后。每组若干题。每组题均对应同一组备选项，每题只有一个正确答案。每个备选项可重复选用，也可不选用）

[5~7]

    A. 耐受性　　　　　　　　　　　　　B. 耐药性

    C. 精神依赖型　　　　　　　　　　　D. 躯体依赖性

    E. 后遗效应

5. 病原体或肿瘤细胞对药物的敏感性降低（　　）

6. 机体对药物反应性降低（　　）

7. 用药后产生愉快满足的感觉，使用者在精神上渴望周期性或连续用药（　　）

三、多项选择题（每题的备选项中有两个或两个以上正确答案）

8. 联合应用两种以上药物的目的在于（　　）

    A. 减少单药用量　　　　　　　　　　B. 减少不良反应

    C. 增强疗效　　　　　　　　　　　　D. 减少耐药性发生

    E. 改变遗传异常

9. 影响药物作用的因素包括（　　）

    A. 给药时间　　　　　　　　　　　　B. 病理状态

    C. 性别、年龄　　　　　　　　　　　D. 遗传异常

    E. 药物的相互作用

四、思考题

10. 简述影响药物作用的因素有哪些。
11. 简述成瘾性、耐药性、耐受性的概念。

（贯 雷）

书网融合……

重点小结　　　　　微课　　　　　习题

第五章 传出神经系统药理概论

学习目标

知识目标：通过本章的学习，掌握传出神经系统的受体分类、分布及效应；熟悉传出神经系统药物的作用方式及分类；了解传出神经系统药物作用机制。

能力目标：能分析、审核涉及传出神经系统药物处方的合理性；具备提供传出神经系统药物的用药指导、用药咨询服务的能力。

素质目标：以辨证思维体会人体机能的多变性，培养尊重生命和关爱患者的良好职业道德。

情境导入

情境：某大一新生自觉神经系统药物极为复杂，不知如何掌握。

思考：你知道的神经系统药物有哪些？

神经系统由中枢神经系统和周围神经系统组成。传出神经是指将神经冲动由中枢传向外周的神经。作用于传出神经系统的药物称为传出神经药。

第一节　传出神经系统分类

一、按解剖学分类

传出神经按解剖学分为运动神经和自主神经两大类。

1. 运动神经　由中枢发出后，不更换神经元，直接到达所支配的骨骼肌。

2. 自主神经　分为交感神经和副交感神经，其特点为自中枢发出后，需进入神经节更换神经元，然后到达所支配的效应器。因此，自主神经包括节前纤维和节后纤维，交感神经的节前纤维较短，副交感神经的节前纤维则较长（图5-1）。

图5-1　传出神经系统的分类及递质分布

二、按化学递质分类

当神经冲动到达末梢时，突触前膜释放传递信息的化学物质称为递质，通过间隙作用于突触后膜，从而影响次一级神经元或效应器细胞的活动，这一过程称为递质的化学传递。传出神经的递质主要有乙酰胆碱（acetylcholine，ACh）和去甲肾上腺素（noradrenaline，NA；norepinephrine，NE）。

传出神经按释放递质的不同分为胆碱能神经和去甲肾上腺素能神经。

1. 胆碱能神经　兴奋时末梢释放的递质为 ACh。此类神经包括：①运动神经；②交感神经和副交感神经节前纤维；③副交感神经的节后纤维；④少数交感神经的节后纤维。

2. 去甲肾上腺素能神经　兴奋时末梢释放 NA 的神经，只存在于大部分交感神经节后纤维（图 5－1）。

在某些效应器官如肾血管和肠系膜血管内还有多巴胺能神经，能释放多巴胺，其作用是使血管舒张。

三、传出神经递质的体内过程

1. 乙酰胆碱的合成、贮存、释放和消除

（1）合成　在胆碱能神经末梢内，ACh 是以胆碱和乙酰辅酶 A 为原料，在胆碱乙酰化酶的催化下合成的。

（2）贮存、释放　ACh 合成后与三磷酸腺苷（ATP）、蛋白多糖结合共同贮存于囊泡内。当神经冲动到达末梢时，突触前膜去极化，Ca^{2+} 内流，囊泡中的 ACh 以"胞裂外排"方式排出，经突触间隙，与突触后膜的受体结合产生效应。

（3）消除　释放出的 ACh 可被突触间隙中的乙酰胆碱酯酶（acetylcholinesterase，AChE）水解为胆碱和乙酸。部分胆碱被神经末梢再摄取，再次利用合成 ACh（图 5－2）。

图 5－2　ACh 的合成、贮存、释放和消除

2. 去甲肾上腺素的合成、贮存、释放和消除

（1）合成　在去甲肾上腺素能神经末梢内，以酪氨酸为原料，在酪氨酸羟化酶的催化下生成多巴，继续在多巴脱羧酶的催化下生成多巴胺（dopamine，DA），多巴胺进入囊泡经多巴胺 β － 羟化酶催化生成NA。在这一过程中，酪氨酸羟化酶是限速酶。当胞浆中 DA 和游离的 NA 增加时，对此酶有负反馈作用。

（2）贮存、释放　NA 合成后与 ATP、嗜铬颗粒蛋白结合，贮存于囊泡中。当神经冲动到达末梢时，突触前膜去极化，Ca^{2+} 内流，囊泡中的 NA 以"胞裂外排"方式排出，经突触间隙，与突触后膜的受体结合产生效应。

（3）消除　NA 的消除途径比较复杂。释放到突出间隙的 NA，75% ～95% 被突触前膜再摄取，这是 NA 消除的主要方式，进入神经末梢的 NA 大部分进一步转运进入囊泡中贮存，以供再次释放用。少部分囊泡外的 NA 可被线粒体膜上的单胺氧化酶（monoamine oxidase，MAO）破坏。心肌、平滑肌等处非神经组织也能摄取 NA，摄取后被细胞内的儿

图 5－3　NA 的合成、贮存、释放和消除

茶酚胺氧位甲基转移酶（catechol－O－methyltransferase，COMT）和 MAO 所灭活。还有少部分 NA 释放后从突触间隙扩散到血液中，被肝、肾等组织中的 COMT 和 MAO 所破坏（图 5－3）。

第二节 传出神经系统受体的类型、分布及其效应

传出神经系统的受体包括胆碱受体、肾上腺素受体，此外还有多巴胺受体等，它们能选择性的与相应的配体结合，从而产生各种效应。

一、胆碱受体

胆碱受体为能选择性地与 ACh 结合的受体，分为毒蕈碱型和烟碱型受体。

1. 毒蕈碱型受体 能选择性地与毒蕈碱（muscarine）结合的胆碱受体，简称 M 受体。又分为 M_1、M_2 及 M_3 等亚型，M_1 受体主要分布于神经节、胃腺和中枢；M_2 受体主要分布于心脏、传出神经突触前膜及中枢；M_3 受体则主要分布于平滑肌及腺体等处。

激动 M 受体时产生的效应称为 M 样作用，主要表现为心脏抑制（心肌收缩力减弱，心率减慢，传导减慢），皮肤、黏膜血管舒张，支气管、胃肠平滑肌、膀胱逼尿肌收缩，瞳孔缩小，汗腺、唾液腺分泌增加等。

2. 烟碱型受体 能选择性地与烟碱（nicotine）结合的胆碱受体，简称 N 受体。分为 N_1 与 N_2 两种亚型，N_1 受体位于自主神经节细胞与肾上腺髓质等处，N_2 受体则分布于骨骼肌。

激动 N 受体时产生的效应称为 N 样作用。激动 N_1 受体时，表现为自主神经节和肾上腺髓质兴奋，血压升高。激动 N_2 受体时，表现为骨骼肌兴奋，过度兴奋可引起肌颤和抽搐。

二、肾上腺素受体

能选择性地与肾上腺素（adrenaline，AD）或 NA 结合的受体，称为肾上腺素受体，又可分为以下类型。

1. α 型肾上腺素受体 分为 α_1 和 α_2 两种亚型，α_1 受体存在于突触后膜，如皮肤、黏膜、内脏血管、虹膜辐射肌及腺体等；α_2 受体则位于突触前膜上。

激动 α_1 受体时，表现为皮肤、黏膜、腹腔内脏血管收缩，血压升高。

激动 α_2 受体时，可反馈性抑制去甲肾上腺素释放，降低血压；激动中枢 α_2 受体时，可抑制外周交感神经活性，降低血压。

2. β 型肾上腺素受体 分为 β_1 和 β_2 等亚型，β_1 受体位于心脏；β_2 受体主要分布在血管、支气管和去甲肾上腺素能神经末梢突触前膜等处。

激动 β_1 受体时，表现为心肌收缩力增强，心率加快，传导加速。

激动 β_2 受体时，支气管平滑肌、骨骼肌和冠状血管舒张。激动突触前膜的 β_2 受体时，能促进去甲肾上腺素的释放。

三、多巴胺受体

能选择性地与多巴胺（dopamine，DA）结合的受体，称为多巴胺受体，分为 D_1 和 D_2 两种亚型。D_1 受体主要分布于肠系膜、肾、心、脑等处血管；D_2 受体主要分布在延髓催吐化学感受区、中脑边缘系统、黑质纹状体、下丘脑、垂体。

激动 D_1 受体时，主要表现为肾、肠系膜血管舒张。

激动 D_2 受体时，可以引起呕吐、诱发精神失常和内分泌紊乱等。

传出神经系统受体分布及效应见表5-1。

表5-1　传出神经系统受体分布及效应

效应器		胆碱受体及效应		肾上腺素受体及效应	
		受体	效应	受体	效应
心脏	心肌	M	收缩力减弱	β_1、β_2	收缩力增强
	窦房结	M	心率减慢	β_1、β_2	心率加快
	传导系统	M	传导减慢	β_1	传导加速
血管	皮肤、内脏	M	舒张	α	收缩
	骨骼肌	M	舒张	α、β_2	收缩、舒张
	冠状动脉血管	M	舒张	α、β_2	收缩、舒张
支气管	平滑肌	M	收缩	β_2	舒张
胃肠平滑肌	胃肠壁	M	收缩	β_2	舒张
	括约肌	M	舒张	α_1	收缩
	肠肌丛	M	激活		
	分泌	M	增加		
泌尿生殖道	膀胱逼尿肌	M	收缩	β_2	舒张
	膀胱括约肌	M	舒张	α_1	收缩
	子宫（妊娠）	M	收缩	α、β_2	收缩、舒张
	阴茎、精囊	M	勃起	α	射精
眼睛	瞳孔括约肌	M	收缩（缩瞳）		
	瞳孔开大肌			α_1	收缩（扩瞳）
	睫状肌	M	收缩（近视）	β	舒张（远视）
皮肤	竖毛肌			α	收缩
	汗腺	M			体温调节增加
				α	大汗腺分泌（紧张）
肝肾及脂肪	肝脏			α、β_2	糖异生、糖原分解
	脂肪组织			β_3	脂肪分解
	肾小球旁细胞			β_1	肾素释放
自主神经节		N_1	兴奋		
肾上腺髓质		N_1	分泌		
骨骼肌		N_2	收缩		

第三节　传出神经系统药物的作用方式

一、直接作用于受体

药物直接与受体结合，可激动（或阻断）受体，称为受体激动药（或阻断药），也称拟似药（或拮抗药）。毛果芸香碱能直接与 M 受体结合，激动 M 受体，为 M 受体激动药；阿托品能与 M 受体结合，阻断 M 受体，为 M 受体阻断药。

二、影响递质的化学传递

某些药物不直接作用于受体，但可通过影响递质的合成、贮存、释放、消除等过程发挥作用。新斯的明通过抑制胆碱酯酶活性而发挥拟胆碱作用，麻黄碱可促进去甲肾上腺素的释放而发挥拟肾上腺素作用，利血平可抑制神经末梢囊泡对去甲肾上腺素的摄取而发挥抗肾上腺素作用。

第四节　传出神经系统药物的分类

根据传出神经药物的作用性质（激动受体或阻断受体）和对递质的影响进行分类（表 5 – 2）。

表 5 – 2　作用于传出神经系统药物的分类

激动药	阻断药
（一）胆碱受体激动药	（一）胆碱受体阻断药
1. M、N 受体激动药（乙酰胆碱）	1. M 受体阻断药（阿托品）
2. M 受体激动药（毛果芸香碱）	2. N_1 受体阻断药（美卡拉明）
3. N 受体激动药（烟碱）	3. N_2 受体阻断药（琥珀胆碱）
（二）抗胆碱酯酶药	（二）胆碱酯酶复活药（氯解磷定）
1. 易逆性抗胆碱酯酶药（新斯的明）	
2. 难逆性抗胆碱酯酶药（有机磷酸酯类）	
（三）肾上腺素受体激动药	（三）肾上腺素受体阻断药
1. α、β 受体激动药（肾上腺素）	1. α 受体阻断药（酚妥拉明）
2. α 受体激动药（去甲肾上腺素）	2. α_1 受体阻断药（哌唑嗪）
3. α_1 受体激动药（去氧肾上腺素）	3. α_2 受体阻断药（育亨宾）
4. β 受体激动药（异丙肾上腺素）	4. β 受体阻断药（普萘洛尔）
5. β_1 受体激动药（多巴酚丁胺）	5. β_1 受体阻断药（阿替洛尔）
6. β_2 受体激动药（沙丁胺醇）	6. β_2 受体阻断药（丁氧胺）
	7. α、β 受体阻断药（拉贝洛尔）

目标检测

答案解析

一、最佳选择题（每题的备选项中，只有一个最佳答案）

1. 去甲肾上腺素合成过程中的限速酶为（　　）

　　A. 多巴脱羧酶　　　　　　B. 单胺氧化酶　　　　　　C. 多巴胺 β – 羟化酶

　　D. 酪氨酸羟化酶　　　　　E. 儿茶酚氧位甲基转移酶

2. 去甲肾上腺素作用的消除的主要方式是（　　）

　　A. 被单胺氧化酶破坏　　　B. 被儿茶酚氧位甲基转移酶破坏　　C. 被神经末梢摄取

　　D. 与突触后受体结合　　　E. 被血管摄取

3. 乙酰胆碱作用的代谢主要是通过（   ）

    A. 与突触后受体结合　　　　　　B. 被神经末梢摄取，贮存于囊泡中

    C. 被单胺氧化酶破坏　　　　　　D. 被儿茶酚氧位甲基转移酶破坏

    E. 被乙酰胆碱酯酶水解

4. 以下叙述错误的是（   ）

    A. 神经递质 Ach 是胆碱能神经的主要递质

    B. 神经递质 NA 释放后作用消失的主要途径是被神经末梢再摄取

    C. 神经递质 NA 合成的限速酶是酪氨酸羟化酶

    D. 几乎全部交感神经节后纤维属胆碱能神经

    E. 神经系统的药物主要通过作用于受体及影响递质而发挥作用

5. 兴奋时产生舒张支气管平滑肌效应的主要受体是（   ）

    A. α_1受体　　　　　　B. α_2受体　　　　　　C. M 受体

    D. β_1受体　　　　　　E. β_2受体

6. 注射给药后，出现流涎、缩瞳、眼内压降低等反应的药物可能是（   ）

    A. M 受体激动药　　　　　　B. N 受体激动药　　　　　　C. α 受体激动药

    D. β 受体激动药　　　　　　E. 多巴胺受体激动药

二、配伍选择题（每题备选项在前，试题在后。每组若干题。每组题均对应同一组备选项，每题只有一个正确答案。每个备选项可重复选用，也可不选用。）

[7 ~ 10]

    A. α_1受体　　　　　　B. α_2受体　　　　　　C. β_1受体

    D. β_2受体　　　　　　E. M 受体

7. 肾上腺素不可激动（   ）

8. 肾上腺素能使血压上升的主要原因是其激动（   ）

9. 肾上腺素兴奋心脏主要是因其激动（   ）

10. 肾上腺素扩张支气管是因其激动（   ）

三、多项选择题（每题的备选项中有两个或两个以上正确答案）

11. 胆碱能神经主要包括（   ）

    A. 副交感神经的节后纤维　　　　　　B. 大多数交感神经节后纤维

    C. 交感神经和副交感神经节前纤维　　D. 运动神经

    E. 少数交感神经的节后纤维

四、名词解释题

胆碱受体、肾上腺素受体、M 样作用、N 样作用。

（苗久旺）

书网融合……

重点小结　　　微课　　　习题

第六章　胆碱受体激动药和胆碱酯酶抑制药

PPT

学习目标

知识目标： 通过本章的学习，学会毛果芸香碱、新斯的明的药理作用、临床应用、不良反应；识记有机磷酸酯类中毒的机制及抢救措施；认识其他胆碱受体激动药和胆碱酯酶抑制药的特点。

能力目标： 能分析、审核涉及胆碱受体激动药和胆碱酯酶抑制药处方的合理性；具备提供胆碱受体激动药和胆碱酯酶抑制药的用药指导、用药咨询服务的能力。

素质目标： 培养尊重生命和关爱患者的良好职业道德，树立安全合理用药意识。

情境导入

情境： 患者，男，43岁。误服敌百虫后入院治疗，体格检查：嗜睡状，大汗淋漓，呕吐数次，肌肉抽搐，双侧瞳孔直径2～3mm，血压110/82mmHg，体温、脉搏、呼吸基本正常，双肺呼吸音粗。诊断为急性有机磷中毒。

思考： 有机磷中毒的机制是什么？如何解救有机磷中毒，治疗过程中各药所起的作用是什么？

第一节　胆碱受体激动药

胆碱受体激动药是一类作用与ACh相似的药物。根据它们对受体选择性的不同分为M、N受体激动药，如乙酰胆碱；M受体激动药，如毛果芸香碱；N受体激动药，如烟碱。烟碱因作用广泛而复杂，无临床应用价值，仅具有毒理学意义。

一、M、N胆碱受体激动药

乙酰胆碱
acetylcholine，ACh

乙酰胆碱作为胆碱能神经释放的神经递质，对M、N受体无选择性，可同时产生M样和N样作用。其在体内易被乙酰胆碱酯酶水解，作用短暂，无临床应用价值，常作为药理实验研究的工具药使用。

卡巴胆碱
carbamylcholine

卡巴胆碱对M、N受体激动作用与乙酰胆碱相似，因副作用多，毒性大，主要用于局部滴眼治疗青光眼。

二、M 胆碱受体激动药

毛果芸香碱
pilocarpine

毛果芸香碱又名匹鲁卡品，为毛果芸香属植物中提取的生物碱，现已能人工合成，水溶液稳定。

【药理作用】能选择性激动 M 受体，产生 M 样作用，对眼睛和腺体的 M 受体作用最为明显。

1. 眼　滴眼后可出现缩瞳、降低眼内压和调节痉挛等作用。

（1）缩瞳　虹膜内有两种平滑肌，一种为瞳孔括约肌，分布有 M 受体，受胆碱能神经支配，兴奋时瞳孔括约肌向中心收缩，瞳孔缩小；另一种是瞳孔开大肌，分布有 α 受体，受去甲肾上腺素能神经支配，兴奋时瞳孔开大肌向外周收缩，瞳孔扩大。毛果芸香碱能直接激动瞳孔括约肌上的 M 受体，使瞳孔括约肌收缩，瞳孔缩小，作用可维持数小时至 1 天。

（2）降低眼内压　毛果芸香碱由于缩瞳作用，使瞳孔括约肌向中心收缩，虹膜根部变薄，从而使前房角间隙扩大，房水易经滤帘流入巩膜静脉窦，使眼压降低。

（3）调节痉挛　眼睛视近物或远物的视调节功能依赖于睫状肌。毛果芸香碱可激动睫状肌的 M 受体，使睫状肌向瞳孔中心方向收缩，从而使悬韧带松弛，晶状体由于本身弹性而变凸，屈光度增加，此时视近物清楚，视远物模糊，这种作用称为调节痉挛（图 6 - 1）。

图 6 - 1　胆碱受体激动药（下）和胆碱受体阻断药（上）对眼的作用

2. 腺体　毛果芸香碱可激动腺体上的 M 受体，皮下注射毛果芸香碱（10~15mg）可使腺体分泌增加，以唾液腺和汗腺分泌增加最为明显。

【临床应用】

1. 青光眼　低浓度（1%~2%）毛果芸香碱滴眼可用于治疗闭角型青光眼，用药后瞳孔缩小，前房角间隙扩大，房水回流通畅，眼内压降低；对开角型青光眼早期也有一定疗效，但机制尚不明确。本品脂溶性较强，易透过角膜进入眼房，起效快，降低眼内压作用可维持 4~8 小时。

知识链接

青光眼

青光眼为常见的眼科疾病，以进行性视神经乳头凹陷及视力减退为主要特征，并伴有眼内压增高症状。青光眼分闭角型和开角型两种类型，前者主要是由于前房角间隙狭窄，房水回流受阻而致眼内压升高；后者主要是由于小梁网及巩膜静脉窦发生变性或硬化引起，阻碍房水循环而使眼内压升高。

2. 虹膜睫状体炎　本品与扩瞳药交替应用，可防止虹膜与晶状体发生粘连。

3. 解救阿托品类药物中毒　本品为 M 胆碱受体激动药，可用于阿托品等 M 受体阻断药中毒。

【不良反应及用药注意】过量或吸收过多可出现 M 受体兴奋症状，如流涎、出汗、呕吐等，可用阿托品对抗。滴眼时应压迫内眦，避免药液流入鼻腔后吸收中毒。

第二节　胆碱酯酶抑制药

胆碱酯酶（cholinesterase，ChE）分为乙酰胆碱酯酶（acetylcholine esterase，AChE，真性胆碱酯酶）和丁酰胆碱酯酶（butyrylcholine esterase，BChE，假性胆碱酯酶）。AChE 特异性较高，分布于胆碱能神经末梢突触间隙、运动终板突触后膜等处，水解 ACh 作用较强，AChE 先与 ACh 形成复合物，进而生成胆碱和乙酰化 AChE，后者迅速水解为乙酸和 AChE。BChE 特异性较低，主要分布于血浆中，水解 ACh 作用较弱，可水解琥珀胆碱等胆碱酯类。

一、易逆性胆碱酯酶抑制药

新斯的明（普鲁斯的明）
neostigmine

【体内过程】口服吸收少而不规则，故口服剂量要比注射剂量大 10 倍以上；不易通过血 - 脑屏障，无明显的中枢作用；滴眼时，不易通过角膜进入眼前房，因此对眼的作用也较弱。

【药理作用及临床应用】新斯的明能可逆性抑制乙酰胆碱酯酶活性，使 ACh 水解减少，ACh 浓度升高，激动 M 和 N 受体，呈 M 样和 N 样作用。

1. 兴奋骨骼肌　新斯的明可通过直接作用和间接作用兴奋骨骼肌，故对兴奋骨骼肌作用最强。间接作用为其抑制 AChE，使 ACh 浓度升高，兴奋 N_2 受体，使骨骼肌兴奋；还可直接兴奋 N_2 受体，兴奋骨骼肌。常用于治疗重症肌无力，一般口服给药，急症或重症患者可注射给药。

> **知识链接**
>
> #### 重症肌无力
>
> 重症肌无力为一种神经肌肉接头传递障碍的自身免疫性疾病，患者血清中可见抗胆碱受体的抗体，从而导致 N_2 受体数目减少，表现为受累骨骼肌极易疲劳，如眼肌、吞咽肌、呼吸肌及骨骼肌无力，甚至出现呼吸困难。大多数患者经过治疗病情可以缓解或得到有效控制，但易复发，目前尚无法彻底根治办法。

2. 兴奋平滑肌　因抑制 AChE，使 ACh 浓度升高，兴奋胃肠平滑肌和膀胱逼尿肌的 M 受体，使蠕动或张力增加，促进排气和排尿，适用于术后腹气胀和尿潴留。

3. 减慢心率　因抑制 AChE，使 ACh 浓度升高，兴奋心脏上 M 受体，使心率减慢，可治疗阵发性室上性心动过速。

4. 其他　能对抗筒箭毒碱和阿托品的作用，用于抢救筒箭毒碱等非除极化型肌松药中毒和阿托品等抗胆碱药中毒出现的外周症状。

【不良反应及用药注意】主要有恶心、呕吐、上腹部不适等症状，过量时可致胆碱能危象，因 ACh 在运动终板处堆积，产生持久性除极化，使神经 – 肌肉传导阻滞，表现为心率减慢、肌肉震颤、痉挛甚至出现肌无力加重等。

【禁忌证】心动过缓、支气管哮喘、机械性肠梗阻、尿路梗阻等患者禁用。

毒扁豆碱（依色林）
physostigmine

毒扁豆碱是从非洲产毒扁豆种子中提取的生物碱，现已能人工合成。作用与新斯的明相似，因结构为叔胺类化合物，易通过血 – 脑屏障，对中枢作用明显（小剂量兴奋、大剂量抑制、中毒时可致呼吸麻痹）。临床主要用于治疗青光眼，5 分钟即可起效，作用较毛果芸香碱强而持久，降低眼内压作用可维持 1~2 天。本品水溶液不稳定，易氧化变成红色，刺激性增加，药效减弱，应于棕色瓶内避光保存。滴眼时应压迫内眦，避免流入鼻腔后吸收中毒。

其他可逆性胆碱酯酶抑制药作用特点与应用见表 6 – 1。

表 6 – 1　其他易逆性胆碱酯酶抑制药作用特点与应用

药物	作用特点与应用
安贝氯铵（ambenonium，酶抑宁）	作用较新斯的明强而持久，主要用于重症肌无力、腹气胀等
吡斯的明（pyridostigmine）	作用较新斯的明弱而持久，起效慢，用于治疗重症肌无力，也可用于治疗手术后腹气胀和尿潴留
依酚氯铵（edrophonium，腾喜龙）	为超短时抗胆碱酯酶药，对骨骼肌兴奋作用较强，起效快而维持时间短。用于诊断重症肌无力，也可用于非除极化型肌松药中毒的解救
地美溴铵（demecarium bromide）	为长效抗 AChE 药，滴眼后缩瞳作用可持续 1 周以上，降低眼内压作用可持续 9 天以上。用于治疗无晶状体畸形的开角型青光眼

二、难逆性胆碱酯酶抑制药

有机磷酸酯类

有机磷酸酯类可与胆碱酯酶牢固结合，难以裂解，故称难逆性胆碱酯酶抑制药。常用作农业杀虫剂或环境卫生杀虫剂，如敌敌畏（DDVP）、敌百虫（美曲磷酯）、内吸磷（1059）、对硫磷（1605）、甲拌磷（3911）、马拉硫磷（4049）等；有时会被用作神经毒剂，如沙林、塔崩、梭曼等。

【中毒途径】消化道、呼吸道以及皮肤吸收是本类药物的主要中毒途径。其中经皮肤吸收是农业生产使用过程中常见的中毒途径。

【中毒机制】有机磷进入体内，以共价键形式与胆碱酯酶酯牢固结合，生成难以解离的磷酰化胆碱酯酶复合物。胆碱酯酶的活性受到抑制不能水解 ACh，导致 ACh 在突触间隙大量积聚，引起一系列中毒症状。

【中毒症状】大量积聚的 ACh 可引起广泛作用，故有机磷酸酯类中毒时可出现多种症状，轻度中毒以 M 样症状为主，中度中毒时兼有 M 样和 N 样症状，严重中毒时除 M 样和 N 样症状外，还可出现中枢神经系统症状。

1. M 样症状　表现为恶心、呕吐、腹痛、腹泻等；眼睛有瞳孔缩小、视物模糊、眼痛等表现；可有流涎、出汗、口吐白沫及支气管腺体分泌增加；支气管平滑肌收缩，引起呼吸困难，严重者可出现肺水肿；对心血管的影响可有血压下降、心率减慢等。

2. N 样症状　交感神经和副交感神经节的 N_1 受体和骨骼肌 N_2 受体均可被激动，N_1 受体激动后表现为心动过速、血压升高，N_2 受体激动后表现为肌束震颤、抽搐、肌无力、麻痹等。

3. 中枢神经系统症状 中枢神经胆碱受激动后体可表现为兴奋、不安、抽搐、谵语,严重者可出现昏迷、呼吸抑制、循环衰竭。

【急性中毒及解救措施】

1. 清除毒物,避免继续吸收 迅速切断毒源,将患者移出中毒场所。根据不同中毒途径,采取相应措施,经皮肤吸收中毒者,用温水或肥皂水清洗皮肤;经消化道中毒者,可用2%~5%碳酸氢钠溶液、生理盐水或1:5000高锰酸钾溶液洗胃,再用硫酸镁导泻,对于昏迷者应使用硫酸钠导泻,禁用硫酸镁,以防止 Mg^{2+} 加重中枢抑制症状。注意:敌百虫在碱性溶液中可转化成毒性更强的敌敌畏,故敌百虫中毒时不宜用碱性溶液洗胃;对硫磷被氧化后其毒性增强,因此对硫磷中毒忌用高锰酸钾洗胃。

2. 阿托品对抗 M 样症状 及早、足量、反复使用阿托品以对抗 M 样症状,直至出现轻度阿托品化。阿托品化的指征为瞳孔扩大、口干、皮肤干燥、面部潮红、心率加快、意识好转等。治疗过程中如有谵妄、狂躁不安、体温升高等严重的阿托品中毒症状,应减量或停药,可用毛果芸香碱对抗阿托品毒性,不可用毒扁豆碱或新斯的明,避免加重有机磷酸酯类中毒。因阿托品对 N 样作用无效,也无胆碱酯酶复活作用,需合用胆碱酯酶复活药。

3. 恢复胆碱酯酶活性 及早、足量使用胆碱酯酶复活药,以尽快恢复胆碱酯酶的活性。

胆碱酯酶复活药

有机磷酸酯类中毒时胆碱酯酶被抑制,胆碱酯酶复活药如氯解磷定和碘解磷定可恢复被抑制的胆碱酯酶活性,复活的胆碱酯酶可水解乙酰胆碱。

图 6 - 2 氯解磷定和碘解磷定的化学结构

【作用机制】胆碱酯酶复活药结构中含季胺氮原子和肟基(图6-2),带正电荷的季胺氮原子与磷酰化胆碱酯酶带负电荷部位以静电引力形式结合,亲核基团较强的肟基与磷酰基中的磷原子以共价键形式结合,先生成解磷定和磷酰化胆碱酯酶复合物,继续裂解为磷酰化解磷定和胆碱酯酶,复活的胆碱酯酶恢复其水解 ACh 的活性,使 ACh 浓度降低,缓解 M、N 样中毒症状。胆碱酯酶复活药还能与体内残留的有机磷酸酯类结合,形成无毒的磷酰化解磷定排出体外。

【临床应用】用于解救有机磷酸酯类中毒,能迅速缓解骨骼肌兴奋症状,对 M 样症状的疗效较差,对形成已久的胆碱酯酶水解效果差,故中毒时胆碱酯酶复活药应及早应用。对轻度有机磷中毒,可单独应用本品或阿托品以控制症状;中、重度中毒时则必须与阿托品合用。对内吸磷、对硫磷和马拉硫磷急性中毒疗效较好,对敌百虫、敌敌畏中毒疗效较差,对乐果中毒基本无效。

【不良反应及用药注意】主要有头痛、眩晕、乏力、视物模糊、恶心、呕吐、心动过速等;用量过大可引起神经 - 肌肉传导阻滞,甚至引起呼吸抑制。在碱性溶液中易水解为氰化物,故禁与碱性药物配伍。

氯解磷定(氯化派姆)
pralidoxime chloride(PAM – CI)

本品1g的药效相当于碘解磷定1.5g,不良反应较少,既可静脉给药,也可肌内注射,应用方便,价格低廉,为胆碱酯酶复活药中的首选药。

碘解磷定(派姆)
pralidoxime iodide(PAM)

在体内迅速被分解,维持时间仅为1.5~2小时,须重复给药,注射过快有暂时性抑制呼吸作用。

不良反应多，现已少用。

岗赛证聚焦

1. 毛果芸香碱对眼有降低眼内压作用，为治疗闭角型青光眼的首选药。
2. 新斯的明能兴奋骨骼肌，可治疗重症肌无力。
3. 有机磷酸酯类中毒除一般解救措施外，还需使用阿托品及胆碱酯酶复活药。

目标检测

答案解析

一、最佳选择题（每题的备选项中，只有一个最佳答案）

1. 毛果芸香碱属于（　　）
   A. 选择性 α_1 受体激动药　　　　　B. 非选择性 β 受体阻断药　　　　C. 选择性 β_1 受体阻断药
   D. 非选择性 α 受体阻断药　　　　　E. M 受体激动药

2. 毛果芸香碱对眼的调节作用是（　　）
   A. 睫状肌松弛，悬韧带拉紧，晶状体变凹
   B. 睫状肌松弛，悬韧带拉松，晶状体变凸
   C. 睫状肌收缩，悬韧带拉紧，晶状体变凸
   D. 睫状肌收缩，悬韧带拉紧，晶状体变凹
   E. 睫状肌收缩，悬韧带放松，晶状体变凸

3. 一患者被诊断为闭角型青光眼急性发作，应立即给予哪种药治疗（　　）
   A. 毛果芸香碱　　　　　　　B. 新斯的明　　　　　　　　C. 阿托品
   D. 肾上腺素　　　　　　　　E. 去甲肾上腺素

4. 有关毛果芸香碱的叙述，错误的是（　　）
   A. 能直接激动 M 受体　　　B. 使腺体分泌增加　　　　　C. 可引起眼调节麻痹
   D. 可用于治疗青光眼　　　　E. 对骨骼肌作用弱

5. 卡巴胆碱（　　）
   A. 只可激动 M 胆碱受体　　　　B. 易被胆碱酯酶水解
   C. 作用时间比乙酰胆碱短　　　　D. 对胃肠道和泌尿道平滑肌无作用
   E. 可用于治疗青光眼

6. 关于新斯的明的描述，错误的是（　　）
   A. 口服吸收差，可皮下注射给药　　　　B. 易进入中枢神经系统
   C. 可促进胃肠道运动　　　　　　　　　D. 可用于治疗重症肌无力
   E. 禁用于机械性肠梗阻

7. 治疗手术后腹胀气及尿潴留最好用（　　）
   A. 乙酰胆碱　　　　　　　　B. 毛果芸香碱　　　　　　　C. 毒扁豆碱
   D. 新斯的明　　　　　　　　E. 加兰他敏

8. 新斯的明的作用机制是抑制体内哪种酶（　　）
   A. 磷酸二酯酶　　　　　　　B. 乙酰胆碱酯酶　　　　　　C. 环氧酶
   D. 肝药酶　　　　　　　　　E. 二氢叶酸合成酶

9. 一患者被诊断为重症肌无力，应给予哪种药物治疗（   ）

    A. 毛果芸香碱   B. 肾上腺素   C. 阿托品

    D. 新斯的明   E. 去甲肾上腺素

10. 新斯的明在临床使用中不可用于（   ）

    A. 重症肌无力   B. 肌松药过量中毒   C. 术后腹气胀

    D. 阿托品中毒   E. 有机磷酸酯中毒

二、配伍选择题（每题备选项在前，试题在后。每组若干题。每组题均对应同一组备选项，每
    题只有一个正确答案。每个备选项可重复选用，也可不选用）

[11 - 13]

    A. 虹膜睫状体炎   B. 休克   C. 重症肌无力

    D. 盗汗   E. 有机磷酸酯农药中毒

11. 毛果芸香碱可用于治疗（   ）

12. 氯解磷定可用于治疗（   ）

13. 新斯的明可用于治疗（   ）

三、多项选择题（每题的备选项中有两个或两个以上正确答案）

14. 有机磷酸酯类中毒的表现有（   ）

    A. 瞳孔缩小   B. 流涎、出汗   C. 腺体分泌增加

    D. 心动过速   E. 肌束震颤

四、思考题

15. 毛果芸香碱为什么能治疗青光眼？对何种类型的青光眼疗效较好？

16. 新斯的明的药理作用和临床用途有哪些？

17. 简述有机磷酸酯农药中毒的处理解救措施。

（苗久旺）

书网融合……

                 重点小结   微课   习题

第七章 胆碱受体阻断药

PPT

知识目标： 通过本章的学习，学会阿托品的药理作用、临床应用、不良反应；识记东莨菪碱、山莨菪碱的作用特点；认识其他胆碱受体阻断药的作用特点及临床应用。

能力目标： 能分析、审核涉及胆碱受体阻断药处方的合理性；具备提供胆碱受体阻断药的用药指导、用药咨询服务的能力。

素质目标： 培养医者仁心、关爱患者的良好职业道德，树立安全合理用药意识。

情境： 患儿，男，7岁，因"高热、腹泻、四肢抽动"急诊入院。体格检查：T 39.6℃，R 31次/分，P 110次/分，BP 80/50mmHg，心律齐，未闻杂音，呼吸音正常；腹软，肝脾未及，面色及皮肤苍白，口唇及指甲轻度发绀。诊断：中毒性休克。

思考： 对于中毒性休克，除使用抗感染药、糖皮质激素外，还可以考虑使用本章的哪些药物？为什么？

胆碱受体阻断药是一类对胆碱受体有较高的亲和力，但无内在活性，能竞争性阻断胆碱受体激动药与受体结合，从而产生抗胆碱作用的药物。按其对胆碱受体选择性不同，可分为M胆碱受体阻断药和N胆碱受体阻断药。

第一节　M胆碱受体阻断药

一、阿托品类生物碱

本类药物包括阿托品、东莨菪碱、山莨菪碱等，主要从茄科植物颠茄、曼陀罗和莨菪中提取的生物碱，现已能人工合成。

阿托品
atropine

【体内过程】 口服易吸收，1小时后血药浓度达峰值，生物利用度约为50%，$t_{1/2}$约为4小时。吸收后分布于全身组织，能通过血-脑屏障和胎盘屏障。因通过房水循环排出缓慢，局部滴眼作用可达数天至2周。80%以上经肾排泄，其中1/3为原型，少量经乳汁和粪便排出。

【药理作用】 阿托品作用机制为竞争性拮抗M受体，对抗乙酰胆碱或胆碱受体激动药对M受体的激动作用。作用广泛，不同器官对其敏感性不同，随着剂量加大，可对腺体、眼睛、平滑肌、心血管及中枢产生作用。

1. 腺体 阿托品阻断腺体上的M受体，抑制腺体分泌。以唾液腺和汗腺对阿托品最为敏感，小剂量（0.5mg）就可使腺体分泌减少，引起口干、皮肤干燥，也可抑制呼吸道腺体和泪腺分泌；较大剂量还可抑制胃液分泌，由于胃酸分泌还要受组胺等多种因素的调节，其对胃酸分泌影响较小。

2. 眼睛

（1）扩瞳　阿托品阻断瞳孔括约肌上的 M 受体，使瞳孔括约肌松弛，扩大瞳孔。

（2）升高眼内压　由于瞳孔扩大，虹膜退向外周外缘，前房角间隙变窄，阻碍房水回流入血液循环，从而使眼内压升高。

（3）调节麻痹　阿托品阻断睫状肌上的 M 受体，使睫状肌松弛退向周边，悬韧带拉紧，晶状体变凹，屈光度变小，此时视远物清楚，视近物模糊，称为调节麻痹（图 6 - 1）。

知识链接

毛果芸香碱对眼的作用

毛果芸香碱因激动 M 受体对眼的作用有缩瞳、降低眼内压、调节痉挛作用。毛果芸香碱对眼的作用与阿托品相反，毛果芸香碱为 M 受体激动药，阿托品为 M 受体阻断药，阿托品可阻断 M 受体，从而对眼产生与毛果芸香碱相反的作用。

3. 平滑肌　阿托品可阻断内脏平滑肌上的 M 受体，能松弛多种内脏平滑肌，尤其对处于过度兴奋或痉挛状态的平滑肌更为明显。能解除胃肠平滑肌痉挛，也可缓解膀胱逼尿肌和输尿管平滑肌痉挛，但对胆管、支气管及子宫平滑肌解痉作用较弱。

4. 心脏　较大剂量阿托品（1～2mg）阻断心脏窦房结上的 M 受体，解除迷走神经对心脏的抑制，使心率加快，传导加速。

5. 血管　治疗量阿托品对血管无明显影响，较大剂量阿托品能扩张皮肤血管，出现皮肤潮红和温热等。可解除小血管痉挛，改善微循环，增加重要器官的血流灌注，缓解休克症状。阿托品的扩血管作用机制尚未明确，但与阻断 M 受体无关，可能与其直接扩血管作用有关。

6. 中枢　治疗量阿托品对中枢作用不明显，较大剂量（1～2mg）可兴奋延髓和大脑；2～5mg 时兴奋作用加强，表现为焦虑不安、谵妄等；中毒剂量（大于 10mg）可致惊厥、幻觉、定向障碍和运动失调等，严重时由兴奋转为抑制，表现为昏迷、呼吸麻痹等，最后死于循环和呼吸衰竭。

【临床应用】

1. 内脏绞痛和遗尿症　可用于各种内脏绞痛，对胃肠绞痛疗效最好；对肾绞痛及胆绞痛疗效较差，常需与阿片类镇痛药合用。还可用于输尿管平滑肌痉挛所致的绞痛及膀胱刺激症状，如尿频、尿急等。

2. 麻醉前给药、盗汗和流涎　用于全身麻醉前给药，以减少呼吸道腺体的分泌，防止分泌物阻塞呼吸道及吸入性肺炎的发生；也用于严重盗汗和流涎症。

3. 眼科

（1）虹膜睫状体炎　用0.5%～1%的硫酸阿托品液滴眼，使虹膜括约肌和睫状肌松弛，使之充分休息，有利于炎症的恢复，与缩瞳药毛果芸香碱交替使用，能预防虹膜和晶体粘连。

（2）检查眼底　用阿托品扩瞳后可以观察视网膜血管的变化情况，为疾病诊断和治疗提供依据。

（3）验光配镜　阿托品调节麻痹作用强，可使晶体固定，有利于准确的测出屈光度。但因阿托品作用持续时间较长，如扩瞳作用可持续1～2周，调节麻痹可维持2～3天，视力恢复较慢，现已少用，主要用于儿童验光。

4. 缓慢型心律失常　常用于治疗迷走神经过度兴奋引起的窦性心动过缓、窦房阻滞及房室传导阻滞等缓慢型心律失常。

5. 感染性休克　在补充血容量的基础上给予较大剂量的阿托品用于缓解休克症状，如暴发型流行性脑脊髓膜炎、中毒性菌痢、中毒性肺炎等引起的休克。但对休克伴有高热或心率过快患者不宜应用。由于剂量大、不良反应较多，临床上常被山莨菪碱所取代。

6. 有机磷酸酯类中毒　阿托品可用于解除有机磷酸酯类中毒时的 M 样症状及中枢症状。因对 N_2 受体激动引起的肌肉震颤无效，且无胆碱酯酶复活作用，中、重度中毒时须与胆碱酯酶复活药合用。

【不良反应及用药注意】 阿托品作用广泛，副作用较多，常见的副作用有口干、便秘、视物模糊、心悸、皮肤干燥、潮红、体温升高等。大剂量可产生中毒症状，有烦躁不安、谵妄、惊厥等兴奋症状，严重时可由兴奋转入抑制，出现昏迷、呼吸麻痹而死亡。此外，误服过量的颠茄果、曼陀罗或莨菪类也可产生中毒症状。阿托品的最低致死量成人为 80～130 mg，儿童约为 10 mg。

阿托品中毒时可进行洗胃、导泻，以促进毒物排出；兴奋过于强烈时可用地西泮或短效巴比妥类解救，不能用吩噻嗪类如氯丙嗪等，以免加重 M 受体阻断症状；呼吸抑制可用人工呼吸、给氧等处理；降低体温可用冰袋或酒精擦浴。严重中毒时可注射新斯的明、毒扁豆碱或毛果芸香等拟胆碱药对抗，其中毒扁豆碱对中枢症状缓解较好。

【禁忌证】 青光眼、前列腺肥大、休克伴有心动过速或高热者禁用。

东莨菪碱
scopolamine

东莨菪碱是由洋金花等植物提取的生物碱。

与阿托品比较：①对中枢有较强抑制作用，小剂量有镇静作用，较大剂量有催眠作用，对呼吸中枢表现出兴奋作用。②抑制腺体、扩瞳、调节麻痹分泌作用较阿托品强。③心血管作用较阿托品弱。

主要用于：①麻醉前给药，因本品不但抑制腺体分泌，而且对中枢有抑制作用，故用作麻醉前给药优于阿托品。②中药麻醉，用东莨菪碱代替中药洋金花作中药麻醉用。③晕动病，对晕车、晕船等所致头晕、恶心、呕吐有效，也用于妊娠呕吐及放射病呕吐。④帕金森病，因其具有中枢性抗胆碱作用，能缓解流涎、震颤和肌强直等症状。不良反应与禁忌证同阿托品。

山莨菪碱
anisodamine

山莨菪碱是从茄科植物唐古特山莨菪中提取的生物碱，简称"654"，其天然品称为"654 - 1"，人工合成品称为"654 - 2"。

与阿托品比较：①解除平滑肌痉挛、扩张血管、改善微循环的作用突出。②抑制腺体分泌和扩瞳作用弱，仅为阿托品的 1/20～1/10。③不易通过血 - 脑屏障，中枢作用弱。

因选择性高、毒性较低，常取代阿托品用于各种感染性休克、内脏平滑肌痉挛性绞痛及微循环障碍性疾病。不良反应及禁忌证与阿托品相似。

> **知识拓展**
>
>
>
> **阿托品类药的中枢作用**
>
>
>
> 阿托品、东莨菪碱、山莨菪碱均为莨菪类化合物，结构上东莨菪碱 6、7 位为氧桥，山莨菪碱 6 位羟基。氧桥的存在使分子的亲脂性增强，易透过血 - 脑屏障，中枢作用增强。而 6 位羟基的存在，使分子的亲水性增强，中枢作用减弱。因此对中枢的作用：东莨菪碱＞阿托品＞山莨菪碱，其中东莨菪碱对中枢抑制作用强，阿托品对中枢有兴奋和抑制作用，山莨菪碱中枢作用弱。

二、阿托品的合成代用品

因阿托品作用广泛，选择性低，不良反应较多，针对这些缺点，通过改变其化学结构，合成了一些代用品，主要有扩瞳药、解痉药等。

（一）合成扩瞳药

后马托品（homatropine）、托吡卡胺（tropicamide）为临床常用的合成扩瞳药，均属短效 M 受体阻断药，对眼的作用与阿托品相似，但扩瞳、调节麻痹作用持续时间短，后马托品为 24 ~ 36 小时，托吡卡胺约为 6 小时。常用于成人眼底检查和验光配镜，其中托吡卡胺常作为首选药，但儿童验光仍须用扩瞳作用较强的阿托品。禁忌证同阿托品。

（二）合成解痉药

溴丙胺太林（propantheline bromide）又名普鲁本辛。本品为季铵类，不易通过血 - 脑屏障，很少发生中枢作用。对胃肠道 M 受体选择性较高，具有强而持久解除胃肠平滑肌痉挛作用，并能减少胃酸分泌。可用于消化性溃疡、胃肠痉挛、遗尿症及妊娠呕吐。

其他合成的解痉药有溴甲阿托品（mepropine，胃疡平）、胃安（aminopentamide sulfate）、贝那替秦（benactyzine，胃复康）等，其作用、用途和不良反应均与溴丙胺太林相似。

第二节　N 胆碱受体阻断药

一、N_1受体阻断药

N_1受体阻断药也称为神经节阻断药，能选择性地结合神经节细胞上的 N_1 受体，竞争性阻断 ACh 与 N_1 受体的结合，从而阻断神经冲动在神经节中的传递。代表药有美卡拉明（mecamylamine，美加明）、樟磺咪芬（trimetaphan camsilate，阿方那特）等。

因交感神经对血管的支配占优势，用本类药后阻断交感神经节上的 N_1 胆碱受体，引起血管舒张，特别是小血管舒张明显，使外周阻力降低而迅速降低血压。可用于麻醉时控制血压，以减少手术出血。

二、N_2受体阻断药

N_2受体阻断药也称骨骼肌松弛药，简称肌松药，能与神经 - 肌肉接头处运动终板上的 N_2 受体结合，阻断神经冲动的传递，使骨骼肌松弛。根据作用方式的不同，分为除极化型和非除极化型两类。

（一）除极化型肌松药

本类药物与运动终板上的 N_2 受体结合，产生与乙酰胆碱相似但较为持久的除极化作用，使终板对乙酰胆碱不发生反应，进而使骨骼肌松弛。

琥珀胆碱（司可林）
succinylcholine（scoline）

【体内过程】本品口服不吸收，注射后即被血液和肝脏中的假性胆碱酯酶迅速水解，仅不到 2% 的琥珀胆碱以原形从肾排泄。

【药理作用】静脉给药后先出现短暂的肌束颤动，1分钟内即出现肌肉松弛，2分钟最强，5分钟左右肌松作用消失。肌肉松弛的顺序是眼睑、颜面部肌肉、颈部肌、上肢肌、下肢肌、躯干肌、肋间肌和膈肌，对呼吸肌松弛作用不明显。恢复顺序则相反，最先松弛的肌肉最晚恢复。

【临床应用】

1. 辅助麻醉　静脉滴注以维持较长的肌松作用，并可减少麻醉药用量，以便在较浅麻醉下进行手术。

2. 气管内插管、气管镜、食道镜检查等短时操作　因对咽喉麻痹力强，作用快而短暂，适用于短时操作。

【不良反应及用药注意】

1. 窒息　过量可引起呼吸肌麻痹，用药时需备有人工呼吸机。

2. 肌肉酸痛　琥珀胆碱产生肌松作用前有短暂的肌束颤动，易引起肌肉酸痛，一般3～5天可自愈。

3. 血钾升高　因肌肉持久除极化能释放钾离子，从而导致血钾升高。

4. 眼压升高　由于琥珀胆碱可短暂收缩眼球外骨骼肌，可致眼内压升高。

【禁忌证】高钾血症、大面积烧伤、严重软组织损伤、恶性肿瘤及脑血管意外的患者禁用；青光眼及白内障晶状体摘除术者禁用。

【药物相互作用】因本品在碱性溶液中可分解，故不宜与硫喷妥钠混合使用。不宜与毒扁豆碱、氨基苷类、多肽类抗生素配伍应用，避免发生呼吸肌麻痹。

（二）非除极化型肌松药

本类药物能与骨骼肌运动终板上的N_2受体结合，但不激动受体，能竞争性阻断ACh与N_2受体结合，从而使骨骼肌松弛。

筒箭毒碱

D－tubocurarine

筒箭毒碱简称箭毒，为南美防己科植物中提取的生物碱，右旋体药理活性强。能竞争性地阻断ACh对N_2胆碱受体的激动作用，使骨骼肌松弛。过量引起呼吸肌麻痹时，可进行人工呼吸，并注射新斯的明对抗。

可作为外科麻醉时的辅助用药。因毒性较大，来源有限，临床已多用其他类非除极化型肌松药取代，如米库氯铵（mivacurium）、阿曲库铵（atracurium）、维库溴铵（vecuronium）、罗库溴铵（rocuronium）、泮库溴铵（pancuronium）、哌库溴铵（pipecuronium）和多库溴铵（doxacurium）。

岗赛证聚焦

1. 阿托品药理作用广泛，可用于内脏绞痛、麻醉前给药、眼科、感染性休克、缓慢型心律失常、有机磷酸酯类中毒等。

2. 东莨菪碱和山莨菪碱与阿托品比较，东莨胆碱对中枢抑制作用突出，山莨胆碱松弛平滑肌及扩血管作用突出。

3. 琥珀胆碱为除极化型肌松药；筒箭毒碱为非除极化型肌松药。

目标检测

答案解析

一、最佳选择题（每题的备选项中，只有一个最佳答案）

1. 阿托品抗休克的主要机制是（　　）

　　A. 兴奋中枢神经，改善呼吸　　　　　　B. 抗迷走神经，心率加快

　　C. 舒张冠脉及肾血管　　　　　　　　　D. 舒张血管，改善微循环

　　E. 扩张支气管，增加肺通量

2. 下列哪类患者禁用阿托品进行治疗（　　）

　　A. 感染性休克　　　　　B. 流涎症　　　　　　　　　C. 有机磷酸酯类中毒

　　D. 青光眼　　　　　　　E. 胃绞痛

3. 有关阿托品药理作用的叙述，错误的是（　　）

　　A. 抑制腺体分泌　　　　B. 扩张血管，改善微循环　　C. 中枢先抑制后兴奋

　　D. 松弛内脏平滑肌　　　E. 升高眼内压，调节麻痹

4. 扩瞳及调节麻痹作用维持时间短，可代替阿托品的合成扩瞳药为（　　）

　　A. 溴丙胺太林　　　　　B. 托吡卡胺　　　　　　　　C. 东莨菪碱

　　D. 山莨菪碱　　　　　　E. 琥珀胆碱

5. 全身麻醉前给予阿托品的目的是（　　）

　　A. 松弛骨骼肌　　　　　　　　　　　　B. 增强麻醉药的作用

　　C. 镇静　　　　　　　　　　　　　　　D. 减少呼吸道腺体分泌

　　E. 减少患者对术中不良刺激的记忆

6. 阿托品不会引起下列哪种不良反应（　　）

　　A. 胃肠绞痛　　　　　　B. 心悸　　　　　　　　　　C. 视物模糊

　　D. 排尿困难　　　　　　E. 口干

7. 山莨菪碱抗休克的主要机制是（　　）

　　A. 兴奋中枢神经，改善呼吸　　　　　　B. 抗迷走神经，心跳加快

　　C. 舒张冠脉及肾血管　　　　　　　　　D. 舒张血管，改善微循环

　　E. 扩张支气管，增加肺通量

8. 中枢抑制作用明显的 M 受体阻断药为（　　）

　　A. 麻黄碱　　　　　　　　　　　　　　B. 东莨菪碱

　　C. 山莨菪碱　　　　　　　　　　　　　D. 后马托品

　　E. 阿托品

9. 与阿托品比较，东莨菪碱的特点是（　　）

　　A. 中枢抑制作用较强　　　　　　　　　B. 对有机磷中毒解救作用强

　　C. 对眼的作用强　　　　　　　　　　　D. 对胃肠道平滑肌作用强

　　E. 对心脏作用强

10. 琥珀胆碱可引起（　　）

　　A. 眼内压降低　　　　　　　　　　　　B. 血钾降低

　　C. 肌张力增加　　　　　　　　　　　　D. 肌肉松弛

　　E. 流涎、震颤

二、配伍选择题（每题备选项在前，试题在后。每组若干题。每组题均对应同一组备选项，每题只有一个正确答案。每个备选项可重复选用，也可不选用）

[11 ~ 15]

　　A. 后马托品　　　　B. 碘解磷定　　　　C. 山莨菪碱

　　D. 毒扁豆碱　　　　E. 东莨菪碱

11. 防治晕动病选用（　　）

12. 验光配镜选用（　　）

13. 治疗青光眼用（　　）

14. 胃肠绞痛选用（　　）

15. 用于感染中毒性休克治疗的是（　　）

三、多项选择题（每题的备选项中有两个或两个以上正确答案）

16. 阿托品有以下哪些作用（　　）

　　A. 引起骨骼肌松弛　　　B. 引起内脏平滑肌松弛　　　C. 治疗青光眼

　　D. 治疗室上性心动过速　　E. 抑制汗腺分泌

17. 阿托品用于解救有机磷酸酯农药中毒时（　　）

　　A. 必须足量、反复使用，必要时使患者达到"阿托品"化

　　B. 只在严重中毒时才使用

　　C. 单独使用无效

　　D. 能迅速制止骨骼肌震颤

　　E. 合用氯磷定时，应调整阿托品的剂量

18. 琥珀胆碱的不良反应有（　　）

　　A. 窒息　　　　　　B. 肌束震颤所致的胸腹部肌肉疼痛

　　C. 高钙血症　　　　D. 高钾血症

　　E. 眼压升高

四、思考题

19. 简述阿托品的药理作用及临床用途。

20. 简述山莨菪碱和东莨菪碱作用与阿托品有何不同？

（苗久旺）

书网融合……

重点小结　　　　　微课　　　　　习题

第八章　肾上腺素受体激动药

学习目标

知识目标：通过本章的学习，学会肾上腺素、去甲肾上腺素和异丙肾上腺素的药理作用、临床应用、不良反应；识记多巴胺、麻黄碱、间羟胺的作用特点；认识其他肾上腺素受体激动药的作用特点。

能力目标：能分析、审核涉及肾上腺素受体激动药处方的合理性；具备提供肾上腺素受体激动药的用药指导、用药咨询服务的能力。

素质目标：树立安全合理用药意识，培养"以患者为中心"的服务理念和团结协作的工作精神。

情境导入

情境：患者，男，25岁。因患急性扁桃体炎入院就诊。既往无药物过敏史。青霉素皮试阴性，给予青霉素静脉滴注，1分钟后患者即诉手足麻木，随后出现胸闷、呼吸困难、面色苍白、血压下降、出冷汗。诊断：过敏性休克。

思考：抢救过敏性休克患者时应首选什么药，为什么？

肾上腺素受体激动药因其作用与交感神经兴奋的效应相似，故又称拟交感胺类。本类药物通过直接兴奋肾上腺素受体或促进去甲肾上腺素能神经末梢释放递质间接兴奋受体，而产生与肾上腺素相似的作用。

第一节　构效关系及分类

拟肾上腺素药的基本化学结构是 β-苯乙胺。按苯环上链接不同基团，可分为儿茶酚胺类和非儿茶酚胺类。儿茶酚胺类苯环上3、4位碳上同时链接羟基，如肾上腺素、去甲肾上腺素、异丙肾上腺素、多巴胺等，它们易被儿茶酚胺氧位甲基转移酶（COMT）灭活，作用时间短，中枢作用弱；苯环上3、4位碳上不同时链接羟基者为非儿茶酚胺类，如间羟胺、麻黄碱等，作用强度减弱，不易被COMT破坏，作用时间长。当侧链上 α、β 位碳及氨基上的氢被不同化学基团取代时，可人工合成多种肾上腺素激动药（表8-1），侧链 α 碳原子上的氢被甲基取代如麻黄碱、间羟胺，可阻碍单胺氧化酶（MAO）的氧化，使作用时间延长；氨基上的氢被复杂基团取代时，一般更倾向于激动 β 受体。

按对肾上腺素受体的选择性不同，肾上腺素受体激动药可分为 α 受体激动药，α、β 受体激动药和 β 受体激动药三类。

表 8-1 肾上腺素受体激动药物化学结构和受体选择性

分类	3	4	β	α	N	受体选择性
α 受体激动药						
去甲肾上腺素	3－OH	4－OH	OH	H	H	α_1、α_2
间羟胺	3－OH	4－H	OH	CH$_3$	H	α_1、α_2
去氧肾上腺素	3－OH	4－H	OH	H	CH$_3$	α_1
α、β 受体激动药						
肾上腺素	3－OH	4－OH	OH	H	CH$_3$	α、β
多巴胺	3－OH	4－OH	OH	H	H	α、β
麻黄碱	3－H	4－H	OH	CH$_3$	CH$_3$	α、β
β 受体激动药						
异丙肾上腺素	3－OH	4－OH	OH	H	CH(CH$_3$)$_2$	β_1、β_2
多巴酚丁胺	3－OH	4－OH	H	H	HC—(CH$_2$)$_2$—⬡—OH（CH$_3$）	β_1

第二节　α、β 受体激动药

一、肾上腺素

肾上腺素
adrenaline，AD

肾上腺素是肾上腺髓质分泌的主要激素。药用肾上腺素是从家畜肾上腺中提取或人工合成的，其化学性质不稳定，遇光易分解，在碱性溶液中迅速氧化，变为粉红色或棕色而失效。

【体内过程】因易被碱性肠液和肝脏灭活，故不宜口服。皮下注射因局部血管收缩，吸收速度减慢，作用时间延长，可达 1 小时左右；肌内注射吸收快，可维持 10 ~ 30 分钟；静脉注射立即生效，作用仅维持数分钟。体内肾上腺素一部分被 COMT 和 MAO 所转化，另一部分被非神经组织再摄取。

【药理作用】肾上腺素对 α 和 β 受体均有强大的激动作用。

1. 心脏　肾上腺素通过激动心肌、传导系统和窦房结上的 β_1 受体，使心肌收缩力增强、传导加速、心率加快、心排出量增加。因能使心肌代谢和耗氧量显著增加，易引起心肌缺氧，故不能用于治疗慢性心功能不全。剂量过大或静脉注射过快，可引起心律失常，如期前收缩、心动过速，甚至室颤。

2. 血管　肾上腺素对血管的作用表现出收缩和舒张双重作用。激动内脏、皮肤及黏膜血管上的 α_1 受体，可使血管收缩；激动骨骼肌血管和冠状血管上 β_2 受体，则使血管扩张；对肺和脑血管收缩作用微弱，有时因血压升高而被动地舒张。

3. 血压　肾上腺素对血压的影响与剂量有关，小剂量静注时，可使兴奋心脏，心排出量增加，收缩压升高；因骨骼肌血管的舒张作用抵消或超过了皮肤黏膜血管的收缩作用，故舒张压不变或稍降，脉压加大。较大剂量静注时，因 α 受体激动作用占优，故收缩压和舒张压均升高。给药后出现明显的升压作用，在恢复正常前有微弱的降压作用。如预先给予α受体阻断药，肾上腺素升压作用可翻转为降压作用，称为肾上腺素升压作用的翻转，原因是α受体被阻断后，充分表现其对β₂受体的激动作用。

4. 支气管 肾上腺素激动支气管平滑肌上的β₂受体，使支气管平滑肌松弛，特别是对处于收缩痉挛状态的平滑肌尤为突出，也可抑制肥大细胞释放过敏介质。同时激动α₁受体，使支气管黏膜血管收缩，降低其通透性，有利于消除黏膜水肿。

5. 代谢 可促进肝糖原和肌糖原分解，使血糖升高；促进脂肪分解，使血液中游离脂肪酸升高。

【临床应用】

1. 心搏骤停 用于溺水、麻醉或手术意外、房室传导阻滞、药物中毒等引起的心搏骤停。肾上腺素是心搏骤停复苏的首选药，同时应配合心外按压、人工呼吸和纠正酸中毒等措施。常用"三联针"（阿托品、肾上腺素各1mg，利多卡因100mg）进行心内注射。在使用肾上腺素治疗电击所致心搏骤停时，应配合心脏除颤器或利多卡因等除颤。

2. 过敏性休克 为抢救过敏性休克的首选药。过敏性休克时由于组胺等过敏性介质的释放，引起小血管舒张，毛细血管通透性增加、血压下降、喉头水肿、支气管痉挛、呼吸困难等。肾上腺素可减少过敏性介质释放，收缩血管，升高血压，消除黏膜水肿，扩张支气管而消除呼吸困难，能迅速缓解休克症状。一般采用皮下或肌内注射，危急时也可用生理盐水稀释后缓慢静脉注射。为防止血压骤升及心律失常等不良反应，应控制好剂量与速度。

3. 支气管哮喘 作用迅速强大，仅用于控制支气管哮喘的急性发作。

4. 与局部麻醉药合用 适量肾上腺素（一般浓度为1∶200000）与局部麻醉药配伍，可使局部血管收缩，延长局麻作用时间。一次用量不超过0.3mg。

5. 局部止血 因可使局部血管收缩，当鼻黏膜或牙龈出血时，可用0.1%肾上腺素溶液的纱布或棉球填塞出血处而止血。

【不良反应及用药注意】 主要为心悸、头痛、激动不安、血压升高。剂量过大有发生心室颤动及脑溢血的危险，故应严格掌握剂量，老年人慎用。

【禁忌证】 高血压、糖尿病、器质性心脏病、甲状腺功能亢进者禁用。

二、其他 α、β 受体激动药

麻黄碱（麻黄素）
ephedrine

为从中药麻黄中提取的生物碱，现已人工合成，为左旋体或消旋体。

【药理作用】

麻黄碱能直接激动 α 和 β 受体，还可促进去甲肾上腺素能神经末梢释放 NA，间接激动 α 和 β 受体。与肾上腺素比较：①性质稳定，可以口服。②升压作用缓慢、温和而持久，无后降压作用。③对皮肤、黏膜和内脏血管收缩作用强，对骨骼肌血管和冠状血管扩张作用弱。④松弛支气管平滑肌作用较弱、缓慢而持久。⑤中枢兴奋作用明显。⑥易产生快速耐受性。

【临床应用】

1. 预防和治疗轻症支气管哮喘，对重症急性发作疗效差。

2. 防治硬膜外和蛛网膜下隙麻醉时引起的低血压。

3. 解除鼻黏膜充血、水肿所引起的鼻塞。

4. 缓解荨麻疹和血管神经性水肿等变态反应所致皮肤黏膜症状。

【不良反应及用药注意】 可有精神兴奋、不安、震颤、失眠等中枢兴奋症状，加服镇静催眠药可以减轻。可产生快速耐受性，停药数小时后可恢复。

> **知识拓展**
>
> **限售含麻黄碱类的复方制剂**
>
> 　　因麻黄碱是合成毒品"冰毒"的主要原料，为进一步加强含麻黄碱类复方制剂的监督管理，国家食品药品监督管理局 2008 年 10 月下发了《关于进一步加强含麻黄碱类复方制剂管理的通知》，通知明确要求加强含麻黄碱类复方制剂的管理，药品零售企业零售含麻黄碱类复方制剂时，除执行药品分类管理有关规定外，一次不得超过 5 个最小包装。

多巴胺

dopamine，DA

多巴胺是去甲肾上腺素生物合成的前体，也是中枢神经系统的重要递质，现已人工合成。

【体内过程】 因易被胃肠道和肝脏破坏，故口服无效。一般采用静滴给药，在体内经 COMT 和 MAO 转化而失效，作用时间短。因不易通过血 – 脑屏障，故外源性 DA 无明显中枢作用。

【药理作用】 多巴胺可激动 α、β 受体及外周 DA 受体。

1. 心脏　高浓度多巴胺可激动心脏上 β_1 受体，使加强心肌收缩力，心输出量增加。一般剂量很少引起心律失常，大剂量可使心率加快。

2. 血管和血压　对血管的作用与浓度有关，低浓度能激动肾脏、肠系膜和冠状血管上的 D_1 受体，使这些部位的血管舒张；高浓度可引起收缩压升高，对舒张压无明显影响或稍微增加；继续加大给药浓度，多巴胺可激动 α_1 受体，导致血管收缩，引起总的外周阻力增加，使血压升高，此作用可被 α 受体阻断药拮抗。

3. 肾脏　低浓度的多巴胺可激动肾脏上的 D_1 受体，舒张肾血管，增加肾血流量及肾小球滤过率而利尿；同时还有排钠利尿作用。

【临床应用】

1. 休克　因多巴胺升压的同时还可增加肾血流量，可用于感染性休克、出血性休克及心源性休克等，尤其适用于伴有心收缩力减弱及尿量减少的休克患者。

2. 急性肾衰竭　因本品可扩张肾血管，增加肾血流量及肾小球滤过率，故可与利尿药合用治疗急性肾衰竭。

【不良反应及用药注意】 一般较轻，偶见恶心、呕吐等。用量过大或滴注过快可出现心动过速、肾功能下降等，一旦出现，应减慢滴速或停药。

第三节　α 受体激动药

一、去甲肾上腺素

去甲肾上腺素

noradrenaline，NA；norepinephrine，NE

为交感神经末梢释放的递质，肾上腺髓质也有少量分泌，现已人工合成。

【体内过程】口服易在消化道内被破坏，皮下或肌内注射因血管剧烈收缩可引起组织坏死，通常采用静脉滴注给药。不易通过血-脑屏障，外源性去甲肾上腺素在肝内被 COMT 转化。

【药理作用】去甲肾上腺素主要激动 α 受体，对 $β_1$ 受体作用微弱，对 $β_2$ 受体几乎无作用。

1. 血管　激动 $α_1$ 受体，可使血管收缩，以皮肤、黏膜血管收缩作用最明显，其次是肾、脑、肝、肠系膜和骨骼肌血管。心脏兴奋，心肌的代谢产物（如肌苷）增加，可使冠脉血管舒张；同时血压升高也可引起冠脉流量增加；激动去甲肾上腺素能神经突触前膜 $α_2$ 受体，可抑制递质释放，舒张冠脉血管。

2. 心脏　激动心脏上 $β_1$ 受体，使心肌收缩力增强，传导加快。整体情况下，心率减慢，这是由于血压升高后反射性兴奋迷走神经所致。剂量过大，也可导致心律失常，但较肾上腺素少见。

3. 血压　小剂量滴注时可使心肌收缩力加强，心输出量增加，收缩压升高，舒张压略升高，脉压加大；大剂量时收缩压和舒张压均增高，脉压减小。其升压作用可被 α 受体阻断药拮抗。

【临床应用】

1. 休克　去甲肾上腺素在休克的治疗中已不占主要地位，仅限于治疗神经源性休克。

2. 上消化道出血　用本品 1～3mg 稀释后口服，可使食道或胃黏膜血管收缩而局部止血。

3. 药物中毒性低血压　用于中枢抑制药中毒引起的低血压，特别是在氯丙嗪、α 受体阻断药中毒时，应选用去甲肾上腺素升压，不可用肾上腺素，否则会加剧降压作用。

知识链接

上消化道出血

上消化道出血是指屈氏韧带以上消化道出血，可由食管、胃、十二指肠、胃空肠吻合术后的上段空肠及胰和胆等脏器病变引起。临床表现为呕血、黑便、血便等，伴有失血性周围循环障碍，重者可危及生命。

【不良反应及用药注意】

1. 局部组织缺血坏死　静滴时间过长、浓度过高或药液漏出血管，可因局部血管剧烈收缩而引起组织缺血性坏死。如发现药液外漏或滴注部位皮肤苍白，应立即更换滴注部位，局部热敷，并以 0.25% 普鲁卡因溶液 10ml 或酚妥拉明 5mg 溶于 10ml 生理盐水中局部浸润注射，以扩张血管。

2. 急性肾衰竭　用药时间过久或剂量过大，可使肾血管剧烈收缩，导致少尿、尿闭和急性肾衰竭，故用药期间尿量至少应保持在每小时 25ml 以上。

【禁忌证】高血压、动脉硬化症及器质性心脏病患者禁用。

二、其他 α 受体激动药

间羟胺（阿拉明）
metaraminol

间羟胺为人工合成品，不易被 COMT 和 MAO 破坏，作用较去甲肾上腺素弱而持久。主要激动 $α_1$ 受体，对心脏 β 受体作用弱。也可被去甲肾上腺素能神经末梢摄取进入囊泡，通过置换作用促使囊泡中的去甲肾上腺素释放，间接的发挥拟肾上腺素作用。

升压作用持久，对心率影响小，且对肾血管收缩作用弱，故不易引起心律失常及少尿、无尿等不良反应，临床上取代去甲肾上腺素用于各种低血压和休克早期。

去氧肾上腺素（苯肾上腺素，新福林）
phenylephrine，neosynephrine

去氧肾上腺素为 $α_1$ 受体激动药，系人工合成品。

作用与间羟胺相似，收缩血管、升高血压作用较去甲肾上腺素弱而持久。激动瞳孔开大肌上的α_1受体，使瞳孔扩大，扩瞳作用起效快而维持时间短，较阿托品弱，不引起调节麻痹和眼内压升高等作用。用于治疗休克及麻醉时引起的低血压，也用于室上性心动过速，还用于眼底检查。

第四节 β受体激动药

异丙肾上腺素（喘息定）
isoprenaline

异丙肾上腺素为人工合成品。

【体内过程】因易在消化道内被破坏，口服无效，常舌下和气雾给药，主要由 COMT 转化，MAO 对其影响小，作用维持时间稍长于肾上腺素。

【药理作用】激动β_1、β_2受体作用强，对α受体作用几乎无影响。

1. 心脏 激动心脏β_1受体，作用较肾上腺素强，可使心肌收缩力增强、心率加快、传导加快、心排出量增多，心肌耗氧量增加。也可致心律失常，但较少引起室颤。

2. 血管 激动血管β_2受体，可使血管舒张，以骨骼肌血管舒张最为明显，也可舒张肾和肠系膜血管。

3. 血压 小剂量静滴时，因兴奋心脏使心排出量增加，又因舒张血管使外周阻力下降，收缩压升高而舒张压降低，故脉压增大。大剂量静脉注射时，可引起舒张压明显下降，冠状血管的灌注压降低，冠脉有效血流量不增加。

4. 支气管 激动支气管平滑肌的β_2受体，使支气管平滑肌松弛，尤其是对处于痉挛状态的支气管平滑肌作用更为明显。因对α受体作用几乎无影响，故不能消除支气管黏膜水肿。

5. 代谢 可促进糖原和脂肪的分解，使血糖及血中游离脂肪酸升高，也可增加组织耗氧量。

【临床应用】

1. 支气管哮喘 能迅速控制支气管哮喘急性发作，常舌下或气雾给药，起效快而强。

2. 心搏骤停 常与去甲肾上腺素或间羟胺合用做心室内注射，用于各种原因如溺水、麻醉意外及药物中毒等引起的心搏骤停，及心室自身调节缓慢、高度房室传导阻滞或窦房结衰竭并发的心搏骤停。

3. 房室传导阻滞 舌下含服或静滴，用于Ⅱ、Ⅲ度房室传导阻滞。

4. 休克 在补足血容量的基础上，用于心排出量较低的感染性休克。但易现已少用。

【不良反应及用药注意】可见心悸、头痛等。对支气管哮喘已有明显缺氧状态者，用量过大，可引起心肌耗氧增加和心律失常，甚至发生室颤。气雾剂反复使用可产生耐受性，使疗效降低，甚至增加病死率。

【禁忌证】冠心病、心肌炎和甲状腺功能亢进者禁用。

岗赛证聚焦

1. 肾上腺素为治疗过敏性休克的首选药。

2. 去甲肾上腺素可以治疗休克、上消化道出血、药物中毒性低血压。

3. 异丙肾上腺素可以激动β受体，用于治疗支气管哮喘。

···· 目标检测

答案解析

一、最佳选择题（每题的备选项中，只有一个最佳答案）

1. 为延长局麻药的作用时间和减少不良反应，可与局麻药配伍使用的药物是（　　）
   - A. 肾上腺素
   - B. 异丙肾上腺素
   - C. 多巴胺
   - D. 去甲肾上腺素
   - E. 麻黄碱

2. 过量最易引起心动过速、室颤的药物是（　　）
   - A. 肾上腺素
   - B. 多巴胺
   - C. 异丙肾上腺素
   - D. 麻黄碱
   - E. 间羟胺

3. 可用于预防蛛网膜下隙麻醉时血压降低的药物是（　　）
   - A. 异丙肾上腺素
   - B. 多巴胺
   - C. 肾上腺素
   - D. 去甲肾上腺素
   - E. 麻黄碱

4. 可口服、升压作用弱而持久，中枢兴奋作用明显的是（　　）
   - A. 多巴胺
   - B. 麻黄碱
   - C. 肾上腺素素
   - D. 去甲肾上腺
   - E. 异丙肾上腺素

5. 急慢性鼻炎、鼻窦炎引起鼻充血时，可用于滴鼻的药物是（　　）
   - A. 去甲肾上腺素
   - B. 麻黄碱
   - C. 异丙肾上腺素
   - D. 多巴胺
   - E. 阿托品

6. 增加肾脏血流量、可用于急性肾功能衰竭的肾上腺素受体激动剂是（　　）
   - A. 多巴胺
   - B. 肾上腺素
   - C. 去甲肾上腺素
   - D. 麻黄碱
   - E. 异丙肾上腺素

7. 下列只能由静脉给药的是（　　）
   - A. 麻黄碱
   - B. 去甲肾上腺素
   - C. 间羟安
   - D. 异丙肾上腺素
   - E. 肾上腺素

8. 无尿休克患者绝对禁用的药物是（　　）
   - A. 去甲肾上腺素
   - B. 阿托品
   - C. 多巴胺
   - D. 间羟胺
   - E. 肾上腺素

9. 去甲肾上腺素静滴外漏容易致哪种不良反应（　　）
   - A. 胃肠道反应
   - B. 诱发哮喘
   - C. 局部组织缺血坏死
   - D. 直立性低血压
   - E. 心率加快

10. 下列去甲肾上腺素对血管作用的描述，错误的是（　　）
    - A. 使小动脉和小静脉收缩
    - B. 肾脏血管收缩
    - C. 皮肤黏膜血管收缩
    - D. 骨骼肌血管收缩
    - E. 冠脉收缩

11. 去氧肾上腺素的散瞳作用机制是（　　）
    - A. 阻断虹膜括约肌的 M 受体
    - B. 激动虹膜括约肌的 M 受体
    - C. 阻断虹膜开大肌的 α 受体
    - D. 兴奋虹膜开大肌的 α 受体
    - E. 激动睫状肌的 M 受体

12. 异丙肾上腺素的药理作用是（ ）

   A. 收缩瞳孔   B. 减慢心脏传导   C. 松弛支气管平滑肌

   D. 升高舒张压   E. 增加糖原合成

二、配伍选择题（每题备选项在前，试题在后。每组若干题。每组题均对应同一组备选项，每题只有一个正确答案。每个备选项可重复选用，也可不选用）

［13～15］

   A. 去氧肾上腺素   B. 肾上腺素   C. 异丙肾上腺素

   D. 多巴酚丁胺   E. 去甲肾上腺素

13. 对 β_1 受体具有较强选择性激动作用的是（ ）

14. 可激动 α 受体，又可激动 β 受体的是（ ）

15. 主要以激动 α 受体为主，且可扩瞳的是（ ）

三、多项选择题（每题的备选项中有两个或两个以上正确答案）

16. 肾上腺素的禁忌证包括（ ）

   A. 冠状动脉粥样硬化   B. 甲状腺功能亢进   C. 高血压

   D. 器质性心脏病   E. 哮喘

17. 去甲肾上腺素用于治疗（ ）

   A. 休克   B. 药物中毒性低血压   C. 上消化道出血

   D. 外周血管痉挛性疾病   E. 支气管哮喘

18. 异丙肾上腺素用于治疗（ ）

   A. 支气管哮喘   B. 房室传导阻滞   C. 心搏骤停

   D. 感染性休克   E. 血管神经性水肿

19. 治疗房室传导阻滞可选用的药物是（ ）

   A. 多巴胺   B. 麻黄碱   C. 阿托品

   D. 异丙肾上腺素   E. 间羟胺

四、思考题

20. 过敏性休克首选肾上腺素治疗，为什么？

21. 肾上腺素和去甲肾上腺素对血压的影响有异同？

（苗久旺）

书网融合……

重点小结   微课   习题

第九章 肾上腺素受体阻断药

学习目标

知识目标：通过本章的学习，学会 β 受体阻断药的药理作用、临床应用、不良反应；识记酚妥拉明的作用特点；认识传出神经系统药物作用机制。

能力目标：能分析、审核涉及肾上腺素受体阻断药处方的合理性；具备提供肾上腺素受体阻断药的用药指导、用药咨询服务的能力。

素质目标：树立安全合理用药意识，培养尊重生命和关爱患者的良好职业道德。

情境导入

情境：患者，女，33 岁，因左足及左小腿疼痛、发凉、怕冷、麻木感，有时出现肌肉抽搐现象入院就诊，诊断：左足及其下肢血栓闭塞性脉管炎。

思考：本章哪些药物可以治疗血栓闭塞性脉管炎，为什么？

肾上腺素受体阻断药又称抗肾上腺素药，本类药物与肾上腺素受体结合后，能拮抗去甲肾上腺素能神经递质或拟肾上腺素药对受体的激动作用。根据药物对受体的选择性不同，分为 α 受体阻断药、β 受体阻断药和 α、β 受体阻断药。

第一节　α 受体阻断药

α 受体阻断药是能选择性地与 α 受体结合，阻断去甲肾上腺素能神经递质或拟肾上腺素药与 α 受体结合，产生抗肾上腺素作用。α 受体阻断药作用范围较广，根据其对 α_1、α_2 受体的选择性不同，分为非选择性 α 受体阻断药和选择性 α 受体阻断药两类。

一、非选择性 α 受体阻断药

（一）短效类 α 受体阻断药

短效类 α 受体阻断药也称为竞争性 α 受体阻断药，以氢键、离子键与受体结合，由于结合力弱、易解离，故作用温和而短暂，可被大剂量的儿茶酚胺类拮抗。

酚妥拉明（苄胺唑林，立其丁）
phentolamine，regitine

【药理作用】本品为短效类 α 受体阻断药，对 α_1、α_2 受体均有阻断作用。

1. 血管　通过阻断血管平滑肌的 α_1 受体和直接松弛血管平滑肌作用，使血管舒张，血压下降，通过扩张小动脉血管及小静脉血管，可减轻心脏的前、后负荷。

2. 心脏　由于血管舒张、血压下降，反射性兴奋交感神经，使心脏兴奋；也可通过阻断神经末梢突触前膜的 α_2 受体，促进去甲肾上腺素的释放，激动心脏 β_1 受体引起心脏兴奋，表现为心肌收缩力加强，心率加快，心排出量增加。

3. 其他　具有拟胆碱作用，可使激动胃肠平滑肌上的 M 受体，增加胃肠蠕动及胃酸分泌；有组胺样作用，可激动组胺受体，使胃酸分泌增多、皮肤潮红等。

【临床应用】

1. 外周血管痉挛性疾病　用于肢端动脉痉挛性疾病（如雷诺综合征）、血栓闭塞性脉管炎等。

> **知识拓展**
>
> **雷诺病综合征**
>
> 雷诺综合征是寒冷或情绪因素诱发的一种以阵发性肢端小动脉强烈收缩引起肢端缺血改变为特征的疾病，又称肢端血管痉挛症。发作时，肢端皮肤有苍白、发绀及潮红现象。由于 1862 年 Maurice Raynaud 首先描述而得名。本病无其他相关疾病和明确病因（原发）时称雷诺病；与某些疾病相关（继发）称雷诺现象。

2. 感染性休克　本品可增加心排出量，舒张血管，改善微循环，在补足血容量的基础上，可增加组织血液灌注量，治疗感染性休克。

3. 诊治嗜铬细胞瘤　嗜铬细胞瘤可致大量肾上腺素分泌而引起高血压，注射本品后，因阻断 α_1 受体可使血压迅速下降，可用于诊断和治疗。用于诊断试验时，曾有致死的报告，应谨慎使用。

4. 顽固性心力衰竭和急性心肌梗死　本品能解除小动脉和小静脉的痉挛，降低外周血管阻力，减轻心脏前、后负荷和左心充盈度，用于其他药物无效的顽固性心力衰竭及急性心肌梗死。

5. 去甲肾上腺素静滴外漏　本品稀释后皮下浸润注射，可对抗去甲肾上腺素静滴外漏所致局部组织缺血坏死。

【不良反应及用药注意】　常见恶心、呕吐、腹泻、腹痛等消化道症状和诱发溃疡病，剂量过大时可引起低血压、心动过速等。消化性溃疡和冠心病患者慎用。

（二）长效类 α 受体阻断药

长效类 α 受体阻断药又称非竞争性 α 受体阻断药，以共价键与 α 受体结合，结合力强，不易解离，故作用强而持久，即使大剂量的儿茶酚胺也难以拮抗其作用。

酚苄明（苯苄胺）

phenoxybenzamine

本品起效缓慢，作用强大而持久。作用与酚妥拉明相似，抗胆碱和抗组胺作用较弱，用于血管痉挛性疾病、血栓闭塞性脉管炎和感染性休克及嗜铬细胞瘤等。

不良反应有恶心、呕吐、直立性低血压、心率加快等，因有局部刺激性，不宜作肌内及皮下注射。

二、选择性 α 受体阻断药

（一）选择性 α_1 受体阻断药

常用的药物有哌唑嗪、特拉唑嗪、多沙唑嗪等，能选择性阻断血管平滑肌上的 α_1 受体，舒张血管，降低血压，对突触前膜上的 α_2 受体无明显作用，较少引起心率加快等副作用，用于治疗高血压、良性前列腺增生。

（二）选择性 α₂ 受体阻断药

育亨宾
yohimbine

能选择性阻断中枢和外周突触前膜 α₂ 受体，促进去甲肾上腺素能神经末梢释放去甲肾上腺素，使血压升高，心率加快。该药目前主要作为实验研究的工具药。

第二节　β 受体阻断药

【药物分类】β 受体阻断药是一类选择性与 β 受体结合，阻断去甲肾上腺素能神经递质或拟肾上腺素药对 β 受体激动作用的药物。根据药物对 β 受体的选择性不同，分为非选择性 β 受体阻断药（β₁ 和 β₂ 受体阻断药）、β₁ 受体阻断药及 α、β 受体阻断药；依是否有内在拟交感活性，可分为有内在拟交感活性和无内在拟交感活性药。

【体内过程】β 受体阻断药口服后自小肠吸收，脂溶性的高低会影响其体内过程。普萘洛尔、美托洛尔等脂溶性高，口服易吸收，但首关消除明显，因此生物利用度低。脂溶性低的吲哚洛尔、阿替洛尔等虽口服吸收差，首关消除不明显，生物利用度较高。脂溶性高的药物主要在肝脏代谢，少量以原型经肾脏排泄，脂溶性低的药物则主要经肾脏排泄。肝肾功能不良者应慎用或调整剂量使用。

【药理作用】

1. β 受体阻断作用

（1）心脏　因阻断心脏的 β₁ 受体，可使心脏抑制，表现为心肌收缩力减弱，心率减慢，房室传导减慢，心排出量减少，心肌耗氧量降低。

（2）血管与血压　β 受体阻断药因抑制心脏，可使心排出量减少，反射性兴奋交感神经，引起血管收缩。因对多种系统 β 受体的阻断作用，对高血压患者具有降压作用，但对正常人血压无明显影响。

（3）支气管　因阻断支气管的 β₂ 受体，使支气管平滑肌收缩，呼吸道阻力增加，可诱发或加重支气管哮喘。

（4）肾素　阻断肾小球旁器细胞的 β₁ 受体，抑制肾素的释放，而使血压降低。

（5）代谢　一般认为，脂肪的分解与激动 β 受体有关，肝糖原的分解与激动 α 及 β 受体均有关。β 受体阻断药能对抗交感神经兴奋所引起的脂肪分解，降低游离脂肪酸含量；与 α 受体阻断药合用，可对抗肾上腺素的升高血糖作用。β 受体阻断药并不影响正常人的血糖，也不影响胰岛素的降血糖作用，但能延缓应用胰岛素后血糖水平的恢复，因此，在用胰岛素治疗的糖尿病患者时，使用 β 受体阻断药可引起低血糖反应，必须提高警惕。

2. 内在拟交感活性　有些 β 受体阻断药除能阻断 β 受体外，亦有部分激动对 β 受体作用，称为内在拟交感活性。这种作用较弱，被其 β 受体阻断作用所掩盖，不易表现出来。有内在拟交感活性的 β 受体阻断药有吲哚洛尔、醋丁洛尔等。

3. 膜稳定作用　有些 β 受体阻断药能降低细胞膜对离子的通透性，产生局部麻醉作用和奎尼丁样作用，称为膜稳定作用。此作用仅在高浓度时发生，常用量时达不到膜稳定作用。

4. 眼　有些 β 受体阻断药如噻吗洛尔等可减少房水生成，降低眼内压。

β 受体阻断药分类及药理特性见表 9 - 1。

表 9 - 1　β 受体阻断药分类及药理特性

药物	内在拟交感活性	膜稳定作用	口服生物利用度/%	血浆半衰期/h
非选择性 β 受体阻断药				
普萘洛尔	-	+ +	~30	2 ~ 5
纳多洛尔	-	-	30 ~ 40	12 ~ 24
吲哚洛尔	+ +	+	~90	3 ~ 4
噻吗洛尔	-	-	~75	3 ~ 5
选择性 β 受体阻断药				
醋丁洛尔	+	+	~40	2 ~ 4
阿替洛尔	-	-	~40	6 ~ 9
美托洛尔	-	-	~50	3 ~ 4
α、β 受体阻断药				
拉贝洛尔	±	-	20 ~ 40	4 ~ 6

【临床应用】

1. 心律失常　对多种原因引起的快速型心律失常有效，适用于窦性心动过速或因心肌缺血、强心苷中毒所致心律失常疗效较好。

2. 心绞痛和心肌梗死　因能降低心肌耗氧量，对心绞痛疗效良好。早期应用于心肌梗死患者可降低复发率和猝死率。

3. 高血压　能使高血压患者的血压下降，为高血压治疗的基础药物。

4. 甲状腺功能亢进　可通过阻断 β 受体作用而控制甲状腺功能亢进者的激动不安、心率加快等交感神经兴奋症状，并能降低基础代谢率，可作为甲状腺功能亢进的辅助治疗药。

5. 青光眼　噻吗洛尔等因能降低眼内压，可用于治疗原发性开角型青光眼。

【不良反应及用药注意】

1. 一般反应　有头晕、恶心、呕吐、轻度腹泻等消化道症状。

2. 心血管反应　可心脏抑制，出现心动过缓、房室传导阻滞、心功能不全等。由于阻断血管上的 $β_2$ 受体，使血管平滑肌的 $α_1$ 受体相对占优势而导致外周血管收缩和痉挛，可出现四肢发冷、皮肤苍白等雷诺病症状。

3. 诱发或加重支气管哮喘　非选择性 β 受体阻断药因对支气管上的 $β_2$ 受体的阻断作用，可使呼吸道阻力增加，诱发或加重哮喘。

4. 反跳现象　长期应用 β 受体阻断药后突然停药，可使原有病情加重，称为"反跳现象"。因此，长期应用此类药物时应逐渐减量直至停药。

5. 其他　偶可引起过敏性皮疹及血小板减少等；个别患者有抑郁、多梦、幻觉等症状。还具有降低血糖并增强降血糖药的降糖作用，掩盖低血糖症状。

【禁忌证】　心动过缓、重度房室传导阻滞、严重左心室心功能不全和支气管哮喘者禁用。心肌梗死及肝功能不良者慎用。

一、非选择性 β 受体阻断药

普萘洛尔（心得安）

propranolol

【体内过程】口服易吸收，有明显的"首关消除"，故口服生物利用度低，约为30%。90%以上与血浆蛋白结合，易通过血－脑屏障和胎盘屏障，可分泌于乳汁中。主要在肝脏内代谢，其代谢物90% 以上经肾脏排泄。个体差异大，这可能是因肝脏代谢功能不同所致，故临床用药时应注意剂量的个体化，宜从小剂量开始，逐渐增加至适当剂量。

【药理作用】对 β_1 和 β_2 受体均有较强的阻断作用，无内在拟交感活性，有膜稳定作用。用药后心肌收缩力减弱，心率减慢，心排出量减少，心肌耗氧量降低，冠脉血流量降低，对高血压患者可降低血压，支气管平滑肌收缩。

【临床应用】可用于治疗心绞痛、心律失常、高血压和甲状腺功能亢进等。

噻吗洛尔（噻吗心安）
timolol

为已知的阻断 β 受体作用最强的药物。无内在拟交感活性和膜稳定作用。因能减少房水生成，降低眼内压，临床主要用于治疗青光眼。无缩瞳和调节痉挛等不良反应。

吲哚洛尔（心得静）
pindolol

对 β 受体的阻断作用是普萘洛尔的 6 ~ 15 倍，具有较强的内在拟交感活性，激动血管平滑肌上的 β_2 受体，可舒张血管，用于治疗高血压和心绞痛。

二、选择性 β_1 受体阻断药

阿替洛尔（名氨酰心安）、美托洛尔（美多心安）
atenolol；meetoprolol

两药对 β_1 受体有选择性的阻断作用，对 β_2 受体作用较弱，故增加呼吸道阻力作用弱，一般不诱发或加重支气管哮喘。临床用于治疗各型高血压、心绞痛及室上性心律失常，也用于甲状腺功能亢进的辅助治疗。

三、α、β 受体阻断药

拉贝洛尔（柳胺苄心定）
labetalol

口服可吸收，生物利用度 20% ~ 40%。具有阻断 α 和 β 受体作用，对 β 受体的阻断作用强于对 α 受体的阻断作用。阻断 β 受体作用普萘洛尔为其 2.5 倍；阻断 α 受体作用酚妥拉明为其 6 ~ 10 倍。对 β_2 受体的内在拟交感活性和直接作用，可扩张血管，增加肾血流量。用于中和重度高血压、高血压危象及心绞痛。

岗赛证聚焦

1. 酚妥拉明可以治疗血管痉挛性疾病、感染性休克、嗜铬细胞瘤、顽固性心力衰竭及去甲肾上腺素静滴外漏等。

2. 普萘洛尔可以治疗心绞痛、心律失常、高血压和甲状腺功能亢进等。

3. 其他 β 受体阻断药临床应用。

•••• 目标检测

答案解析

一、最佳选择题（每题的备选项中，只有一个最佳答案）

1. 临床应用酚妥拉明时所引起低血压可选哪种药物升压（　　）

    A. 肾上腺素　　　　　　　B. 去甲肾上腺素　　　　　　C. 麻黄碱

    D. 异丙肾上腺素　　　　　E. 多巴胺

2. 酚苄明的临床应用是（　　）

    A. 治疗外周血管痉挛性疾病　B. 抗休克　　　　　　　　C. 治疗嗜铬细胞瘤

    D. 治疗良性前列腺增生　　E. 治疗高血压

3. 哌唑嗪属于（　　）

    A. 选择性 β_1 受体阻断药　　B. 非选择性 β 受体阻断药　　C. 选择性 α 受体阻断药

    D. 非选择性 α 受体阻断药　E. α、β 受体阻断药

4. 下列兼有 α、β 受体阻断作用的是（　　）

    A. 阿托品　　　　　　　　B. 酚妥拉明　　　　　　　C. 拉贝洛尔

    D. 普萘洛尔　　　　　　　E. 肾上腺素

5. 普萘洛尔可引起的不良反应为（　　）

    A. 水杨酸反应　　　　　　B. 诱发支气管哮喘　　　　C. 局部组织缺血坏死

    D. 心传导加快　　　　　　E. 心率加快

6. 下列疾病禁用普萘洛尔的是（　　）

    A. 高血压　　　　　　　　B. 心绞痛　　　　　　　　C. 窦性心动过速

    D. 支气管哮喘　　　　　　E. 甲状腺功能亢进症

7. 有内在拟交感活性的 β 受体阻断药是（　　）

    A. 醋丁洛尔　　　　　　　B. 酚妥拉明　　　　　　　C. 拉贝洛尔

    D. 普萘洛尔　　　　　　　E. 肾上腺素

8. 普萘洛尔的药理作用是（　　）

    A. 增加冠状动脉血流量　　B. 降低心肌收缩力　　　　C. 加速心脏传导

    D. 降低呼吸道阻力　　　　E. 增加糖原分解

二、配伍选择题（每题备选项在前，试题在后。每组若干题。每组题均对应同一组备选项，每题只有一个正确答案。每个备选项可重复选用，也可不选用）

[9~11]

    A. 普萘洛尔　　　　　　　B. 吲哚洛尔　　　　　　　C. 噻吗洛尔

    D. 美托洛尔　　　　　　　E. 拉贝洛尔

9. 属于选择性 β_1 受体阻断药的是（　　）

10. 可用于治疗青光眼的是（　　）

11. 属于 α、β 受体阻断药的是（　　）

三、多项选择题（每题的备选项中有两个或两个以上正确答案）

12. 酚妥拉明使血管扩张的机制是（　　）

    A. 激动血管平滑肌的 α_1 受体　　　　　　B. 阻断血管平滑肌的 α_1 受体

    C. 激动血管平滑肌的 β_2 受体   D. 直接扩张血管

    E. 阻断 NA 能神经末梢突触前膜 α_2 受体

13. 下列药物具有 α 受体阻断作用的是（　　）

    A. 哌唑嗪   B. 阿托品   C. 酚妥拉明

    D. 氯丙嗪   E. 酚苄明

14. 阻断 β 受体能产生的药理作用是（　　）

    A. 心率减慢   B. 心肌耗氧量减少   C. 气管平滑肌松弛

    D. 降低眼内压   E. 抑制肾素释放

15. 普萘洛尔可用于治疗（　　）

    A. 支气管哮喘   B. 心律失常   C. 高血压

    D. 心绞痛   E. 甲状腺功能亢进

四、思考题

16. 简述酚妥拉明的临床应用。

17. 简述普萘洛尔的临床应用。

（苗久旺）

书网融合……

    重点小结   微课   习题

第十章　麻醉药

PPT

▶▶ 学习目标 ◢◢

知识目标：通过本章的学习，学会局部麻醉药的药理作用；识记常用局部麻醉药的不良反应；认识全身麻醉药的特点，局麻方法、复合麻醉方法。

能力目标：能分析、审核涉及麻醉药处方的合理性；具备提供局部麻醉药的用药指导、用药咨询服务的能力。

素质目标：树立安全合理用药意识，培养"以患者为中心"的服务理念和团结写作的工作精神。

▶▶ 情境导入 ◢◢

情境：患者，男，55岁，体重70kg。因急性阑尾炎行阑尾切除术。考虑到患者既往有慢性支气管炎史10年，胸透示肺气肿，决定用普鲁卡因施行硬膜外麻醉。在给麻醉药过程中患者出现吵闹，主述头痛、眩晕、心烦、胸闷，经查患者颜面发红并有轻微肌震颤，脉搏快。

思考：根据患者的表现做出诊断，并说明应采取哪些措施？

第一节　局部麻醉药

局部麻醉药（local anaesthetics）简称局麻药，是一类局部应用于神经末梢或神经干周围，能暂时地、完全地、可逆性地阻断神经冲动的产生和传导，在意识清醒状态下，使局部感觉特别是痛觉暂时消失的药物。局麻作用消失后，局部神经传导功能恢复正常，同时对各类组织无损伤性影响。

一、局麻药的药理作用

（一）局麻作用

局麻药在低浓度时能阻断无髓鞘感觉神经、无髓鞘自主神经节后纤维冲动的产生和传导，较高浓度时对有髓鞘感觉神经、运动神经和中枢神经均有阻断作用。一般来说，细的无髓鞘神经纤维比粗的有髓鞘神经纤维对局麻药的作用更敏感。传导痛觉冲动的神经纤维细而无髓鞘，因此，感觉消失的顺序首先是痛觉，其次是温觉、触觉和压觉，恢复时顺序相反。

目前认为，局麻药能穿透神经细胞膜，阻滞 Na^+ 通道，抑制 Na^+ 内流，使神经细胞膜不能除极化，阻止动作电位的产生和神经冲动的传导，从而产生局部麻醉作用。

（二）吸收作用

局麻药从给药部位吸收入血或意外注入血管内，达到一定浓度时可产生全身作用。这实际上是局麻药的毒性反应。

1. 中枢作用 局麻药对中枢神经系统的作用是先兴奋后抑制。局麻药被吸收后，首先抑制中枢抑制性神经元，出现中枢兴奋，表现为眩晕、烦躁不安、肌肉震颤等，进而可发展为神志错乱及惊厥；随后再抑制中枢兴奋性神经元，引起中枢神经系统广泛抑制，可导致昏迷、心搏骤停、呼吸麻痹，严重者可因呼吸衰竭而死亡。故中毒时应注意维持呼吸。

2. 抑制心脏 局麻药吸收后可抑制心脏，表现为心肌收缩力减弱，心脏传导减慢，甚至引起心脏停搏。由于心肌对局麻药耐受性较高，心血管系统的影响常迟于呼吸困难。

3. 扩张血管 局麻药可抑制交感神经从而导致血管扩张，酯类局麻药（如普鲁卡因）还有直接扩张血管的作用。通过扩张血管，可致血压骤降，甚至休克；同时还会加速局麻药的吸收，使局麻作用减弱并增加中毒机会。因此，注射用药时，应加入少量肾上腺素（1：200000～1：100000），以收缩局部血管，延缓局麻药吸收，减少毒性反应的发生，延长局麻药作用时间。但手指、足趾及阴茎等末梢部位的手术，禁止加入肾上腺素，否则可致局部组织缺血坏死。

二、局麻药的应用方法

1. 表面麻醉（surface anaesthesia） 又称黏膜麻醉，是将黏膜穿透力强的局麻药直接滴、喷或涂于黏膜表面，使黏膜下神经末梢麻醉的一种方法。常用于五官科手术及气管、食管、尿道等黏膜部位的手术或检查。常用穿透力较强的丁卡因、利多卡因等。

2. 浸润麻醉（infiltration anaesthesia） 将局麻药注入手术区域的皮内、皮下或手术野附近的深部组织，使局部神经末梢被药液浸润而产生局部麻醉作用。适用于浅表小手术。因用药量较大，常选用毒性较低、安全性较高、穿透力小的普鲁卡因，其次是利多卡因。

3. 传导麻醉（conduction anaesthesia） 又称阻滞麻醉或神经干麻醉，是将局麻药注入外周神经干或神经丛周围，阻滞其冲动传导，使该神经所支配的区域麻醉。适用于四肢、盆腔、面部、口腔等手术。常用普鲁卡因、利多卡因和丁哌卡因。

4. 蛛网膜下隙麻醉（subarachnoid anaesthesia） 又称腰麻（spinal anaesthesia），是将局麻药注入腰椎蛛网膜下隙（第3～4或第4～5腰椎间隙），麻醉该部位的脊神经根。此法适用于下腹部及下肢手术。常选用丁哌卡因、利多卡因和普鲁卡因。腰麻时由于硬脊膜被刺穿，脑脊液渗漏，易致麻醉后头痛。蛛网膜下隙与颅腔相通，而局麻药的药液比重与患者体位可影响药液的水平面，增加药液的比重，使药液下沉，可防止药物上升、扩散进入颅腔，避免呼吸中枢麻痹。临床上可采用抽出患者的脑脊液溶解药物加葡萄糖，使药液比重高于脑脊液，使麻醉安全有效。

5. 硬脊膜外腔麻醉（epidural anaesthesia） 又称硬膜外麻醉，是将局麻药注入硬脊膜外腔，使局麻药沿脊神经根扩散而麻醉脊神经。其麻醉范围广，适用于胸、腹部的手术。常用利多卡因、丁哌卡因、罗哌卡因。硬膜外麻醉与腰麻相比，其优点在于硬脊膜外腔与颅腔不相通，不会引起呼吸中枢麻痹；硬膜外麻醉不损伤硬脊膜，不易出现麻醉后头痛。但麻醉用药剂量较大（为腰麻的5～10倍），如误入蛛网膜下隙，可引起严重的毒性反应。

腰麻和硬膜外麻醉又称为椎管内麻醉，可阻滞交感神经传导，使麻醉区域血管扩张、血压下降，肌内注射麻黄碱或间羟胺可预防和治疗。

常用局麻药给药方法，见图10-1。

图 10 – 1 常用局部麻醉药给药方法示意图

三、常用局麻药

常用局麻药，根据化学结构不同，可分为酯类和酰胺类两大类。常用局麻药的比较，见表10 – 1。

表 10 – 1 常用局麻药的比较

药名	维持时间/h	麻醉强度	相对毒性	黏膜穿透力	主要用途
普鲁卡因	0.5 ~ 1	1	1	弱	浸润、传导、腰麻、硬膜外麻醉，局部封闭
利多卡因	1 ~ 2	2	2	较强	表面、浸润、传导、硬膜外麻醉，抗心律失常
丁卡因	2 ~ 3	10	10 ~ 12	强	表面、传导、腰麻、硬膜外麻醉
丁哌卡因	5 ~ 10	10	5 ~ 8	较弱	浸润、传导、腰麻、硬膜外麻醉

（一）酯类局麻药

普鲁卡因
procaine

普鲁卡因又名奴佛卡因（novocaine），属于短效酯类局麻药。其盐酸盐为白色结晶或结晶性粉末，水溶液不稳定，遇光变性，久贮药液变黄，药效降低，宜避光保存，现用现配。

【药理作用及临床应用】

1. 局部麻醉 本品毒性较小，注射给药起效快（1 ~ 3 分钟），作用维持时间较短（30 ~ 45 分钟）。本品对外周血管有直接扩张作用，故常与肾上腺素合用，局麻作用可延长到 1 ~ 2 小时、减少吸收中毒和手术野出血。普鲁卡因对黏膜穿透力较弱，一般不用于表面麻醉。临床广泛用于浸润麻醉、传导麻醉、腰麻及硬膜外麻醉。

2. 局部封闭 用 0.25% ~ 0.5% 的普鲁卡因溶液注于炎症或损伤的病灶区域，可使炎症或损伤症状缓解。常用于治疗急性化脓性炎症，蛇、蝎所致的炎症，神经痛及外伤痛；也可用于纠正四肢血管舒缩功能障碍及静脉滴注去甲肾上腺素引起的局部组织缺血疼痛和坏死。

【不良反应及用药注意】

1. 毒性反应 常用剂量极少出现毒性反应，但用量过大或误注入血管时，可出现中枢神经系统及心血管系统的毒性反应，表现为先兴奋（兴奋不安、抽搐惊厥）后抑制（昏迷、呼吸麻痹等），血压降低，甚至心搏骤停。因此，在用药过程中应注意：①严格控制剂量和浓度；②每次推药前必须回吸无血以避免局麻药误注入血管内，在局麻药中加入少量肾上腺素，可延缓局麻药吸收，减少中毒反应的发生；③一旦发生毒性反应，应着重采取维持呼吸和循环功能，加压给氧，输液，发生惊厥时可静脉注射地西泮。

2. 低血压　腰麻和硬膜外麻醉时可引起血压下降，术前肌内注射麻黄碱、间羟胺等可预防。术后应保持头低脚高卧位 12 小时，避免突然改变体位引起的体位性低血压。

3. 过敏反应　少数患者用药后可发生皮疹、哮喘甚至休克等过敏反应。故用药前应询问过敏史，首次应用前应做皮肤过敏试验，阳性者禁用。对普鲁卡因有过敏史、皮试阳性者禁用。皮试也有假阴性的可能，使用时应做好抢救准备，一旦出现过敏症状，立即停药并给氧，选用肾上腺素、肾上腺皮质激素及抗组胺药抢救。同类药品有交叉过敏反应。

【禁忌证】对普鲁卡因过敏者禁用。

【药物相互作用】

1. 局麻药液均呈酸性，不宜与碱性药液配伍。与葡萄糖配伍，局麻效力降低。

2. 本品在体内可被假性胆碱酯酶水解成对氨基苯甲酸和二乙氨基乙醇，能减弱磺胺类药物的抗菌效力，增强强心苷类药物的毒性，因此普鲁卡因禁与磺胺类、强心苷类药物及胆碱酯酶抑制药合用。

丁卡因
tetracaine

丁卡因又名地卡因（dicaine），属于酯类长效局麻药。丁卡因与普鲁卡因相比，其对皮肤、黏膜穿透力强，作用迅速而持久，1～3 分钟显效，可维持 2～3 小时，麻醉效力强（为普鲁卡因的 10 倍）、毒性大（比普鲁卡因强 10～20 倍）。因易发生毒性反应，故不宜用于浸润麻醉，以免吸收中毒。主要用于眼科、耳鼻喉科和口腔科手术作表面麻醉，也可用于传导麻醉、腰麻、硬膜外麻醉，但须严格控制剂量。

（二）酰胺类

利多卡因
lidocaine

利多卡因又名赛罗卡因（xylocaine），属于中效酰胺类局麻药，常用其盐酸盐，为白色结晶性粉末，水溶液性质稳定，是目前最常用的局麻药。

【药理作用及临床应用】

1. 局麻作用　本药脂溶性较高，其麻醉作用强度为普鲁卡因的 2 倍，具有黏膜穿透力强、弥散广、起效快、作用强而持久、无明显扩张血管作用、安全范围较大等特点。临床可用于各种麻醉，尤其用于传导麻醉和硬膜外麻醉，具有全能麻醉药之称。由于利多卡因弥散较广，脊神经阻滞范围不易控制，腰麻时应慎用。因其与普鲁卡因的化学结构不同，与普鲁卡因无交叉过敏反应，故对酯类局麻药如普鲁卡因过敏者可改为此药。

2. 抗心律失常　利多卡因尚有抗心律失常作用，是治疗室性心律失常的常用药物。

【不良反应及用药注意】利多卡因毒性反应发生率比普鲁卡因高，用量过大或误注入血管可引起惊厥及心搏骤停，故临床上的用量控制比普鲁卡因严格。

【禁忌证】严重肝功能不全、严重房室传导阻滞、有癫痫大发作病史者禁用。

丁哌卡因
bupivacaine

丁哌卡因又名麻卡因（marcaine），是目前常用局麻药中作用维持时间最长的药物，可持续 5～10

小时，其局麻效力及毒性较普鲁卡因强 5 ～ 8 倍，属于长效、强效局麻药。本药黏膜穿透力及扩散力弱，无血管扩张作用，常用于浸润麻醉、传导麻醉和硬膜外麻醉，不适用于表面麻醉。不良反应较少，偶有精神兴奋、低血压等反应。心脏毒性较强，特别在酸中毒、低氧血症时尤为严重，应予以注意。

罗哌卡因
ropivacaine

罗哌卡因化学结构与丁哌卡因类似，阻断痛觉的作用较阻断运动作用强，对心肌毒性较丁哌卡因小，收缩血管作用明显，使用时无须加入肾上腺素。临床适用于硬膜外麻醉、臂丛阻滞麻醉和浸润麻醉。因对子宫和胎盘血流几无影响，常用于产科手术麻醉。因维持时间长，耐受性好，毒性低，是丁哌卡因的理想替代药。

阿替卡因
articaine

阿替卡因属新一代中效酰胺类局麻药，对局部组织的渗透力是利多卡因的 1.5 倍，起效较快，维持时间约 60 分钟，麻醉效力强于普鲁卡因。对感觉和运动神经阻滞均较好，是口腔科常用局麻药，适用于牙槽、牙髓治疗及黏膜切开等口腔科手术麻醉。本品毒性是普鲁卡因的 0.8 倍，利多卡因的 0.5 倍，故被认为是妊娠期最安全的局麻药。

知识链接

麻醉药和麻醉药品

麻醉药和麻醉药品是两类完全不同的药物，应正确区分。

麻醉药是指能够使机体或机体的一部分暂时失去对外界刺激反应性（特别是痛觉）的药物。麻醉药分全身麻醉药和局部麻醉药，以便进行外科麻醉。

麻醉药品是指连续应用后能产生欣快感，易产生成瘾性的药物，如吗啡、哌替啶等镇痛药。属于国家重点管理药物，必须按照《中华人民共和国药品管理法》《麻醉药品管理条例》严格管理。

第二节　全身麻醉药

全身麻醉药（general anaesthetics）简称全麻药，是一类能可逆性抑制中枢神经系统，引起意识、感觉（尤其是痛觉）和反射消失、骨骼肌松弛，利于进行外科手术的药物。根据给药途径的不同，全麻药可分为吸入性麻醉药和静脉麻醉药。

一、吸入性麻醉药

吸入性麻醉药是一类挥发性的液体或气体，经过呼吸道迅速扩散进入血液，分布至脑组织产生麻醉作用的药物。常用药物有氟烷、恩氟烷、异氟烷、氧化亚氮等。随着吸入量的增加，对中枢神经系统的抑制范围和程度会逐渐加大、加深，出现比较明显的麻醉分期。

知识拓展

吸入性麻醉药的麻醉分期

1. 镇痛期 从麻醉给药至意识消失。

2. 兴奋期 感觉消失并出现兴奋现象。镇痛期和兴奋期称为诱导期，不宜进行外科手术。

3. 外科麻醉期 患者从兴奋转入安静状态，呼吸规则，血压平稳。此期是麻醉的理想深度，可进行绝大部分手术，故称为外科麻醉期。

4. 延髓麻醉期 延髓生命中枢麻醉，呼吸、心搏完全停止而死亡。临床严禁麻醉到此深度。若发生应立即停止麻醉和手术，进行人工呼吸、心肺复苏术等抢救措施。

氟烷
halothane

氟烷为无色、透明、有芳香味的挥发性液体，不燃不爆。其特点是：吸入给药，迅速引起全麻，停药后恢复快；对呼吸道黏膜无刺激性；镇痛、肌松作用不强。可用于全身麻醉及诱导麻醉。可扩张脑血管，升高颅内压，可增加心脏对肾上腺素的敏感性诱发心律失常。反复应用易致肝损伤。禁用于胆道疾病、肝功能不全、难产或剖宫产患者。

恩氟烷
enflurane

恩氟烷为无色、无刺激性的挥发性液体，是目前较为常用的吸入性麻醉药。其麻醉诱导平稳、迅速，苏醒快，肌肉松弛作用良好，不增加心肌对儿茶酚胺的敏感性。常用于各种需要全麻的手术。反复使用对肝脏无明显副作用，偶见恶心、呕吐。癫痫患者禁用。

异氟烷
isoflurane

异氟烷为无色、轻度刺激性的挥发性液体，稳定性好，毒性小，亦为目前应用最广的吸入麻醉药之一。其药理性质与恩氟烷相似，吸入给药呈现良好全麻作用，术后恶心、呕吐症状较恩氟烷少见，适用于多种手术的麻醉。

氧化亚氮
nitrous oxide

氧化亚氮又名笑气，为无色、无刺激性的味甜气体，化学性质稳定，不燃不爆。镇痛作用强，诱导期短，苏醒较快，患者使用后舒适愉快。本药麻醉效能较低，需与其他麻醉药配伍使用方可达到满意麻醉效果。临床主要用于诱导麻醉或与其他全身麻醉药配伍使用。

二、静脉麻醉药

静脉麻醉药是由静脉给药的非挥发性全麻药。与吸入性麻醉药相比，其用法简便，作用迅速；但麻醉分期不明显，消除较慢，麻醉深度不易控制，多作为其他麻醉药的辅助用药。

硫喷妥钠
thiopental sodium

硫喷妥钠为超短效巴比妥类药物，为淡黄色粉末，易溶于水。

【药理作用及临床应用】脂溶性高，静脉注射后易透过血－脑屏障进入脑组织发挥麻醉作用，麻醉作用迅速，无兴奋期，维持时间短。脑中药物半衰期只有5分钟，分次静脉注射或静脉滴注可延长麻醉时间。本药镇痛效果差，肌肉松弛不完全，临床主要用于诱导麻醉、基础麻醉以及短时间小手术，也可用于控制惊厥。

【不良反应及用药注意】硫喷妥钠对呼吸中枢有明显抑制作用，新生儿、婴幼儿禁用，不宜与吗啡合用。易诱发喉头和支气管痉挛，支气管哮喘患者禁用。静脉注射过快或剂量过大易致低血压，休克未纠正前及心力衰竭患者禁用。

氯胺酮
ketamine

氯胺酮一方面阻断痛觉冲动向丘脑和新皮质传导，导致痛感消失；另一方面兴奋脑干和大脑边缘系统，导致患者意识不完全消失，睁眼、肌张力增加、心率加快、血压升高，产生梦幻般的感觉和烦躁不安等表现。这种感觉和意识分离的麻醉状态称为"分离麻醉"。

氯胺酮麻醉作用快，镇痛作用良好，维持时间短，毒性小，临床适用于短时的体表小手术，如烧伤创面修复、切痂、植皮等；也可作为其他全身麻醉的诱导剂使用。本品可兴奋心血管系统，导致心率增加，血压升高，颅内压升高，故高血压、颅内高压和心脏病患者禁用。

本品还可升高眼内压，青光眼患者禁用。该药属于第一类精神药品，应严格遵照《精神药品管理办法》管理使用。

丙泊酚
propofol

丙泊酚是目前较为理想的静脉麻醉药。通过抑制中枢神经系统，产生良好的镇静、催眠作用。起效快，作用维持时间短，苏醒迅速，无蓄积作用。能抑制咽喉反射，有利于气管插管，很少发生喉痉挛。能降低颅内压和眼压，减少脑耗氧量及脑血流量。主要用于门诊短小手术的辅助用药，也可作为诱导麻醉、镇静、催眠的辅助用药。丙泊酚对循环系统有抑制作用，可引起低血压和呼吸暂停。3岁以下儿童和肝肾功能不全者禁用。

三、复合麻醉

目前各种全麻药单独应用均难达到理想的全麻效果（患者安静、无痛、必要的肌肉松弛和合理控制应激反应）。为了克服全麻药的缺点，减少不良反应，增强麻醉效力及安全性，常常同时或先后应用两种以上的麻醉药物或其他麻醉辅助药物，这样的麻醉方法称为复合麻醉。一般有以下几种方法。

1. 麻醉前给药 指在麻醉前预先使用某些药物以减轻术前患者的紧张情绪，改善麻醉效果的方法。如手术前夜应用地西泮、苯巴比妥等镇静催眠药消除患者紧张、焦虑情绪；手术前应用阿托品、东莨菪碱等M受体阻断药，减少呼吸道分泌物而达到预防窒息和吸入性肺炎；手术时注射吗啡、哌替啶等镇痛药增加麻醉药镇痛效果。

2. 基础麻醉 指进入手术室前应用硫喷妥钠、氯胺酮等，使患者达到深睡眠状态，在此基础上再进行麻醉。常用于不易配合的小儿或精神过度紧张的患者。

3. 诱导麻醉 应用诱导期短的硫喷妥钠或氧化亚氮等，使患者迅速进入外科麻醉期，避免诱导期的不良反应，然后改用易于调节麻醉深度的麻醉药维持麻醉。

4. 合用肌松药 在麻醉同时合用琥珀胆碱等肌肉松弛药，以达到手术所需的肌肉松弛的要求。

5. 低温麻醉　麻醉时配合物理降温并合用氯丙嗪，使体温降至较低水平（28～30℃），降低心、脑、肾等重要器官的耗氧量，以便进行心脏直视手术。

岗赛证聚焦

1. 蛛网膜下隙麻醉及硬脊膜外腔麻醉时出现血压下降，应用麻黄碱防治。
2. 普鲁卡因可用于浸润麻醉，不能用于表面麻醉。
3. 丁卡因可用于表面麻醉，不能用于浸润麻醉。
4. 利多卡因慎用于蛛网膜下隙麻醉。

目标检测

答案解析

一、最佳选择题（每题备选项中只有一个最佳答案）

1. 局麻药的作用机制是（　）
   A. 阻滞 K^+ 外流
   B. 阻滞 Na^+ 内流
   C. 阻滞 Ca^{2+} 内流
   D. 阻滞 Cl^- 内流
   E. 阻滞 Na^+ 外流

2. 局麻药中毒时中枢神经系统的症状是（　）
   A. 兴奋
   B. 抑制
   C. 先兴奋后抑制
   D. 先抑制后兴奋
   E. 以上均不对

3. 有"全能麻醉药"之称的是（　）
   A. 普鲁卡因
   B. 丁卡因
   C. 利多卡因
   D. 丁哌卡因
   E. 硫喷妥钠

4. 预防蛛网膜下隙麻醉及硬脊膜外腔麻醉时引起的血压下降，可选用（　）
   A. 肾上腺素
   B. 麻黄碱
   C. 去甲肾上腺素
   D. 异丙肾上腺素
   E. 多巴胺

5. 既有局麻作用，又有抗心律失常作用的药物是（　）
   A. 普鲁卡因
   B. 丁卡因
   C. 利多卡因
   D. 丁哌卡因
   E. 硫喷妥钠

6. 易出现过敏反应的局麻药是（　）
   A. 普鲁卡因
   B. 丁卡因
   C. 利多卡因
   D. 丁哌卡因
   E. 以上都不是

7. 患者，女，50岁。因患腰椎间盘突出，压迫神经，导致行走不便。现若施行局部封闭，宜选用（　）
   A. 普鲁卡因
   B. 丁哌卡因
   C. 硫喷妥钠
   D. 利多卡因
   E. 丁卡因

8. 延长局麻药作用时间的常用方法是（　）
   A. 增加局麻药浓度
   B. 增加局麻药用量
   C. 加入少量肾上腺素
   D. 肌注少量麻黄碱
   E. 以上都不是

9. 下列具有分离麻醉作用的是（　）
   A. 硫喷妥钠
   B. 氧化亚氮
   C. 丙泊酚
   D. 氯胺酮
   E. 氟烷

二、配伍选择题（每组若干题，每组题均对应同一组备选项，每题只有一个正确答案。每个备选项可重复选用，也可不选用）

[10～13]

　　A. 表面麻醉　　　　　　　B. 浸润麻醉　　　　　　C. 传导麻醉

　　D. 腰麻　　　　　　　　　E. 硬膜外麻醉

10. 丁卡因不宜用于（　）

11. 普鲁卡因不宜用于（　）

12. 利多卡因一般不用于（　）

13. 丁哌卡因不宜用于（　）

三、多项选择题（每题的备选项中有两个或两个以上正确答案）

14. 防止局麻药中毒应采取的措施有（　）

　　A. 局麻前先注射肾上腺素，防治血压下降

　　B. 严格掌握剂量，限制总量

　　C. 局麻药液中加入微量的肾上腺素

　　D. 采用最低有效浓度，分次注入

　　E. 腰麻时掌握药物比重，调控患者体位及麻醉水平

15. 普鲁卡因常用于（　）

　　A. 表面麻醉　　　　　　　B. 浸润麻醉　　　　　　C. 传导麻醉

　　D. 蛛网膜下隙麻醉　　　　E. 硬脊膜外腔麻醉

四、思考题

16. 比较普鲁卡因、利多卡因和丁卡因三药的特点。

17. 处方分析：患者，女，20岁，左侧拇指外伤，需清创缝合，医生开具了以下处方，请分析是否合理？为什么？

Rp.

0.5%普鲁卡因注射液 10ml×1

Sig. 加入少量肾上腺素局部浸润麻醉

（宋红霞）

书网融合……

重点小结　　　微课　　　习题

第十一章 镇静催眠药

PPT

学习目标

知识目标：通过本章的学习，学会苯二氮䓬类药物的作用、用途和不良反应；识记苯巴比妥、水合氯醛的作用特点及应用；认识其他镇静催眠药的作用。

能力目标：能分析、审核涉及镇静催眠药物处方的合理性；具备提供镇静催眠药的用药指导、用药咨询服务的能力。

素质目标：培养关爱患者、尊重生命的职业道德，树立合理用药、依法用药意识。

情境导入

情境：患者，女，50岁，近2个月来入睡困难，夜间觉醒次数多，睡眠时间明显减少，醒后自觉疲劳难以得到缓解，导致白天精神不振、嗜睡、疲乏，近期出现记忆力下降、情绪低落，临床诊断为失眠，给予苯二氮䓬类药艾司唑仑，睡前30分钟口服1mg，患者服药后中途觉醒次数减少，但缺乏熟睡感，加量至2mg。患者连续用药3个月后，艾司唑仑减量至1mg，未见反复。继续观察3个月后，艾司唑仑减至0.5mg，睡眠状态良好，有时忘了服药也可照常入睡。

思考：1. 苯二氮䓬类药物的药理作用、临床应用和不良反应是什么？

2. 目前临床上较少用巴比妥类药物镇静催眠的原因是什么？

镇静催眠药是一类对中枢神经系统功能具有选择性抑制作用的药物。较小剂量时呈现镇静作用，较大剂量时能使机体产生近似生理性睡眠的催眠作用，随着剂量的递增，还可产生抗惊厥等作用。本类药物包括苯二氮䓬类、巴比妥类和其他类药物。

第一节　苯二氮䓬类

苯二氮䓬类（benzodiazepines，BZ）药物于20世纪60年代应用于临床，种类繁多，它们化学结构相似，药理作用也相似，但各有侧重。其疗效好，安全范围较大，临床应用广泛（表11-1）。

表11-1　常用苯二氮䓬类药物比较表

分类	药物	半衰期/h	作用特点和临床应用
长效类	氟西泮（flurazepam）	40~100	催眠作用强而持久，不易产生耐受性，用于各种失眠症
	地西泮（diazepam）	20~80	焦虑症、失眠症、惊厥、癫痫持续状态首选
中效类	氯硝西泮（clonazepam）	24~48	抗惊厥、抗癫痫作用强，可用于各型癫痫、舞蹈症、药物引起的多动症及慢性多发性抽搐等
	劳拉西泮（lorazepam）	10~20	作用为地西泮的5~10倍，用于焦虑症或暂时性心理紧张所致的失眠症
	艾司唑仑（estazolam）	10~24	镇静催眠、抗焦虑作用强，后遗作用小。用于焦虑症、失眠症及麻醉前给药

续表

分类	药物	半衰期/h	作用特点和临床应用
短效类	三唑仑（triazolam）	2~3	催眠作用强而短，用于焦虑、失眠及神经紧张等
	奥沙西泮（oxazepam）	10~20	与地西泮作用相似但较弱，用于神经官能症、失眠及癫痫

地西泮（安定）
diazepam

地西泮为苯二氮䓬类的典型代表药物。

【体内过程】本药口服吸收迅速而完全，肌内注射吸收缓慢而不规则，故较少肌内注射；静脉注射后中枢抑制作用出现快，维持时间短。可透过胎盘，也可从乳汁分泌。在肝内主要代谢为仍具有药理活性的去甲西泮，最终与葡萄糖醛酸结合，经肾排出。

知识链接

精神药品简介

精神药品是指直接作用于中枢神经系统，使之兴奋或抑制，连续使用能产生依赖性的药品，分为一类和二类精神药品。在镇静催眠药中，三唑仑、司可巴比妥属于一类精神药品，其余多属于二类精神药品，其生产、运输、经营及储存均要严格按照《麻醉药品和精神药品管理条例》执行。医生应当根据医疗需要合理使用精神药品，杜绝滥用。除特殊需要外，第一类精神药品的处方，每次不超过3日常用量，第二类精神药品的处方，每次不超过7日常用量。处方应当留存2年备查。

【药理作用】

1. 抗焦虑 小于镇静剂量即可发挥明显的抗焦虑作用，能显著改善患者的精神紧张、激动、焦虑不安、恐惧及失眠等症状。

2. 镇静催眠 增大剂量可产生镇静及催眠作用。

（1）镇静作用 镇静作用较快，在快速镇静的同时，可引起暂时性的记忆缺失。

（2）催眠作用 对快动眼睡眠时相（rapid eye movement sleep，REMS）影响较小，能产生近似生理性睡眠；能明显缩短入睡时间，延长睡眠持续时间，减少觉醒次数，提高睡眠质量；醒后无明显后遗效应，加大剂量不产生麻醉作用，可引起短暂性记忆缺失。

3. 抗惊厥、抗癫痫 地西泮通过抑制惊厥病灶的放电向周围大脑皮层及皮层下扩散，终止或减轻惊厥发作，有较强的抗惊厥作用；地西泮还可抑制癫痫病灶异常放电扩散，具有较强的抗癫痫作用。

4. 中枢性肌肉松弛 有较强的中枢性肌肉松弛作用，能缓解骨骼肌痉挛，用药后肌张力降低，但不影响正常活动。

知识拓展

生理性睡眠与反跳现象

正常生理性睡眠可分为非快动眼睡眠（NREMS）和快动眼睡眠（REMS）两个时相。非快动眼睡眠：可分为1、2、3、4期，其中3、4期又合称慢波睡眠期，表现为肌张力减弱、呼吸和心率减慢、血压比清醒时下降。慢波睡眠有助于机体的生长发育和疲劳的消除。②快动眼睡眠：机体的感觉功能进一步减弱，肌肉更加松弛，腱反射甚至消失，还伴有快速动眼现象。快动眼睡眠对大脑发育和智力发育起重要作用。整个睡眠过程两种睡眠时相交替4~6次。

若催眠药物缩短REMS时相，则久用停药时可出现REMS时相反跳性延长，出现多梦，易致停药困难。

【作用机制】 苯二氮䓬类药物对中枢神经具有较高的选择性，通过与中枢神经系统相应部位的苯二氮䓬受体结合，增强中枢抑制性递质 γ - 氨基丁酸（GABA）的抑制性作用。GABA$_A$ 受体是脑中主要的 GABA 受体亚型，它是一种配体门控性 Cl⁻ 通道。苯二氮䓬类与 GABA$_A$ 受体结合后，通过变构调节作用，易化 GABA 与 GABA$_A$ 受体结合，使 Cl⁻ 通道开放频率增加，Cl⁻ 内流增多，细胞膜超极化，加强了 GABA 对神经系统的抑制效应。

【临床应用】

1. 抗焦虑 临床用于治疗多种原因引起的焦虑症，对持续性焦虑状态宜选用长效类苯二氮䓬类药物，对间歇性严重焦虑患者宜选用中效类及短效类苯二氮䓬类药物。

2. 镇静催眠 苯二氮䓬类药物具有镇静作用，可用于麻醉前给药、心脏电击复律前或内窥镜检查前给药，以减轻患者的紧张情绪；因本类药物具有治疗指数高、安全范围大、依赖性较轻的优点，临床已逐渐取代了巴比妥类药物用于治疗各种类型的失眠症，尤其对焦虑性失眠疗效更好；还可用于夜间惊恐和夜游症等。

3. 抗惊厥、抗癫痫 可用于防治破伤风、子痫、小儿高热惊厥及药物中毒性惊厥。静脉注射地西泮是目前治疗癫痫持续状态的首选方法，对于其他类型的癫痫发作则以硝西泮和氯硝西泮的疗效较好。

4. 中枢性肌肉松弛 可用于脑血管意外或脊髓损伤引起的中枢性肌强直，也可缓解局部关节病变、腰肌劳损、内镜检查等所致的肌肉痉挛。

【不良反应及用药注意】 苯二氮䓬类药物安全范围较大，但长期大量用药也可出现明显不良反应，属于二类精神药品。

1. 中枢神经系统反应 治疗量连续用药可出现头晕、乏力、嗜睡、记忆力下降等；大剂量偶见共济失调、视物模糊、震颤等。

2. 耐受性和依赖性 长期应用可产生耐受性和依赖性，突然停用可出现反跳现象和戒断症状，表现为激动、焦虑、失眠、心动过速、震颤，甚至惊厥。应向患者宣传精神药品的危害，严格掌握适应证，避免长期使用或滥用。一般采用控制症状的最低剂量短期或间断用药，连续用药超过 2 ~ 3 周，停药时应逐渐减量。

3. 急性中毒 一次大量吞服或静脉注射速度过快可致昏迷及呼吸、循环功能抑制。当发生急性中毒时，除采用洗胃、导泻、利尿、对症处理外，可用苯二氮䓬受体阻断药氟马西尼进行鉴别诊断和抢救。

4. 其他 可通过胎盘屏障并可随乳汁分泌，长期服用有致畸的危险，妊娠早期禁用。

【禁忌证】 老年患者、肝肾功能和呼吸功能不全者慎用，重症肌无力患者、急性青光眼患者及 6 个月以下婴儿禁用。

【药物相互作用】

1. 本类药物与其他中枢抑制药合用可增强中枢抑制作用，临床合用时，应降低剂量，并密切监护患者。

2. 与肝药酶诱导剂苯妥英钠、苯巴比妥或卡马西平等药物合用可使本类药的消除半衰期明显缩短，而与肝药酶抑制剂如西咪替丁等药物合用则可使本类药物的消除半衰期延长。

第二节　巴比妥类

巴比妥类药物为巴比妥酸的衍生物，根据作用持续时间的长短分为四类（表 11 −2）。

表 11 − 2　巴比妥类药物的作用特点及主要药理作用

分类	药物	显效时间/h	持续时间/h	主要药理作用
长效类	苯巴比妥（phenobarbital，鲁米那）	0.5 ~ 1	6 ~ 8	抗惊厥、抗癫痫
中效类	异戊巴比妥（amobarbital）	0.25 ~ 0.5	3 ~ 6	镇静、催眠
短效类	司可巴比妥（secobarbital）	0.25	2 ~ 3	抗惊厥、镇静、催眠
超短效类	硫喷妥钠（thiopental sodium）	立即	0.25	静脉麻醉

【药理作用及临床应用】 巴比妥类对中枢神经系统有普遍性抑制作用，随着剂量增加，相继出现镇静、催眠、抗惊厥及抗癫痫、麻醉等作用，过量则麻痹延髓呼吸中枢和血管运动中枢，甚至死亡。

1. 镇静催眠　小剂量可起到镇静作用，缓解焦虑、烦躁不安等症状。中等剂量可起到催眠作用。因可改变正常睡眠模式，缩短快动眼睡眠时间，引起非生理性睡眠，较易产生耐受性和依赖性，安全性不及苯二氮䓬类，故已不作为镇静催眠药常规使用。

2. 抗惊厥和抗癫痫　大于催眠剂量的巴比妥类有较强的抗惊厥作用，常用于小儿高热、破伤风、子痫及脑炎、脑膜炎等引起的惊厥。苯巴比妥有抗癫痫作用，常用于治疗癫痫大发作及癫痫持续状态。

3. 麻醉及麻醉前给药　硫喷妥钠常用于静脉麻醉及诱导麻醉。苯巴比妥可用于麻醉前给药，消除患者手术前的紧张情绪。

巴比妥类主要通过激动 GABA$_A$ 受体 – Cl⁻ 通道复合物上的巴比妥结合位点，促进 GABA 与 GABA$_A$ 受体结合，延长 Cl⁻ 通道开放时间而增加 Cl⁻ 内流，引起细胞膜超极化而产生中枢抑制，还可减弱或阻断谷氨酸引起的细胞膜去极化导致的兴奋性反应。

【不良反应及用药注意】

1. 后遗效应　服用催眠剂量的巴比妥类药物后，次晨可出现头晕、嗜睡、精神不振及定向障碍等症状，又称"宿醉"现象。服药期间不宜从事操作机器、驾驶、高空作业等，以免发生意外。

2. 耐受性和依赖性　巴比妥类药物能诱导肝药酶的活性，加速自身代谢，减弱药效，产生耐受性。长期连续用药可使患者产生精神依赖性和躯体依赖性，终至成瘾，一旦停药，可出现严重的戒断症状。因此，本类药物按精神药品进行管理，应避免长期使用或滥用。

3. 急性中毒及解救　大剂量服用或静脉注射过量、过快，均可引起急性中毒，表现为昏迷、发绀、呼吸抑制、血压下降、体温降低、休克及肾衰竭等。呼吸衰竭是致死的主要原因。急性中毒处理主要是排除毒物、支持和对症治疗。

（1）排除毒物　①口服用药未超过 3 小时者，可用 0.9% 氯化钠注射液或 1：2000 高锰酸钾溶液反复洗胃。②用 10 ~ 15g 硫酸钠导泻（禁用硫酸镁）。③静脉滴注碳酸氢钠或乳酸钠碱化血液及尿液，促进药物排泄。④也可用利尿药或甘露醇加速药物排泄，严重者可做血液透析。

（2）支持和对症治疗　保持呼吸道通畅，给氧或进行人工呼吸，必要时行气管切开或气管插管，应用呼吸兴奋药或升压药，以维持呼吸和循环功能。

4. 其他　少数患者可出现荨麻疹、药热、血管神经性水肿等过敏反应，偶可致剥脱性皮炎。

【禁忌证】 支气管哮喘、严重肺功能不全及颅脑损伤所致的呼吸抑制者、未控制的糖尿病患者禁用。

第三节　其他类

水合氯醛
chloral hydrate

水合氯醛口服吸收迅速，催眠作用较强，不缩短快动眼睡眠，醒后无后遗效应，可用于顽固性失眠或对其他催眠药无效的患者。大剂量有抗惊厥作用，可用于中枢兴奋药中毒、小儿高热、子痫、破伤风等惊厥。

局部刺激性强，口服易引起恶心、呕吐及上腹部不适等，须稀释后口服或直肠给药。药物安全范围较小，过量对心、肝、肾有损害。消化性溃疡，严重心、肝、肾疾病患者禁用。久用有耐受性和成瘾性，戒断症状严重。

佐匹克隆（忆梦返）
zopiclone

佐匹克隆为环吡啶酮类衍生物，也能选择性作用于苯二氮䓬受体。主要特点是起效快、睡眠时间延长，能减少梦境，提高睡眠质量，且成瘾性小、毒性低。适用于各种原因引起的失眠症。

唑吡坦（思诺思）
zolpidem

唑吡坦为咪唑吡啶衍生物，也能选择性作用于苯二氮䓬受体。催眠特点类似佐匹克隆，但镇静催眠作用更强，而抗惊厥、抗焦虑和肌肉松弛作用较弱。本品起效快，维持时间短，长期服用无耐受性、依赖性及戒断症状。常用于偶发性、暂时性、慢性失眠症。

扎来普隆
zaleplon

扎来普隆为咪唑吡啶衍生物，是一种速效的镇静催眠药。在维持正常睡眠的同时对快动眼睡眠无影响，可缩短入睡时间，提高睡眠质量，且不易产生依赖性。适用于入睡困难的失眠症患者。

岗赛证聚焦

1. 地西泮的药理作用和不良反应。
2. 苯巴比妥中毒的解救措施。

目标检测

答案解析

一、最佳选择题（每题备选项中只有一个最佳答案）

1. 焦虑症选用（　　）
  A. 苯巴比妥　　　　　　　　B. 水合氯醛　　　　　　　　C. 地西泮
  D. 氯丙嗪　　　　　　　　　E. 以上均可

2. 以下为地西泮不具有的作用是（　　）
  A. 加大剂量可引起全身麻醉　　　　　　B. 有镇静催眠作用

C. 与血浆蛋白的结合率达 99%　　　　　　D. 代谢物仍有活性

E. 中枢性肌松作用

3. 地西泮不用于（　　）

A. 高热惊厥　　　　　　　　B. 麻醉前给药　　　　　　C. 焦虑症

D. 诱导麻醉　　　　　　　　E. 失眠症

4. 静脉注射地西泮的速度过快时引起的不良反应是（　　）

A. 惊厥　　　　　　　　　　B. 心率加快　　　　　　　C. 血钙下降

D. 血糖升高　　　　　　　　E. 呼吸暂停

5. 对癫痫持续状态的首选药物是（　　）

A. 水合氯醛　　　　　　　　B. 地西泮　　　　　　　　C. 苯巴比妥

D. 异戊巴比妥　　　　　　　E. 以上均不可

6. 抢救巴比妥类急性中毒时不应采取的措施是（　　）

A. 洗胃　　　　　　　　　　　　　　　B. 给氧、维持呼吸

C. 使用利尿药加速药物排出　　　　　　D. 给予催吐药

E. 用硫酸镁导泻

7. 水合氯醛用于小儿高热惊厥时常采用的给药方法是（　　）

A. 静脉注射　　　　　　　　B. 稀释后口服　　　　　　C. 稀释后灌肠

D. 肌内注射　　　　　　　　E. 皮下注射

8. 早醒的患者不宜选用（　　）

A. 三唑仑　　　　　　　　　B. 氟西泮　　　　　　　　C. 硝西泮

D. 氯硝西泮　　　　　　　　E. 艾司唑仑

二、配伍选择题（每组若干题，每组题均对应同一组备选项，每题只有一个正确答案。每个备选项可重复选用，也可不选用）

[9 ~ 12]

A. 苯巴比妥　　　　　　　　B. 地西泮　　　　　　　　C. 三唑仑

D. 水合氯醛　　　　　　　　E. 佐匹克隆

9. 刺激性较大，常采用灌肠给药方式的药物是（　　）

10. 会诱导肝药酶活性的药物是（　　）

11. 上述药物中成瘾性最小的催眠药是（　　）

12. 可治疗夜游症的药物是（　　）

三、多项选择题（每题的备选项中有两个或两个以上正确答案）

13. 地西泮的药理作用是（　　）

A. 抗焦虑　　　　　　　　　B. 镇静　　　　　　　　　C. 催眠

D. 抗抑郁症　　　　　　　　E. 抗癫痫

14. 下列属于苯二氮䓬类的药物是（　　）

A. 硝西泮　　　　　　　　　B. 地西泮　　　　　　　　C. 阿普唑仑

D. 水合氯醛　　　　　　　　E. 艾司唑仑

15. 巴比妥类的不良反应包括（　　）

A. 后遗效应　　　　　　　　B. 耐受性　　　　　　　　C. 惊厥

D. 呼吸抑制　　　　　　　　E. 依赖性

16. 关于巴比妥类药物，正确的是（　　）

    A. 小剂量即可产生抗焦虑作用   B. 具有普遍性中枢抑制作用

    C. 可增加 GABA 介导的 Cl^- 内流   D. 久服可产生成瘾性

    E. 有肝药酶诱导作用

四、思考题

17. 以地西泮为例，说出苯二氮䓬类药物的药理作用和不良反应。

18. 简述巴比妥类药物的中毒解救处理措施。

（宋红霞）

书网融合……

重点小结　　　　　微课　　　　　习题

第十二章　抗癫痫药及抗惊厥药

PPT

学习目标

知识目标：通过本章的学习，学会苯妥英钠的药理作用、临床用途和不良反应；识记其他常用抗癫痫药的作用特点及临床应用；认识抗癫痫药的用药原则。

能力目标：能分析、审核涉及抗癫痫药及抗惊厥药物处方的合理性；具备提供抗癫痫药及抗惊厥药物的用药指导、用药咨询服务的能力。

素质目标：增强责任意识和服务意识，树立安全合理用药理念。

癫痫是一组大脑局部神经元异常高频放电并向周围正常组织扩散所引起的反复发作的慢性脑疾病，具有突发性、短暂性和反复发作等特点，临床表现为感觉运动功能或意识障碍多伴有脑电图异常。按病因可分为原发性和继发性癫痫两种，前者与遗传有关，后者因脑部外伤、肿瘤、感染、脑血管疾病等原因引起。

目前控制癫痫发作的主要手段是长期服用抗癫痫药物，通过抑制脑细胞异常放电的产生或扩散控制癫痫的发作。

知识链接

癫痫简介

根据临床表现，可将癫痫分为以下6种。

1. 强直 - 阵挛性发作（大发作）　最常见，表现为突然意识丧失，全身强直 - 阵挛性抽搐，面色青紫、口吐白沫，持续数分钟后停止进入昏睡。

2. 失神性发作（小发作）　表现为突然而短暂的意识丧失、知觉丧失、动作和语言中断，无抽搐，多见于儿童，一般持续5~30秒后迅速恢复。

3. 单纯性局限性发作（局部性发作）　主要表现为一侧肢体或局部肌群运动抽搐或感觉异常，无意识障碍。当发作累及身体两侧则可表现为大发作，持续20~60秒。

4. 复合性局限性发作（精神运动性发作）　主要表现为阵发性精神失常及无意识的非自主运动，如唇抽动、摇头等。持续0.5~2分钟。

5. 肌阵挛性发作　突然、短暂、快速的肌肉阵挛性抽搐，可能遍及全身，也可能仅限于面部、躯干或者四肢。

6. 癫痫持续状态　通常指大发作持续状态，属危重急症，不及时抢救可危及生命。

第一节　抗癫痫药

情境导入

情境：患儿，男，9岁，在学校上体育课时，突然意识丧失，跌倒在地，发出尖叫声，口吐白沫，先全身肌肉强直性抽搐，继而转为阵挛性抽搐，随后进入沉睡状态。初步诊断：癫痫大发作。

思考：1. 该患者可首选何种药物治疗？

2. 简述其首选药物的药理作用、临床用途及常见不良反应。

一、常用抗癫痫药

苯妥英钠（大仑丁）
phenytoin sodium

【体内过程】口服吸收缓慢且不规则，连续服药需 6～10 天才能达到稳态血药浓度。因本药呈强碱性（pH 10.4），刺激性大，故不宜作肌内注射。静脉给药易透过血－脑脊液屏障。本药血药浓度的个体差异较大，故临床应注意剂量个体化。

【药理作用及临床应用】

1. 抗癫痫 苯妥英钠对异常高频放电的神经元 Na^+、Ca^{2+} 通道有明显阻滞作用，能阻止异常放电向病灶周围的正常脑组织扩散，达到治疗作用，而对正常的低频放电无明显影响。苯妥英钠是治疗癫痫大发作和局部性发作的首选药，对精神运动性发作也有一定疗效，对小发作和肌阵挛性发作无效，有时甚至可增加发作次数。

2. 抗神经痛 对三叉神经痛疗效最佳，对坐骨神经痛、舌咽神经痛也有效，可减轻疼痛，减少发作次数。

3. 抗心律失常 主要用于强心苷中毒引起的室性心律失常，为首选药。

【不良反应及用药注意】

1. 局部刺激性 本药碱性较强，刺激性大，不能肌内注射；口服可引起胃肠道症状，如恶心、呕吐、食欲减退、上腹部疼痛等，宜分次饭后服用；静脉注射可发生静脉炎，故静脉注射宜适当稀释并选择较粗的大血管缓慢给药；告诉患者服用苯妥英钠后尿液变红色或棕红色，对身体无害，停药后可自行消失。

2. 牙龈增生 因苯妥英钠可由唾液排出，刺激胶原组织增生，长期用药可致牙龈增生，青少年和儿童多见。轻者不影响继续用药，服药期间注意口腔卫生，经常按摩牙龈或同服维生素 C，可减轻牙龈增生症状，一般停药 3～6 个月以上可消退。

3. 神经系统反应 用药过量或应用时间过长，可出现眩晕、复视、眼球震颤、共济失调等小脑前庭功能失调的症状，严重者可致精神失常甚至昏睡或昏迷。减量或停药，症状可改善或消失。

4. 造血系统反应 长期用药可影响叶酸的代谢和吸收，导致叶酸缺乏，引起巨幼细胞性贫血，可补充甲酰四氢叶酸给予纠正。少数患者可出现血小板减少、粒细胞缺乏、再生障碍性贫血。必须定期检查血象。

5. 过敏反应 少数患者可出现皮肤瘙痒、皮疹、药热等。同类药物有交叉过敏现象。一旦出现应立即停药，并给予相应治疗。

6. 其他 可引起低钙血症、佝偻病和软骨病等，服药期间加服维生素 D 预防；可致性激素样反应，男性乳房发育、女性多毛症等；妊娠早期用药偶致畸胎；长期用药的患者不可突然停药或换药，以免引起病情加重，甚至诱发癫痫持续状态。

【禁忌证】心、肝、肾功能不全者及妊娠初期和哺乳期妇女禁用，老年患者、青光眼患者及心血管严重疾病患者慎用。

【药物相互作用】

1. 苯妥英钠是肝药酶诱导剂，能加速多种药物如肾上腺皮质激素、避孕药代谢而降低这些药物的疗效，合用时应增加这些药物的剂量。

2. 保泰松、磺胺类和苯二氮䓬类等可与苯妥英钠竞争血浆蛋白结合部位，使苯妥英钠血药浓度升高，合用时苯妥英钠应减量，以防中毒；肝药酶抑制剂氯霉素、异烟肼等可通过抑制肝药酶活性而使苯妥英钠血药浓度升高，联合应用时应注意调整苯妥英钠剂量。

卡马西平（酰胺咪嗪）
carbamazepine

【**体内过程**】卡马西平口服吸收缓慢且不规则，服药 3～6 天达稳态血药浓度。药物在体内代谢产物主要为环氧化物，仍有抗癫痫作用。用药初期血浆半衰期约为 36 小时，因本药有肝药酶诱导作用，加速自身代谢，长期用药后血浆半衰期缩短为 10～20 小时。

【**药理作用及临床应用**】

1. 抗癫痫　本品为广谱抗癫痫药，对各种类型的癫痫均有效，对精神运动性发作有良效，为首选药；对大发作和局限性发作也有效，尤其适用于伴有精神症状的癫痫，对小发作效果差。

2. 抗神经痛　治疗三叉神经痛和舌咽神经痛的疗效优于苯妥英钠。

3. 抗躁狂抑郁　可控制癫痫并发的精神症状，减轻甚至消除精神分裂症的妄想症状，对锂盐治疗无效的抑郁、躁狂症也有效。

【**不良反应及用药注意**】

1. 用药初期可见视物模糊、眩晕、恶心、呕吐等症状，少数有共济失调、皮疹、心血管反应等，一般无须治疗，一周左右可自行消退。饭后服用可减少胃肠反应，漏服时应尽快补服，不可一次服双倍量，可一日内分次补足。

2. 偶见的严重的不良反应有骨髓造血功能异常（粒细胞缺乏、血小板减少、再生障碍性贫血）、肝损害等。用药期间应定期检查血象和肝功能。

3. 本药为肝药酶诱导剂，反复用药半衰期缩短，长期用药时应注意。

【**禁忌证**】肝肾功能不全者、严重心血管疾病、有骨髓抑制史者及妊娠期妇女和哺乳期妇女禁用。青光眼、糖尿病、肾病患者和老年人慎用。

苯巴比妥（鲁米那）
phenobarbital

苯巴比妥能降低癫痫病灶细胞的兴奋性，抑制病灶神经元的异常放电，又能升高病灶周围组织的兴奋阈值，阻止癫痫发作时异常放电的扩散。临床主要用于癫痫大发作和癫痫持续状态，对局部性发作及精神运动性发作也有效，对癫痫小发作效果差。服用催眠剂量的苯巴比妥后，次晨可出现嗜睡、精神不振等后遗效应，长期用药易导致耐受性和依赖性的产生，用量过大可导致呼吸衰竭而死亡。因本药对中枢抑制作用明显，故各类癫痫均不作首选药。

乙琥胺
ethosuximide

乙琥胺为治疗癫痫小发作的首选药，对其他类型癫痫无效。对于小发作伴大发作的混合型癫痫患者，须与苯妥英钠或苯巴比妥合用。常见不良反应有恶心、呕吐、食欲减退等胃肠道反应；其次为头痛、眩晕、嗜睡、幻觉等中枢神经系统症状；偶见粒细胞缺乏、血小板减少，严重者可发生再生障碍性贫血，用药期间应注意检查血象和肝、肾功能。妊娠期妇女及哺乳期妇女慎用。

丙戊酸钠
sodium valproate

本品为广谱抗癫痫药，对各种类型的癫痫均有效。对大发作的疗效不如苯妥英钠和苯巴比妥；对小发作疗效强于乙琥胺，但因其肝脏毒性大，不作首选药，是大发作合并小发作时的首选药。常见不良反应为恶心、呕吐、食欲减退等胃肠道反应；偶见淋巴细胞增多、血小板减少、皮疹、脱发、共济失调等。肝、肾功能不全者禁用。血液病患者、妊娠期妇女及哺乳期妇女慎用。

二、抗癫痫药的应用原则

癫痫是一类慢性且反复发作性疾病，需长期用药，有些患者需终生用药控制。用药时需注意以下几点。

1. 合理选择药物　根据癫痫发作类型及患者具体情况合理选药（表 12 – 1）。

表 12 – 1　癫痫的类型及治疗药物

发作类型	治疗药物
大发作	苯妥英钠、卡马西平、苯巴比妥、丙戊酸钠、扑米酮
癫痫持续状态	静注地西泮、苯巴比妥、苯妥英钠、劳拉西泮
小发作	乙琥胺、丙戊酸钠、氯硝西泮
单纯性局限性发作	苯妥英钠、卡马西平、苯巴比妥
精神运动性发作	卡马西平、苯妥英钠、丙戊酸钠、苯巴比妥、扑米酮

2. 继发性癫痫应去除病因　如治疗脑囊虫病、切除脑瘤等，但残余病灶和术后瘢痕形成仍可引起癫痫发作，亦需药物治疗。

3. 治疗方案个体化　不同患者对药物的反应有较大的差异，治疗方案应个体化。单纯型癫痫最好选用一种有效的药物，从小剂量开始逐渐增加剂量，直至达到理想效果且不引起严重的不良反应，而后进行维持治疗。若一种药物疗效不佳或为混合型癫痫，常需联合用药，需注意药物间的相互作用，毒副作用相似的药物不宜合用。

4. 治疗期间不可突然停药或换药　不要随意更换药物，如需更换药物或加用另一药物应采取逐渐过渡的方式，即在原用药物的基础上，逐渐加用新药至其发挥疗效后，再逐渐减量至停用原药，否则可出现药物反跳现象。

5. 长期用药　癫痫患者应在症状完全控制后至少维持 2~3 年，然后在数月甚至 1~2 年内逐渐减量停药，有些患者需终身用药。

6. 定期检查　长期用药期间需注意观察毒性及不良反应，应定期检查血象及肝功能等，有条件者可定期检测血药浓度，调控剂量。

7. 妊娠期妇女用药问题　妊娠期妇女服用抗癫痫药引起畸胎及死胎概率较高，应注意。癫痫发作难于控制或多药合用者，不宜继续妊娠。

第二节　抗惊厥药

惊厥是由疾病或药物等多种原因引起的中枢神经系统过度兴奋、全身骨骼肌不自主地强烈收缩综合征。多见于破伤风、子痫、高热、癫痫强直 – 阵挛发作和中枢兴奋药过量等。常用抗惊厥药有苯二氮草类、巴比妥类和水合氯醛等药物。此外，硫酸镁注射给药也有抗惊厥作用，可用于各种原因引起的惊厥，尤其对子痫有较好的作用。

硫酸镁
magnesium sulfate

【**药理作用及临床应用**】本品不同的给药途径，可产生不同的药理作用。口服给药产生导泻和利胆作用（详见第二十五章消化系统用药），注射给药可产生如下作用。

1. 抗惊厥 注射给药后，Mg^{2+} 可抑制中枢并松弛骨骼肌而产生抗惊厥作用。临床用于各种原因引起的惊厥，尤其对破伤风和子痫所致惊厥有良效。

2. 降血压 注射给药后，较高浓度 Mg^{2+} 可直接扩张外周血管，迅速降低血压。用于治疗高血压危象和高血压脑病等。

【**不良反应及用药注意**】注射过量可引起中毒，出现中枢抑制、血压下降、腱反射消失、呼吸抑制等。一旦发生，应立即静脉注射葡萄糖酸钙或氯化钙注射液解救。

岗赛证聚焦

1. 不同类型癫痫患者的首选药物。
2. 硫酸镁不同的给药途径可产生不同的药理作用；硫酸镁中毒的解救措施。

目标检测

答案解析

一、最佳选择题（每题备选项中只有一个最佳答案）

1. 苯妥英钠抗癫痫作用的主要机制是（　　）
   A. 增强中枢抑制功能
   B. 抑制骨骼肌的持续痉挛
   C. 稳定周围正常脑细胞，阻止病灶异常放电的扩散
   D. 抑制脑干网状结构
   E. 抑制 Na^+ 内流，抑制癫痫病灶异常高频放电

2. 癫痫大发作、小发作、精神运动性发作患者均可应用的药物是（　　）
   A. 苯巴比妥　　　　　B. 乙琥胺　　　　　C. 卡马西平
   D. 丙戊酸钠　　　　　E. 苯妥英钠

3. 治疗强心苷中毒引起的室性心律失常，宜选用的药物是（　　）
   A. 丙戊酸钠　　　　　B. 苯巴比妥　　　　　C. 乙琥胺
   D. 卡马西平　　　　　E. 苯妥英钠

4. 卡马西平最适用于治疗哪种癫痫（　　）
   A. 局限性发作　　　　B. 精神运动性发作　　　C. 小发作
   D. 大发作　　　　　　E. 癫痫持续状态

5. 苯妥英钠不用于治疗（　　）
   A. 焦虑症　　　　　　B. 三叉神经痛　　　　C. 舌咽神经痛
   D. 癫痫大发作　　　　E. 强心苷中毒所致的心律失常

6. 下列药物对惊厥治疗无效的是（　　）

    A. 硫酸镁　　　　　　　　　　B. 苯巴比妥　　　　　　　　　　C. 地西泮

    D. 水合氯醛　　　　　　　　　　E. 乙琥胺

7. 患者，女，32岁，患癫痫大发作5年余，某日大发作后持续处于痉挛、抽搐和昏迷状态，医生诊断为癫痫持续状态，宜选用（　　）

    A. 口服地西泮　　　　　　　　　B. 口服硝西泮　　　　　　　　　C. 静注地西泮

    D. 口服阿普唑仑　　　　　　　　E. 口服劳拉西泮

8. 患者，男，40岁，刷牙时突然发生左侧面部闪电样剧痛，临床诊断为三叉神经痛，最好选用（　　）

    A. 阿司匹林　　　　　　　　　　B. 哌替啶　　　　　　　　　　　C. 阿托品

    D. 卡马西平　　　　　　　　　　E. 吲哚美辛

二、配伍选择题（每组若干题，每组题均对应同一组备选项，每题只有一个正确答案。每个备选项可重复选用，也可不选用）

[9~13]

    A. 乙琥胺　　　　　　　　　　　B. 苯妥英钠　　　　　　　　　　C. 丙戊酸钠

    D. 地西泮　　　　　　　　　　　E. 卡马西平

9. 癫痫精神运动发作选用（　　）

10. 癫痫大发作选用（　　）

11. 癫痫大发作合并小发作选用（　　）

12. 小发作选用（　　）

13. 癫痫持续状态选用（　　）

三、多项选择题（每题的备选项中有两个或两个以上正确答案）

14. 苯妥英钠的临床应用是（　　）

    A. 治疗癫痫大发作　　　　　　　　　　B. 治疗室上性快速型心律失常

    C. 治疗外周神经痛　　　　　　　　　　D. 治疗癫痫精神运动性发作

    E. 治疗强心苷中毒引起的室性心律失常

15. 硫酸镁具有（　　）

    A. 利胆作用　　　　　　　　　　　　　B. 导泻作用

    C. 降压作用　　　　　　　　　　　　　D. 强心作用

    E. 中枢抑制作用

16. 治疗癫痫持续状态的有效药物是（　　）

    A. 地西泮　　　　　　　　　　　　　　B. 苯妥英钠

    C. 苯巴比妥　　　　　　　　　　　　　D. 氯硝西泮

    E. 奋乃静

17. 治疗惊厥的有效药物有（　　）

    A. 地西泮　　　　　　　　　　　　　　B. 扑米酮

    C. 苯巴比妥　　　　　　　　　　　　　D. 水合氯醛

    E. 硫酸镁

四、思考题

18. 各种类型癫痫病如何选药治疗？

19. 抗癫痫药的应用原则是什么？

（宋红霞）

书网融合……

| 重点小结 | 微课 | 习题 |

第十三章　治疗中枢神经系统退行性疾病药

PPT

学习目标

知识目标：通过本章的学习，学会左旋多巴的药理作用、临床应用、不良反应及药物相互作用；识记左旋多巴增效剂和苯海索的作用特点、临床应用；认识其他治疗中枢神经系统退行性疾病药的药理作用及临床应用。

能力目标：学会分析、审核涉及治疗中枢神经系统退行性疾病药物处方的合理性；具备提供中枢神经系统退行性疾病药的用药指导、用药咨询服务的能力。

素质目标：充分认识药物的安全性，并有一定的健康宣教意识；具有严肃认真、一丝不苟的职业态度珍爱生命、尊重生命的意识。

情境导入

情境：患者，男，62岁，因"拿筷子不稳，右手轻度震颤"前来就诊。经检查：面部表情僵硬，运动迟缓、肌强直、静止性震颤、姿势步态异常、讲话速度缓慢。诊断为：帕金森病。

思考：针对该患者可以选用什么药物？用药时应注意哪些问题？

中枢神经系统退行性疾病是指一组由慢性进行性中枢神经组织退行性变性而产生的疾病的总称，主要包括帕金森病（Parkinson's disease，PD）、阿尔茨海默病（Alzheimer's disease，AD）、亨廷顿病（Huntington disease，HD）、肌萎缩侧索硬化症（amyotrophic lateral sclerosis，ALS）等。虽然本组疾病的病因及病变部位各不相同，但神经元发生退行性病理性改变是其共同特征。除帕金森病患者可通过合理用药延长寿命和提高生活质量外，其余疾病的治疗效果均不理想。本章介绍治疗帕金森病和阿尔茨海默病的药。

第一节　抗帕金森病药

帕金森病（Parkinson's disease，PD）又称震颤麻痹，是一种慢性进行性锥体外系功能障碍的中枢神经系统退行性疾病，典型症状为运动迟缓、肌肉强直、震颤、共济失调等。

抗帕金森病药是通过增强中枢多巴胺能神经功能或降低中枢胆碱能神经功能而缓解帕金森病症状的药物，分为中枢拟多巴胺类药和中枢抗胆碱药两类。

一、中枢拟多巴胺类药

（一）多巴胺前体药物

左旋多巴
levodopa，L-Dopa

【体内过程】 左旋多巴口服吸收迅速，胃排空延缓、胃酸酸度高或高蛋白饮食等均可降低其生物利用度。95%以上的左旋多巴被外周组织的多巴脱羧酶脱羧成多巴胺（DA），后者不能透过血-脑屏障进入中枢，在外周可引起不良反应；仅有少量（约1%）进入中枢脱羧转变为DA，发挥治疗作用。左旋多巴在体内部分转变为DA，部分由单胺氧化酶（MAO）或儿茶酚胺氧位甲基转移酶（COMT）代谢，由肾排出。

· 知识链接

帕金森病

帕金森病（PD）又称震颤麻痹，分为两类。①原发性震颤麻痹：因黑质－纹状体通路中多巴胺能神经功能发生退行性病变，胆碱能神经功能相对占优势，使锥体外系功能亢进，因而出现肌张力增高等一系列临床症状：静止震颤、肌肉强直、运动迟缓障碍，因肌张力增强而常呈特殊的面容、姿势与步态，严重患者伴有记忆障碍、痴呆、生活不能自理，甚至卧床不起。②继发性震颤麻痹：因感染（如脑炎）、脑动脉硬化、药物、毒物、脑外伤等因素引起，产生类似帕金森病的临床症状，称之为帕金森综合征。

每年4月11日为世界帕金森病日。

【药理作用及临床应用】

1. 抗帕金森病　左旋多巴进入中枢转变为DA，使DA和Ach两种递质重新达到平衡，是目前治疗各型帕金森病最有效的药物之一。其特点为：①起效慢，用药2~3周起效，1~6个月以上获得最大疗效。②对轻症和年轻患者疗效比重症和老年患者好。③对改善肌肉强直和运动困难的疗效较肌肉震颤好。④对吩噻嗪类抗精神病药所引起的帕金森综合征无效。

2. 治疗肝昏迷　左旋多巴在脑内可转变成去甲肾上腺素，取代患者脑中伪递质，恢复正常神经功能，可暂时使肝昏迷患者苏醒，但不能改善肝功能，故只作肝昏迷的对症治疗。

【不良反应及用药注意】

1. 消化道反应　大多数患者治疗初期有恶心、呕吐、食欲减退等，这与多巴胺兴奋延髓催吐化学感受区（CTZ）中多巴胺受体（D_2受体）有关。D_2受体阻断药多潘立酮可消除。其他不良反应尚有腹胀、腹泻或便秘、胃溃疡、出血或穿孔。

2. 心血管反应　约有30%患者治疗初期出现轻度直立性低血压，严格控制剂量可避免。老年患者亦可引起心绞痛、心律失常，这与多巴胺激动β_1受体有关，冠心病患者禁用。

3. 神经系统反应

（1）不自主异常运动　为长期用药所引起的不随意运动，如张口、伸舌、皱眉、头颈扭动等面部肌群抽动，也可累及躯体肌群的摇摆舞蹈样动作。主要是由于多巴胺补充过度有关，须减量。

（2）症状波动及"开－关现象"　有40%~80%患者在服药3~5年后出现症状波动。严重患者出现"开－关现象"，即患者突然由活动正常或肢体多动不安（称"开"）转为全身性或肌强直性运动不能现象（称"关"），两种现象交替出现，严重妨碍患者的正常活动。适当减少用量可减轻此不良反应。

4. 精神障碍　可出现焦虑不安、失眠、噩梦，甚至幻觉、妄想或抑郁等症状，与多巴胺作用于边缘系统有关。需减量或停药，可用氯氮平治疗。精神病患者慎用。

【药物相互作用】

1. 维生素B_6　为多巴脱羧酶的辅酶，使外周左旋多巴脱羧生成大量的多巴胺，加大左旋多巴的外周副作用，与左旋多巴不能合用。

2. 抗精神病药　能阻断黑质－纹状体多巴胺通路D_2受体、利血平耗竭中枢多巴胺，二者均不能与左旋多巴合用。

3. 非选择性单胺氧化酶抑制剂 能抑制多巴胺在外周的代谢，可增强多巴胺的外周不良反应，也可使 NA 不能水解而堆积，引起血压升高，甚至发生高血压危象。

4. 牛奶、鸡蛋、豆浆等蛋白性食物 与这些蛋白性食物同食可因食物中氨基酸与左旋多巴的竞争引起左旋多巴吸收减少。应于进食前 30 分钟服用左旋多巴。

（二）左旋多巴增效药

1. 外周多巴脱羧酶抑制药

卡比多巴
carbidopa

本药不易透过血 – 脑屏障，仅抑制外周多巴脱羧酶，与左旋多巴合用，可减少其在外周组织脱羧生成大量的 DA，从而使更多的左旋多巴能进入中枢发挥治疗作用。卡比多巴既能提高左旋多巴的疗效，减少后者的用量，又能减轻后者因大量 DA 所引起的外周副作用。临床上本药常与左旋多巴按 1∶10 的剂量比例配伍，制成复方制剂。卡比多巴单独用于抗帕金森病无效。

苄丝肼
benserazide

本药作用与卡比多巴相似，临床上与左旋多巴按 1∶4 的剂量比例配伍，制成复方制剂。

2. 选择性单胺氧化酶 B（MAO – B）抑制药

司来吉兰
selegiline

本药是选择性较高的 MAO – B 抑制药，能迅速透过血 – 脑屏障，低剂量时选择性、不可逆性抑制中枢神经系统的 MAO – B，降低黑质 – 纹状体内多巴胺的降解，使纹状体内 DA 浓度增加。该药作为治疗帕金森病的辅助药物，与左旋多巴合用后能减少后者剂量和外周副作用，使左旋多巴的"开 – 关现象"消失。同时该药又是抗氧化剂，延迟神经元变性和帕金森病的发展，常作为左旋多巴的辅助药物。

3. 儿茶酚胺氧位甲基转移酶（COMT）抑制药

硝替卡朋、托卡朋
nitecapone；tocapone

托卡朋抑制中枢的 COMT，既可减少左旋多巴的降解，又可减少 3 – 氧甲基多巴与左旋多巴竞争转运，提高左旋多巴生物利用度。可明显改善病情，尤其适用于伴有症状波动的患者。硝替卡朋只抑制外周的 COMT，减少左旋多巴甲基化，增加左旋多巴进入脑内。

托卡朋主要不良反应是损害肝脏，甚至引起暴发性肝衰竭，仅用于其他抗帕金森病药无效的患者，且要严密监测肝功能。

（三）多巴胺神经递质促释放药

金刚烷胺
amantadine

本药主要通过促进纹状体中残存的多巴胺能神经元释放多巴胺递质，减少多巴胺的再摄取，直接激动多巴胺受体及较弱的中枢抗胆碱等发挥作用。疗效优于抗胆碱药，但不及左旋多巴。见效快、维持时间短。由于左旋多巴起效慢，维持时间长，因此二者合用有协同作用。不良反应较少，长期用药可见：①恶心、呕吐、口干、厌食、腹痛、腹泻等。②中枢神经系统反应：激动失眠、头痛、眩晕、精神不安，过量可致惊厥。癫痫及精神病患者禁用。③下肢皮肤出现网状青斑、踝部水肿。

（四）多巴胺受体激动药

溴隐亭
bromocriptine

本药能选择性兴奋黑质 – 纹状体通路的多巴胺（D_2）受体，临床用于治疗帕金森病。其特点是对重症患者疗效佳；对左旋多巴有禁忌、不能耐受或疗效不佳者可使用；与左旋多巴合用还能减少其症状波动和"开 – 关现象"。因本药还可激动结节 – 漏斗通路的多巴胺（D_2）受体，使垂体催乳素及生长激素释放减少，用于产后退乳、催乳素分泌过多引起的溢乳症及闭经，也可治疗垂体瘤伴有的肢端肥大症的治疗。

二、中枢抗胆碱药

苯海索（安坦）
trihexyphenidyl，artane

本药属中枢 M 受体阻断药，能阻断纹状体胆碱受体使增高的肌张力降低；外周抗胆碱作用弱。临床可用于不能耐受或禁用左旋多巴的帕金森病患者和其他原因（如抗精神病药）引起的帕金森综合征。特点对肌震颤疗效好，对肌强直及运动困难效果差，与左旋多巴合用有协同作用。不良反应与阿托品相似但较轻。

第二节　治疗阿尔茨海默病药

阿尔茨海默病（AD）又称原发性老年痴呆，是一种与年龄高度相关的、以进行性认知障碍和记忆力损害为主的中枢神经系统退行性疾病。表现为视力、运动能力不受影响，但记忆力、判断力、抽象思维等一般智力丧失。AD 的发病与脑内胆碱能神经功能不足有关。阿尔茨海默病迄今尚无十分有效的治疗方法，本节仅介绍增加中枢胆碱能神经功能的药物（表 13 – 1）。

表 13 – 1　治疗阿尔茨海默病药及其特点

种类	药物	特点
胆碱酯酶（AChE）抑制药	他克林（tacrine）	第一代可逆性 AChE 抑制药，因肝毒性较大而限制其临床应用
	多奈哌齐（donepezil）	第二代可逆性 AChE 抑制药。与他克林相比：①对中枢 AChE 有更高的选择性，能改善轻度至中度 AD 患者的认知能力和临床综合功能。②外周不良反应很少，患者耐受性较好
	加兰他敏（galantamine）	第二代 AChE 抑制药。疗效与他克林相当，但肝毒性小
	石杉碱甲（huperzine A）	强效、可逆性 AChE 抑制药。用于老年性记忆功能减退及老年痴呆患者，改善其记忆障碍和认知功能
	美曲磷酯（metrifonate，敌百虫）	是目前用于 AD 治疗的唯一以无活性前药形式存在的 AChE 抑制药。用于轻中度 AD。不良反应少而轻
M 受体激动药	占诺美林（xanomeline）	为目前选择性最高的 M_1 受体激动剂之一。口服易吸收，但易引起胃肠道和心血管方面的不良反应，新研制的透皮吸收贴剂可避免消化道不良反应

岗赛证聚焦

1. 帕金森病（PD）和阿尔茨海默病（AD）为中枢神经系统退行性疾病。PD 的药物治疗主要以刺激多巴胺能神经和恢复胆碱/多巴胺能平衡为主。拟多巴胺药中左旋多巴通过补充脑内多巴胺的不足，发挥治疗作用。

2. 卡比多巴能抑制外周多巴脱羧酶的活性，减少左旋多巴在外周转化为多巴胺，提高左旋多巴的疗效和减少不良反应，左旋多巴和卡比多巴两药合用为治疗 PD 的常规药物。抗胆碱药苯海索通过阻断中枢胆碱受体发挥作用，适用于 PD 轻症患者。

3. AD 的治疗策略是增强中枢胆碱能神经功能，主要有胆碱酯酶抑制药他克林、多奈哌齐、加兰他敏等以及 M 受体激动药占诺美林。

目标检测

答案解析

一、最佳选择题（每题备选项中只有一个最佳答案）

1. 左旋多巴抗帕金森病的作用机制是（　　）
　　A. 在中枢转变为多巴胺　　　　　　　B. 促进中枢多巴胺的释放
　　C. 抑制中枢多巴胺的再摄取　　　　　D. 激动中枢多巴胺受体
　　E. 在中枢转变为去甲肾上腺素

2. 关于左旋多巴抗帕金森病作用特点的叙述，错误的是（　　）
　　A. 口服吸收迅速，但显效慢
　　B. 对轻症和年轻患者疗效较好，对重症和年老体弱者疗效较差
　　C. 对肌肉强直和运动困难疗效好，对肌肉震颤疗效差
　　D. 对吩噻嗪类抗精神病药引起的帕金森综合征疗效较好
　　E. 疗效和疗程与黑质病损程度相关

3. 可用于治疗肝性脑病的是（　　）
　　A. 左旋多巴　　　　　B. 罗匹尼罗　　　　　C. 培高利特
　　D. 普拉克索　　　　　E. 吡贝地尔

4. 左旋多巴用药初期最常见的不良反应是（　　）
　　A. 胃肠道反应　　　　B. 心血管反应　　　　C. 运动障碍
　　D. 精神障碍　　　　　E. 神经系统反应

5. 司来吉兰抗帕金森病的机制是（　　）
　　A. 抑制外周多巴脱羧酶　　　　　　　B. 抑制中枢单胺氧化酶 B
　　C. 抑制中枢单胺氧化酶 A　　　　　　D. 激动中枢多巴胺受体
　　E. 激动中枢去甲肾上腺素受体

6. 溴隐亭属于（　　）
　　A. 多巴胺前体药　　　B. 多巴脱羧酶抑制药　　C. 促多巴胺释放药
　　D. 多巴胺受体激动药　E. 促去甲肾上腺素释放药

二、多项选择题（每题的备选项中有两个或两个以上正确答案）

7. 左旋多巴的不良反应包括（　　）
　　A. 直立性低血压　　　B. 剂末现象　　　　　C. 开－关现象
　　D. 不自主异常运动　　E. 帕金森综合征

8. 使左旋多巴抗帕金森病的疗效提高、不良反应减少的是（　　）

    A. 苄丝肼   B. 托卡朋   C. 司来吉兰

    D. 氟哌啶醇   E. 卡比多巴

9. 下列不宜与左旋多巴合用的是（　　）

    A. 氯丙嗪   B. 多潘立酮   C. 利血平

    D. 氯氮平   E. 维生素 B_6

10. 下列属于外周多巴脱羧酶抑制剂的是（　　）

    A. 卡比多巴   B. 左旋多巴   C. 金刚烷胺

    D. 溴隐亭   E. 苄丝肼

11. 关于卡比多巴的叙述，正确的是（　　）

    A. 抑制外周多巴脱羧酶的活性

    B. 使进入中枢的左旋多巴增多

    C. 增加脑内多巴胺的生成

    D. 与左旋多巴合用可增强左旋多巴的疗效，减轻其外周不良反应

    E. 临床上通常与左旋多巴配伍制成复方制剂

三、思考题

12. 抗帕金森病药应具有哪些特点？

13. 为什么左旋多巴与卡比多巴合用可增强疗效？

14. 简述左旋多巴抗帕金森病的作用特点。

（李　超）

书网融合……

重点小结　　　　　微课　　　　　习题

第十四章 抗精神失常药

PPT

情境导入

情境：患者，男，44岁，在滑雪时头部撞到岩石，严重受创，颅内出血，颅内压升高，陷入昏迷。医生给予氯丙嗪配合低温治疗，让其体温下降到34℃，以助其脑部消肿及停止不必要的脑部活动。

思考：此治疗措施是否合理？为什么？

精神失常是由多种原因引起的认知、情感、意志、行为等精神活动障碍的一类疾病，包括精神分裂症、躁狂症、抑郁症和焦虑症等。治疗这些疾病的药物统称抗精神失常药，按临床应用又分为抗精神病药、抗躁狂症药、抗抑郁症药和抗焦虑症药。

第一节 抗精神病药

本类药物主要用于治疗精神分裂症，但由于对其他精神病的躁狂症状也有效，故称为抗精神病药，又称神经安定药。根据化学结构不同，将抗精神病药分为四类：吩噻嗪类、硫杂蒽类、丁酰苯类及其他类。其中大多数药物对控制兴奋、躁动、消除幻觉、妄想等精神分裂症的阳性症状效果好，对抑郁、情感淡漠、主动性缺乏、行为退缩等阴性症状效果较差甚至无效。

知识链接

精神分裂症

精神分裂症是一类以思维、情感、行为之间不协调，精神活动与现实脱离为主要特征的一类常见的精神病。根据临床症状可分为Ⅰ型和Ⅱ型。Ⅰ型以精神运动性兴奋、幻觉和妄想等阳性症状为主，Ⅱ型以情感淡漠、主动性缺乏等阴性症状为主。

一、吩噻嗪类

氯丙嗪（冬眠灵）
chlorpromazine，wintermin

【体内过程】氯丙嗪口服吸收良好但不规则，个体差异较大，食物及药物（如抗胆碱药）可延缓其吸收速度，有首过消除现象。肌内注射吸收迅速，因局部刺激大，需作深部肌内注射。药物脂溶性高，易透过血-脑屏障，也可透过胎盘屏障进入胎儿体内。药物经肝代谢、肾排泄，因蓄积于脂肪组织内，排泄较慢。

【药理作用】氯丙嗪主要阻断脑内 D_2 受体，也能阻断 α 受体、M 受体。

1. 中枢神经系统抑制作用

（1）抗精神病作用 对正常人有镇静、安定作用，感情淡漠，对外界事物不感兴趣，在安静环境中易诱导入睡，加大剂量也不引起麻醉。精神分裂症患者用后，可迅速控制兴奋、躁动等症状，大剂量连续用药（6 周~6 个月）可使妄想、幻觉及精神运动性兴奋等症状消失，患者理智恢复正常，情绪安定，生活能自理。

氯丙嗪通过阻断中脑-边缘系统和中脑-皮质通路的 D_2 受体而产生抗精神病作用。

（2）镇吐作用 氯丙嗪小剂量时抑制延髓第四脑室底部的催吐化学感受区（CTZ）的 D_2 受体，对抗 DA 受体激动剂如阿扑吗啡引起的呕吐。大剂量直接抑制呕吐中枢，呈现强大的镇吐作用；还能抑制位于 CTZ 旁的呃逆调节中枢，制止呃逆。但氯丙嗪对因前庭神经受刺激引起的呕吐（如晕车、晕船等晕动病）无效。

（3）抑制体温调节中枢 氯丙嗪抑制下丘脑体温调节中枢，使体温调节中枢失灵，体温随环境温度的变化而变化。在配合物理降温情况下，可使发热者和正常人体温降至正常值以下；在高温环境中，氯丙嗪可使机体体温高于正常值。

（4）加强中枢抑制药的作用 氯丙嗪可加强乙醇、麻醉药、镇静催眠药及镇痛药的中枢抑制作用，与这些药物合用时，应适当减少后者的用量。

2. 对自主神经系统的作用

（1）血管扩张 氯丙嗪阻断 α 受体、抑制血管运动中枢，导致血管扩张，血压下降，可翻转肾上腺素的升压作用。因易产生耐受性，且副作用多，不宜用于高血压的治疗。

（2）阻断 M 受体 引起扩瞳、口干、便秘、排尿困难、视物模糊等。

3. 对内分泌系统的作用 氯丙嗪阻断结节-漏斗通路中的 D_2 受体，可产生如下作用：①使催乳素分泌增加，导致乳房肿大、泌乳；②抑制促性腺激素释放激素的分泌，使卵泡刺激素和黄体生成素释放减少，导致月经紊乱、排卵延迟及停经；③抑制促肾上腺皮质激素的分泌，导致肾上腺皮质功能减退，皮质激素分泌减少；④抑制垂体生长激素分泌，导致儿童生长发育缓慢。此作用试用于治疗巨人症。

【临床应用】

1. 精神分裂症 对急、慢性精神分裂症均有效，主要用于Ⅰ型精神分裂症尤其是急性期，可消除兴奋、躁狂、幻觉、妄想及各种思维障碍、行为异常等症状，但无根治作用，需长期甚至终生用药。对Ⅱ型精神分裂症疗效差甚至加重病情。也可治疗躁狂症及其他精神病伴有兴奋、紧张、妄想、幻觉等症状的患者。

2. 止吐和顽固性呃逆 可用于多种原因引起的呕吐，包括生理性（如妊娠早期）、药物性（如强心苷、吗啡、四环素等）以及病理性（如尿毒症、放射病、恶性肿瘤、胃肠炎等）引起的呕吐。对顽固性呃逆也有缓解作用。但对晕动病等因前庭神经刺激所致的呕吐无效。

3. 人工冬眠和低温麻醉　氯丙嗪配合物理降温用于低温麻醉，可降低心、脑等重要器官的耗氧量，有利于进行手术。氯丙嗪与异丙嗪、哌替啶等中枢抑制药组成人工冬眠合剂，在物理降温配合下，可使体温降至34℃或更低，使患者处于深睡眠状态，呼吸、脉搏、体温、基础代谢率和组织耗氧量均降低，有利于提高组织器官（尤其是脑组织）对缺氧等各种伤害性刺激的耐受力，减轻机体对病理性刺激的反应，使机体处于一种保护性抑制状态，为患者度过危险期赢得抢救时间，称为"人工冬眠疗法"。可用于严重感染、严重创伤、高热惊厥、甲状腺危象、妊娠毒血症、高血压脑病等急、危、重病症的辅助治疗。

【不良反应及用药注意】

1. 副作用　包括中枢抑制症状如嗜睡、无力、淡漠、注意力不集中等。M受体阻断症状如视物模糊、口干、无汗、便秘、排尿困难、眼压升高、心悸等。α受体阻断症状如鼻塞、反射性心悸、血压下降、体位性低血压等。为防止发生体位性低血压，注射给药后宜卧床休息2小时才可缓慢起立。

2. 局部刺激性　注射液局部刺激性强，应深部肌内注射，并经常更换注射部位；静脉注射可引起血栓性静脉炎，应稀释后缓慢注射。

3. 锥体外系反应　是长期大量应用氯丙嗪后最常见的不良反应。表现为：①帕金森综合征，患者出现流涎、面容呆板（面具脸）、肌张力增强、肌肉震颤、动作迟缓等，一般在用药数周或数月后发生；②急性肌张力障碍，多出现在用药后5天内，表现为局部肌群的持续性痉挛，患者出现强迫性张口、伸舌、斜颈、呼吸运动障碍及吞咽困难等；③静坐不能，以中年患者多见，表现为坐立不安、手足无措、反复徘徊等，以上三类症状是由于氯丙嗪阻断黑质-纹状体通路的D$_2$受体所致，减量或停药后症状减轻或消失，可用中枢抗胆碱药苯海索或东莨菪碱防治；④迟发性运动障碍，出现较晚，主要表现为不自主的、有节律的刻板运动，出现口-舌-颊三联症（如吸吮、舐舌、咀嚼等）及广泛性舞蹈样手足徐动症。及早发现并停药可减轻，而使用中枢抗胆碱药可使其症状加重。

4. 精神异常　表现为兴奋、躁动、恐惧、妄想、意识障碍或抑郁、焦虑等，注意与原有疾病症状鉴别，若发生立即减量或停药。

5. 过敏反应　如皮疹、光敏性皮炎、多型性红斑、荨麻疹等，停药可消失。用药期间避免太阳曝晒，有过敏史者慎用。少数患者出现肝细胞内微胆管阻塞性黄疸、粒细胞减少、血小板减少、再生障碍性贫血。

6. 内分泌系统紊乱　长期大量用药可出现男性乳房发育、女性乳房增大、泌乳、停经等，使儿童生长发育迟缓。

7. 急性中毒　一次吞服超大剂量（1~2g）氯丙嗪后表现为昏睡、血压下降甚至低血压休克、心动过速、心肌损害、心电图异常等。应立即进行对症治疗，可用去甲肾上腺素升压，禁用肾上腺素。

【禁忌证】　禁用于惊厥、癫痫病史者及昏迷、严重肝肾功能受损、青光眼、乳腺增生、乳腺癌等患者。冠心病患者慎用。

其他吩噻嗪类药物如下。①奋乃静（perphenazine）、氟奋乃静（fluphenazine）、三氟拉嗪（tifluoperazine），共同特点：抗精神病作用强；镇静作用弱；锥体外系反应明显。其中，奋乃静控制兴奋、躁动作用不如氯丙嗪，对慢性精神分裂症的疗效则高于氯丙嗪；氟奋乃静和三氟拉嗪有兴奋和激活作用，对行为退缩、情感淡漠等症状有较好疗效。②硫利达嗪（thioridazine，甲硫达嗪），特点：抗精神病疗效不如氯丙嗪；镇静作用强；锥体外系反应少，老年人易耐受。

二、硫杂蒽类

氯普噻吨（泰尔登）
chlorprothixene

氯普噻吨是本类药的代表药。与氯丙嗪比较，调整情绪、控制焦虑、抑郁的作用较强，抗精神病作用较弱，镇静作用强，适用于伴有焦虑或抑郁情绪的精神分裂症患者、焦虑性神经官能症以及更年期抑郁症。锥体外系反应较氯丙嗪轻。

氟哌噻吨
flupenthixol

抗精神病作用与氯丙嗪相似，还有抗抑郁作用，故也用于治疗抑郁症或伴有焦虑、情感淡漠、幻觉及抑郁的急、慢性精神分裂症患者。因具有特殊的激动作用，禁用于躁狂症。锥体外系反应较常见，偶有猝死。

三、丁酰苯类

该类药的药理作用与吩噻嗪类相似，为一类强效抗精神病药。

氟哌啶醇
haloperidol

本药抗精神病作用、镇吐作用和锥体外系反应均很强，而镇静、降压及抗胆碱作用弱。主要用于以兴奋、躁动、幻觉和妄想为主要表现的各种急、慢性精神分裂症、躁狂症，也可用于止吐及顽固性呃逆。本药锥体外系反应发生率高、程度严重，但对心血管系统和肝脏的影响小。

氟哌利多
drpoeridol

作用与氟哌啶醇相似，但作用更快、更强、更短。利用其安定作用及增强镇痛药作用的特点，常与强效镇痛药芬太尼配伍，使患者处于一种特殊的麻醉状态，即痛感消失、精神恍惚、活动减少、对周围环境淡漠，称为"神经阻滞镇痛术"或"神经安定镇痛术"，可用于进行小手术（如严重烧伤的清创、换药）和某些特殊检查，如内镜检查、造影等，也可用于麻醉前给药、复合麻醉等。

四、其他抗精神病药物

五氟利多
penfluridol

本药因能缓慢从贮存的脂肪组织中释放入血，故口服一次药物疗效可维持一周。本药抗精神病作用强，亦有镇吐、镇静及降压作用。可用于急、慢性精神分裂症，尤适用于慢性患者的维持和巩固治疗。亦可用于止吐。锥体外系反应最常见。

氯氮平（氯扎平）
clozapine

本药属苯二氮䓬类药物，为第一个非经典抗精神病药，已逐渐取代氯丙嗪成为治疗精神分裂症的首选药。本药抗精神病作用强，起效快，适用于急、慢性精神分裂症的阴性和阳性症状及对其他抗精神病药无效的难治性患者或锥体外系反应明显的患者；也可用于长期给予氯丙嗪等抗精神病药引起的迟发性运动障碍。本药几乎无锥体外系反应和内分泌方面的不良反应，但可引起粒细胞减少甚至缺乏，应定期检查血象。

舒必利

sulpiride

镇吐作用强，起效快，并有一定的抗抑郁作用，对紧张型精神分裂症疗效好，改善幻觉、妄想、紧张、抑郁等症状，亦可用于难治性精神分裂症、抑郁症、止吐。锥体外系反应较轻，无明显镇静作用。

利培酮

risperidone

利培酮是第二代非经典抗精神病药。对 5 - HT 受体、D_2 受体、H_1 受体、α 受体均有阻断作用。抗精神病作用强，适用于急、慢性精神分裂症的阴性和阳性症状，对认知功能障碍和继发性抑郁也有效。因其用药剂量小、起效快、锥体外系反应轻、抗胆碱作用及镇静作用弱和患者依从性高等特点而明显优于其他抗精神病药，已成为治疗精神分裂症的一线药物。

第二节 抗躁狂症药和抗抑郁症药

躁狂抑郁症属心境障碍（又称情感性精神障碍），主要表现为情感过度高涨或低落，分单相型（躁狂或抑郁两者之一反复发作而无相反位相者）和双相型（躁狂或抑郁两者交替发作）。躁狂症是以明显的心境高涨为主的情感性精神障碍。抑郁症则主要表现为情绪低落、兴趣减低、悲观、思维迟缓等。发病机制可能与脑内单胺类神经递质改变有关，目前认为，5 - 羟色胺（5 - HT）、NA、DA 功能增强表现为躁狂，功能减弱则表现为抑郁。

一、抗躁狂症药

碳酸锂

lithium carbonate

【体内过程】口服易吸收，需要连续用药 2~3 周才充分显效。主要经肾排泄，增加钠盐摄入，可促进锂排出。

【药理作用】治疗量对正常人精神活动几无影响，但对躁狂症和精神分裂症的躁狂症状有显著疗效，使言语、行为恢复正常，长期用药还可防止继发抑郁症。药理作用与锂离子有关，锂可能通过抑制脑内 NA 的释放，促进突触前膜对 NA 再摄取，降低突触间隙 NA 浓度而产生作用。

【临床应用】主要用于治疗躁狂症，对精神分裂症的兴奋躁动也有效，可与抗精神病药（如氯丙嗪、氟哌啶醇）合用，控制症状效果加强，并缓解锂盐所致的恶心、呕吐等胃肠道反应。对抑郁症也有一定疗效，长期用药可降低双相情感障碍性精神病的躁狂抑郁交替发作。

【不良反应及用药注意】锂盐安全范围较窄（0.8~1.5mmol/L），不良反应较多。用药早期有口干、恶心、呕吐、腹痛、腹泻、乏力、肢体震颤、多尿等反应，继续用药 1~2 周后可逐渐减轻或消失。血药浓度大于 2mmol/L 则出现中毒，表现为中枢神经系统症状，如肌张力增高、反射亢进、共济失调、震颤、癫痫发作、惊厥、意识障碍直至昏迷与死亡，应立即减量或停药。静滴生理盐水注射液可促进锂的排泄。

二、抗抑郁症药

（一）三环类抗抑郁症药

本类药是常用的抗抑郁症药，以丙米嗪（imipramine）为代表，还有阿米替林（amitriptyline）、氯米帕明（clomipramine）、多塞平（doxepin，多虑平）等（表 14－1）。

丙米嗪（米帕明）
imipramine

【体内过程】口服吸收良好，起效缓慢。个体差异大，需个体化用药。血浆蛋白结合率高达 90% 以上，分布广泛。经肝代谢，自肾排出。

【药理作用】

1. 中枢神经系统　正常人服用后即表现为安静、嗜睡、血压稍降、头晕、目眩、疲乏等中枢抑制现象；而抑郁症患者连续服用后，表现为精神振奋、情绪提高、焦虑心情减轻等抗抑郁作用。

2. 自主神经系统　阻断 M 胆碱受体。

3. 心血管系统　治疗量的丙米嗪抑制心肌组织突触前膜对 NA 的再摄取，使心肌中 NA 的含量升高，从而引发心动过速甚至心律失常。

【临床应用】

1. 抑郁症　本药起效缓慢，需连续用药 2～3 周才能见效，不能作为应急治疗用。对内源性和更年期抑郁症疗效较好，对反应性抑郁症疗效次之，对精神分裂症的抑郁状态疗效较差。也可用于强迫症的治疗。

2. 焦虑和恐惧症　对伴有焦虑的抑郁症效果明显，也可用于恐惧症和强迫症。

3. 小儿遗尿症　用于小儿遗尿症，疗程一般为 3 个月。

【不良反应及用药注意】

1. 抗胆碱作用　引起口干、便秘、散瞳、眼内压升高、尿潴留、心悸等。前列腺肥大和青光眼患者禁用。

2. 心血管系统反应　体位性低血压、心动过速、心律失常等，甚至诱发冠心病、心衰、室颤等。心血管病患者、5 岁以下小儿慎用。

3. 中枢神经系统反应　可致乏力、头晕、共济失调、反射亢进、肌肉震颤、癫痫样发作。大多数抗抑郁药具有镇静作用，适宜晚间一次服用，以减轻不良反应。

4. 变态反应　偶见皮疹，粒细胞减少及阻塞性黄疸等。长期用药应定期做白细胞计数及肝功能检查。

【药物相互作用】

1. 单胺氧化酶抑制剂（MAOI）　与三环类合用时可造成局部 NA 堆积，毒性加大，合用时易引起严重的高血压、高热和惊厥。

2. 三环类　与抗帕金森病药或抗精神病药合用，抗胆碱作用增强。还可对抗胍乙啶、可乐定及 α－甲基多巴的降压作用，应避免合用。

3. 乙醇　服用三环类药物时不宜饮酒。

表 14-1　其他三环类抗抑郁症药作用特点

药名	主要特点及应用
阿米替林	抗抑郁作用与丙米嗪相似，可使抑郁症患者情绪提高，对思维缓慢、行动迟缓及食欲不振等症状能有所改善。临床应用与丙米嗪相似，适用于治疗各型抑郁症或抑郁状态，对伴有焦虑和抑郁症状患者，疗效优于丙米嗪。也用于小儿遗尿症。不良反应与丙米嗪相似，但比丙米嗪严重
氯米帕明	为一安全可靠、起效迅速的三环类抗抑郁药，同时还有抗焦虑与镇静作用。用于治疗内源性、反应性、神经性抑郁症和各种抑郁状态及伴有抑郁症的精神分裂症。不良反应与丙米嗪相似
多塞平	具有抗抑郁和抗焦虑双重作用，抗焦虑作用强。临床应用与丙米嗪类似，对伴有焦虑症状的抑郁症疗效最佳，也用于治疗消化性溃疡。不良反应与丙米嗪相似

（二）NA 再摄取抑制药

地昔帕明（去甲丙米嗪）
desipramine

地昔帕明为强效选择性 NA 再摄取抑制剂，对 NA 再摄取的抑制是抑制 5-HT 的 100 倍。对 DA 的再摄取也有一定的抑制作用；拮抗 H 受体作用强，拮抗 α 受体和 M 受体作用弱。用于轻中度抑郁症。与丙米嗪相比，不良反应较少，但对心脏的影响与丙米嗪相似；过量导致血压降低、心律失常、震颤、惊厥、口干、便秘等。老年患者应适当减量。

马普替林
maprotiline

马普替林（maprotiline）为四环类广谱抗抑郁药，是选择性 NA 再摄取抑制剂，对 5-HT 再摄取几无影响。具有奏效快、副作用小的特点。抗胆碱和心血管作用较弱；适用于各型抑郁症，老年抑郁症患者尤为适用。

（三）5-HT 再摄取抑制药

氟西汀、帕罗西汀、舍曲林
fluoxetine；paroxetine；sertraline

本类药为强效选择性 5-HT 再摄取抑制药，其抑制 5-HT 再摄取的作用强于抑制 NA 再摄取 200 倍，具有抗抑郁和抗焦虑双重作用，镇静作用及对心血管、自主神经系统的影响很小，常用于各型抑郁症、焦虑症、强迫症及神经性贪食症。本药不良反应轻，偶有恶心、呕吐、头痛、头晕、乏力、失眠、厌食、体重下降、震颤、惊厥等。本类药禁与 MAOI 合用。心血管疾病、糖尿病患者慎用。妊娠期妇女、哺乳妇禁用。

（四）其他抗抑郁症药

曲唑酮
trazodone

本药为 5-HT 再摄取抑制剂，抗抑郁同时具有明显镇静作用，治疗各型抑郁症、伴有抑郁的焦虑症、情感障碍失眠等。适于夜间给药。不良反应较小，使用较安全。

米塔扎平
mirtazapine

米塔扎平又名米氮平，通过阻断突触前膜 α_2 受体，促进 NA 的释放，间接提高 5-HT 的更新率，从而产生抗抑郁的作用。对 H_1 受体、外周 α_1 受体和 M 受体均有阻断作用。主要用于抑郁症的治疗，可出现食欲增加及嗜睡等不良反应。

第三节　抗焦虑症药

焦虑症是一种以情绪焦虑为主的神经官能症，主要表现是反复发作性惊恐或持续性精神紧张，常伴有自主神经功能紊乱。其症状包括紧张、忧虑、恐惧、心悸、头痛、失眠、多梦、消化不良等，临床将其分为广泛性焦虑障碍和惊恐障碍两种类型。常用的抗焦虑药除苯二氮䓬类、巴比妥类、三环类抗抑郁药等外，尚有新型抗焦虑药丁螺环酮。

丁螺环酮（布斯哌隆）
buspirone

本药为 $5-HT_{1A}$ 受体部分激动剂。能与 $5-HT_{1A}$ 受体结合，同时还可增加蓝斑区去甲肾上腺素细胞的放电，故产生抗焦虑作用，可用于各型焦虑症。本药也能降低 $5-HT$ 受体的敏感性，而具有抗抑郁作用。无明显镇静、抗惊厥及肌肉松弛作用，反复使用也无躯体依赖性。常见不良反应有头晕、头痛、恶心、烦躁、失眠等。

🐾 岗赛证聚焦

1. 抗精神失常药按用途可分为抗精神病药、抗躁狂症药和抗抑郁症药、抗焦虑症药。抗精神病药常用药物有氯丙嗪、氟哌啶醇等。

2. 第一代抗精神病药如氯丙嗪通过阻断中脑－边缘系统通路和中脑－皮质通路的多巴胺 D_2 受体发挥抗精神病作用，因阻断黑质－纹状体通路的 D_2 受体而出现锥体外系症状，这是氯丙嗪长期抗精神病过程中严重的不良反应。氯丙嗪对 I 型精神分裂症和躁狂症的躁狂状态有显著疗效，此外还有安定、催眠、镇吐、降温等作用。第二代抗精神病药氯氮平、利培酮等目前在抗精神分裂症中应用较多。

3. 碳酸锂为常用抗躁狂症药。抗抑郁症药的常用药是三环类药物丙米嗪、NA 摄取抑制药马普替林和 $5-HT$ 再摄取抑制药氟西汀等。

●●●● 目标检测

答案解析

一、最佳选择题（每题备选项中只有一个最佳答案）

1. 氯丙嗪治疗精神病的作用原理是（　　）
    A. 阻断脑内胆碱受体
    B. 阻断中脑边缘系统和中脑皮质通路的 DA 受体
    C. 阻断黑质－纹状体系统的 DA 受体
    D. 激动脑内胆碱受体
    E. 激动网状结构的 α 受体

2. 氯丙嗪引起锥体外系反应的机制是（　　）
    A. 阻断黑质－纹状体通路中多巴胺受体
    B. 阻断黑质－纹状体通路中 M 受体
    C. 阻断中脑－边缘系统通路中多巴胺受体

    D. 阻断中脑 – 皮质通路中多巴胺受体

    E. 激动黑质 – 纹状体通路中多巴胺受体

3. 治疗精神分裂症宜选用（　　）

    A. 地西泮　　　　　　　　B. 苯巴比妥　　　　　　　C. 苯妥英钠

    D. 氯丙嗪　　　　　　　　E. 卡马西平

4. 氯丙嗪没有以下哪一作用（　　）

    A. 抗精神病　　　　　　　B. 影响体温　　　　　　　C. 催吐

    D. 镇静　　　　　　　　　E. 阻断 α 受体

5. 氯丙嗪对哪种呕吐几乎无效（　　）

    A. 妊娠呕吐　　　　　　　B. 晕动性呕吐　　　　　　C. 放射性呕吐

    D. 胃肠炎呕吐　　　　　　E. 以上都不是

6. 在低温环境中能使正常人体温下降的药物是（　　）

    A. 阿司匹林　　　　　　　B. 对乙酰氨基酚　　　　　C. 布洛芬

    D. 吲哚美辛　　　　　　　E. 氯丙嗪

7. 治疗氯丙嗪引起的低血压首选（　　）

    A. 肾上腺素　　　　　　　B. 异丙肾上腺素　　　　　C. 去甲肾上腺素

    D. 多巴胺　　　　　　　　E. 麻黄碱

二、多项选择题（每题的备选项中有两个或两个以上正确答案）

8. 氯丙嗪对体温调节的影响包括（　　）

    A. 抑制下丘脑体温调节中枢

    B. 抑制下丘脑前列腺素合成

    C. 既可抑制产热过程又可抑制散热过程

    D. 使体温随环境温度的变化而变化

    E. 只降低发热者体温，不降低正常体温

9. 氯丙嗪的临床应用包括（　　）

    A. 低温麻醉　　　　　　　B. 人工冬眠疗法　　　　　C. 躁狂症

    D. 晕动病呕吐　　　　　　E. 顽固性呃逆

10. 氯丙嗪引起的锥体外系反应包括（　　）

    A. 帕金森综合征　　　　　B. 急性肌张力障碍　　　　C. 静坐不能

    D. 迟发性运动障碍　　　　E. 惊厥与癫痫

11. 氯丙嗪的禁忌证包括（　　）

    A. 昏迷　　　　　　　　　B. 癫痫　　　　　　　　　C. 青光眼

    D. 抑郁症　　　　　　　　E. 乳腺增生

12. 碳酸锂的临床应用包括（　　）

    A. 躁狂症　　　　　　　　B. 躁狂抑郁症　　　　　　C. 难治性抑郁症

    D. 精神分裂症　　　　　　E. 焦虑症

13. 碳酸锂的不良反应包括（　　）

    A. 直立性低血压　　　　　B. 恶心、呕吐　　　　　　C. 头晕、疲乏

    D. 甲状腺肿　　　　　　　E. 粒细胞减少

三、思考题

14. 试述氯丙嗪对受体的影响及其与药理作用和不良反应之间的关系。

15. 试述抗抑郁药作用机制。

（李　超）

书网融合……

| 重点小结 | 微课1 | 微课2 | 习题 |

第十五章 镇痛药

PPT

学习目标

知识目标：通过本章的学习，学会吗啡的药理作用、临床应用、不良反应及防治；识记哌替啶作用特点、临床应用及不良反应；认识其他镇痛药的作用特点。

能力目标：能分析、审核涉及镇痛药处方的合理性；具备提供镇痛药的用药指导、用药咨询服务的能力；具备介绍药物依赖性的危害，开展预防药物滥用的宣教工作的能力。

素质目标：树立正确的人生导向，珍爱生命、远离毒品，具备安全、合理用药意识和正确应用特殊管理药品的法律意识。

情境导入

情境：患者，男，64岁，因"急性左心衰竭突发肺水肿引起呼吸困难、急促"就诊。医生除采用吸氧、注射强心苷、呋塞米、氨茶碱外，还采用静脉注射吗啡。

思考：此医生治疗措施是否合理？为什么？

镇痛药是一类作用于中枢神经系统，激动中枢神经系统特定部位的阿片受体，选择性解除或缓解疼痛，以及疼痛所引起的精神紧张和烦躁不安等不愉快的情绪反应，提高对疼痛的耐受力的药物。本类药不影响意识和其他感觉，但反复使用易成瘾，又称为成瘾性镇痛药、阿片类镇痛药、麻醉性镇痛药，属于麻醉药品管理范畴。

常用的镇痛药可分为三类：①阿片生物碱类镇痛药，如吗啡。②人工合成镇痛药，如哌替啶。③其他类镇痛药。

第一节 阿片生物碱类镇痛药

阿片（opium）是植物罂粟未成熟蒴果浆汁的干燥物，含有20多种生物碱，以吗啡、可待因、罂粟碱为代表。

吗 啡
morphine

【体内过程】吗啡可经口、鼻黏膜、肺及皮下或肌内注射等途径给药。口服吸收快，首过消除明显，生物利用度低，故多采用注射给药。脂溶性低，仅少量通过血-脑屏障，但足以发挥中枢作用；可能通过胎盘屏障进入胎儿体内。经肝代谢，经肾排泄，亦有少量可经乳汁排泄。

【药理作用】

1. 中枢神经系统作用

（1）镇痛作用 吗啡镇痛作用强大，小剂量（5~10mg）皮下注射就可产生明显的镇痛作用，一次给药可维持4~6小时；因选择性高，不影响意识、运动及其他感觉；对各种疼痛均有效，对慢性持续性钝痛的效果优于急性间断性锐痛、内脏绞痛。

（2）镇静作用、欣快感　吗啡有明显镇静作用，能消除由疼痛引起的焦虑不安、紧张、恐惧等情绪反应，提高机体对疼痛的耐受力。吗啡还可产生欣快感，是诱导药物滥用和产生依赖性的主要原因。

（3）抑制呼吸　治疗量吗啡可降低呼吸中枢对血液 CO_2 的敏感性而抑制呼吸，同时对脑桥内呼吸调整中枢也有抑制作用，使呼吸频率变慢，肺通气量和潮气量降低。随剂量增大，呼吸抑制作用增强。急性中毒时呼吸频率可减慢至每分钟 3~4 次，呼吸抑制是吗啡急性中毒致死的主要原因。

（4）镇咳作用　吗啡直接抑制延髓咳嗽中枢，产生强大镇咳作用。对多种原因引起的咳嗽均有效，因易产生成瘾性，临床常用依赖性较小的可待因代之。

（5）缩瞳作用　吗啡使瞳孔缩小，针尖样瞳孔为吗啡急性中毒特征之一。

（6）催吐作用　吗啡兴奋延髓催吐化学感受器（CTZ）的阿片受体，引起恶心、呕吐。

2. 平滑肌作用

（1）胃肠道平滑肌　吗啡提高胃窦部及十二指肠上部平滑肌张力，减少其蠕动，使胃排空延迟；提高小肠及大肠平滑肌张力，肠推进性蠕动减弱，食物通过减慢，水分吸收增加；加之吗啡抑制消化液分泌使消化延缓以及抑制中枢致使便意迟钝，因而引起大便干燥和便秘。

（2）胆道平滑肌　吗啡收缩胆道奥狄氏括约肌，使胆汁排出受阻，胆囊内压升高，引起上腹部不适，严重者诱发或加剧胆绞痛。

（3）其他平滑肌　吗啡提高膀胱括约肌张力，导致尿潴留。较大剂量可致支气管平滑肌收缩，诱发或加重哮喘。此外，吗啡还对抗缩宫素对妊娠末期子宫平滑肌的兴奋作用，降低子宫张力，延长产程；加之抑制胎儿呼吸，故不用于分娩止痛。

3. 心血管系统作用　吗啡可扩张外周血管，引起体位性低血压。此外，由于抑制呼吸，造成缺氧和血液内 CO_2 潴留，引起脑血管扩张，导致颅内压升高；临床表现为头痛、喷射状呕吐、脑疝等。因此，颅脑损伤、颅内占位性病变和颅内压高者禁用。

4. 免疫系统作用　长期滥用本类药者将导致免疫功能低下，易患感染性疾病。这可能是吗啡吸食者易感染 HIV 病毒的主要原因。

【作用机制】研究发现，人体中枢神经系统中存在由阿片受体、内源性阿片肽（即内阿片肽，如脑啡肽、内啡肽等）和相应的内阿片肽神经元（如脑神经元）等共同组成的内源性"抗痛系统"。

以吗啡为代表的阿片类镇痛药的作用是由于激动脑内与痛觉调控有关的阿片受体，激活了脑内的"抗痛系统"，从而减少了感觉神经末梢突触前膜因疼痛导致的兴奋性递质 P 物质（SP）的释放，减弱或阻断了痛觉冲动传导，产生中枢性镇痛作用。

【临床应用】

1. 急性锐痛　吗啡短期用于缓解其他镇痛药无效的急性锐痛，如严重创伤、烧伤、术后镇痛、骨折等；长期定量、定时给药用于缓解晚期癌性疼痛；对急性心肌梗死和心绞痛引起的剧烈疼痛，如患者血压正常，可利用吗啡止痛、镇静和扩张外周血管作用，减轻患者恐惧、焦虑情绪和心脏负担，降低心肌耗氧量；治疗胆、肾绞痛应与阿托品类解痉药合用。

2. 心源性哮喘辅助治疗　静注吗啡效果显著，其机制是：①扩张外周血管，使回心血量减少，降低外周阻力，减轻心脏前、后负荷，改善肺循环，消除肺水肿。②镇静作用能消除患者紧张、恐惧情绪，间接减轻心脏负担。③抑制呼吸，降低呼吸中枢对 CO_2 的敏感性，使急促浅表的呼吸缓解，呼吸变慢加深，减轻喘息的症状。

3. 急、慢性消耗性腹泻　对非细菌感染、不明原因的慢性消耗性腹泻，可选含少量阿片类的复方樟脑酊或阿片酊。

【不良反应及用药注意】

1. 副作用 可引起恶心、呕吐、便秘、胆内压升高、右上腹不适甚至胆绞痛、排尿困难、呼吸抑制、眩晕、嗜睡、直立性低血压、颅内压升高等。

2. 急性中毒 吗啡用量过大可致急性中毒，表现为昏迷、呼吸深度抑制和针尖样瞳孔三大特征，常伴有体温下降、发绀、血压下降甚至休克。呼吸麻痹是中毒致死的主要原因。抢救时采取人工呼吸、适量吸氧，静脉注射阿片受体阻断药纳洛酮或烯丙吗啡。必要时用呼吸中枢兴奋药尼可刹米等对症治疗。

3. 耐受性及依赖性 吗啡连续应用 2~3 周即产生耐受性及依赖性。耐受性表现为吗啡的使用剂量逐渐增大及用药间隔时间缩短。依赖性包括精神依赖性和身体依赖性，一旦停药会出现戒断症状，表现为兴奋、流泪、烦躁不安、失眠、打呵欠、流涕、出汗、腹痛、腹泻、呕吐、肌肉痛、震颤、瞳孔散大甚至虚脱、意识丧失等。应用吗啡后产生的欣快感是产生精神依赖的基础。出现依赖性的患者为获得欣快感和减轻戒断症状带来的痛苦，常不择手段地追求继续用药，对社会和家庭的危害极大。

【禁忌证】 本药禁用于分娩止痛、哺乳妇女止痛、新生儿、婴儿、支气管哮喘、肺心病、慢性阻塞性肺疾病、颅内压增高、严重肝功能不全、严重肺功能不全者。

可待因（甲基吗啡）
codeine

本药在阿片中含量较低，镇痛作用为吗啡的 1/10 左右，镇咳和呼吸抑制作用为吗啡的 1/4 左右；成瘾性也较吗啡弱。镇静作用不明显。临床主要用于中等程度的疼痛和剧烈干咳。无明显便秘、尿潴留及直立性低血压等副作用，产生欣快感和成瘾性虽比吗啡弱，但久用也有成瘾性。

第二节 人工合成镇痛药

因为吗啡有较强的药物依赖性和呼吸抑制作用，限制了其临床应用。因此，人工合成了许多依赖性较轻的吗啡代用品。此类药物的化学结构虽与吗啡不同，但能激动或部分激动阿片受体，产生与吗啡相似的药理作用。

一、阿片受体激动药

哌替啶（度冷丁）
pethidine

【体内过程】 哌替啶是临床常用的人工合成镇痛药。口服生物利用度低，故一般采用皮下或肌内注射给药。能透过血-脑屏障和胎盘。主要在肝代谢为哌替啶酸及去甲哌替啶，后者有中枢兴奋作用。由尿液排出，有部分可由乳汁排出影响婴儿。

【药理作用】

1. 中枢神经系统作用 哌替啶激动阿片受体，作用与吗啡相似。其特点是：①镇痛作用强度为吗啡的 1/10，维持时间短，仅持续 2~4 小时，镇静、呼吸抑制、欣快感和扩血管作用与吗啡相当。②有催吐作用。③无明显镇咳、缩瞳作用。④药物依赖性较吗啡轻，且产生较慢、使用较安全，故临床上比吗啡更常用。

2. 平滑肌作用 可提高胃肠平滑肌及括约肌张力，作用较吗啡弱且持续时间短，故不引起便秘，无止泻作用。大剂量可引起支气管平滑肌收缩。收缩胆道括约肌。不对抗催产素对妊娠末期子宫的作用，对子宫收缩无影响，不延长产程。

3. 心血管系统作用　治疗量可引起直立性低血压及颅内压增高，原因与吗啡相似。

【临床应用】

1. 急性锐痛　替代吗啡用于各种剧痛和晚期癌痛。缓解内脏剧烈绞痛（如胆绞痛、肾绞痛）需与阿托品合用。与吗啡不同，哌替啶可用于分娩止痛，但鉴于新生儿对哌替啶抑制呼吸作用极为敏感，故临产前 2~4 小时内禁用。

2. 麻醉前给药　其镇静作用可消除患者术前的紧张、恐惧情绪，可减少麻醉药用量。

3. 人工冬眠　与氯丙嗪和异丙嗪组成冬眠合剂用于人工冬眠。

4. 心源性哮喘辅助治疗　替代吗啡使用。

【不良反应及用药注意】

1. 副作用　可出现恶心、呕吐、心悸、眩晕和直立性低血压。

2. 耐受性和依赖性　久用可产生耐受性和依赖性，较吗啡弱，但临床仍需控制使用。

3. 急性中毒　剂量过大可出现昏迷、呼吸深度抑制、震颤、肌肉痉挛、瞳孔散大、谵妄、反射亢进甚至惊厥。抢救措施与吗啡相似，但因纳洛酮仅能解除呼吸抑制，还需合用地西泮或巴比妥类等抗惊厥药消除中枢兴奋症状。

本药的禁忌证基本同吗啡。

芬太尼及其同系物
fentanyl

芬太尼属强效、短效镇痛药。作用特点是：①起效迅速，但维持时间短，1~2 小时。②镇痛作用强，相当于吗啡的 100 倍。临床用于各种剧烈疼痛及外科、妇科等手术疼痛；作为麻醉的辅助用药和静脉复合麻醉，可减少全麻药的用量。芬太尼与氟哌利多配伍用于神经安定镇痛术，用于大面积烧伤换药及小手术。现有芬太尼透皮贴膜剂用于止痛，可在 72 小时内持续释放药物。

不良反应较吗啡小，可引起眩晕、恶心、呕吐及胆道括约肌痉挛；大剂量产生明显的肌肉僵直，可采用纳洛酮或肌松药对抗；静注过快可产生呼吸抑制；成瘾性较吗啡、哌替啶小。支气管哮喘、脑损伤或脑肿瘤、重症肌无力患者及 2 岁以下小儿禁用。

芬太尼的同系物有舒芬太尼（sufentanil）、阿芬太尼（alfentanil）、瑞芬太尼（aemifentanil）。舒芬太尼为全麻药的辅助镇痛药，阿芬太尼适用于心脏冠状动脉血管旁路术的麻醉，瑞芬太尼用于麻醉诱导和全身麻醉中维持镇痛，但本药不能单独用于全麻诱导。

美沙酮
methadone

本药镇痛作用与吗啡相似，特点是：①口服与注射效果相似。②与吗啡比较，起效慢，镇痛作用强度相当，持续时间较长。③镇静作用、抑制呼吸、缩瞳、引起便秘以及升高胆内压作用均较吗啡弱。④耐受性和依赖性产生较慢，戒断症状较轻，且易于治疗。美沙酮可在体内阿片受体水平替代突然中断的外源性阿片类药后，逐渐使内源性阿片肽的形成和释放恢复，因而可减弱阿片类的成瘾性，被广泛用于吗啡和海洛因成瘾的脱毒治疗。美沙酮也适用于创伤、术后、晚期癌症等所致的剧痛。

不良反应常见有恶心、呕吐、眩晕、嗜睡、便秘；静脉注射易出现呼吸抑制，皮下注射有局部刺激作用，可致疼痛硬结，故宜肌内注射。由于呼吸抑制时间较长，禁用于分娩止痛。

曲马朵
tramadol

本药镇痛作用强度约为吗啡的 1/8，镇咳作用是可待因的 1/2，作用持续时间 4～8 小时。无明显抑制呼吸、胃肠平滑肌痉挛作用，不产生便秘，也不影响心血管功能。临床适用于中至重度急、慢性疼痛，如手术、创伤、心脏病突发性疼痛及晚期肿瘤疼痛等。偶有多汗、眩晕、恶心、呕吐、疲劳等不良反应；耐受性和依赖性小，但长期使用亦可产生。

布桂嗪（强痛定）
bucinnazine

本药镇痛作用约为吗啡的 1/3，但起效快，为速效药。作用持续时间 3～6 小时。呼吸抑制和胃肠道作用较轻，长期应用可成瘾。临床可用于偏头痛、三叉神经痛、关节痛、炎性痛、外伤性疼痛、晚期癌痛、痛经等。

二氢埃托啡
dihydroetorphine

本药镇痛作用是吗啡的 500～1000 倍，是强效镇痛药。呼吸抑制作用相对较吗啡轻。临床用于哌替啶、吗啡等无效的慢性顽固性疼痛和晚期癌症疼痛。可舌下、肌内注射和静脉注射给药。起效快，作用仅维持 2 小时左右。

二、阿片受体部分激动药

喷他佐辛（镇痛新）
pentazocine

本药是阿片受体部分激动药。其镇痛作用为吗啡的 1/3，呼吸抑制作用为吗啡的 1/2，且呼吸抑制程度不随剂量而增强，故相对较安全；其他作用如镇静作用、平滑肌兴奋作用等较吗啡弱。临床用于各种慢性锐痛。因成瘾性较小，已不列入麻醉药品管理范畴，属非麻醉性镇痛药。

常见不良反应有嗜睡、眩晕、恶心、呕吐、出汗等，大剂量除可引起呼吸抑制，还可使血压升高、心率加快，该作用可能与其提高血浆中儿茶酚胺含量有关。

丁丙诺啡
buprenorphine

本药是阿片受体部分激动药。其镇痛作用是吗啡的 30 倍，起效慢，维持时间长，6～8 小时。对呼吸有抑制作用，药物依赖性近似吗啡。主要用于各种术后痛、癌性痛及心肌梗死等镇痛，亦可作戒除毒瘾的维持治疗。常见不良反应有头晕、嗜睡、恶心、呕吐等。

▪ 知识链接

癌症三级阶梯止痛疗法

根据癌痛程度不同而使用不同等级止痛药物治疗，具体用药方案是：①轻度疼痛，可口服解热镇痛抗炎药（如阿司匹林、布洛芬、吲哚美辛等）；②中度疼痛，用弱效阿片类镇痛药（如可待因）；③重度疼痛，选用强阿片类镇痛药（如吗啡、哌替啶、芬太尼等）。在第二、三级阶梯治疗中，还可依病情需要决定是否合并使用解热镇痛抗炎药和辅助类药物，如解痉药或在晚间服用镇静催眠药等。

对于癌症患者，药师应具备"敬畏生命、大爱无疆"的医学精神，尊重患者，学会沟通，依法依规行医。如果滥用镇痛药，会导致成瘾现象和觅药行为，危害严重。青年一代应加强思想道德的约束，自觉抵制吸毒行为，远离毒品。

第三节　其他镇痛药

本类药物的作用机制与阿片受体无关，镇痛作用较弱，不抑制呼吸，无药物依赖性，故称为非麻醉性镇痛药。

四氢帕马丁（延胡索乙素）、罗通定（颅通定）
tetrahydropalmatine；rotundine

四氢帕马丁为植物延胡索中提取的生物碱。罗通定即四氢帕马丁的有效成分左旋四氢帕马丁，现已人工合成。

【药理作用及临床应用】镇痛作用比哌替啶弱，但较解热镇痛药作用强，对慢性持续性钝痛效果好，对急性锐痛和癌性疼痛效差。对胎儿和产程无影响。另外还有镇静催眠、抗偏头痛作用。

临床适用于慢性持续性钝痛及内脏绞痛，如胃肠道及肝胆系统等疾病引起的钝痛，也可用于痛经、分娩止痛、头痛，包括一般性头痛、脑震荡后头痛、紧张性头痛、偏头痛、失眠性头痛等。

【不良反应及用药注意】治疗量一般无不良反应，大剂量可抑制呼吸，偶见眩晕、乏力、恶心和锥体外系症状；安全性较大，久用不产生耐受性及依赖性。

第四节　阿片受体阻断药

纳洛酮、纳曲酮
naltrexone；naloxone

两药化学结构与吗啡相似，可特异性与阿片受体结合，无内在活性，因而拮抗各型阿片受体。常采用注射给药，小剂量（0.4~0.8mg）注射能迅速翻转吗啡的效应，1~2分钟即可解除吗啡中毒所致的呼吸抑制。对吗啡产生依赖者，本药可迅速诱发戒断症状。纳曲酮与纳洛酮相比，口服生物利用度较高，作用维持时间较长。

临床应用有：①解救阿片类药物的急性中毒，迅速对抗呼吸抑制和其他中枢抑制症状，并使昏迷患者意识清醒。②解救急性酒精中毒。③用于阿片类药物成瘾者的鉴别诊断等。④纳曲酮可消除阿片类成瘾者吸毒产生的欣快感，并逐渐消除对毒品的渴求心理，用于戒毒者防止复吸。

烯丙吗啡（纳洛芬）
nalorphine

烯丙吗啡用于解救阿片类药物中毒。

岗赛证聚焦

1. 吗啡药理作用、临床应用及不良反应，吗啡中毒解救药物。
2. 哌替啶作用特点。
3. 癌症三级阶梯止痛疗法。

目标检测

答案解析

一、最佳选择题（每题备选项中只有一个最佳答案）

1. 纳洛酮用于治疗（　）

A. 剧烈疼痛　　　　　　　　B. 失眠　　　　　　　　C. 惊厥

D. 抑郁症　　　　　　　　　E. 阿片类中毒

2. 我国将吗啡列为严格管制药品，原因是其长期使用可能产生（　）

A. 免疫抑制　　　　　　　　B. 嗜睡　　　　　　　　C. 呼吸抑制

D. 中枢抑制　　　　　　　　E. 药物依赖性

3. 吗啡的镇痛作用最适用于（　）

A. 其他镇痛药无效时的急性锐痛　　　　B. 神经痛

C. 脑外伤疼痛　　　　　　　　　　　　D. 分娩止痛

E. 痛经

4. 吗啡治疗心源性哮喘与其哪些作用相关（　）

A. 镇静、镇痛、镇咳　　　　　　　　　B. 镇痛、强心、扩张支气管

C. 镇静、抑制呼吸、扩张外周血管　　　D. 镇静、镇痛、兴奋呼吸中枢

E. 镇静、镇痛、收缩支气管

5. 吗啡可用于治疗（　）

A. 分娩疼痛　　　　　　　　　　　　　B. 便秘

C. 心源性哮喘　　　　　　　　　　　　D. 颅内压升高

E. 前列腺肥大

6. 吗啡急性中毒致死的主要原因是（　）

A. 大脑皮层深度抑制　　　　　　　　　B. 延脑过度兴奋后功能紊乱

C. 血压过低　　　　　　　　　　　　　D. 心搏骤停

E. 呼吸肌麻痹

7. 吗啡一般不用于（　）

A. 癌性剧痛　　　　　　　　　　　　　B. 急性锐痛

C. 心肌梗死性心前区剧痛　　　　　　　D. 胆绞痛及肾绞痛

E. 神经压迫性疼痛

8. 哌替啶比吗啡常用的原因是（　）

A. 镇痛作用比吗啡强　　　　　　　　　B. 无呼吸抑制作用

C. 有平滑肌解痉作用　　　　　　　　　D. 成瘾性较吗啡轻

E. 无便秘作用

9. 与吗啡相比，哌替啶可用于分娩止痛的原因是（　　）

　　A. 不抑制呼吸　　　　　　　　　　　　B. 无成瘾性

　　C. 镇痛作用较吗啡强 10 倍　　　　　　D. 不影响子宫收缩，不延缓产程

　　E. 收缩平滑肌作用强

10. 胆绞痛患者最好选用（　　）

　　A. 吗啡　　　　　　　　B. 氯丙嗪 + 阿托品　　　　　C. 哌替啶 + 阿托品

　　D. 罗通定　　　　　　　E. 阿托品

11. 阿片受体的拮抗剂是（　　）

　　A. 纳曲酮　　　　　　　B. 喷他佐辛　　　　　　　　　C. 可待因

　　D. 罗通定　　　　　　　E. 美沙酮

12. 对吗啡成瘾者可迅速诱发戒断症状的药物是（　　）

　　A. 哌替啶　　　　　　　B. 曲马朵　　　　　　　　　　C. 纳洛酮

　　D. 美沙酮　　　　　　　E. 尼可刹米

13. 在药政管理上已列入非麻醉药品的镇痛药是（　　）

　　A. 哌替啶　　　　　　　B. 曲马朵　　　　　　　　　　C. 芬太尼

　　D. 喷他佐辛　　　　　　E. 美沙酮

二、配伍选择题（每组若干题，每组题均对应同一组备选项，每题只有一个正确答案。每个备
　　选项可重复选用，也可不选用）

［14 ~ 16］

　　A. 恶心、呕吐、便秘　　　B. 耐受性和依赖性　　　　　C. 血压升高

　　D. 呼吸肌麻痹　　　　　　E. 呼吸急促

14. 治疗剂量吗啡即可引起的不良反应是（　　）

15. 连续反复应用吗啡可引起的不良反应是（　　）

16. 中毒量吗啡可引起的不良反应是（　　）

三、多项选择题（每题的备选项中有两个或两个以上正确答案）

17. 吗啡的临床应用有（　　）

　　A. 风湿热　　　　　　　B. 癌性剧痛　　　　　　　　　C. 骨关节炎

　　D. 心源性哮喘　　　　　E. 急性心肌梗死

18. 吗啡的药理作用有（　　）

　　A. 抑制机体免疫功能　　　　　　　　　B. 兴奋平滑肌

　　C. 抑制延脑催吐化学感受区　　　　　　D. 抑制呼吸

　　E. 镇痛

19. 下列可用吗啡止痛是（　　）

　　A. 分娩止痛　　　　　　　　　　　　　B. 肌肉痛

　　C. 恶性肿瘤晚期止痛　　　　　　　　　D. 心肌梗死疼痛

　　E. 手术后剧痛

20. 吗啡的禁忌证包括（　　）

　　A. 颅内压增高　　　　　B. 支气管哮喘　　　　　　　　C. 肺源性心脏病

　　D. 严重肝功能不全　　　E. 高血压

四、思考题

21. 试述吗啡的作用、临床应用及不良反应。

22. 试述哌替啶的作用、临床应用及不良反应与吗啡比较有何异同点。

（陈淑瑜）

书网融合……

重点小结   微课   习题

第十六章 解热镇痛抗炎药及抗痛风药

PPT

学习目标

知识目标： 通过本章的学习，学会阿司匹林的药理作用、临床应用、不良反应及药物相互作用；识记解热镇痛药共性；识记对乙酰氨基酚、吲哚美辛、布洛芬、尼美舒利的作用特点；认识其他解热镇痛药及抗痛风药的作用特点。

能力目标： 能分析、审核涉及解热镇痛抗炎药及抗痛风药处方的合理性；具备提供解热镇痛抗炎药及抗痛风药的用药指导、用药咨询服务的能力。

素质目标： 树立诚实守信、尊重健康和生命的职业精神和安全用药意识，具有对工作认真负责和对技术精益求精的职业素养。

第一节　解热镇痛抗炎药概述

情境导入

情境： 患者，男，40 岁，鼻塞、流鼻涕、咽痛 2 天，伴发热、乏力，测量体温 38.9℃，诊断：上呼吸道感染。

思考： 患者可以选用什么药物退热？用药时应注意哪些问题？

解热镇痛抗炎药是一类具有解热、镇痛且多数还具有抗炎、抗风湿作用的药物，又称为非甾体抗炎药（NSAIDs）。

解热镇痛抗炎药是一类对症治疗药物，通过抑制体内前列腺素合成酶（COX），减少中枢和外周局部组织前列腺素（PGs）的生物合成，从而发挥解热、镇痛和抗炎作用（图 16-1）。

一、解热作用

发热是由于各种外热原（如病原体及其内毒素等）进入机体，刺激中性粒细胞，产生并释放内热原，内热原作用于下丘脑体温调节中枢，使 PGs 合成与释放增多，体温调定点调高至 37℃ 以上，此时机体产热增加、散热减少，导致体温升高。

本类药抑制体温调节中枢 COX，减少 PGs 的合成，体温调定点恢复到正常水平，通过增加散热而使发热者体温下降至正常，对正常体温无影响。

图 16-1 膜磷脂和花生四烯酸的代谢途径和主要代谢产物的生物活性及抗炎药作用部位示意图

5-HPETE：5-氢过氧化二十碳四烯酸；PGI_2：前列环素；

PG：前列腺素；TXA_2：血栓素 A_2；LT：白三烯

知识拓展

发热处理

发热是机体的一种防御反应，并且热型是诊断疾病的重要依据。故对一般发热患者可不急于用解热药。但热度过高或持续低热可引起中枢神经系统功能紊乱，出现头痛、失眠、谵妄，甚至昏迷，小儿高热时易发生惊厥，严重者可危及生命。此时应及时解热，降低体温，减少高热引起的并发症。但本类解热药仅是对症治疗，应结合病因治疗。

二、镇痛作用

在组织损伤或炎症时，局部产生和释放某些致痛、致炎的活性物质如缓激肽、PGs、5-HT、组胺等。缓激肽等刺激末梢痛觉感受器引起疼痛；PGs 除了本身具有一定的致痛作用外，还能显著提高痛觉感受器对缓激肽等其他致痛物质的敏感性，具有痛觉增敏作用。解热镇痛抗炎药抑制 COX，减少炎症局部 PGs 的合成，发挥镇痛作用。

本类药镇痛作用部位主要在外周，镇痛强度中等，对慢性钝痛疗效好，对创伤性剧痛疗效差，对内脏绞痛无效。使用时不产生欣快感、无呼吸抑制、耐受性和依赖性等不良反应，故临床广泛应用。

三、抗炎抗风湿作用

炎症是一种复杂的、机体对外界伤害性刺激产生的保护性病理反应的过程。PGs 是参与炎症反应的重要活性物质，它能扩张局部血管，增加毛细血管通透性，引起局部充血、水肿和疼痛；还能协同增强其他致炎物质（如组胺、5-HT、缓激肽、白三烯等）的致炎作用，加重炎症反应。解热镇痛抗炎药能抑制外周炎症介质 PGs 的合成，显著减轻炎症反应红、肿、热、痛的症状，发挥抗炎抗风湿作用。但无对因治疗作用，不能阻止病程发展及并发症的发生。

本类药除对乙酰氨基酚外，均具有抗炎、抗风湿作用。

第二节　常用解热镇痛抗炎药

一、非选择性环氧酶抑制药

（一）水杨酸类

阿司匹林（乙酰水杨酸）

aspirin

知识链接

阿司匹林的发展历史

1838 年，从柳树皮提取出水杨酸；1860 年，Kolbe 首次合成水杨酸；1853 年，首次合成阿司匹林，1898 年，德国化学家 Felit Hoffmann 又进行了合成，并应用于临床。到目前为止，阿司匹林已应用百年，成为医药史上三大经典药物之一。

这些科学家们具备严谨的科学态度和追求探索的精神，克服种种困难，大胆创新。作为新时代医学生，应学习科学家刻苦钻研、精益求精的精神，努力提高专业知识和技能水平。

【体内过程】阿司匹林口服后，小部分在胃、大部分在小肠上部吸收，吸收快而完全。2 小时后血药浓度达峰值。在体内迅速水解为具有活性的代谢产物水杨酸。经肾排泄时酸性环境可促其重吸收，碱性环境可促其排泄。大剂量（$>1g/d$）时按恒量消除，$t_{1/2}$ 显著延长，应尽可能做血药浓度监测以防止中毒。过量中毒时，静滴 $NaHCO_3$ 碱化尿液可加速其排泄。

【药理作用及临床应用】

1. 抑制血小板聚集，防止血栓形成　血栓素 A_2（TXA_2）是血小板释放和聚集的诱导剂，而前列环素（PGI_2）是 TXA_2 的生理对抗剂，有抗血小板聚集作用。小剂量阿司匹林可选择性抑制血小板 COX，显著减少 TXA_2 合成，抑制血小板聚集，防止血栓形成；较大剂量时则抑制血管内皮上的 COX，减少 PGI_2 生成，促进凝血及血栓形成。因此临床常用小剂量阿司匹林（$50\sim100mg/d$）防治血栓栓塞性疾病，用于防治心肌梗死、预防脑血栓和防止术后血栓形成、动脉粥样硬化等，可降低心肌梗死的病死率和再梗死率。

2. 解热镇痛作用　中等剂量时（$0.9\sim1.8g/d$），有较强的解热、镇痛作用。用于感冒发热及慢性钝痛（如头痛、牙痛、肌肉痛、痛经、神经痛）。

3. 抗炎抗风湿作用　较大剂量时（$3\sim5g/d$），有显著的抗炎、抗风湿作用。急性风湿热患者用药后 $24\sim48$ 小时关节肿胀缓解，红、肿、痛症状减轻，退热，血沉下降。因疗效确切迅速，也作为急性风湿热的鉴别诊断。对类风湿关节炎可迅速镇痛、消退关节炎症、减轻关节损伤，是对症治疗的首选药。

4. 其他作用　大剂量阿司匹林可抑制尿酸重吸收、促进尿酸排泄，用于痛风的治疗。还能降低胆管内 pH，可用于治疗胆道蛔虫病。

【不良反应及用药注意】

1. 胃肠道反应　最常见胃肠道反应。口服本类药物对胃黏膜有直接刺激作用，再加上本类药物抑制 PGE_2 合成，使胃黏膜损伤，引起上腹部不适、疼痛、厌食、恶心、呕吐等，较大剂量或长期服用可诱发或加重胃炎、胃溃疡及不易察觉的胃出血（无痛性胃出血）。另外，血药浓度高时可兴奋延髓催吐化学感受区（CTZ），也是导致恶心及呕吐原因。采用饭后服药、服用肠溶片或同服适量抗酸药、胃黏膜保护药可避免或减轻以上反应。溃疡病患者禁用。

2. 凝血障碍　小剂量抑制血小板聚集，延长出血时间；大剂量（5g/d）或长期应用，可抑制凝血酶原形成，使得凝血时间延长引起凝血障碍，导致出血倾向。可用维生素 K 防治。有出血倾向者、严重肝损害、近期脑出血病史、低凝血酶原血症、维生素 K 缺乏和血友病禁用。术前一周应停用，产妇和妊娠期妇女禁用。

3. 水杨酸反应　即水杨酸急性中毒。剂量过大（5g/d）或对本药敏感者可致头痛、眩晕、恶心、呕吐、耳鸣、视力和听力减退等中毒症状，称为水杨酸反应，严重时可因过度呼吸引起酸碱平衡失调，甚至精神错乱、昏迷。一旦出现，应立即停药，静脉滴注碳酸氢钠碱化尿液加速药物排泄。

4. 过敏反应　少数患者可出现皮疹、荨麻疹、血管神经性水肿等皮肤黏膜过敏症状和过敏性休克等。某些有哮喘史患者服用阿司匹林后可诱发支气管哮喘，称"阿司匹林哮喘"，一旦出现，应立即停药，用糖皮质激素雾化吸入治疗。哮喘、鼻息肉、慢性荨麻疹患者禁用。

5. 瑞夷（Reye）综合征　患病毒性感染伴发热的儿童或青少年，如患流感、水痘、麻疹、流行性腮腺炎等使用本药退热时，有发生瑞夷综合征（急性肝脂肪变性－脑病综合征）的危险，以肝功能不全合并脑病为突出表现。在我国虽少见，但可致死。故儿童病毒性感染禁用阿司匹林退热。

【药物相互作用】　阿司匹林血浆蛋白结合率高，可从血浆蛋白结合部位置换出香豆素类抗凝血药、磺酰脲类降血糖药及甲氨蝶呤等药物，提高这些药物的游离浓度，增强其作用及毒性，易引起出血、低血糖等反应，应避免合用。合用氨茶碱及碳酸氢钠等碱性药物可降低本药疗效。因竞争肾小管分泌系统，与呋塞米、青霉素等药物合用时，可增加各自的游离血药浓度而增强毒性。与糖皮质激素合用，可加重溃疡病，诱发胃肠出血。

（二）苯胺类

对乙酰氨基酚（扑热息痛，醋氨酚）
acetaminophen，paracetamol

对乙酰氨基酚是非那西丁在体内的活性代谢产物。因非那西丁毒性大，已不单独使用，仅作为复方制剂的成分之一。口服吸收迅速完全，在肝代谢，经肾排泄。中间代谢物有肝毒性。

【药理作用及临床应用】

本药对中枢 COX 的抑制作用强，抑制 PGs 生成；抑制外周 COX 作用弱。故其解热作用较强而持久，作用强度与阿司匹林相似；镇痛作用较弱，不及阿司匹林；几乎无抗炎抗风湿作用。临床用于感冒发热及慢性钝痛，尤适用于对阿司匹林过敏或不能耐受患者。本药是许多感冒药的配伍成分，也是小儿退热首选。

【不良反应及用药注意】

治疗量不良反应少。因对胃肠道刺激性小，故胃肠道反应少，不引起胃肠出血，溃疡病患者可选用。偶见皮疹、药热等过敏反应。不引起凝血障碍。长期、过量（成人 10～15g）或伴肝功能不良者应用可致肝、肾损害。

（三）吡唑酮类

吡唑酮类包括安乃近（analgin）、氨基比林（aminopyrine）、保泰松（phenylbutazone）及其活性代谢产物羟基保泰松（oxyphenbutazone）等。安乃近为氨基比林的衍生物，二者均可引起致死性粒细胞减少。

保泰松、羟基保泰松
phenylbutazone；oxyphenbutazone

两药抗炎抗风湿作用较强，而解热、镇痛作用较弱。适用于治疗风湿性及类风湿关节炎、强直性脊柱炎，对急性进展期疗效较好。其中保泰松在较大剂量时能抑制肾小管对尿酸盐重吸收，促进尿酸排泄，可治疗急性痛风。

不良反应较多且严重，毒性较大，故不宜长期、大量使用。

非普拉宗
feprazone

非普拉宗为保泰松的衍生物，对胃黏膜刺激作用弱。口服吸收迅速，4～5小时血药浓度达高峰。抗炎镇痛作用强，临床用于治疗风湿性、类风湿关节炎，其疗效优于阿司匹林、保泰松、布洛芬等，对坐骨神经痛、肩周炎等有较好疗效。不良反应较保泰松明显减少，表现为食欲减退、恶心、呕吐、头痛、面部水肿等，偶见粒细胞减少、肝功能受损。

（四）抗炎有机酸类

吲哚美辛（消炎痛）
indomethacin

【药理作用及临床应用】为最强的非选择性COX抑制剂之一，有显著的解热、镇痛及抗炎抗风湿作用，对炎性疼痛效果明显。其中解热、镇痛作用强度与阿司匹林相似，抗炎抗风湿作用强度大于阿司匹林。

因不良反应多且严重，一般不用于解热镇痛，仅用于对其他药不能耐受或疗效不显著的风湿性及类风湿关节炎、强直性脊柱炎、骨关节炎、癌性发热及其他难以控制的发热。对非炎性疼痛无效。

【不良反应及用药注意】不良反应较多且严重，仅适于短期使用。

1. 胃肠道反应　食欲减退、恶心、腹痛、腹泻，诱发或加重溃疡，偶可引起穿孔、出血。宜饭后服用。

2. 中枢神经系统反应　头痛、眩晕，偶有精神失常、幻觉、精神症状。

3. 造血系统反应　偶有粒细胞减少、血小板减少、再生障碍性贫血。

4. 过敏反应　常见皮疹，严重者可引起哮喘。

妊娠期妇女、儿童、精神失常、溃疡病、癫痫、支气管哮喘者等慎用或禁用。

布洛芬、萘普生、酮洛芬
ibuprofen；naproxen；ketoprofen

三药为同类药，其作用及临床应用相似。均属强效非选择性COX抑制剂，具有较强的解热、镇痛和抗炎抗风湿作用，与阿司匹林相比较，萘普生较之强20倍，布洛芬与之相当。其中萘普生的 $t_{1/2}$ 较长，可达12～15小时。也有抗血小板作用。临床用于风湿性和类风湿关节炎、骨关节炎、强直性脊椎炎、肌腱炎，也用于一般的解热镇痛及痛经。对阿司匹林及吲哚美辛无效或不能耐受者，对本品常可耐受且有效。

不良反应较少，对胃肠道刺激小于阿司匹林及吲哚美辛，患者易耐受。但长期应用仍可引起胃出血及溃疡。偶见头痛、眩晕和视力障碍，一旦出现视力障碍应立即停药。

舒林酸
sulindac

非选择性 COX 抑制剂，作用与临床应用和吲哚美辛相似，作用强度不及后者，但强于阿司匹林。胃肠道等不良反应发生率也低于吲哚美辛。

甲芬那酸、氯芬那酸、双氯芬酸
mefenamicacid；clofenamicacid；diclofenac

均为同类非选择性 COX 抑制剂。具有显著的解热、镇痛、抗炎抗风湿作用；其抗炎作用强，以双氯芬酸为最强。临床主要治疗风湿性和类风湿关节炎、骨关节炎及中等程度疼痛。双氯芬酸不良反应较少，与阿司匹林相似，偶见白细胞减少，肝功能异常。甲芬那酸不良反应较多，临床较少使用。

吡罗昔康（炎痛喜康）、美洛昔康
piroxicam；meloxicam

属同类药，均为非选择性 COX 抑制剂，作用强而持久，半衰期长，剂量小。临床主要用于治疗风湿性和类风湿关节炎、骨关节炎、急性痛风及急性骨骼病等。不良反应较小，患者易耐受；但剂量过大或长期服用也可引起消化道出血、溃疡。

二、选择性环氧酶－2 抑制药

选择性环氧酶－2（COX－2）抑制药包括尼美舒利（nimesulide）和塞来昔布（celecoxib）等。本类药物选择性抑制 COX－2，抗炎作用强；治疗量时对体内 COX－1 影响小，故胃肠道不良反应的发生率较其他非选择性非甾体抗炎药低。临床常用于风湿性及类风湿关节炎、骨关节炎、牙痛、痛经和腰腿痛等的治疗。不良反应偶见胃肠道反应，轻微而短暂（表 16－1）。

表 16－1　COX－1 和 COX－2 的特性

	COX－1	COX－2
生成	固有的	需经诱导
功能	生理学：保护胃肠 调节血小板聚集（TXA$_2$） 调节外周血管阻力（PGI$_2$） 调节肾血流量（PGI、PGE）	生理学：妊娠时，PG 生成增加 病理学：生成蛋白酶、PGE$_2$ 及其他致炎介质，引起发热、疼痛和炎症
选择性抑制	吲哚美辛、阿司匹林、吡罗昔康、美洛昔康	尼美舒利、塞来昔布
非选择性抑制	萘普生、布洛芬、双氯芬酸钠	

三、解热镇痛抗炎药的复方制剂

目前临床常用的抗感冒药多为复方制剂，常将解热镇痛药和减充血药、镇咳药、抗组胺药、抗病毒药、中枢兴奋药等配伍。其中，对乙酰氨基酚、布洛芬具有解热镇痛作用；氯苯那敏、苯海拉明等抗组胺药竞争性阻断 H$_1$ 受体，减轻过敏症状，控制上呼吸道感染的卡他性炎症，缓解感冒引起的鼻痒、流涕、打喷嚏等类似过敏症状；伪麻黄碱激动呼吸道黏膜 α 受体，收缩上呼吸道黏膜血管，从而缓解鼻黏膜充血、鼻塞、流涕等症状；右美沙芬是中枢性镇咳药，用于感冒等引起的咳嗽；咖啡因能收缩头痛时扩张的脑血管，有助于缓解头痛；金刚烷胺具有抗病毒作用。针对感冒的不同症状选择不同组方抗的感冒药复方制剂（表 16－2）。

表 16 – 2　常用解热镇痛药的复方制剂（含量/g）

药物制剂	对乙酰氨基酚	氯苯那敏	苯海拉明	伪麻黄碱	右美沙芬	咖啡因	金刚烷胺	人工牛黄
白加黑感冒片	白：0.325		0.025	0.03	0.015			
	黑：0.325			0.03	0.015			
泰诺片剂	0.325	0.002		0.03	0.015			
速效伤风胶囊	0.25	0.0025				0.015		0.01
快克胶囊	0.25	0.002				0.015	0.1	0.01

第三节　抗痛风药

　　痛风是体内嘌呤代谢紊乱引起的一种代谢性疾病，主要表现为高尿酸血症及痛风性关节炎。痛风的急性发作是尿酸盐在关节及关节周围组织以结晶形式沉积引起的急性炎症反应，表现为关节液和关节滑膜的中性白细胞趋化、聚集并吞噬尿酸盐，同时释放一些炎性介质所致的关节炎。抗痛风药主要有三类：抑制炎症反应药、抑制尿酸生成药、促进尿酸排泄药。

一、抑制炎症反应药

秋水仙碱
colchicine

　　【体内过程】 秋水仙碱口服易吸收，0.5～2 小时血药浓度达峰值，在肝内代谢，经胆汁及肾脏排泄。

　　【药理作用及临床应用】 秋水仙碱与中性白细胞微管蛋白的亚单位结合，改变细胞膜功能，从而抑制白细胞的趋化、黏附和吞噬作用；抑制磷脂酶 A_2，减少单核细胞和中性粒细胞释放前列腺素和白三烯；抑制局部细胞产生白细胞介素 – 6 等，从而缓解关节局部红、肿、热、痛等炎症反应。秋水仙碱不影响尿酸盐的生成、溶解及排泄，因此无降低血尿酸的作用。

　　主要用于痛风性关节炎的急性发作，预防复发性痛风性关节炎的急性发作。急性痛风口服后12～24 小时起效，90% 的患者服药后 24～48 小时疼痛消失，疗效持续 48～72 小时。对其他类型关节炎和疼痛无效，对慢性痛风无效。

　　【不良反应及用药注意】 不良反应与剂量大小有明显相关性，口服较静脉注射安全性高。

　　1. 胃肠道反应　发生率可达80%，常见腹痛、腹泻、食欲不振、呕吐，严重者可造成电解质紊乱及脱水等。长期服用可致严重的胃肠出血或吸收不良综合征。

　　2. 神经系统反应　可致肌肉、周围神经病变，表现为麻木、刺痛、肌无力，血清肌磷酸激酶增高等。

　　3. 其他　可见血小板减少、中性粒细胞减少、再生障碍性贫血等，少尿、血尿、皮疹、发热、脱发，甚至抽搐、意识障碍等，多见于静脉用药及老年人。有严重不良反应者需立即停药，对症治疗。

　　骨髓增生低下、肝肾功能不全者、妊娠期妇女及 2 岁以下儿童禁用。老年人慎用。

二、抑制尿酸生成药

别嘌醇（别嘌呤醇）
allopurinol

【体内过程】口服易吸收，2~6 小时血药浓度达峰值，$t_{1/2}$ 为 1~3 小时，经肝代谢，约 70% 代谢为有活性的氧嘌呤醇，主要以代谢物和少量原形经肾排泄。口服 24 小时后血尿酸浓度开始下降，2~4 周时下降最明显。

【药理作用及临床应用】别嘌醇抑制黄嘌呤氧化酶，使次黄嘌呤及黄嘌呤不能转化为尿酸，尿酸合成减少，使血中尿酸浓度降低，减少尿酸盐在骨、关节及肾脏的沉着，使痛风症状得以缓解。

临床主要用于治疗高尿酸血症、慢性原发性或继发性痛风及痛风性肾病。

【不良反应及用药注意】

1. 个别患者可出现皮疹、腹痛、腹泻、低热、暂时性氨基转移酶升高。停药或者给予相应的治疗一般可恢复。

2. 可引起过敏性肝坏死、肝肉芽肿形成伴胆囊炎、胆管周围炎、剥脱性皮炎等，常见于用药 3~4 周，应予注意。可致血液系统异常和骨髓抑制。

3. 服药期间应多饮水，并使尿液呈中性或碱性，以利于尿酸排泄。肾功能不全者可致药物体内蓄积，肝功能不全者及老年人慎用。

【药物相互作用】别嘌醇使硫唑嘌呤、6 - 巯基嘌呤代谢减慢，毒性增加，合用时应减少后二者的用量。与氯化钙、维生素 C、磷酸钾（钠）合用时，可增加肾脏黄嘌呤结石的形成。与环磷酰胺合用时可致骨髓抑制不良反应增强。与氨苄西林合用时可增加皮疹的发生率。

非布司他
febuxostat

【药理作用及临床应用】非布司他为 2 - 芳基噻唑衍生物，是一种黄嘌呤氧化酶抑制剂，通过抑制尿酸合成降低血清尿酸浓度。非布司他常规治疗浓度下不会抑制其他参与嘌呤和嘧啶合成与代谢的酶。

临床上适用于痛风患者高尿酸血症的长期治疗。不推荐用于无临床症状的高尿酸血症。

【不良反应及用药注意】

1. 常见不良反应有肝功能异常、恶心、关节痛、皮疹等。

2. 正在服用硫唑嘌呤、巯嘌呤或胆茶碱的患者禁用本品。

3. 开始应用本品治疗后，可观察到痛风发作增加。原因是血清尿酸水平改变，导致沉积的尿酸盐活动。为预防本品给药时发生痛风发作，推荐同时给非甾体抗炎药或秋水仙碱。

三、促进尿酸排泄药

丙磺舒
probenecid

【体内过程】口服易吸收，2~4 小时血药浓度达峰值，$t_{1/2}$ 随用药剂量不同而改变，口服 0.5g 时 $t_{1/2}$ 为 3~8 小时，口服 2g 时 $t_{1/2}$ 为 6~12 小时。在肝内代谢为羧基化代谢物及羟基化合物，均具有促进尿酸排泄的活性。代谢物主要经肾排出。

【药理作用及临床应用】丙磺舒通过竞争性抑制肾小管对尿酸的重吸收，增加尿酸的排泄而降低血中尿酸浓度，可缓解和防止尿酸盐结晶的形成，减轻关节损伤；也可促进已形成的尿酸盐溶解。

临床上主要用于慢性痛风的治疗。因无抗炎和镇痛作用，不适合急性痛风的治疗。

【不良反应及用药注意】

1. 少数患者可见恶心、呕吐等胃肠道反应，皮疹，发热，偶见白细胞减少、肾病综合征、骨髓抑制及肝坏死等不良反应。

2. 用药初期，由于尿酸盐从关节移出，可使痛风发作加重。用药期间注意多饮水，每天不少于2500ml，并加服碳酸氢钠，以促进尿酸排泄，防止尿酸盐在泌尿道沉积形成结石。

3. 痛风发作急性期、对磺胺药过敏、肾功能不全、消化性溃疡、2岁以下儿童禁用。

【药物相互作用】 不宜与别嘌醇、氢氯噻嗪、阿司匹林、吲哚美辛、萘普生、青霉素、头孢菌素、磺胺类药、甲氨蝶呤及口服降糖药等同服，因丙磺舒可抑制这些药物的肾小管排泄，作用增强或毒性增加。

苯溴马隆
benzbromarone，苯溴香豆素

【体内过程】 口服易吸收，其代谢产物为有效型，服药后24小时血中尿酸浓度为服药前的66.5%，在肝内去溴离子后，从胆汁排出。

【药理作用及临床应用】 为强力促尿酸排泄药，抑制肾小管对尿酸的重吸收，从而促进尿酸排泄。

临床上适用于反复发作的痛风性关节炎伴高尿酸血症及痛风石治疗。

【不良反应及用药注意】 可见胃肠道反应、肾绞痛及激发急性关节炎发作。偶见粒细胞减少。服药期间应保证每日2000ml饮水量或碱化尿液。服药期间如有痛风性关节炎急性发作，可加用非甾体抗炎药。

✍ 岗赛证聚焦

1. 阿司匹林引起的凝血障碍用维生素K防治；阿司匹林过量中毒常用静脉滴注碳酸氢钠碱化尿液加速药物排泄。

2. 对乙酰氨基酚几乎无抗炎抗风湿作用；溃疡病患者可选用对乙酰氨基酚解热。

3. 各期痛风患者药物选用。

📖 目标检测

答案解析

一、最佳选择题（每题备选项中只有一个最佳答案）

1. 下列宜选用塞来昔布治疗的疾病是（　　）
   A. 骨关节炎　　　　　　　B. 痛风　　　　　　　　C. 胃溃疡
   D. 支气管哮喘　　　　　　E. 肾绞痛

2. 下列属于阿司匹林不良反应的是（　　）
   A. 嗜睡　　　　　　　　　B. 心动过速　　　　　　C. 呼吸抑制
   D. 凝血障碍　　　　　　　E. 戒断症状

3. 治疗风湿性关节炎宜选用（　　）
   A. 对乙酰氨基酚　　　　　B. 奎尼丁　　　　　　　C. 美沙酮
   D. 氯氮平　　　　　　　　E. 布洛芬

4. 解热镇痛药的解热特点是（　　）

    A. 使发热患者的体温降至正常水平以下

    B. 使正常人的体温降至正常水平以下

    C. 使发热患者的体温降至正常

    D. 配合物理降温可使体温降至正常水平以下

    E. 体温随环境温度变化而变化

5. 下列哪种药物几乎无抗炎作用（　　）

    A. 吲哚美辛　　　　　　　　B. 阿司匹林　　　　　　　　C. 吡罗昔康

    D. 对乙酰氨基酚　　　　　　E. 布洛芬

6. 大剂量阿司匹林可用于治疗（　　）

    A. 预防心肌梗死　　　　　　B. 预防脑血栓形成　　　　　C. 手术后的血栓形成

    D. 风湿性关节炎　　　　　　E. 头痛

7. 阿司匹林不具有下列哪项不良反应（　　）

    A. 胃肠道反应　　　　　　　B. 过敏反应　　　　　　　　C. 水杨酸样反应

    D. 水钠潴留　　　　　　　　E. 诱发哮喘

8. 阿司匹林不宜用于（　　）

    A. 预防血栓形成　　　　　　B. 治疗风湿性关节炎　　　　C. 治疗慢性钝痛

    D. 治疗胃肠绞痛　　　　　　E. 轻度癌痛

9. 有关对乙酰氨基酚的叙述，错误的是（　　）

    A. 无成瘾性　　　　　　　　　　　　B. 有抗炎抗风湿作用

    C. 抑制 PG 合成产生镇痛作用　　　　D. 不抑制呼吸

    E. 退热

10. 阿司匹林不适用于（　　）

    A. 神经痛　　　　　　　　　B. 月经痛　　　　　　　　　C. 支气管哮喘

    D. 预防脑血栓　　　　　　　E. 发热

11. 以下抗痛风药物中，最适宜痛风急性发作期应用的是（　　）

    A. 别嘌醇　　　　　　　　　B. 丙磺舒　　　　　　　　　C. 苯溴马隆

    D. 秋水仙碱　　　　　　　　E. 阿司匹林

12. 抑制尿酸生成的药物是（　　）

    A. 布洛芬　　　　　　　　　B. 丙磺舒　　　　　　　　　C. 苯溴马隆

    D. 秋水仙碱　　　　　　　　E. 别嘌醇

二、配伍选择题（每组若干题，每组题均对应同一组备选项，每题只有一个正确答案。每个备
    选项可重复选用，也可不选用）

［13～16］

    A. 对乙酰氨基酚　　　　　　B. 吡罗昔康　　　　　　　　C. 尼美舒利

    D. 双氯芬酸　　　　　　　　E. 阿司匹林

13. 选择性抑制 COX－2 的药物是（　　）

14. 小剂量抑制血小板中的 COX－1，防止血栓形成的药物是（　　）

15. 小儿退热的首选药物是（　　）

16. 治疗类风湿关节炎，不能选用的药物是（　　）

三、多项选择题（每题的备选项中有两个或两个以上正确答案）

17. 阿司匹林的不良反应有（ ）

    A. 恶心、呕吐　　　　　　　B. 水杨酸反应　　　　　　　C. 阿司匹林哮喘

    D. 出血　　　　　　　　　　E. 骨髓抑制

18. 下列解热镇痛抗炎药中，属于选择性诱导型环氧酶抑制药的有（ ）

    A. 尼美舒利　　　　　　　　B. 阿司匹林　　　　　　　　C. 吡罗昔康

    D. 塞来昔布　　　　　　　　E. 吲哚美辛

19. 痛风急性发作期禁用的药物有（ ）

    A. 秋水仙碱　　　　　　　　B. 别嘌醇　　　　　　　　　C. 丙磺舒

    D. 苯溴马隆　　　　　　　　E. 泼尼松

20. 促进尿酸排泄的药物是（ ）

    A. 布洛芬　　　　　　　　　B. 丙磺舒　　　　　　　　　C. 苯溴马隆

    D. 秋水仙碱　　　　　　　　E. 糖皮质激素

四、思考题

21. 试述不同剂量下阿司匹林的作用、临床应用。

22. 说出阿司匹林的不良反应及用药注意事项。

23. 比较吗啡和阿司匹林镇痛作用方面的差异。

24. 比较氯丙嗪与阿司匹林降温作用的异同点。

（陈淑瑜）

书网融合……

重点小结　　　　　　微课　　　　　　习题

第十七章　中枢兴奋药及促大脑功能恢复药

PPT

知识目标：通过本章的学习，识记咖啡因、尼可刹米、洛贝林药理作用、临床应用及不良反应；认识其他中枢兴奋药和促大脑功能恢复药的药理作用和临床应用。

能力目标：能分析、审核涉及中枢兴奋药及促大脑功能恢复药处方的合理性；具备提供中枢兴奋药及促大脑功能恢复药的用药指导、用药咨询服务的能力。

素质目标：以辩证思维体会人体机能的多变性，理解精准用药的重要意义，培养医者仁心、关爱患者的精神，树立救死扶伤的观念。

情境导入

情境：患者，男，65 岁，因"煤炉取暖，昏迷"，被急送医院抢救，急诊时处于昏迷状态，诊断为：一氧化碳中毒。

思考：抢救时应选择什么药物？

第一节　中枢兴奋药

中枢兴奋药是一类能选择性地兴奋中枢神经系统的药物。根据其主要作用部位和功能分为两类：①主要兴奋大脑皮层的药物，如咖啡因等。②主要兴奋延髓呼吸中枢的药物，如尼可刹米等。

此类药物的作用具有相对选择性，小剂量时作用选择性强，随剂量增加，作用强度增强且作用范围扩大，可引起中枢神经系统广泛兴奋，甚至导致惊厥。此类药物临床主要用于抢救危重疾病或药物中毒等各种原因所致的呼吸抑制或呼吸衰竭。

一、主要兴奋大脑皮层的药物

咖啡因

caffeine

咖啡因是从咖啡豆、可可豆和茶叶中提取的主要生物碱，现已人工合成。

【药理作用及临床应用】

1. 中枢神经系统作用　对中枢神经系统的兴奋作用的强度和范围与剂量有关：①小剂量（50 ~ 200mg）能选择性兴奋大脑皮层，可振奋精神、提神醒脑、活跃思维、消除瞌睡、减少疲劳、提高精神、促进工作效率。②较大剂量（200 ~ 500mg）则可直接兴奋延髓呼吸中枢和血管运动中枢，提高呼吸中枢对 CO_2 的敏感性，使呼吸加深加快，血压升高，临床用于解救严重传染病或中枢抑制药过量引起的呼吸抑制和循环衰竭。③过量中毒时因兴奋脊髓可引起中枢神经系统广泛而强烈兴奋，可致惊厥。

2. 心血管系统作用　本药对中枢及外周血管具有双重作用，在外周可直接兴奋心脏、扩张血管。

在中枢可兴奋血管运动中枢，收缩脑血管，减小脑血管搏动的幅度，缓解因脑血管扩张所致搏动性头痛症状；配伍麦角胺制成麦角胺咖啡因，主要治疗偏头痛；配伍解热镇痛抗炎药治疗一般性头痛。

3. 其他作用　具有舒张支气管、胆道及胃肠等平滑肌的作用；利尿作用；促进胃酸和胃蛋白酶分泌等作用，消化性溃疡患者不宜久用。

【不良反应及用药注意】治疗量时不良反应较少，过量可致中枢神经系统过度兴奋而致激动、不安、失眠、头痛、心悸、甚至惊厥。婴幼儿因神经系统功能调节较差，高热时易发生惊厥，故应选用不含咖啡因的复方制剂。咖啡因属第二类精神药品，可产生耐受性和药物依赖性。

哌甲酯（利他林）
methylphenidate

中枢兴奋作用温和，治疗量能改善精神活动，消除疲劳，振奋精神；较大剂量能兴奋呼吸中枢，过量可致惊厥。临床上用于巴比妥类及其他中枢抑制药过量中毒引起的中枢抑制，也可用于轻度抑郁症、小儿遗尿症及儿童多动症。

治疗量时不良反应较少，偶有食欲不振、口干、精神抑郁或焦虑、失眠、心悸等。大剂量可使血压升高而致眩晕、头痛等，心悸、共济失调，甚至惊厥，久用有耐受性和依赖性。小儿长期应用影响其生长发育。

二、兴奋延髓呼吸中枢药物

尼可刹米（可拉明）
nikethamide

【药理作用及临床应用】治疗量时直接兴奋延髓呼吸中枢，也可通过刺激颈动脉体和主动脉体的化学感受器，反射性兴奋呼吸中枢，提高呼吸中枢对 CO_2 的敏感性，使呼吸加深加快。对大脑皮质、血管运动中枢和脊髓的兴奋作用较弱。本药作用温和，安全范围较大，维持时间短，故需间歇多次给药。

临床用于各种原因所致的中枢性呼吸抑制，对吗啡过量引起的呼吸抑制解救效果较好。

【不良反应及用药注意】治疗量不良反应少，安全范围较大。反复或大剂量给药可引起血压升高、心动过速、出汗、呕吐、肌肉震颤等。中毒时可出现惊厥。

二甲弗林（回苏灵）
dimefline

直接兴奋延髓呼吸中枢，使呼吸加深加快。本品起效快、作用强（比尼可刹米强 100 倍）、维持时间短。临床用于治疗各种原因引起的中枢性呼吸抑制，对肺性脑病有较好的促苏醒作用。安全范围小，过量易致惊厥，小儿尤易发生。

洛贝林（山梗菜碱）
lobeline

本药通过刺激颈动脉体和主动脉体的化学感受器，反射性兴奋呼吸中枢。作用快、弱而短暂，仅维持数分钟。临床常用于新生儿窒息、小儿感染性疾病引起的呼吸衰竭及 CO 中毒。安全范围大，不易引起惊厥。剂量较大时，可兴奋迷走中枢而致心动过缓、传导阻滞、恶心、呕吐，过量时，可兴奋交感神经节及肾上腺髓质而致心动过速，甚至惊厥。

贝美格（美解眠）

bemegride

直接兴奋延髓呼吸中枢，作用迅速而短暂，安全范围较小。主要用于巴比妥类等中枢抑制药中毒的辅助解救药物。用量过大或静脉注射过快可致惊厥。

多沙普仑

doxapram

作用机制、维持时间与尼可刹米相似，但作用强度和安全范围均较大，疗效优于其他呼吸兴奋药。临床用于麻醉药及中枢抑制药引起的呼吸抑制、慢性阻塞性肺疾患所发生的呼吸衰竭的辅助治疗。主要不良反应有心率加快、血压升高、恶心、呕吐、呼吸困难。过量可致心律失常、震颤、精神障碍，甚至惊厥。

> **知识链接**
>
>
>
> **"聪明药"莫达非尼，何以被重点监测**
>
>
>
> 国家药监局、国家卫生健康委印发《关于加强依托咪酯和莫达非尼药品管理的通知》，明确提出各级药品监管部门和卫生健康部门"应当将莫达非尼作为药物滥用监测的重点品种，密切关注其滥用变化情况，如发现滥用情况及时报告，必要时采取进一步强化监管的措施。"
>
> 莫达非尼为第二类精神药品，是一种觉醒促进剂，主要用于治疗嗜睡症。同时，其具有潜在的成瘾性与依赖性，滥用可导致情绪不稳、抑郁、狂躁、焦虑等精神症状。不法分子将其包装成"聪明药"贩卖，社会危害严重。
>
> 药学工作者要严格遵守法律法规，规范管理、合理应用这类药物，保障患者的用药安全，防止滥用。同学们从学生时代起就要密切关注社会问题，培养社会责任感。

第二节　促大脑功能恢复药

促大脑功能恢复药又称改善脑代谢药，临床主要用于各种原因所致的儿童脑发育不全、老年人脑功能退化及颅脑损伤后遗症，如记忆与思维功能减退、意识障碍等。

吡拉西坦（脑复康）

piracetam

直接作用于大脑皮质，促进大脑对氨基酸和磷脂的吸收，促进蛋白质的合成及对葡萄糖的利用，使 ATP 的合成增加；增加脑血流量，保护缺氧脑细胞免受损伤，提高记忆力，具有激活、保护、修复脑细胞的作用。临床用于阿尔茨海默病、脑动脉硬化、脑外伤等所致的记忆与思维功能减退等后遗症、药物及一氧化碳中毒所致的思维障碍，也用于治疗儿童智力低下。

胞磷胆碱（胞二磷胆碱）

citicoline

促进脑细胞内卵磷脂的生物合成，增加脑组织血流量，增加脑损伤部位对氧的摄入和利用，促进脑功能恢复和苏醒。临床用于急性颅脑外伤、脑手术后和脑梗死急性期的意识障碍。

甲氯芬酯（氯酯醒）
meclofenoxate

　　主要兴奋大脑皮层，促进脑细胞的氧化还原代谢，增加葡萄糖的利用，调节细胞代谢，对处于抑制状态的中枢神经系统有兴奋作用。作用缓慢，需反复用药。临床用于颅脑外伤性昏迷、脑动脉硬化、酒精、新生儿缺氧症等所致的意识障碍、小儿遗尿症、阿尔茨海默病等。

岗赛证聚焦

1. 新生儿窒息抢救选用洛贝林。
2. 吗啡过量引起的呼吸抑制选用尼可刹米解救。
3. 巴比妥类中毒引起的呼吸抑制可用咖啡因解救。

目标检测

答案解析

一、最佳选择题（每题备选项中只有一个最佳答案）

1. 用于各种原因所致的中枢性呼吸抑制的急救药是（　　）
   A. 咖啡因　　　　　　　　B. 尼可刹米　　　　　　　C. 二甲弗林
   D. 哌甲酯　　　　　　　　E. 洛贝林

2. 中枢兴奋药过量使用出现的严重反应是（　　）
   A. 血压骤升　　　　　　　B. 脑出血　　　　　　　　C. 心律失常
   D. 惊厥　　　　　　　　　E. 肌颤

3. 抢救吗啡急性中毒引起的呼吸抑制，首选的中枢兴奋药是（　　）
   A. 咖啡因　　　　　　　　B. 二甲弗林　　　　　　　C. 尼可刹米
   D. 哌甲酯　　　　　　　　E. 洛贝林

4. 新生儿窒息首选（　　）
   A. 洛贝林　　　　　　　　B. 二甲弗林　　　　　　　C. 尼可刹米
   D. 咖啡因　　　　　　　　E. 哌甲酯

5. 患儿，男，8 月龄，入院见面色潮红、口唇樱桃红色，脉快，昏迷，问诊家人答用煤炉采暖，诊断为 CO 中毒。以下药物可首选的是（　　）
   A. 尼可刹米　　　　　　　B. 贝美格　　　　　　　　C. 二甲弗林
   D. 洛贝林　　　　　　　　E. 咖啡因

二、配伍选择题（每组若干题，每组题均对应同一组备选项，每题只有一个正确答案。每个备选项可重复选用，也可不选用）

[6～10]
   A. 咖啡因　　　　　　　　B. 尼可刹米　　　　　　　C. 洛贝林
   D. 哌甲酯　　　　　　　　E. 吡拉西坦

6. 可用于小儿遗尿症的药物是（　　）

7. 可缓解头痛的药物是（　　）

8. 镇静催眠药中毒选用的呼吸兴奋药是（　　）

9. 解救 CO 中毒的药物是（　　）

10. 治疗阿尔茨海默病的药物是（　　）

三、多项选择题（每题的备选项中有两个或两个以上正确答案）

11. 对咖啡因的叙述，正确的是（　　）

　　A. 小剂量作用部位在大脑皮质　　　　　　B. 较大剂量可直接兴奋延髓呼吸中枢

　　C. 中毒剂量时可兴奋脊髓　　　　　　　　D. 直接兴奋心脏，扩张外周血管

　　E. 收缩支气管平滑肌

12. 哌甲酯的临床应用有（　　）

　　A. 新生儿窒息　　　　　　B. 肺性脑病　　　　　　C. 儿童多动症

　　D. 小儿遗尿症　　　　　　E. 轻度抑郁症

四、思考题

13. 试述咖啡因的作用、临床应用及不良反应。

（陈淑瑜）

书网融合……

重点小结　　　　　　微课　　　　　　习题

第十八章 抗高血压药

学习目标

知识目标：通过本章的学习，学会一线抗高血压药的作用机制、特点、临床应用和不良反应；识记抗高血压药的分类及各类代表药；知晓抗高血压药的合理用药原则；认识其他类抗高血压药的作用特点和应用。

能力目标：能准确判定抗高血压药使用是否合理，正确选用抗高血压药；具备对常见抗高血压药开展用药咨询和健康宣教的能力。

素质目标：树立科学严谨的工作作风和勇于探索的科学精神，养成关心爱护患者、安全合理用药的职业素养。

情境导入

情境：患者，男，50岁，自述头晕、头痛2年，常在劳累或生气后加重，休息后则好转，近1个月明显加重。发病以来无心悸、气短和心前区痛，进食、睡眠可，大小便正常，体重无明显变化。既往体健，无高血压、糖尿病和心、肾、脑疾病史。吸烟25年，嗜酒，父亲有高血压病史。检查血压152/98mmHg，其余检查未见异常。诊断：高血压病，1级。

思考：对该患者可以采取什么治疗方案？首选药物有哪些？

高血压是临床常见的慢性心血管疾病，是指在未使用抗高血压药的情况下，成人非同日3次测量血压，收缩压≥140mmHg和（或）舒张压≥90mmHg。绝大部分高血压的病因不明，称为原发性高血压或高血压病，尚无法根治；5%~10%的高血压继发于某些疾病，称为继发性高血压，如嗜铬细胞瘤、肾血管性高血压等。长期高血压是心脑血管疾病最主要的危险因素，其脑卒中、心肌梗死、心力衰竭及慢性肾脏病等主要并发症的致残、致死率高，严重危害人类健康。抗高血压药又称降压药，合理使用药物控制血压水平，可以有效减少心、脑、肾等并发症发生，提高生活质量，降低死亡风险。

第一节 抗高血压药的分类

人体血压主要受交感神经系统、肾素－血管紧张素－醛固酮系统和血容量的调节。抗高血压药通过作用于其中一个或多个环节而发挥作用，其种类繁多，根据药物作用的部位及机制可以分为五大类（表18-1）。其中疗效确切，不良反应较轻，不易耐受，长期应用能保持疗效的一些药物在临床上作为常用药物，又称为一线抗高血压药，主要有利尿药、钙通道阻滞药、血管紧张素转换酶抑制剂、血管紧张素Ⅱ受体阻断药和β受体阻断药。其他药物作为二线用药，或用于治疗较重及特殊型的高血压，一些药物如神经节阻断药、去甲肾上腺素能神经末梢阻滞药等，目前临床已很少使用。

表 18-1　抗高血压药的分类

类别	代表药物
一、利尿药	
1. 噻嗪类等利尿药	氢氯噻嗪、氯噻酮、吲哒帕胺
2. 袢利尿药	呋塞米、布美他尼
3. 保钾利尿药	螺内酯、氨苯蝶啶
二、钙通道阻滞药	硝苯地平、尼群地平、氨氯地平
三、肾素-血管紧张素系统抑制药	
1. 血管紧张素转化酶抑制药	卡托普利、依那普利、贝那普利
2. 血管紧张素Ⅱ受体阻断药	氯沙坦、缬沙坦、替米沙坦
3. 肾素抑制药	阿利吉仑
四、交感神经抑制药	
1. 肾上腺素受体阻断药	
（1）α_1受体阻断药	哌唑嗪、特拉唑嗪、多沙唑嗪
（2）β受体阻断药	普萘洛尔、美托洛尔、阿替洛尔
（3）α、β受体阻断药	拉贝洛尔、卡维地洛
2. 中枢性降压药	可乐定、甲基多巴、莫索尼定
3. 神经节阻断药	樟磺咪芬、美加明
4. 去甲肾上腺素能神经末梢阻滞药	利血平、胍乙啶
五、血管扩张药	
1. 直接舒张血管药物	肼屈嗪、硝普钠
2. 钾通道开放药	二氮嗪、吡那地尔、米诺地尔
六、其他	酮色林、波生坦、西氯他宁

第二节　常用抗高血压药

一、利尿药

利尿药不仅能降低血压，还能消除水钠潴留，增强其他药物的降压作用，为降血压的基础药物。根据其效能分为高、中、低效三类，目前临床常用的是中效能的噻嗪类利尿药，详见第二十三章利尿药和脱水药。

氢氯噻嗪

hydrochlorothiazide

【药理作用】降压作用缓慢、温和、持久，无明显耐受，一般用药 2~4 周达到最大疗效。用药早期通过排钠利尿降低血容量和心输出量，使血压下降；长期用药，则通过排 Na^+ 使细胞内 Na^+ 浓度降低，再通过 $Na^+ - Ca^{2+}$ 交换，使血管平滑肌细胞 Ca^{2+} 浓度降低，血管舒张而降压。

【临床应用】可作为首选药单独用于轻度高血压，或与其他降压药联合应用治疗各类高血压。对老年性高血压、单纯性收缩期高血压和伴有心功能不全的患者效果较好。高血糖、高脂血症和高尿酸血症患者不宜使用，效果不理想时可合用其他降压药。

> **知识拓展**
>
> **高血压发病的主要危险因素**
>
> 1. 高血压家族史、缺乏体力活动。
>
> 2. 年龄，平均血压随着年龄增长而增高。
>
> 3. 超重和肥胖、身体脂肪含量与血压水平呈正相关。
>
> 4. 过量饮酒、吸烟。
>
> 5. 高钠、低钾膳食，钠盐摄入量与血压水平、高血压患病率等呈正相关，而钾盐摄入量与血压水平呈负相关。
>
> 6. 长期精神过度紧张。

【不良反应及用药注意】长期使用可导致低钾血症、低钠血症、低镁血症、低氯碱血症、高血糖、高脂血症、高尿酸血症等。用药期间定期监测血电解质水平，注意补钾。糖尿病、痛风、肾功能低下患者慎用。用于降压的其他利尿药，见表18-2。

表18-2　其他用于降压的利尿药

药物	作用特点	临床应用	不良反应及注意事项
吲达帕胺	利尿和钙拮抗双重作用，长效、强效，对血糖和血脂无明显影响	用于轻、中度高血压，伴有水肿、高脂血症者更适宜	长期应用可导致低钾血症，严重肝、肾功能不全者慎用
呋塞米 布美他尼	高效能利尿药	用于高血压危象，有氮质血症的肾功能不全高血压患者	不良反应见第二十三章
螺内酯 氨苯蝶啶	低效能、保钾利尿药	用于醛固酮增加引起高血压，与排钾利尿药合用	不良反应见第二十三章，服用钾盐或肾功能不全者禁用

二、钙通道阻滞药

钙通道阻滞药（calcium channel blockers，CCB）又称钙拮抗药，通过选择性阻断细胞膜 Ca^{2+} 通道，抑制细胞外 Ca^{2+} 内流，降低细胞内 Ca^{2+} 浓度而发挥作用。利用其对血管平滑肌及心肌的抑制作用，临床上常治疗心绞痛、高血压、心律失常、脑血管疾病等。根据化学结构分为二氢吡啶类和非二氢吡啶类。二氢吡啶类药物如硝苯地平（nifedipine）、尼群地平（nitrendipine）、氨氯地平（amlodipine）、尼莫地平（nimodipine）等对血管平滑肌选择性强，可用于高血压及脑血管病的治疗；非二氢吡啶类如维拉帕米（verapamil）、地尔硫䓬（diltiazem）等对血管和心脏都有作用，主要用于治疗心绞痛和心律失常。

硝苯地平
nifedipine

【体内过程】口服易吸收，生物利用度约65%，口服10分钟起效，1~2小时达最大效应，维持6~7小时；缓释片达峰时间持续2.5~5小时，作用维持12小时；控释片血药浓度保持平稳，作用维持24小时以上。主要经肝脏代谢，代谢产物及少量原形药物经肾排泄。

【药理作用】降压作用快而强，对各型高血压都有降压作用，但对正常血压无明显影响。其阻断血管平滑肌 L 型钙通道，使血管扩张，血压下降。降压时不引起水钠潴留，不减少心脑肾等重要器官的血供，对血糖、血脂无不良影响。但可引起反射性心率加快、心输出量增加、血浆肾素水平升高，合用 β 受体阻断药可抵消此反应而增强降压效果。

【临床应用】 用于治疗轻、中、重度高血压，可单用或与其他药物联合使用。目前多用缓释或控释片。亦适用于伴有心绞痛、肾脏疾病、糖尿病、哮喘、高脂血症的高血压患者。

【不良反应及用药注意】 常见不良反应有心率加快、脸部潮红、头晕、头痛、踝部水肿、一过性低血压等。严重主动脉狭窄、低血压、肝肾功能不全者禁用。哺乳妇女应停药或停止哺乳。长期给药不宜骤停，以防反跳现象出现。

尼群地平
nitrendipine

作用与硝苯地平相似，舒张血管和降压作用较强，维持时间长。反射性心率加快等不良反应较少。适用于各型高血压及冠心病。严重主动脉狭窄禁用，肝功能不全者慎用或减量使用。

氨氯地平
amlodipine

氨氯地平为长效钙通道阻滞药，口服吸收缓慢，$t_{1/2}$ 约 30 小时。作用与硝苯地平相似，但血管选择作用更强，对心脏无明显影响。本药起效慢，作用持久，一日口服一次即可，不升高交感神经活性。用于治疗高血压及心绞痛。不良反应发生率较低，严重主动脉狭窄、低血压、肝肾功能不全者禁用。

> **知识拓展**
>
> #### 高血压的生活方式干预
>
> 对于高血压风险分层为低危或中危的初诊患者，可先不用药物治疗，而采取生活方式干预措施：低盐饮食（每日钠盐摄入少于 6g）、控制体重、禁烟限酒、体育运动、保持心理平衡等，并监测血压及其他危险因素 1~3 个月，若血压未能控制即开始药物治疗。

三、血管紧张素转化酶抑制药

肾素 – 血管紧张素系统 – 醛固酮系统（renin – angiotensin – aldosterone system，RAAS）在高血压发病过程中起着重要作用。血管紧张素原在肾素的作用下水解成血管紧张素 I（Ang I），Ang I 在血管紧张素转化酶（angiotensin converting enzyme，ACE）作用下转化为血管紧张素 II（Ang II）。Ang II 受体有两种亚型，即 AT_1 受体和 AT_2 受体，分布在心肌、血管平滑肌和肾上腺上皮细胞。AT_1 受体被 Ang II 激活后引起血管收缩、醛固酮分泌，导致血压升高。此外，Ang II 还可引起心血管重构，参与慢性心功能不全、高血压等疾病的病理生理过程，加速病情发展。AT_2 受体的功能与之相反，具有扩张血管、利尿排钠和促进细胞凋亡等作用。ACE 还可降解组织内缓激肽，缓激肽具有扩张血管、促进前列腺素生成的作用。

血管紧张素转化酶抑制药（angiotensin converting enzyme inhibitors，ACEI）能抑制 ACE 的活性，减少 Ang II 生成及醛固酮分泌，抑制缓激肽降解，扩张血管，降低血压。

卡托普利
captopril

【体内过程】 口服吸收快，生物利用度 75%，口服后 15~30 分钟起效，1~1.5 小时达高峰，作用维持 6~8 小时。部分在肝脏代谢，代谢产物及原型主要由肾脏排泄。

【**药理作用**】具有轻至中等强度的降压作用，降压机制与竞争性抑制 ACE 有关。长期使用能逆转心室与血管重构；能改善心功能及肾血流量，不导致水钠潴留；可增强胰岛素敏感性，不引起电解质紊乱和脂质代谢改变；不加快心率，无直立位低血压等。

【**临床应用**】适用于各型高血压。单独使用时 60%～70% 的患者可将血压维持在理想水平，加用利尿药则可达 95%。尤其适用于高肾素型高血压，以及伴有糖尿病、左室肥厚、心力衰竭、急性心肌梗死的高血压患者。与利尿药及 β 受体阻断药合用于重型或顽固性高血压，疗效较好。

> **知识链接**
>
> ### 卡托普利的发展简史
>
> 1948 年，席尔瓦教授首次从巴西蝮蛇的蛇毒中提取出一种命名为"缓激肽"的降血压物质。1965 年，席尔瓦的博士生圣迭戈·费雷拉发现蛇毒中含有一种能抑制缓激肽降解酶的物质"缓激肽增强因子"，并来到了时任英格兰皇家外科学院药理学教授约翰·罗伯特·范恩的实验室，开展博士后研究。自 1968 年开始，范恩联合巴西药理学专家米格尔·昂德替和百时美施贵宝公司的药学家代维·库斯曼共同研发 ACE 抑制剂，并从蛇毒提取物中分离合成出活性最强的多肽化合物"替普罗肽"，但该多肽存在口服无法吸收的缺点。1974 年，昂德替和库斯曼终于研发出首个可以口服的 ACE 抑制剂"卡托普利"，并于 1999 年荣获艾伯特·雷斯克临床医学研究奖。
>
> 作为新时代医学生，要以这些科学家为榜样，培养严谨求实的科研精神和勇于探索、开拓创新的工匠精神，在日后工作中服务健康中国建设，护佑人民健康。

【**不良反应及用药注意**】

1. 刺激性干咳 为最常见的不良反应，发生率 5%～20%，可能与缓激肽在肺内聚集有关。常在开始用药几周内出现，一般停药后 4 天内消失。症状较轻者可坚持服药，不能耐受者可改用血管紧张素Ⅱ受体阻断药。

2. 皮疹 常发生于治疗 4 周内，呈斑丘疹或荨麻疹，减量、停药或给抗组胺药后消失，可伴有瘙痒和发热。

3. 低血压 多出现于开始剂量过大时，宜从小剂量开始使用。

4. 其他 有血管神经性水肿、高钾血症、味觉迟钝、蛋白尿、中性粒细胞减少等。肾功能不全时宜适当延长给药间隔，并定期检查血象和尿常规；补钾或合用保钾利尿药时应监测血钾浓度；妊娠期妇女、双侧肾动脉狭窄者禁用。

依那普利
enalapril

口服吸收较好，降压机制与卡托普利相似。其水解产物为依那普利拉，对 ACE 的抑制作用比卡托普利强 10 倍，降压作用强而持久，为长效 ACEI。一次用药降压作用可维持 24 小时，可一日给药 1 次，不良反应少。

其他 ACEI 类药物，如贝那普利（benazepril）、雷米普利（ramipril）、培哚普利（perindopril）、赖诺普利（lisinopril）、西拉普利（cilazapril）、福辛普利（fosinopril）等，和依那普利类似，属于长效 ACEI，一日只需口服 1 次，具有高效低毒特点。

四、血管紧张素Ⅱ受体阻断药

血管紧张素Ⅱ受体阻断药（angiotensin Ⅱ receptor blockers，ARB）可以选择性阻断 AT_1 受体而拮

抗 Ang Ⅱ 的心血管效应，并能逆转肥大的心肌细胞。与 ACEI 相比，ARB 选择性高，对 Ang Ⅱ 效应拮抗更完全，而没有 ACEI 的咳嗽、血管神经性水肿等不良反应。

氯沙坦
losartan

【体内过程】口服吸收好，生物利用度约 33%。本身的 $t_{1/2}$ 只有 2 小时，但降压作用可持续 24 小时，因其在肝脏转化的活性代谢产物的 $t_{1/2}$ 为 6~9 小时。氯沙坦及其代谢产物只有很少部分从肾脏排泄，大部分经胆汁排泄。

【药理作用】氯沙坦及其代谢产物选择性阻断 AT_1 型受体，抑制 Ang Ⅱ 介导的血管收缩、水钠潴留、心血管细胞增生而发挥降低血压、阻止和逆转心室和血管重构的作用，降压作用强而持久。

【临床应用】可用于各种类型的高血压，用药后 3~6 天可达到最大效果，单独使用若效果不理想，可加用利尿药。因其不影响缓激肽降解，无刺激性干咳，主要用于不能耐受 ACEI 者。也可替代 ACEI 用于慢性心功能不全。

【不良反应及用药注意】不良反应较 ACEI 少，可引起低血压、肾功能障碍、高钾血症等，偶见胃肠不适、头痛、头晕。肝功能不全者宜减量，妊娠期、哺乳期、肾动脉狭窄者禁用。

其他 AT_1 受体阻断药还包括缬沙坦（valsartan）、厄贝沙坦（irbesartan）、替米沙坦（telmisartan）、坎地沙坦（candesartan）和奥美沙坦（olmesartan）等。

五、β 受体阻断药

β 受体阻断药广泛用于高血压治疗，其种类繁多，降压机制、临床应用和不良反应相似。非选择性 β 受体阻断药如普萘洛尔（propranolol）、噻吗洛尔（timolol）等，在阻断心肌 β_1 受体同时还阻断支气管平滑肌 β_2 受体，可诱发或加重支气管哮喘；选择性 β_1 受体阻断药如阿替洛尔（atenolol）、美托洛尔（metoprolol）等，对 β_2 受体作用弱或几无阻断作用，对支气管影响小。此外，还有 α、β 受体阻断药拉贝洛尔（labetalol）、卡维地洛（carvedilol）、阿罗洛尔（arotinolol）等。

普萘洛尔
propranolol

【体内过程】口服吸收完全，首关消除明显，生物利用度约 25%，且个体差异大。主要在肝脏代谢，代谢产物由肾脏排泄，实际 $t_{1/2}$ 约 4 小时，但降压作用持续时间较长，一日只需用药 1~2 次亦能有效控制血压。

【药理作用】降压作用温和、缓慢、持久。通常口服 1~2 周后才起效，但不引起体位性低血压和水钠潴留，长期应用不易产生耐受性。其主要降压机制有：①阻断心肌 β_1 受体，抑制心肌收缩力和减慢心率，减少心输出量。②阻断球旁细胞 β_1 受体，降低血浆肾素活性，随后降低 Ang Ⅱ 水平。③阻断中枢 β 受体，降低外周交感张力。④阻断交感神经末梢突触前膜 β_2 受体，抑制其正反馈作用，减少去甲肾上腺素释放。⑤增加前列环素合成。

【临床应用】用于各型高血压，可作为首选药单独用于轻度高血压病，也可与其他抗高血压药合用于中、重度高血压。对高心输出量及高肾素型高血压疗效较好，尤适用于合并心绞痛、心动过速或脑血管疾病的患者。与钙通道阻滞药、扩血管药合用可拮抗这些药物引起的心率加快。

【不良反应及用药注意】可引起眩晕、神志模糊、精神抑郁、乏力、心率过缓，诱发支气管哮喘等不良反应。其用量个体差异大，宜从小剂量开始，逐渐增量；用药期间注意监测心率、血压、心电图等；长期用药不能突然停药，以免出现反跳现象，应逐渐减量停药。外周血管痉挛性疾病、糖尿病、肺气肿、甲状腺功能低下、肝功能不全者慎用；支气管哮喘、严重心功能不全、心动过缓和重度房室传导阻滞者禁用。

阿替洛尔、美托洛尔
atenolol；metoprolol

对心脏 β₁ 受体有较高选择性，对外周血管和支气管平滑肌 β₂ 受体作用小，对伴有阻塞性肺疾病的患者有利。口服用于治疗各种程度高血压，降压作用维持时间比普萘洛尔长，一天用药 1 次。但较大剂量时对支气管平滑肌 β₂ 受体也有作用，故支气管哮喘患者慎用。

卡维地洛
carvedilol

卡维地洛为 β₁、β₂、α₁ 受体阻断药，对 α₁ 受体作用明显低于 β₁ 受体，较高浓度是钙通道阻滞药。口服首关效应明显，生物利用度 22%，药效可维持 24 小时。降压作用主要为外周血管阻力降低所致，对心输出量及心率影响较小。用于治疗轻、中度高血压或伴有肾功能不全、糖尿病的患者。

拉贝洛尔、阿罗洛尔
labetalol；arotinolol

为 α、β 受体阻断药。对 β 受体作用比对 α 受体的作用强。拉贝洛尔用于轻度至重度高血压和心绞痛，静脉滴注可用于高血压危象。阿罗洛尔用于轻度至中度高血压、心绞痛及快速型心率失常，其0.5% 溶液可用于青光眼。

第三节　其他抗高血压药

一、α₁ 受体阻断药

哌唑嗪
prazosin

【体内过程】口服易吸收，首关消除明显，生物利用度 60%。主要由肝脏代谢，绝大部分随胆汁排出。$t_{1/2}$ 为 2～3 小时，降压作用可维持 6～10 小时。

【药理作用】选择性阻断血管平滑肌 α₁ 受体，舒张小动脉以及小静脉，降低外周阻力，减少回心血量，发挥中等偏强的降压作用。降压时不易引起反射性心率加快，且对心输出量、肾血流量和肾小球滤过率无明显影响。长期使用还可改善血脂代谢，尚能松弛尿道平滑肌，可改善排尿困难。

【临床应用】用于轻、中、重度高血压病及肾性高血压，尤适用于伴肾功能不全、高脂血症、前列腺增生的高血压患者。对重度高血压患者，常与利尿药、β 受体阻断药合用。另外单独长期使用易导致水钠潴留而降低疗效，故较少单独使用。

【不良反应及用药注意】"首剂现象"为主要不良反应，表现为首次用药后出现严重的直立性低血压、晕厥、心悸等。首剂 0.5mg 睡前服用可避免其发生。严重心脏病、有精神病史者慎用，严重肝脏疾病者、过敏患者禁用。

特拉唑嗪（terazosin）、多沙唑嗪（doxazosin）亦为选择性 α₁ 受体阻断药，作用和应用同哌唑嗪，但半衰期长，每日给药 1 次即可。

二、中枢性降压药

中枢性降压药包括可乐定（clonidine）、甲基多巴（methyldopa）、莫索尼定（moxonidine）、利美尼定（rilmenidine）等，通过激动脑干抑制性神经元 α_2 受体和 I_1 – 咪唑啉受体，降低外周交感神经张力，使血管扩张，血压下降。

可乐定
clonidine

【体内过程】口服易吸收，生物利用度约 75%，易透过血 – 脑屏障，服后 1.5～3 小时血药浓度达峰值。约 50% 由肝脏代谢，其余以原型从肾脏排泄，$t_{1/2}$ 为 5.2～13 小时。

> **知识拓展**
>
> #### 高血压日
>
> "世界高血压日"：为宣传防治高血压的重要性，世界高血压联盟于 2006 年起将每年 5 月 17 日作为"世界高血压日"，旨在增加高血压防治知识的知晓度。
>
> "全国高血压日"：为提高广大群众对高血压危害的认识，动员全社会参与高血压的预防和控制工作，我国决定自 1998 年起，将每年的 10 月 8 日定为"全国高血压日"，其目标是增加高血压的知晓率、服药率、控制率。

【药理作用】具有中等偏强的降压作用。机制为兴奋延髓背侧孤束核突触后膜上 α_2 受体和嘴端腹外侧核区 I_1 – 咪唑啉受体，抑制交感中枢的传出冲动，使外周交感张力下降，扩张血管而产生降压作用。同时还具有镇静、镇痛及抑制胃肠蠕动和分泌的作用。

【临床应用】用于一线降压药不能控制的中、重度高血压，与利尿药有协同作用。尤其适用于伴消化性溃疡的高血压患者。也可用于预防偏头痛和阿片类镇痛药的脱瘾治疗。25% 滴眼液用于开角型青光眼的治疗。

【不良反应及用药注意】常见不良反应是口干和便秘，其他有乏力、嗜睡、抑郁、眩晕、腮腺肿痛、心动过缓、低血压、食欲下降等。久用可致水钠潴留，常与利尿药合用。长期使用后突然停药可产生反跳现象。精神处于抑制状态者、高空作业者和机动车驾驶员不宜使用。

莫索尼定

为第二代中枢降压药，选择性激动 I_1 – 咪唑啉受体，对 α_2 受体作用弱。降压作用比可乐定略弱，适用于轻、中度高血压的治疗，长期使用能逆转左室心肌肥厚。由于选择性高，莫索尼定的不良反应少，不减慢心率，无明显中枢镇静作用，亦无停药反跳现象。

三、神经节阻断药

神经节阻断药包括樟磺咪芬（trimethaphan）和美卡拉明（mecamylamine）等，本类药物通过阻断神经节 N_1 受体引起动静脉扩张，降压作用显著、迅速。但同时抑制副交感神经，且降压过强过快易致直立性低血压，不良反应较多，所以目前仅用于其他药物无效的重度高血压或高血压危象。

四、去甲肾上腺素能神经末梢阻断药

去甲肾上腺素能神经末梢阻断药包括利血平（reserpine）、胍乙啶（guanethidine）以及倍他尼定

（betanidine）、胍那决尔（guanadrel）等主要通过抑制儿茶酚胺类递质的贮存及释放而产生降压作用。利血平降压作用较弱且起效缓慢，不良反应较多，常与其他药物组成复方制剂，治疗轻、中度高血压。胍乙啶等仅用于其他抗高血压药不能控制的重度高血压。

五、血管扩张药

（一）直接舒张血管药物

肼屈嗪（肼苯哒嗪）
hydralazine

直接松弛小动脉血管平滑肌，降低外周阻力而使血压下降。对静脉无明显舒张作用，不引起直立性低血压，但引起反射性心率加快，肾素活性增强，导致水钠潴留，可合用 β 受体阻断药来消除。降压作用快而强，适用于中、重度高血压，常与其他降压药合用。老年人或伴有冠心病的高血压患者慎用，以免诱发或加重心绞痛。长期大量应用可导致红斑狼疮综合征，因此每日用量不宜超过 200mg。

硝普钠
sodium nitroprusside

口服不吸收，静脉滴入 1~2 分钟起效，停药后作用只维持不到 5 分钟。该药在血管平滑肌代谢释放 NO，产生迅速而强大的扩血管作用。其对小动脉、小静脉均有扩张作用，能降低外周阻力，减少回心血量，降低左室充盈压。降压时不减少冠脉和肾血流量，为高血压危象的常选药。也可用于麻醉时控制性降压和难治性心功能不全。因过度降压，用药过程中可出现恶心、出汗、不安、头痛、心悸等，长期使用引起血浆氰化物蓄积而中毒，可用硫代硫酸钠防治。该药化学性质不稳定，应避光贮存与使用，配制时间超过 4 小时的溶液不宜使用。肝肾功能不全、甲状腺功能减退、严重贫血、妊娠期妇女禁用。

（二）钾通道开放药

米诺地尔
minoxidil

为强血管扩张药，主要通过开放 ATP 敏感的钾通道，促进钾外流，使血管平滑肌细胞膜超极化，电压依赖性钙通道难以激活，阻止钙内流，而使血管平滑肌松弛，血压下降。口服易吸收，降压作用强而持久，一次用药降压时间可维持 24 小时。降压时反射性兴奋交感神经，使心率加快，肾素活性升高，水钠潴留。临床主要用于重度高血压、肾性高血压。很少单独使用，与利尿药或 β 受体阻断药合用可抵消其水钠潴留、心率加快的作用。

二氮嗪
diazoxide

作用机制与米诺地尔相同，常静脉注射给药，主要用于高血压危象和高血压脑病，也可用于幼儿特发性低血糖或胰岛细胞瘤引起的严重低血糖。

六、肾素抑制药

肾素抑制药包括依那吉仑（enalkiren）、瑞米吉仑（remikiren）和阿利吉仑（aliskiren）等，能直接降低肾素活性，减少 AngⅡ 和醛固酮的生成，为口服长效的新一代降压药物。

除以上种类药物外，尚有一些新型的降压药物，目前临床使用相对较少。如前列腺素合成促进药西氯他宁（cicletamine），能增加前列腺素合成，降低细胞内钙浓度，扩张血管而降压；5－HT受体阻断药酮色林（ketanserin），通过阻断5－HT$_{2A}$受体和轻度阻断α_1受体，抑制血管收缩而降压；内皮素受体阻断剂波生坦（bosentan），可降低肺和全身血管阻力，可治疗原发性肺高压患者的肺动脉高压。

第四节 抗高血压药的合理应用

我国高血压发病率高，但治疗率和控制率低，为降低高血压并发症的发生率和病死率，需要注重抗高血压药的合理应用，并遵循以下用药原则。

一、有效治疗与终身治疗

高血压的有效治疗是指将血压控制在 140/90mmHg 以下，可大幅度减少高血压并发症的发生。最新版高血压防治指南指出，治疗高血压的主要目的是降低心、脑、肾与血管并发症的发生和死亡风险，在患者能耐受的情况下，应逐步降压达标。高血压的病因尚未明确，无法根治，而血压升高只是高血压病的临床表现之一，患者靶器官损伤是否继续进展也需顾及和考虑，故在高血压的治疗中必须强调终身治疗。

二、根据病情特点选用药物

抗高血压药种类繁多各有特点，疗效存在很大个体差异，因此应根据病情并结合药物特点合理用药。①高血压合并心功能不全或支气管哮喘者，宜用利尿药、ACEI、ARB 等，不宜用 β 受体阻断药；②高血压合并肾功能不良者，宜用 ACEI、钙通道阻滞药；③高血压合并窦性心动过速，年龄在 50 岁以下者，宜用 β 受体阻断药；④高血压合并消化性溃疡者，宜用可乐定；⑤高血压伴潜在性糖尿病或痛风者，宜用 ACEI、ARB 和钙通道阻滞药，不宜用噻嗪类利尿药；⑥高血压危象及脑病时，宜静脉给药以迅速降低血压，可选用硝普钠、二氮嗪，也可用高效利尿药如呋塞米等；⑦老年高血压，上述第一线药物均可应用，避免使用能引起体位性低血压的药物（大剂量利尿药、α_1受体阻断药等）和影响认知能力的药物（如可乐定等）；⑧舒张期高血压，可选用卡维地洛。

三、抗高血压药的联合应用

抗高血压药联合应用的目的是增强降压疗效，加强对靶器官的保护，减少不良反应。当一种抗高血压药无效时，可改用作用机制不同的另一种抗高血压药。联合用药应从小剂量开始，并应采用作用机制不同的药物，以提高疗效、减少不良反应。

四、平稳降压

药物一般宜从小剂量开始，逐步增量，达到满意效果后改维持量以巩固疗效，避免降压过快、剧烈，以免造成重要器官灌流不足等。为保持平稳降压，提倡使用长效降压药物以减小血压波动性。此外，高血压治疗应需长期系统用药，不可中途随意停药，更换药物时亦应逐步替代。

五、个体化治疗

高血压治疗应个体化，主要根据患者的年龄、性别、种族、病情程度、并发症等情况制定治疗方案，维持和改善患者的生存质量，延长寿命。高血压的发生发展具有不同类型和个体特征，作用靶点（受体或酶）受遗传因素影响存在多态性，使得个体对药物的反应可能不一致。因此，所选用的药物、剂量在各个患者之间可能不同，宜根据"最好疗效、最少不良反应"的原则，对患者实施个体化治疗。

岗赛证聚焦

1. 一线抗高血压药：①利尿药，如氢氯噻嗪；②钙通道阻滞药，如硝苯地平、氨氯地平；③ACEI，如卡托普利；④ARB，如氯沙坦。⑤β受体阻断药，如普萘洛尔、美托洛尔。

2. 其他抗高血压药：α_1受体阻断药哌唑嗪的主要不良反应为"首剂现象"；中枢性降压药可乐定适用于伴消化性溃疡的高血压患者；血管扩张药硝普钠为高血压危象的常选药。

3. 抗高血压药的合理应用原则。

目标检测

答案解析

一、最佳选择题（每题的备选项中，只有一个最佳答案）

1. 卡托普利的主要降压机制是（　　）

　　A. 抑制血管紧张素转化酶　　　　B. 扩张血管

　　C. 抑制缓激肽的水解　　　　　　D. 抑制醛固酮的释放

　　E. 阻断血管α受体

2. 易引起顽固性干咳的抗高血压药是（　　）

　　A. 普萘洛尔　　　　　　B. 卡托普利　　　　　　C. 氯沙坦

　　D. 氨氯地平　　　　　　E. 米诺地尔

3. 为避免哌唑嗪"首剂现象"，可采取的措施为（　　）

　　A. 空腹服用　　　　　　B. 低钠饮食　　　　　　C. 小剂量睡前服用

　　D. 舌下含用　　　　　　E. 首剂加倍

4. 高血压危象宜选用（　　）

　　A. 利血平　　　　　　　B. 哌唑嗪　　　　　　　C. 硝普钠

　　D. 硝苯地平　　　　　　E. 氢氯噻嗪

5. 高血压伴痛风者不宜用（　　）

　　A. 氯沙坦　　　　　　　B. 依那普利　　　　　　C. 硝苯地平

　　D. 氢氯噻嗪　　　　　　E. 哌唑嗪

6. 长期应用氢氯噻嗪降低血压的作用机制主要是（　　）

　　A. 抑制醛固酮分泌　　　　　　B. 排钠，使细胞内Na^+减少

　　C. 降低血浆肾素活性　　　　　D. 阻断醛固酮受体

　　E. 排钠利尿，造成体内Na^+和水的负平衡，使细胞外液和血容量减少

7. 高血压伴有下列哪种疾病可选用普萘洛尔治疗（　　）

　　A. 支气管哮喘　　　　　B. 房室传导阻滞　　　　C. 心绞痛

D. 心动过缓　　　　　　　　　　　E. 甲状腺功能低下

8. 下列不属于抗高血压药的是（　　）

    A. 钙通道阻滞药　　　　　　　　　　B. α 受体激动药

    C. 血管紧张素转化酶抑制药　　　　　D. α、β 受体阻断药

    E. 神经节阻断药

9. 普萘洛尔降压机制不包括（　　）

    A. 抑制肾素分泌　　　　　B. 抑制去甲肾上腺素释放　　　　C. 减少前列腺素的合成

    D. 减少心输出量　　　　　E. 中枢性降压

10. 关于血管紧张素转化酶抑制药的特点，错误的是（　　）

    A. 用于各型高血压，不伴有反射性心率加快

    B. 防止和逆转血管壁增厚和心肌肥厚

    C. 降低糖尿病、肾病等患者肾小球损伤的可能性

    D. 降低血钾

    E. 久用不易引起脂质代谢障碍

二、配伍选择题（每题备选项在前，试题在后。每组若干题。每组题均对应同一组备选项，每题只有一个正确答案。每个备选项可重复选用，也可不选用）

[11 ~ 12]

    A. 普萘洛尔　　　　　　　　B. 硝苯地平　　　　　　　　C. 肼屈嗪

    D. 卡托普利　　　　　　　　E. 氢氯噻嗪

11. 具有治疗轻度或中度原发性或高肾素型高血压的药物是（　　）

12. 通过降低血管壁细胞内 Na^+ 含量，使细胞内 Ca^{2+} 减少的药物是（　　）

[13 ~ 16]

    A. 硝普钠　　　　　　　　　B. 肼屈嗪　　　　　　　　　C. 哌唑嗪

    D. 可乐定　　　　　　　　　E. 普萘洛尔

13. 阻断 β 受体，使心肌收缩力减弱的抗高血压药是（　　）

14. 主要对小动脉平滑肌有直接松弛作用的药物是（　　）

15. 对小动脉和小静脉平滑肌都有直接松弛作用的药物是（　　）

16. 激动 α_2 受体的中枢性抗高血压药是（　　）

[17 ~ 20]

    A. 哌唑嗪　　　　　　　　　B. 二氮嗪　　　　　　　　　C. 可乐定

    D. 利血平　　　　　　　　　E. 硝普钠

17. 通过激活钾通道，促进钾离子外流，使血管平滑肌舒张而降压的是（　　）

18. 选择性阻断突触后膜 α_1 受体而降压的是（　　）

19. 抗肾上腺素能神经递质而降压的是（　　）

20. 激动咪唑啉受体，降低交感神经张力而降压的是（　　）

三、多项选择题（每题的备选项中有两个或两个以上正确答案）

21. 血管紧张素转化酶抑制剂（　　）

    A. 有血管扩张作用　　　　B. 有利尿作用　　　　　　　C. 减少醛固酮分泌

    D. 可防止和逆转左心室肥厚　　E. 不良反应有低血压、干咳

22. 长期应用氢氯噻嗪可引起（　　）

　　A. 升高血脂　　　　　　　B. 升高血糖　　　　　　　C. 升高血钾

　　D. 升高血尿酸　　　　　　E. 升高血压

23. 高血压合并支气管哮喘者可选用的治疗药物包括（　　）

　　A. 卡托普利　　　　　　　B. 氢氯噻嗪　　　　　　　C. 拉贝洛尔

　　D. 利血平　　　　　　　　E. 普萘洛尔

四、思考题

24. 简述常用抗高血压药的种类，各举一个代表药物。

25. 处方分析：患者，男，47 岁，查体发现血压 165/80mmHg，医生诊断高血压，处方如下：

Rp. 硝苯地平缓释片　　30mg×14 片

Sig.　30mg　t. i. d.

问题：此处方是否合理？请说明原因。

（周碧兰）

书网融合……

重点小结　　　　　　微课　　　　　　习题

第十九章 抗心绞痛药

学习目标

知识目标：通过本章的学习，学会硝酸甘油、普萘洛尔、硝苯地平的药理作用、临床应用、不良反应及药物相互作用；识记硝酸甘油、普萘洛尔、硝苯地平的作用机制；认识其他抗心绞痛药物的特点和临床应用。

能力目标：能分析、审核涉及抗心绞痛药处方的合理性；具备进行抗心绞痛药的用药指导、用药咨询服务的能力。

素质目标：树立安全合理用药意识，培养尊重生命和关爱患者的良好职业道德。

情境导入

情境：患者，女，66岁，心前区疼痛近1年，疼痛常在活动量增加时出现，休息后缓解。本次爬楼梯时心前区疼痛时间明显延长，就诊后诊断为"冠心病、稳定型心绞痛"。

思考：患者可以选用什么药物缓解疼痛？用药时应注意哪些问题？

第一节 概 述

心绞痛是冠状动脉供血不足造成心肌急剧短暂的缺血、缺氧所致的临床综合征，表现为是胸骨后部及心前区阵发性压榨性疼痛或闷痛，有窒息感，疼痛可向下颌、左肩及左上肢放射。心绞痛症状发生的病理生理学基础是心肌血供和氧供不足，可能是冠脉痉挛、冠脉循环的小动脉病变、血红蛋白和氧的离解异常、交感神经过度活动、儿茶酚胺分泌过多或心肌代谢异常等所致。目前治疗心绞痛的药物通过不同途径来调整心肌氧的供需平衡。

心绞痛的发病情况多样化，临床上将心绞痛分为三种类型：①劳累型心绞痛，在冠状动脉狭窄的基础上，因劳累或情绪激动，使心肌耗氧量增加、供血减少而诱发心绞痛，经休息或含服硝酸甘油可缓解。又分为初发型心绞痛、稳定型心绞痛和恶化型心绞痛。②自发型心绞痛，是由于冠状动脉痉挛使心肌供氧明显减少所致，与心肌耗氧量增加无关，常在安静状态或睡眠休息时发生，疼痛的特点是持续时间较长、程度较重、不易被硝酸甘油所缓解。③混合型心绞痛，为劳累型心绞痛和自发型心绞痛混合出现，是在冠状动脉狭窄的基础上，同时出现短暂的再损伤所致。目前临床上根据心绞痛的发作特点及机制，又将心绞痛分为稳定型心绞痛、不稳定型心绞痛（包括初发型、恶化型和自发型心绞痛）和变异型心绞痛。

心脏的供氧主要取决于冠状动脉血流量，血流量影响因素有冠状动脉灌注阻力、灌注压、侧支循环及灌注时间等。心脏耗氧的主要影响因素是心肌收缩力、心室壁张力和心率。心绞痛的药物治疗通过降低心肌耗氧量、增加心肌供氧量以恢复心肌氧供需平衡达到治疗目的。常用抗心绞痛药物有硝酸酯类、β受体阻断药和钙离子通道阻滞药。这些药物只能缓解心绞痛的症状，不能改变冠状动脉粥样硬化所引起的心血管的病理变化。

第二节 硝酸酯类

硝酸酯类代表药物有硝酸甘油、硝酸异山梨酯、单硝酸异山梨酯以及戊四硝酯等。硝酸甘油疗效确切，起效快，方便使用，是用于缓解心绞痛最常用的药物。

硝酸甘油
nitroglycerin

【体内过程】硝酸甘油脂溶性高，口服吸收良好，但首关消除明显，生物利用度仅为 8% ，故不宜口服给药。舌下含服经舌下静脉吸收迅速完全，可避开首关消除，1~2 分钟起效，3~10 分钟作用达高峰，作用持续 10~30 分钟。经皮给药吸收缓慢，30~60 分钟起效，持续时间较长，主要用于预防心绞痛。

【药理作用】硝酸甘油在血管平滑肌细胞内释放出血管活性物质一氧化氮（NO），使血管平滑肌松弛，从而扩张血管。

1. 降低心肌耗氧量 是硝酸甘油发挥抗心绞痛作用的主要原因。较小剂量硝酸甘油可扩张静脉血管，减少回心血量，减轻心脏前负荷，使心脏容积缩小，心室壁张力下降，从而降低心肌耗氧量；较大剂量扩张较大外周动脉血管，减轻心脏后负荷，左室内压减小，心室壁张力下降，从而降低心肌耗氧量。

2. 增加缺血区血流量 心绞痛发作时，缺血区的阻力血管因缺血缺氧及酸性代谢产物堆积呈扩张状态，硝酸甘油选择性扩张心外膜血管、冠脉血管及侧支血管，对非缺血区的阻力血管扩张作用较弱，迫使血液从非缺血区流向缺血区，从而增加缺血区的血流量（图 19-1）。此外，硝酸甘油扩张静脉血管，减少回心血量、心室容积减小，心室舒张末期压力降低，使血液从心外膜流向缺血区心内膜，从而增加心内膜缺血区的血流量。

3. 保护缺血的心肌细胞 硝酸甘油释放的 NO 能促进内源性 PGI_2、降钙素基因相关肽等物质的生成与释放，对缺血心肌有直接保护作用，减轻缺血损伤。

图 19-1 硝酸甘油对冠脉动脉血流分布影响的示意图

知识链接

诺贝尔与硝酸甘油

1847年苏布雷罗发明硝酸甘油，但硝酸甘油很容易发生爆炸，人们把硝酸甘油视为禁区，而诺贝尔使其成为可控的炸药。之后，有炸药厂工人在家中突然猝死，经过深入的医学调查和研究，发现这些工人患有冠心病，但他们平时在炸药厂工作时，由于长期吸入硝酸甘油尘粒，冠心病的症状并未显现出来。这一惊人发现使硝酸甘油从兵工厂走进了制药厂。

1895年，诺贝尔立下了遗嘱，建立了诺贝尔基金，为后世的科学研究和发展注入了强大的动力。这一善举不仅体现了他的远见卓识，更彰显了他对社会的深深关爱。1998年，诺贝尔医学奖授予佛契哥特、伊格纳罗及穆拉德三位医学家，因为他们发现了硝酸甘油在体内产生NO能治疗心绞痛的原理。这一发现不仅为医学界带来了巨大的突破，更为我们揭示了科学与人文的紧密结合。

【临床应用】

1. 各型心绞痛 硝酸甘油用于治疗各种类型心绞痛急性发作和预防心绞痛发生。常用剂型为片剂。舌下含服可迅速控制心绞痛症状，5分钟后重复含服，直到疼痛缓解，如连续含服3次症状无缓解，应及时就医。控释口颊片或缓释透膜制剂可持续释放硝酸甘油，维持有效血药浓度，明显延长抗心绞痛的作用时间，用于预防心绞痛发生。

2. 急性心肌梗死 静脉给药，可扩张血管，减轻心脏前、后负荷，降低心肌耗氧量，增加缺血区的血流量，同时抑制血小板聚集和黏附，防止血栓形成，缩小心肌梗死面积。

3. 心力衰竭 扩张外周静脉血管和动脉血管，减轻心脏前、后负荷，可辅助治疗急、慢性心功能不全。

【不良反应及用药注意】

1. 扩张血管反应 多数不良反应是其血管扩张所致，如面颊部血管扩张引起皮肤潮红；颅内血管扩张引起搏动性头痛或颅内压升高，故活动性颅内出血、颅脑外伤患者禁用；眼内血管扩张可升高眼内压，故青光眼患者禁用。严重者出现体位性低血压或晕厥，患者应取坐位或半卧位含服，不宜站立服药。剂量过大时，由于扩张血管，使血压过度下降，反射性兴奋交感神经，使心率加快，心肌收缩力增强，导致心肌耗氧量增加，诱发或加重心绞痛，合用β受体阻断药可纠正。

2. 高铁血红蛋白血症 长期大剂量使用可引起高铁血红蛋白血症，表现为呕吐、口唇和指甲发绀、呼吸困难、意识丧失等，可用亚甲蓝治疗。

3. 耐受性 连续服用数天或连续静脉滴注数小时可产生耐受性，疗效减弱或消失，采用减少用药次数、小剂量以及间歇给药方法可预防耐受性的产生。

硝酸异山梨酯
isosorbide dinitrate

作用与硝酸甘油相似但较弱，持续时间较长。舌下含服2~5分钟显效，用于心绞痛急性发作。口服后30分钟显效，作用时间持续2~4小时，属缓释制剂，用于预防心绞痛发作。硝酸异山梨酯缓释片作用持续20小时，主要用于预防心绞痛发作。

单硝酸异山梨酯
isosorbide mononitrate

与硝酸异山梨酯相似，口服吸收迅速，作用持续8小时。主要用于冠心病的长期治疗、预防心绞痛发作及心肌梗死后的治疗。

第三节　β受体阻断药

β受体阻断药通过阻断心脏上的 β_1 受体，降低心肌耗氧量、改善缺血区心肌供血和心肌代谢，使患者心绞痛发作次数减少，运动耐量增加，是一线防治心绞痛的药物。β受体阻断药常用的药物有普萘洛尔（propranolol，心得安）、美托洛尔（metoprolol）、索他洛尔（sotalol hydrochloride）、阿替洛尔（atenolol）等。

普萘洛尔

【药理作用】

1. 降低心肌耗氧量　通过阻断心脏 β_1 受体，使心率减慢，心肌收缩力减弱，心肌耗氧量减少。但因抑制心肌收缩力，可能增加心室容积，心脏射血时间延长，导致心肌耗氧增加，但总效应仍是心肌耗氧量降低。

2. 改善缺血区心肌供血　通过阻断冠状动脉 β_2 受体，使非缺血区冠脉阻力增高，促使血液流向血管已代偿性扩张的缺血区。其次，心率减慢，心室舒张期相对延长，冠脉灌注时间延长，有利于血液从心外膜流向易缺血的心内膜。

3. 改善心肌代谢　通过阻断β受体抑制脂肪分解酶活性，降低心肌游离脂肪酸含量，减少脂肪酸氧化代谢对氧的消耗量；同时减少缺血区心肌对葡萄糖的摄取和利用，改进糖代谢，减少心肌耗氧量；减轻心肌因缺血所致的 K^+ 外流，有利于保护缺血区心肌细胞。

【临床应用】可用于稳定型心绞痛和不稳定型心绞痛，尤适用于对硝酸酯类不敏感或疗效较差的稳定型心绞痛，对伴有高血压及窦性心动过速患者尤为适宜，可减少心绞痛发作的次数，提高运动耐量。连续用药无耐受现象，用于预防心绞痛发作。用于心肌梗死可缩小心肌梗死范围，降低心肌梗死的死亡率。因阻断 β_2 受体，有收缩冠脉血管的作用，故不宜用于冠状动脉痉挛诱发的变异型心绞痛。

β受体阻断药与硝酸酯类合用，可产生协同作用。其机制在于：①β受体阻断药能对抗硝酸酯类引起的反射性心率加快；②硝酸酯类可纠正β受体阻断药所致的心室容积增大和冠脉血管收缩。两者合用取长补短，可增强效果，减少用药量，减少不良反应。但要注意合用时应从小剂量开始逐渐增加剂量，以防血压过低导致冠脉血管灌注压降低，不利于缓解心绞痛；宜选用作用时间相近的药物，常用普萘洛尔和硝酸异山梨酯。

知识拓展

心绞痛的预防

1. 避免诱因　心绞痛容易在劳动、情绪波动大、饱腹感、寒冷、雨天时发作，因此要注意避免这些诱因，注意休息，保持稳定的心态，规律饮食，做好保暖工作。

2. 科学饮食　控制盐、脂肪等的摄入量，避免食用动物内脏或含刺激性气体的食物；多吃富含维生素和膳食纤维的食物，以及对改善血管有益的食物。

3. 适当运动　进行规律的运动，控制体重，增强身体抵抗力。

4. 规律生活　调整好生活作息，避免熬夜、过度劳累等不良生活习惯。

5. 药物预防　应用预防心肌梗死、改善预后的药物，如阿司匹林、氯吡格雷、他汀类药物等。如果有诱发心绞痛的疾病发生时，要按时服药药物进行治疗，如硝酸甘油、普萘洛尔、硝苯地平等。

【不良反应及用药注意】

1. 一般不良反应　有恶心、呕吐、轻度腹泻等消化道症状及眩晕或头晕等神经系统症状，偶见过敏性皮疹和血小板减少。

2. 心血管系统反应　阻断 β 受体可引起窦性心动过缓、房室传导阻滞及心肌收缩力减弱，禁用于严重心动过缓、重度或急性心力衰竭。可掩盖患者低血糖时交感神经兴奋的症状，使低血糖症状不易察觉，不宜用于糖尿病患者。可致外周血管收缩，引起四肢冰冷、指趾麻木、异常疲乏等，故外周血管痉挛性疾病禁用。

3. 诱发或加重支气管哮喘　普萘洛尔会收缩支气管平滑肌，故支气管哮喘患者禁用。

4. 反跳现象　长期用药者突然停药，可产生反跳现象，使原发病症加剧，引起心绞痛的发作、心肌梗死或突然死亡，应逐渐减小剂量至停药。

第四节　钙通道阻滞药

临床上用于抗心绞痛的钙通道阻滞药有硝苯地平（nifedipine）、维拉帕米（verapamil hydrochloride）、地尔硫䓬（diltiazem）等。

【药理作用】钙通道阻滞药通过阻断心肌和血管平滑肌细胞膜上钙通道，抑制 Ca^{2+} 内流，降低细胞内游离 Ca^{2+} 浓度，而产生抗心绞痛作用。

1. 降低心肌耗氧量　抑制心肌收缩力，减慢心率；扩张外周血管，降低外周阻力，减轻心脏负荷，从而降低心肌耗氧量。

2. 增加缺血区血流量　扩张冠脉血管，对处于痉挛状态的血管有明显解痉作用，增加冠脉和侧支循环血流量，增加缺血区心肌的血流量。

3. 保护缺血心肌细胞　抑制细胞外 Ca^{2+} 内流，减轻心肌缺血时由于 Ca^{2+} 超负荷导致的细胞损伤，保护缺血的心肌细胞。

4. 抑制血小板聚集　降低血小板内 Ca^{2+} 浓度，可抑制血小板黏附和聚集。

【临床应用】钙通道阻滞药有较强扩张冠脉血管的作用，是治疗变异型心绞痛的首选药物。对伴有外周血管痉挛性疾病或支气管哮喘患者、变异型心绞痛、高血压或窦性心动过缓的患者尤为适合。维拉帕米适用于稳定型心绞痛和不稳定型心绞痛，伴心房扑动、心房颤动或阵发性心动过速患者尤其适合，因扩张冠状动脉的作用较弱，不宜单独用于变异型心绞痛。维拉帕米与 β 受体阻断药合用，可加重房室传导阻滞、心动过缓和心力衰竭，故不宜合用。地尔硫䓬的作用介于硝苯地平和维拉帕米之间，适用于变异型心绞痛和劳累型心绞痛预防和治疗。

【不良反应及用药注意】钙通道阻滞药不良反应较轻，常见有颜面潮红、头痛、眩晕、恶心、便秘、踝部水肿等，一般无须停药。严重者可致心脏抑制，导致心脏停搏、心动过缓、房室传导阻滞或充血性心力衰竭。

岗赛证聚焦

1. 心绞痛急性发作首选硝酸甘油，给药途径是舌下含服；硝酸甘油扩血管常见不良反应，如头痛、心悸、面色潮红等。

2. β 受体阻断药能对抗硝酸酯类引起的反射性心率加快；硝酸酯类可纠正 β 受体阻断药所致的心室容积增大和冠脉血管收缩。

3. 变异型心绞痛首选硝苯地平。

目标检测

答案解析

一、最佳选择题（每题备选项中只有一个最佳答案）

1. 变异型心绞痛最好选用（　　）

    A. 普萘洛尔　　　　　　　　B. 硝酸甘油　　　　　　　　C. 硝苯地平

    D. 硝酸异山梨酯　　　　　　E. 吲哚洛尔

2. 患者，男，54 岁。在医院诊为稳定性心绞痛，经一个时期的治疗，效果欠佳，拟采用联合用药，请问下述联合用药较为合理的是（　　）

    A. 硝酸甘油＋硝酸异山梨酯　　　　　B. 硝酸甘油＋美托洛尔

    C. 硝酸甘油＋硝苯地平　　　　　　　D. 维拉帕米＋普萘洛尔

    E. 维拉帕米＋硝苯地平

3. 对于普萘洛尔与硝酸甘油合用的叙述，不正确的是（　　）

    A. 普萘洛尔可取消硝酸甘油引起的反射性心率加快

    B. 硝酸甘油可缩小普萘洛尔所扩大的心室容积

    C. 协同降低心肌耗氧量

    D. 心内外膜血流比例降低

    E. 侧支血流量增加

4. 不宜用于变异型心绞痛的药物是（　　）

    A. 硝酸甘油　　　　　　　　B. 硝苯地平　　　　　　　　C. 维拉帕米

    D. 普萘洛尔　　　　　　　　E. 硝酸异山梨酯

5. 硝酸甘油没有的作用是（　　）

    A. 扩张容量血管　　　　　　B. 增加心率　　　　　　　　C. 减少回心血量

    D. 降低心肌耗氧量　　　　　E. 增加室壁张力

6. 下列属于硝苯地平的典型不良反应的是（　　）

    A. 过敏反应　　　　　　　　B. 头痛、恶心　　　　　　　C. 心率加快

    D. 踝、足、小腿肿胀　　　　E. 心率减慢

7. 普萘洛尔降低心肌氧耗量，改善缺血区供血，其主要作用是（　　）

    A. 抑制心脏，减弱其收缩力　　　　　B. 阻断 β 受体

    C. 减少回心血量，降低血压　　　　　D. 减慢心率

    E. 延长舒张期，有利于心肌缺血区血流的改善

8. 关于硝酸甘油的作用，下列叙述错误的是（　　）

    A. 减慢心率　　　　　　　　　　　　B. 降低心肌耗氧量

    C. 扩张冠状血管　　　　　　　　　　D. 增加心内膜供血

    E. 可用于各种类型心绞痛

9. 缓解心绞痛急性发作的药物为（　　）

    A. 双嘧达莫　　　　　　　　B. 普萘洛尔　　　　　　　　C. 尼莫地平

    D. 硝酸甘油　　　　　　　　E. 硝苯地平

10. 患者，男，47岁。主诉胸闷、气短反复发作 3 个月，住院期间午休时突发胸骨后压榨性疼痛。心电图显示 ST 段抬高，诊断为变异型心绞痛。应首选的药物是（　）
    A. 普萘洛尔　　　　　　　B. 硝酸甘油　　　　　　　C. 硝苯地平
    D. 吗啡　　　　　　　　　E. 阿司匹林

11. 硝酸甘油的常用给药途径是（　）
    A. 口服　　　　　　　　　B. 静脉注射　　　　　　　C. 舌下含服
    D. 肌内注射　　　　　　　E. 皮下注射

12. 硝苯地平属于（　）
    A. α_1 受体阻断剂　　　　B. M 受体阻断剂　　　　C. N 受体阻断剂
    D. 钙通道阻断剂　　　　　E. 钠通道阻断剂

二、配伍选择题（每组若干题，每组题均对应同一组备选项，每题只有一个正确答案。每个备选项可重复选用，也可不选用）

［13～16］
    A. 硝酸甘油　　　　　　　B. 硝苯地平　　　　　　　C. 普萘洛尔
    D. 胍乙啶　　　　　　　　E. 洛伐他汀

13. 通过抑制 Ca^{2+} 内流，对变异型心绞痛宜选择的药物是（　）

14. 变异型心绞痛不宜选用的药物是（　）

15. 可诱发和加重哮喘的药物是（　）

16. 不宜口服给药的药物是（　）

三、多项选择题（每题的备选项中有两个或两个以上正确答案）

17. 硝酸甘油可用于治疗（　）
    A. 稳定型心绞痛　　　　　B. 不稳定型心绞痛　　　　C. 变异型心绞痛
    D. 充血性心力衰竭　　　　E. 急性心肌梗死

18. 患者，男，54岁。在医院诊为稳定型心绞痛，经一个时期的治疗，效果欠佳，拟采用联合用药，请问下述联合用药较为合理的是（　）
    A. 美托洛尔　　　　　　　B. 硝酸甘油　　　　　　　C. 硝苯地平
    D. 维拉帕米　　　　　　　E. 氨氯地平

19. 具有扩张冠状动脉作用的药物有（　）
    A. 硝酸甘油　　　　　　　B. 硝苯地平　　　　　　　C. 维拉帕米
    D. 硝酸异山梨酯　　　　　E. 普萘洛尔

20. 下列硝酸甘油的不良反应中，描述正确的是（　）
    A. 面颈皮肤潮红　　　　　B. 直立性低血压　　　　　C. 心率加快
    D. 搏动性头痛　　　　　　E. 水肿

21. 硝酸甘油的作用是（　）
    A. 扩张容量血管　　　　　B. 增加心率　　　　　　　C. 减少回心血量
    D. 降低心肌耗氧量　　　　E. 增加室壁张力

四、思考题

22. 试述硝酸甘油抗心绞痛的作用机制和使用注意事项。

23. 为什么 β 受体阻断药禁用于变异型心绞痛，而钙通道阻滞药适用于变异型心绞痛？

24. 处方分析：患者，女，50 岁，诊断为稳定型心绞痛。医生开具如下处方：①普萘洛尔一次 10mg，一日三次；②盐酸维拉帕米缓释片一次 240mg，每日早晨 1 次；③硝酸甘油一次 0.5mg，必要时舌下含化。

问题：请分析上述药物联合使用是否合理？请说明理由。

（周碧兰）

书网融合……

| 重点小结 | 微课1 | 微课2 | 微课3 | 微课4 | 习题 |

第二十章 抗动脉粥样硬化药

学习目标

知识目标：学会他汀类药物的药理作用、临床应用及不良反应；识记贝特类药物的药理作用、临床应用及不良反应；认识胆汁酸结合树脂、烟酸类药物的药理作用及临床应用，了解其他抗动脉粥样硬化药物的作用特点及应用。

能力目标：能分析、审核涉及调血脂药处方的合理性，具备抗动脉粥样硬化用药咨询服务的能力，指导患者正确服用药物。

素质目标：认识到服药依从性和生活方式改变对于预防和控制动脉粥样硬化的重要性，树立尊重患者权益，确保合理用药、避免过度治疗的意识。

情境导入

情境：患者，男，50岁，血脂检查结果如下（括号内为正常参考值）：TG 12mmol/L（1.7mmol/L），TC 23.2mmol/L（3~5.2mmol/L），LDL 2.6mmol/L（3.12mmol/L），HDL 0.87mmol/L（1.04mmol/L）。诊断为高脂蛋白血症，并给予洛伐他汀胶囊口服，每日1次，每次20mg。

思考：1. 该处方是否合理？

2. 洛伐他汀属于哪一类药物，有什么药理作用和应用？

动脉粥样硬化是最常见的动脉硬化性疾病，常发生在大、中动脉，尤其是冠状动脉、脑动脉及主动脉，是导致心脑血管疾病的主要病理基础。因此，要防治心脑血管疾病，必须防治动脉粥样硬化，调节血脂代谢紊乱。抗动脉粥样硬化的药物主要有调血脂药、抗氧化剂、多烯脂肪酸类及动脉内皮保护药。

第一节 调血脂药

血脂是血浆中所含脂类的总称，包括胆固醇（Ch）、三酰甘油（TG）、磷脂（PL）和游离脂肪酸（FFA）等，其中，Ch又分为胆固醇酯（CE）和游离胆固醇（FC），两者合称为总胆固醇（TC），血脂与载脂蛋白（Apo）结合形成脂蛋白（LP）后溶于血浆进行运输和代谢。LP可分为乳糜微粒（CM）、极低密度脂蛋白（VLDL）、低密度脂蛋白（LDL）和高密度脂蛋白（HDL）。VLDL在血浆中的代谢产物为中间密度脂蛋白（IDL）。若血浆中某些血脂或脂蛋白浓度高出正常值则为高脂蛋白血症，简称高脂血症，易引起动脉粥样硬化。高脂蛋白血症分为6型（表20-1）。能使VLDL、LDL、TG、TC降低或使HDL升高的药物，称为调血脂药。

表20-1 高脂蛋白血症分型

分型	高脂蛋白血症类型	脂蛋白变化	脂质变化
I	高三酰甘油血症，外源性，最少见	CM↑	TC↑、TG↑↑↑
Ⅱa	自发性家族性高胆固醇血症，较常见	LDL↑	TC↑↑

续表

分型	高脂蛋白血症类型	脂蛋白变化	脂质变化
Ⅱb	自发性家族性高胆固醇血症，较常见	VLDL、LDL↑	TC↑↑、TG↑↑
Ⅲ	高胆固醇及高三酰甘油血症，较少见	IDL↑	TC↑↑、TG↑↑
Ⅳ	高三酰甘油血症，最常见	VLDL↑	TG↑↑
Ⅴ	高三酰甘油血症，外源和内源混合型	CM、VLDL↑	TC↑、TG↑↑↑

一、主要降低胆固醇的药物

（一）羟甲基戊二酰辅酶 A 还原酶抑制剂

羟甲基戊二酰辅酶 A（HMC‒CoA）还原酶是肝细胞合成胆固醇过程中的限速酶，抑制 HMC‒CoA 还原酶可减少内源性胆固醇合成。临床常用药物有洛伐他汀（lovastatin）、辛伐他汀（simvastatin）、普伐他汀（pravastatin）、氟伐他汀（fluvastatin）、阿托伐他汀（atorvastatin）等。

【体内过程】他汀类肠道吸收快，1～4 小时达到峰浓度。洛伐他汀和辛伐他汀为前体药物，在肝脏形成开环羧酸衍生物而具有活性，氟伐他汀、阿托伐他汀为含氟的活性物质。所有的他汀类均有较高的首过消除效应，多数随胆汁排泄，5%～20% 随尿排泄。$t_{1/2}$ 阿托伐他汀较长，为 24 小时，其余多为 1～3 小时。

【药理作用及临床应用】

1. 调血脂作用 HMC‒CoA 还原酶是肝脏合成内源性胆固醇的限速酶。他汀类药物或其代谢物的结构与 HMC‒CoA 相似，可竞争性抑制 HMC‒CoA 还原酶活性，从而减少内源性胆固醇在肝脏中的合成。肝中胆固醇合成的减少可代偿性地增加肝细胞膜上 LDL 受体的数量，使血浆中大量的 LDL 经肝脏代谢为胆汁酸而排出体外，从而降低血浆 LDL‒C 水平。

2. 非调血脂作用 他汀类药物还具有调节内皮功能、抗氧化、抑制炎症、加强纤溶活性、防止血栓形成、增加斑块稳定性等作用。

本类药物为降低 TC 和 LDL‒C 的首选药物，适用于原发性高胆固醇血症、杂合子家族性高胆固醇血症、Ⅲ型高脂蛋白血症，以及糖尿病性和肾性高脂血症，除阿托伐他汀，多数他汀类对纯合子家族性高胆固醇血症无效。

【不良反应及用药注意】不良反应轻微。部分患者可有胃肠道反应、失眠和皮疹。严重的不良反应少见，包括横纹肌溶解症、肝炎以及血管神经性水肿等，用药期间应定期检查肝功能，有肌痛者应检测肌酸激酶（CK），必要时停药。他汀类药物与贝特类、烟酸、红霉素、环孢素合用可增加横纹肌溶解症的发生率或使其加重，也容易发生在体重较轻的患者和甲状腺功能低下患者，肝脏疾病者慎用，亦不宜用于妊娠期妇女和哺乳期妇女。

（二）影响胆固醇吸收药

常用的影响胆固醇吸收药物为胆汁酸结合树脂，又称为胆汁酸螯合剂，包括考来烯胺（colestyramine，消胆胺）、考来替泊（colestipol，降胆宁）等药物。

知识拓展

血脂紊乱何时用药

约 3/4 的血脂紊乱者可通过非药物治疗使血脂调至正常。主要措施包括严格饮食控制、戒烟限酒、运动和减肥。若经过 6 个月的非药物治疗无效时才考虑用药。需药物治疗情况：血脂超过临界水平，非药物治疗无效者；血脂在临界水平，但已合并冠心病者；血脂在临界水平，存在 2 个以上冠心病危险因素（高血压、糖尿病、吸烟、酗酒、肥胖、A 型性格、精神情绪紧张、遗传因素等）者，没有冠心病及其他动脉粥样硬化疾病和少于 2 种危险因素，但 LDL≥4.9mmol/L，没有冠心病及其他动脉粥样硬化疾病，但存在有 2 种或 2 种以上危险因素，且 LDL≥4.1mmol/L；有冠心病，只要 LDL≥3.4mmol/L。

【**药理作用及临床应用**】胆固醇在肝脏内代谢生成胆汁酸，大部分（约95%）经肝肠循环被重吸收，考来烯胺和考来替泊口服后不被吸收，其 Cl^- 与胆汁酸牢固结合形成螯合物，从而阻碍胆汁酸的肝肠循环和重吸收，促进其从肠道排出，消耗 Ch、降低血浆中 TC 和 LDL 浓度，对 HDL、TG 和 VLDL 影响较小。临床主要用于治疗以 TC 和 LDL 升高为主的高胆固醇血症，适用于 Ⅱa、Ⅱb 型及杂合子家族性高脂蛋白血症，起效较慢，服用后 4~7 天起效，2 周达最大效果。与他汀类合用，有协同作用。

【**不良反应及用药注意**】

1. 胃肠道反应　因有刺激性难闻气味，引起恶心、呕吐、食欲减退、便秘等，可选择加用调味剂矫正，长期或大剂量应用可导致脂肪泻，抑制脂溶性维生素的吸收，应补充维生素 A、D 和钙剂。

2. 其他　少数患者可出现碱性磷酸酶增高，用药期间应检查肝功能。长期应用可导致高氯酸血症。易发生过敏者、完全性肠梗阻患者禁用。因胆汁酸结合树脂会影响多种药物吸收，特别是酸性药物，因此，其他药物应在服用本类药物前 1 小时或 4~6 小时后服用。

依泽替米贝
ezetimibe

依泽替米贝又称依折麦布，是另一类胆固醇吸收抑制药，是第一个肠道胆固醇吸收的选择性抑制剂。它通过与小肠刷状缘膜小囊泡上膜蛋白结合，抑制小肠对胆固醇的吸收，降低血清和肝脏中的胆固醇含量，而不影响胆酸、胆固醇酯、其他甾类（如牛黄胆酸）、三酰甘油和脂溶性维生素的吸收。其所用剂量远远低于树脂，作为树脂的替代品使用，用于对他汀类药物反应性下降及禁用他汀类药物的高胆固醇血症患者。

二、主要降低三酰甘油和胆固醇的药物

（一）烟酸类

烟酸
nicotinic acid

【**药理作用及临床应用**】烟酸即维生素 B_3，主要抑制脂肪细胞脂肪酶活性，使脂肪组织中的 TG 不易分解为游离脂肪酸，减少游离脂肪酸向肝脏的转运，降低肝脏 VLDL 合成，从而降低 IDL 和 LDL 的水平。通过激活脂蛋白酯酶，加速 VLDL 清除。还可抑制肝脂肪酶而升高 HDL 水平。属于广谱调血脂药，临床用于除 Ⅰ 型以外的各种高脂蛋白血症的治疗，对 Ⅱb 和 Ⅳ 型效果最好。

【不良反应及用药注意】最常见不良反应为面部潮红、瘙痒等。治疗剂量可出现胃肠道反应，引起或加重消化性溃疡。20% 的患者会出现高尿酸血症。大剂量应用可引起肝功能障碍和血糖的升高，糖尿病患者应慎用。

阿昔莫司
acipimox

阿昔莫司为烟酸异构体，作用机制与烟酸相似，但调血脂作用较强，对血浆 TG 与 TC 均有降低作用。不升高尿酸水平，可用于高脂蛋白血症伴痛风患者。能改善糖尿病患者空腹血糖及糖耐量，可用于高脂蛋白血症伴 2 型糖尿病患者。

（二）贝特类

常用药物有非诺贝特（fenofibrate）、苯扎贝特（benzafibrate）和吉非贝齐（gemfibrozil）、环丙贝特（ciprofibrate）等。为治疗 TG 增高为主的高脂蛋白血症首选药。

【药理作用及临床应用】贝特类药物具有调血脂作用，能降低血浆中 TG、VLDL、TC 浓度，升高 HDL。此外还具有非调血脂作用，包括抗凝血、抗血栓、降低血液黏稠度等作用，二者共同发挥抗动脉粥样硬化的效应。

贝特类药物的调血脂作用机制可能为抑制乙酰辅酶 A 羧化酶，减少脂肪酸从脂肪组织进入肝脏合成 TG 及 VLDL；增强脂蛋白酯酶（LPL）的含量和活性，加速 CM 和 VLDL 的分解及 VLDL 中 TG 的分解代谢；增加 HDL 的浓度，减慢其清除及促进 LDL 颗粒的清除等。

临床用于治疗混合型血脂障碍（如血浆 TG 和胆固醇升高）及低 HDL 和高动脉粥样硬化性疾病风险的患者（常见于 2 型糖尿病患者），或以 TG 或 VLDL 升高为主的原发性高脂血症，如 Ⅱb、Ⅲ、Ⅳ 型高脂血症，但对家族性高乳糜微粒血症、LDL 升高的患者无效。

【不良反应及用药注意】不良反应较轻。可有胃肠道反应，如食欲不振、恶心、腹胀等；偶见乏力、头痛、失眠、皮疹、视物模糊、阳痿、血常规及肝肾功能异常等。肝肾功能不全者慎用，妊娠期妇女和哺乳期妇女禁用。与他汀类合用，有增加肌病发生的可能。

▎**知识链接**

拜斯亭事件

2001 年 8 月 8 日，拜耳公司宣布撤出其降胆固醇的药物拜斯亭（西立伐他汀）。其主要原因是拜斯亭单用及和吉非贝齐联合使用时，出现了肌肉无力和致死性横纹肌溶解症。开始症状为肌肉无力、疼痛，严重的可引起肾脏损害。全球共有 52 例因服用拜斯亭产生横纹肌溶解所致的死亡报告。此事件提示，新药上市前必须经过较长时间的临床药理试验和较大的人群样本量，才能对其安全性进行准确客观的评价。

第二节　抗氧化剂

过度氧化和氧自由基可以使内皮细胞损伤，对 LDL 修饰，可促进动脉粥样硬化的形成和发展。研究发现抗氧化药有抗动脉粥样硬化的作用。维生素 C（vitamin C）、维生素 E（vitaminE）及黄酮类化合物等具有抗氧化作用。普布考（probucol，丙丁酚）为人工抗氧化剂，降脂作用较弱，而抗氧化作用较强。

普罗布考

【药理作用及临床应用】为疏水性抗氧化剂，饭后服药可增加吸收，被氧化为普罗布考自由基，阻断脂质过氧化，延缓动脉粥样硬化病变的发生。同时，降低血清 TC 和 LDL，但对血浆 TG 和 VLDL 一般无影响。主要与其他调血脂药合用治疗高 TC 血症及预防动脉粥样硬化的形成。

【不良反应及用药注意】约 10% 的患者可发生胃肠道反应。少见嗜酸性粒细胞增多、肝功能异常、高尿酸血症、高血糖、血小板减少等。个别患者心电图 Q‑T 间期延长，用药期间应定期检测心电图变化，近期心肌损伤者禁用。妊娠期妇女和小儿禁用。

第三节　多烯脂肪酸类

多烯脂肪酸类又称多烯不饱和脂肪酸类（polyunsaturated fatty acids，PUFAs），根据其不饱和键在脂肪酸链中开始出现位置的不同，可分为 n‑6（ω‑6）和 n‑3（ω‑3）两类。ω‑6 型 PUFAs 包括亚油酸（linoleic acid）、γ‑亚麻油酸（γ‑linoleic acid），主要存在于玉米油、葵花籽油、红花油、亚麻籽油及大豆油等植物油中。其降脂作用弱，临床疗效不确切，现已少用。ω‑3 型 PUFAs 包括α‑亚麻油酸、二十碳五烯酸（eicosapentaenoic acid，EPA）和二十二碳六烯酸（docosahexsaenoic acid，DHA）等长链 PUFAs，主要存在于海洋生物藻、鱼及贝壳类生物中，长期服用能预防动脉粥样硬化的形成，并使斑块消退。

EPA、DHA 可作为调血脂药的辅助用药，可明显降低血浆 TG 和 VLDL，但血浆 TC 和 LDL 水平可能升高。另外，还具有抑制血小板聚集，增加红细胞的变形能力，降低血液黏滞度，抑制血管平滑肌细胞的增殖，预防再狭窄的作用，对抗动脉粥样硬化有效。可用于治疗高 TG 血症，禁用于 Ⅱa 型高脂蛋白血症，一般无不良反应，长期使用可使出血时间延长。

第四节　保护动脉内皮药

在动脉粥样硬化的发病过程中，血管内皮损伤有重要意义。机械、化学、细菌毒素等因素都可损伤血管内皮，改变其通透性，引起白细胞和血小板黏附，并释放各种活性因子，导致血管内皮进一步损伤，最终促使动脉粥样硬化斑块形成。所以保护血管内皮免受各种因子损伤，是抗动脉粥样硬化的重要措施之一。

目前应用的保护动脉内皮药主要为硫酸多糖，包括从动物脏器内和藻类中提取或半合成的肝素（heparin）、硫酸软骨素 A（chondroitin）和硫酸葡聚糖（dextransulfate）等，它们带有大量负电荷，结合在血管内皮表面，防止白细胞、血小板以及有害因子的黏附，保护血管内皮，并抑制血管平滑肌细胞增殖，防止再狭窄。

岗赛证聚焦

1. 他汀类抑制 HMG‑CoA 还原酶，为降低 TC 和 LDL‑C 的首选药物。但注意不良反应有横纹肌溶解症，与贝特类、烟酸等合用时会增加发生率或使其加重。

2. 考来烯胺影响胆固醇吸收，主要用于以 TC 和 LDL 增高为主的高胆固醇血症。

3. 烟酸属于广谱调脂药，可用于除 Ⅰ 型以外的各种高脂蛋白血症的治疗，但可能升高尿酸，不适合伴痛风的患者。

4. 贝特类为 TG 增高为主的高脂蛋白血症的首选药，也常用于混合型血脂障碍。

5. 普罗布考抗氧化作用较强，降脂作用弱，主要用于高 TC 血症及预防动脉粥样硬化发生。

目标检测

一、最佳选择题（每题的备选项中，只有一个最佳答案）

1. 考来烯胺的降脂作用机制主要是（　　）

   A. 抑制脂肪分解　　　　　　　B. 增加脂蛋白酶活性　　　　　C. 控制肝脏胆固醇转化

   D. 抑制细胞对 LDL 的修饰　　E. 阻止胆汁酸在肠道的重吸收

2. 治疗高胆固醇血症应选（　　）

   A. 普罗布考　　　　　　　　　B. 考来烯胺　　　　　　　　　C. 洛伐他汀

   D. 吉非贝齐　　　　　　　　　E. 烟酸

3. 能减少肝内胆固醇合成的药物是（　　）

   A. 洛伐他汀　　　　　　　　　B. 普罗布考　　　　　　　　　C. 烟酸

   D. 考来替泊　　　　　　　　　E. 考来烯胺

4. 下列对贝特类叙述错误的是（　　）

   A. 能明显降低血浆 TG、VLDL – C

   B. 可升高 TC、LDL – C

   C. 主要用于原发性高三酰甘油血症

   D. 可升高 HDL – C

   E. 可增加纤溶酶活性

5. 可明显降低血浆三酰甘油的药物是（　　）

   A. 贝特类　　　　　　　　　　B. 胆汁酸螯合剂　　　　　　　C. 抗氧化剂

   D. 苯氧酸类　　　　　　　　　E. HMG – CoA 还原酶制剂

二、配伍选择题（每题备选项在前，试题在后，每组若干题，每组题均对应同一组备选项，每题只有一个正确答案，每个备选项可重复选用，也可不选用）

[6 – 8]

   A. 考来烯胺　　　　　　　　　B. 非诺贝特　　　　　　　　　C. 特布他林

   D. 洛伐他汀　　　　　　　　　E. 普罗布考

6. 抑制 HMC – CoA 还原酶的是（　　）

7. 属于抗氧化剂的是（　　）

8. 阻止胆汁酸在肠道的重吸收的是（　　）

三、多项选择题（每题的备选项中有两个或两个以上正确答案）

9. 能降血浆 TG 水平的药物是（　　）

   A. 考来烯胺　　　　　　　　　B. 烟酸　　　　　　　　　　　C. 氯贝丁酯

   D. 洛伐他汀　　　　　　　　　E. 多烯脂肪酸类

10. HMC – CoA 还原酶制剂可降低（　　）

   A. TC　　　　　　　　　　　　B. HDL – C　　　　　　　　　　C. VLDL

   D. TG　　　　　　　　　　　　E. LDL – C

四、思考题

11. 简述他汀类和贝特类药物的药理作用和临床应用。

（武彩霞）

书网融合……

| 重点小结 | 微课 | 习题 |

第二十一章 抗心律失常药

PPT

正常心脏在窦房结的控制下以一定的频率和节律有规则地、不断地搏动，从而实现其泵血功能。心动节律或频率发生异常改变称为心律失常，分为缓慢型心律失常（<60次/分）和快速型心律失常（>100次/分）两类，缓慢型心律失常有窦性心动过缓、房室传导阻滞等，常用异丙肾上腺素和阿托品等药物治疗。本章主要介绍治疗快速型心律失常的药物。

第一节　心律失常的电生理学基础

一、正常心肌电生理

（一）心肌细胞膜电位

心肌细胞在静息时，心肌细胞膜内外离子分布不均，处于极化状态，称为心肌细胞静息电位，此时膜内电位负于膜外，为 $-60mV$（窦房结）～ $-90mV$（房室肌），当心肌细胞兴奋时，即发生除极与复极，形成动作电位。心肌动作电位分为 5 个时相。

0 相（除极期）：Na^+ 经快通道大量迅速内流，导致心肌细胞膜除极。1 相（快速复极初期）：由 K^+ 短暂外流和 Cl^- 内流引起。2 相（缓慢复极期），主要由于 Ca^{2+} 缓慢内流和 K^+ 外流所致，复极过程缓慢，形成平台，又称平台期。3 相（快速复极末期）：由 K^+ 快速外流引起，膜负电位增大，迅速恢复到静息电位水平。0 相到 3 相的时程合称为动作电位时程（APD）。4 相（静息期）：非自律细胞（包括心房肌和心室肌）的膜电位维持在静息水平。自律细胞（包括窦房结、房室结和浦肯野纤维）则由于 Na^+ 或 Ca^{2+} 缓慢持续内流，发生舒张期自发性缓慢除极，当达到阈电位水平时，又可引发下一次兴奋，再次产生动作电位。自律细胞没有 1、2 相，动作电位由 0、3 相构成。

（二）快反应及慢反应电活动

正常心房肌、心室肌和房室传导系统细胞的膜电位大，除极速率和传导速率快，称快反应电活动，其除极由 Na^+ 内流所致。窦房结和房室结细胞膜电位较小，除极速度和传导速度慢，动作电位幅度小，称慢反应电活动，除极主要由 Ca^{2+} 内流所数。

（三）膜反应性和传导速度

膜反应性是指膜电位水平（即静息电位）与动作电位的 0 相最大上升速率之间的关系。膜反应性是决定传导速度的重要因素，通常其反应性愈高，0 相上升速率愈快，动作电位振幅愈大，冲动传导速度愈快，反之传导愈慢（图 21 - 1，图 21 - 2）。

图 21 - 1 心室肌动作电位

图 21 - 2 窦房结动作电位

（四）有效不应期

心肌除极后，当电位恢复到 -60mV 左右时，细胞才对刺激发生可扩布性动作电位。从除极开始到能引起可扩布性动作电位前的这段时间称为有效不应期（ERP）。在此时期内，任何强度的电刺激都不能引起可扩布的动作电位。因此，心肌细胞 ERP 时间越长，就越不易发生快速型心律失常。

知识拓展

快速型心律失常的分类

1. 窦性心律失常 阵发性窦性心动过速、非阵发性窦性性心动过速。

2. 房性心律失常 房性期前收缩、房性心动过速、心房扑动或颤动。

3. 房室交界性心律失常 房室交界性期前收缩、阵发性房室交界性心动过速、非阵发性房室交界性心动过速。

4. 室性心律失常 室性期前收缩、室性心动过速、心室扑动或颤动。

5. 综合征 预激综合征、Brugada 综合征、长 Q - T 间期综合征。

6. 其他 起搏相关心律失常。

二、心律失常发生的机制

（一）冲动形成异常

1. 自律性升高 自律性源于动作电位 4 相自动除极，当自动除极加速、最大舒张电位变小或阈电位下降（负值增大）均可使冲动形成增多而引起快速型心律失常。在交感神经活性增高、低钾血症、缺血缺氧条件下，异位潜在起搏点活动增强，冲动形成增多，称为异常自律性。

2. 后除极及触发活动 后除极是指心肌细胞在一个动作电位 0 相除极后产生一个提前的除极化，其频率快、振幅小，呈震荡波动。后除极的扩布即会触发异常节律，发生心律失常称触发活动。根据后除极发生的时间不同，可分为早后除极（EAD）和迟后除极（DAD），早后除极发生在完全复极之前的 2 相或 3 相，主要由 Ca^{2+} 内流增多引起，迟后除极则发生在完全复极的 4 相中，是细胞内 Ca^{2+}

过多而诱发 Na^+ 短暂内流所致。

（二）冲动传导障碍

1. 单纯性传导障碍　包括传导减慢和传导阻滞。当最大舒张电位增大或阈电位上移时，心肌细胞兴奋性降低，传导减慢，0 相上升速度减慢，振幅减小。

2. 折返激动　折返是指冲动经传导通路折回原处而反复运行的现象（图 21 – 3）。折返激动是引发快速型心律失常的重要机制之一。折返分为解剖性折返和功能性折返两类。

图 21 – 3　折返形成及抗心律失常药消除折返的机制

a. 正常浦肯野纤维 A、B 两支同时传导冲动达心肌。在激发除极后，冲动在 C 段内各自消失在对方不应期中；b. 在病理条件下，A 支发生单向传导阻滞，冲动不能下传，只能沿 B 支下传经心肌 C 段而逆行至 A 支，并逆行通过单向传支导阻滞区，此时 A 支有效不应期已过，冲动可折回到 B 支，这样冲动可再次沿上述通路运行；c. 苯妥英钠改善病变部位传导性，消除单向传导阻滞；d. 奎尼丁降低病变部位传导性，使单向传导阻滞变为双向传导阻滞

第二节　抗心律失常药的作用机制与分类

一、抗心律失常药的作用机制

针对心律失常产生的原因，抗心律失常药主要通过选择性作用于心肌细胞膜的离子通道，干扰 Na^+、K^+、Ca^{2+} 转运，改变心肌细胞膜的电生理特性，从而抑制异常冲动形成或改善异常冲动传导，发挥其抗心律失常作用。

（一）降低自律性

抗心律失常药通过减慢 4 相自动除极速率、增大最大舒张电位或上移阈电位等，降低心肌细胞自律性。奎尼丁阻滞快反应细胞 4 相 Na^+ 内流、维拉帕米阻滞慢反应细胞 4 相 Ca^{2+} 内流，减慢 4 相自动除极速率，降低自律性。利多卡因促进浦肯野纤维 4 相 K^+ 外流，能增大最大舒张电位而降低心室肌细胞自律性。

（二）减少后除极和触发活动

钙通道阻滞药通过阻滞 Ca^{2+} 内流、钠通道阻滞药则抑制短暂 Na^+ 内流而减少后除极和触发活动。

（三）消除折返

1. 改善传导（加快或减慢传导），消除折返 苯妥英钠促进 3 相 K^+ 外流，使最大舒张电位下移，0 相上升速率加速而加快病变区冲动的传导，消除单向传导阻滞，中止折返；奎尼丁阻滞 0 相 Na^+ 内流，使 0 相上升速率减慢而抑制病变区传导，使单向阻滞转变为双向阻滞，消除折返。

2. 改变有效不应期，消除折返

（1）绝对延长 ERP 延长 ERP 和 APD，但延长 ERP 更显著，使冲动有更多机会落在 ERP 内，不产生兴奋而消除折返。如奎尼丁阻滞 0 相 Na^+ 内流，产生此作用。

（2）相对延长 ERP 缩短 ERP 及 APD，APD 缩短更显著，因而冲动也有更多机会落在 ERP 内，不产生兴奋而中止折返。如利多卡因促进 3 相 K^+ 外流，作用机制既如此。

（3）促使相邻心肌细胞 ERP 趋于均一，消除折返（心肌细胞 ERP 不均一可致折返形成）。

二、抗心律失常药的分类

主要根据药物对心肌细胞膜离子通道的选择性不同，将治疗快速型心律失常药分为如下几类。

（一）Ⅰ类药

钠通道阻滞药，分为Ⅰa、Ⅰb、Ⅰc 三个亚类。

1. Ⅰa 类 适度阻滞钠通道，如奎尼丁（quinidine）、普鲁卡因胺（procainamide）。

2. Ⅰb 类 轻度阻滞钠通道，如利多卡因（lidocaine）、苯妥英钠（phenytoin sodium）。

3. Ⅰc 类 重度阻滞钠通道，如普罗帕酮（propafenone）。

（二）Ⅱ类药

β 受体阻断药，如普萘洛尔（proprandol）、美托洛尔（metoprolol）。

（三）Ⅲ类药

延长动作电位时程药，如胺碘酮（amiodarone）等。

（四）Ⅳ类药

钙通道阻滞药，如维拉帕米（verapamil）、地尔硫卓（diltiazem）等。

第三节 常用抗心律失常药

一、Ⅰ类药——钠通道阻滞药

（一）Ⅰa 类

奎尼丁

本药由金鸡纳树皮中提取的生物碱，是抗疟药奎宁的右旋体。

【体内过程】 口服吸收快而完全，经 2~3 小时血药浓度达高峰，$t_{1/2}$ 为 4~6 小时，生物利用度为 70%~80%。血浆蛋白结合率为 80%~90%，心肌中药物浓度较血药浓度高 10~20 倍，主要通过肝脏代谢，20% 以原型经尿液排出。

【药理作用】

1. 降低自律性 通过阻滞 4 相 Na^+ 内流和后除极 Ca^{2+} 内流，降低心房肌、心室肌和浦肯野纤维异位节律点的自律性，减少异位节律点过多冲动发放。对正常窦房结自律性影响小，但窦房结功能不全时，则呈现明显的抑制作用。

2. 减慢传导速度　阻滞 0 相 Na^+ 内流，减慢心房肌、心室肌和浦肯野纤维的传导速度，使单向阻滞变为双向阻滞而消除折返。

3. 延长不应期　阻滞 Na^+ 内流，可使心房肌、心室肌和浦肯野纤维的 ERP 延长，减少折返形成。

4. 其他　奎尼丁还具有抗胆碱作用，能解除迷走神经对房室结的抑制，使心率加快、房室结传导加快，最终使心室率加快而影响心功能，因此用奎尼丁治疗心房颤动或心房扑动时，应先用强心苷或 β 受体阻断药抑制房室结传导以防心室率过快。

【临床应用】 奎尼丁为广谱抗心律失常药，对各种快速型心律失常均有效。但因不良反应严重，目前仅用于：①心房颤动和心房扑动应用电复律术取得疗效后，用本药维持窦性心律，预防复发；或在电复律前，与强心苷合用减慢心室率；②防治频发性房性和室性期前收缩。

【不良反应及用药注意】 安全系数小，约 1/3 患者可发生不良反应，现已少用。最常见的不良反应为胃肠道反应、金鸡纳反应（轻者出现耳鸣、听力减退、视物模糊、胃肠不适等，重者出现复视、神志不清、瞻妄、精神失常）等。心血管的毒性反应有低血压、传导阻滞、心脏抑制等，中毒量可引起"奎尼丁晕厥"，患者可出现意识丧失、四肢抽搐、呼吸停止，这是由于阵发性室性心动过速和心室颤动所致，严重时可猝死。一旦发生，应立即进行人工呼吸、心脏按压或电复律抢救。用于治疗心房颤动或心房扑动时，应先用强心苷，以免导致室性心动过速。心功能不全、低血压、肝功能不全和肾功能衰竭患者慎用；重度房室传导阻滞、严重心肌损害、强心苷中毒和高钾血症患者禁用。

【药物相互作用】 奎尼丁与地高辛合用，可使后者肾清除率降低，血药浓度增加；与双香豆素、华法林合用，可竞争与血浆蛋白的结合，使后者抗凝血作用增强；肝药酶诱导剂苯巴比妥能加速奎尼丁在肝中的代谢；西咪替丁和钙通道阻滞药能减慢奎尼丁在肝脏中的代谢。

普鲁卡因胺

属广谱抗心律失常药，与奎尼丁比较有下列特点：①抗心律失常作用与奎尼丁相似，但较弱；②抗胆碱作用也较奎尼丁弱；③对室性心律失常疗效比奎尼丁好；④静脉注射可抢救危重病例；⑤久用可致红斑狼疮样症状，故本药不宜长期应用，禁忌证同奎尼丁。

丙吡胺
disopyramide

丙吡胺电生理作用与奎尼丁相似，具有奎尼丁样抑制心脏兴奋传导和延长不应期的作用，其作用比奎尼丁、普鲁卡因胺强。为广谱抗心律失常药物，可用于治疗多种室上性或室性心律失常，尤其适用于预防心房颤动、电击复律后的复发和预防心肌梗死后的心律失常。也可用于其他药物无效的危及生命的室性心律失常。

不良反应与奎尼丁相似，具有抗胆碱作用，可引起口干、便秘、排尿不畅或尿潴留等。需重视其心脏毒性反应。负性肌力作用是最重要的不良反应，可使 50% 患者心力衰竭复发或加重，无心力衰竭史者发生心力衰竭的机会少于 5%，可致低血压，甚至休克；已有报道静脉注射可产生明显的冠状动脉收缩。

（二）Ib 类

利多卡因

利多卡因为局部麻醉药，1963 年始用于抗心律失常。主要用于室性心律失常的治疗，具有速效、短效的特点。

【体内过程】口服首过消除效应明显，生物利用度低，只能静脉用药。血浆蛋白结合率为70%，体内分布广泛，几乎全部在肝内代谢。

【药理作用】

1. 降低自律性　抑制 Na^+ 内流，使浦肯野纤维4相除极速率减慢，自律性降低。

2. 改善传导速度　治疗量的利多卡因对浦肯野纤维传导速度的影响，与细胞内外 K^+ 浓度有关。当细胞外液 K^+ 浓度升高时（如心肌梗死），此时主要抑制 Na^+ 内流，明显减慢传导，使单向阻滞转变为双向阻滞而消除折返。当细胞外液 K^+ 浓度降低或心肌部分除极时，此时可明显促进 K^+ 外流，加快传导，消除单向阻滞而中止折返。

3. 延长有效不应期　促进3相 K^+ 外流，相对延长 ERP 而消除折返。并可促进 ERP 均一，消除折返。

【临床应用】主要用于各种原因引起的室性心律失常，如急性心肌梗死诱发的室性心律失常，常作为首选药。特别适用于危急病例，静脉给药能迅速达到有效血药浓度，即刻缓解症状。但对室上性心律失常效果差。

【不良反应及用药注意】不良反应多在静脉注射时发生，主要有中枢神经系统症状，如嗜睡、眩晕，大剂量可引起语言障碍、惊厥，甚至呼吸抑制。本药是目前使用的抗心律失常药心脏毒性最低的一种，但剂量过大仍可引起房室传导阻滞、心动过缓、血压下降甚至窦性停搏。眼球震颤是利多卡因中毒的早期信号，禁用于严重的房室传导阻滞及过敏者。

苯妥英钠

作用与利多卡因相似，也能抑制 Na^+ 内流、促进 K^+ 外流，主要作用于浦肯野纤维，降低其自律性，能与强心苷竞争 Na^+,K^+ – ATP 酶，恢复因强心苷中毒而受抑制的传导，主要用于治疗室性心律失常，尤其是对强心苷中毒所致室性心律失常，常作首选药物。静脉注射过快可引起窦性心动过缓、窦性停搏、低血压等。禁用于严重心功能不全、心动过缓、贫血、白细胞减少者。

美西律
mexiletine

作用与利多卡因相似，其特点是对浦肯野纤维的选择性更高、对心肌的抑制作用更弱、口服有效、作用持续时间长。适用于各种室性心律失常的治疗，口服者可见胃肠道反应。静脉注射或大剂量口服，可出现神经系统症状，如震颤、眩晕、共济失调等。此外，可发生窦性心动过缓、房室传导阻滞。传导阻滞者禁用，肝功能障碍者慎用。

（三）Ic 类

普罗帕酮

Ic 类新型广谱抗心律失常药，具有降低心肌细胞自律性，减慢传导速度，延长 APD、ERP 的作用。临床上主要用于室上性或室性心律失常，常见不良反应有胃肠道反应、口干、头痛、口腔金属味等。偶见粒细胞减少、红斑性狼疮样综合征等。对本药过敏、严重心动过缓、传导阻滞者禁用。

二、Ⅱ类药——β受体阻断药

β受体阻断药主要通过阻断β受体而发挥作用，同时兼有阻滞钠通道，促进钾通道开放，缩短复极时程等作用。β受体阻断药用于抗心律失常的主要有普萘洛尔、美托洛尔、艾司洛尔等。

【药理作用】交感神经过度兴奋或儿茶酚胺释放增多时，心肌自律性增高，传导加快，不应期缩短，易引起快速型心律失常。本药能阻断 β₁ 受体，大剂量尚有膜稳定作用，因而能抑制上述反应发生而发挥抗心律失常作用。

1. 降低自律性 通过阻断心脏 β₁ 受体，降低窦房结、心房束及浦肯野纤维的自律性，在交感神经兴奋时这一作用最为明显。

2. 减慢传导速度 治疗量能轻度抑制房室传导，大剂量明显减慢房室结及浦肯野纤维的传导速度。

3. 延长不应期 对房室结 ERP 有明显延长作用。

【临床应用】

1. 窦性心动过速 对交感神经兴奋（运动、情绪激动、甲状腺功能亢进、嗜铬细胞瘤、麻醉等）所致窦性心动过速有显著疗效，为首选药。

2. 室上性心律失常 可用于治疗心房颤动、心房扑动及阵发性室上性心动过速。对心房颤动、心房扑动者一般只能减慢心室率，较少转为窦性心律，故可单用或与强心苷合用控制心室率。

3. 室性心律失常 对运动、情绪激动引起的室性心动过速、室性期前收缩也有效。

【不良反应及用药注意】

过量可引起窦性心动过缓、房室传导阻滞、低血压、心力衰竭等，应用时心率不能低于 50 次/分，严重心力衰竭者应先纠正心衰症状，禁用于病窦综合征、房室传导阻滞、支气管哮喘或慢性肺部疾病患者。

美托洛尔

为选择性 β₁ 受体阻断药，其作用与普萘洛尔相似但较弱，对窦房结、房室结的自律性和传导性有明显抑制作用，还有较弱的膜稳定作用，具有良好的抗心律失常作用。临床上主要用于室上性心律失常，禁用于病态窦房结综合征、房室传导阻滞、严重心动过缓、心力衰竭等患者，支气管哮喘、肝肾功能不良者慎用。

艾司洛尔

为短效 β₁ 受体阻断药。主要用于室上性心律失常，减慢心房颤动和心房扑动时的心室率。本药静脉注射后数秒钟起效，$t_{1/2}$ 为 9 分钟，不良反应有低血压、轻度抑制心肌收缩。

三、Ⅲ类药——延长动作电位时程药

胺碘酮

【药理作用】

1. 降低自律性 通过阻滞 4 相 Na^+ 和 Ca^{2+} 内流及 β 受体阻断作用，可降低窦房结和浦肯野纤维的自律性。

2. 减慢传导速度 阻滞 0 相 Na^+ 和 Ca^{2+} 内流，减慢浦肯野纤维和房室结的传导速度。

3. 延长不应期 能阻滞 3 相 K^+ 外流，延长 APD 和 ERP，由于 ERP 的绝对延长而消除折返。

【临床应用】为广谱抗心律失常药，可用于各种室上性及室性心律失常。能使阵发性室上性心动过速、心房颤动、心房扑动转复为窦性心律，但对持续性心房颤动的疗效不如电复律术和奎尼丁。静脉给药可用于室性心动过速和室颤的急救，口服给药能降低其复发率。

【不良反应及用药注意】不良反应与剂量及用药时间长短有关。①常见窦性心动过缓，静脉注射给药时，可加重心功能不全。②长期口服后主要有胃肠道反应，如食欲减退、恶心、呕吐和便秘等；另外可出现角膜黄染，系因少量药物经泪腺排出而形成微结晶，可导致角膜黄褐色颗粒沉着，一般不影响视力，停药后可自行恢复。③可出现甲状腺功能紊乱。④肺间质纤维化，此为该药最严重的不良反应。一旦发现应立即停药，并用肾上腺皮质激素治疗。长期用药者应定期做胸部 X 线检查。

▰ 知识链接 ▰

胺碘酮与决奈达隆

胺碘酮于 1962 年合成，最初用于治疗心绞痛。1970 年发现其抗心律失常作用并在 1985 年获美国 FDA 批准用于室速患者，随后其适应证不断扩大。但在长达 30 多年的临床应用中，胺碘酮的心脏外不良反应问题突出，如甲状腺、肺、眼及神经毒性。

为此，科研人员研发了新型药物——决奈达隆，它作为一种新型苯并呋喃衍生物，剔除胺碘酮中的碘元素并添加甲磺酰胺基团，有效消除了碘相关的甲状腺毒性，并通过降低药物的亲脂性减少蓄积，降低了毒性。尽管结构变化，决奈达隆仍保持了类似的抗心律失常效果。

决奈达隆于 2009 年获得 FDA 批准，2019 年在中国上市，为心律失常患者提供了新的治疗选择。

索他洛尔
sotalol

该药既能阻断 β 受体，降低自律性，减慢房室结传导；又能阻滞钾通道，延长动作电位时程。临床用于各种严重室性心律失常，也可用于治疗阵发性室上性心动过速及心房颤动。不良反应少，少数 Q-T 间期延长者偶可出现尖端扭转型室性心动过速。

四、Ⅳ类药——钙通道阻滞药

维拉帕米

【药理作用及临床应用】为钙通道阻滞药，能抑制心脏和血管平滑肌细胞 Ca^{2+} 内流，使窦房结、房室结自律性降低、传导速度减慢和有效不应期延长，消除折返。

主要用于治疗室上性心律失常。对阵发性室上性心动过速疗效显著，为首选药。对室上性心动过速、心房颤动或心房扑动，可减慢房室传导而控制室性心率。

【不良反应及用药注意】静脉注射过快可产生心血管反应，如心动过缓、房室传导阻滞、低血压、诱发心功能不全等，与 β 受体阻断药合用更易发生，应禁止合用。与地高辛合用时可阻碍后者的排泄，引起中毒，故二者合用时，应适当减少地高辛用量，禁用于严重房室传导阻滞、心功能不全及心源性休克者。老年人，尤其是心、肾功能不良者慎用。

地尔硫卓

药理作用与维拉帕米相似，能降低自律性、抑制房室传导、延长不应期，主要用于治疗室上性心律失常，如阵发性室上性心动过速、心房扑动、心房颤动。

▰ 岗赛证聚焦 ▰

1. 抗心律失常药的作用机制、药物分类及每类的代表药物。

2. 钠通道阻滞药奎尼丁、利多卡因、苯妥英钠、普罗帕酮的作用特点、临床应用及主要不良反应。

3. 普萘洛尔、胺碘酮、维拉帕米抗心律失常的主要应用及用药注意。

目标检测

答案解析

一、最佳选择题（每题的备选项中，只有一个最佳答案）

1. 急性心肌梗死所致的室性心律失常首选药是（　　）
   A. 普鲁卡因　　　　　　B. 硝苯地平　　　　　　C. 维拉帕米
   D. 苯妥英钠　　　　　　E. 利多卡因

2. 维拉帕米对下列哪类心律失常疗效最好（　　）
   A. 房室传导阻滞　　　　B. 室性性心动过速　　　C. 室性早搏
   D. 阵发性室上性心动过速　　E. 强心苷中毒所致心律失常

3. 可引起甲状腺功能紊乱的抗心律失常药物是（　　）
   A. 维拉帕米　　　　　　B. 胺碘酮　　　　　　　C. 普罗帕酮
   D. 普鲁卡因胺　　　　　E. 奎尼丁

4. 不能阻滞钠通道的抗心律失常药物是（　　）
   A. 普鲁卡因胺　　　　　B. 利多卡因　　　　　　C. 普罗帕酮
   D. 普萘洛尔　　　　　　E. 苯妥英钠

5. 利多卡因对哪种心律失常无效（　　）
   A. 心肌梗死致心律失常　　B. 强心苷中毒致室性心律失常　　C. 心室纤颤
   D. 室上性心律失常　　　E. 室性早搏

6. 属于 I c 类的抗心律失常药物是（　　）
   A. 奎尼丁　　　　　　　B. 苯妥英钠　　　　　　C. 胺碘酮
   D. 普萘洛尔　　　　　　E. 普罗帕酮

7. 治疗强心苷中毒时的心律失常的最佳药物是（　　）
   A. 维拉帕米　　　　　　B. 苯妥英钠　　　　　　C. 胺碘酮
   D. 氟尼卡　　　　　　　E. 奎尼丁

8. 窦性心动过速，最适宜选用的抗心律失常药物是（　　）
   A. 奎尼丁　　　　　　　B. 普萘洛尔　　　　　　C. 美西律
   D. 强心苷　　　　　　　E. 利多卡因

9. 维拉帕米的药理作用是（　　）
   A. 促进 Ca^{2+} 内流　　　B. 增加心肌收能力　　　C. 直接抑制 Na^+ 内流
   D. 降低窦房结和房室结的自律性　　E. 升高血压

10. 能引起金鸡纳反应的常用抗心律失常药物是（　　）
    A. 胺碘酮　　　　　　　B. 奎宁　　　　　　　　C. 奎尼丁
    D. 维拉帕米　　　　　　E. 普罗帕酮

二、配伍选择题（每题备选项在前，试题在后，每组若干题，每组题均对应同一组备选项，每题只有一个正确答案。每个备选项可重复选用，也可不选用）

[11~14]
   A. 奎尼丁　　　　　　　B. 利多卡因　　　　　　C. 普萘洛尔
   D. 胺碘酮　　　　　　　E. 钙拮抗药

11. 属于 I a 类抗心律失常药的是（　　）

12. 属于Ⅰb类抗心律失常药的是（　）

13. 属于Ⅱ类抗心律失常药的是（　）

14. 属于Ⅲ类抗心律失常药的是（　）

［15－17］

    A. 奎尼丁　　　　　　　　　B. 普萘洛尔　　　　　　　　　C. 利多卡因

    D. 维拉帕米　　　　　　　　E. 苯妥英钠

15. 属于Ⅰb类抗心律失常药且具有抗癫痫作用（　）

16. 相对延长有效不应期，且具有局麻作用的药物是（　）

17. 有抗胆碱作用和阻断α受体的抗心律失常药物是（　）

三、多项选择题（每题的备选项中有两个或两个以上正确答案）

18. 抗心律失常药可分为（　）

    A. 钠通道阻滞药

    B. N胆碱受体阻断药

    C. 肾上腺素受体阻断药

    D. 选择性延长复极过程的药物

    E. 钙拮抗药

19. 室性心律失常宜选用的药物是（　）

    A. 利多卡因　　　　　　　　B. 美西律　　　　　　　　　C. 苯妥英钠

    D. 地尔硫䓬　　　　　　　　E. 普鲁卡因胺

20. 奎尼丁的不良反应有（　）

    A. 呕吐　　　　　　　　　　B. 晕厥　　　　　　　　　　C. 金鸡纳反应

    D. 高血压　　　　　　　　　E. 震颤

四、思考题

21. 常用抗心律失常药分哪几类？列出主要代表药及其临床应用。

22. 简述利多卡因、胺碘酮、普萘洛尔、奎尼丁、维拉帕米的抗心律失常机制和主要临床应用。

（武彩霞）

书网融合……

重点小结　　　　　　微课　　　　　　习题

第二十二章 抗心力衰竭药

PPT

学习目标

知识目标： 通过本章的学习，学会强心苷类、ACEI、ARB 等药物抗慢性心功能不全的作用机制、临床应用和不良反应的防治；识记利尿药、β 受体阻断药及血管扩张药抗慢性心功能不全的作用机制及应用；认识其他抗慢性心功能不全药物的作用特点和临床应用。

能力目标： 能根据患者病情选择合适的抗心衰药物治疗方案，分析、解释涉及抗慢性心功能不全药物处方的合理性；具备提供抗慢性心功能不全用药咨询服务的能力。

素质目标： 理解心力衰竭对患者生活质量和心理健康的影响，为患者提供人文关怀和心理支持；帮助患者树立安全合理用药意识，培养尊重生命和关爱患者的良好职业道德。

情境导入

情境： 患者，男，55 岁，因"活动后气促 2 年，加重伴双下肢水肿 1 个月"入院。患者 2 年前无明显诱因出现活动后胸闷气促，休息后好转，1 个月前开始出现胸闷，伴气促、全身乏力、双下肢水肿。经诊断为慢性充血性心力衰竭，房颤，予以氢氯噻嗪、螺内酯、福辛普利、地高辛、美托洛尔等药物治疗后，症状缓解。

思考： 1. 患者所用的药物是否合理？

2. 所用的药物通过什么途径发挥作用，要注意防治哪些不良反应？

慢性心功能不全又称充血性心力衰竭（congestive heart failure, CHF），是心脏在多种因素作用下，长期负荷过重和（或）慢性心肌损伤，心肌收缩与舒张功能障碍，使心脏泵血功能减弱，出现静脉系统淤血和动脉系统供血不足的临床综合征。目前，治疗 CHF 的药物主要分为：正性肌力药（强心苷类及非强心苷类）、减轻心脏负荷药（利尿药及血管扩张药）、肾素 – 血管紧张素 – 醛固酮系统抑制药（血管紧张素转化酶抑制药及血管紧张素Ⅱ受体阻断药）、β 受体阻断药等（图 22 – 1）。

知识拓展

心力衰竭（NYHA）的分级

Ⅰ级，日常活动量不受限制，一般体力活动不引起过度疲劳、心悸、气喘或心绞痛（心功能代偿期）。

Ⅱ级：体力活动轻度受限制。休息时无自觉症状，一般体力活动引起过度疲劳、心悸、气喘或心绞痛（Ⅰ度心功能不全）。

Ⅲ级：体力活动明显受限制。休息时无症状，但小于一般体力活动即可引起过度疲劳、心悸、气喘或心绞痛（Ⅱ度心功能不全）。

Ⅳ级：不能从事任何体力活动，休息状态下也出现心衰症状，体力活动后加重（Ⅲ度心功能不全）。

图 22-1　慢性心功能不全的发病机制和药物作用环节

第一节　正性肌力药

一、强心苷类

强心苷是一类选择性作用于心脏，增强心肌收缩力的药物，因主要从洋地黄类植物中提取得来，故又称洋地黄类药物。常用药物有洋地黄毒苷（digitoxin）、地高辛（digoxin）、去乙酰毛花苷丙（deslanoside，西地兰 D）、毒毛花苷 K（strophantin K）。

【体内过程】强心苷类药物化学结构相似，药理作用、用途、不良反应也相同。但由于化学结构甾核上羟基数不同，导致它们口服吸收率、血浆蛋白结合率和消除速率及方式等有很大差异（表22-1）。

表 22-1　常用强心苷的分类及药动学特点

分类	药物	吸收率/%	血浆蛋白结合率/%	肠肝循环/%	生物转化/%	肾排泄/%	半衰期/h
长效	洋地黄毒苷	90～100	97	27	30～70	10	20～168
中效	地高辛	60～85	<30	6.8	5～10	60～90	33～36
短效	去乙酰毛花苷丙	不良	5	少	极少	90～100	23
短效	毒毛花苷 K	不良	5	少	0	90～100	12～19

洋地黄毒苷脂溶性高、吸收好，大多经肝代谢后经肾排出，也有相当部分经胆道排出而形成肝肠循环，长达 5～7 天，故作用维持时间也较长，属长效强心苷。中效类的地高辛口服生物利用度个体差异大，临床应用时应注意调整剂量，大部分以原型经肾脏排出，肾功能不良者应适当减量。毛花苷丙及毒毛花苷 K 口服吸收很少，需静脉始药，绝大部分以原型经肾脏排出，显效快，作用维持时间短。

【药理作用】

1. 对心脏的作用

（1）正性肌力作用　强心苷对心脏具有高度的选择性，能显著加强衰竭心脏的收缩力，增加心输出量，从而解除心力衰竭的症状。强心苷的正性肌力作用有以下特点：①加快心肌纤维缩短速度，使心肌收缩敏捷，相对延长舒张期；②降低衰竭心脏心肌耗氧量；③增加衰竭心脏心输出量。

正性肌力作用的机制：强心苷与心肌胞膜上 Na^+,K^+-ATP 酶结合并抑制其活性，导致 Na^+-K^+ 交换减少，使细胞内 Na^+ 量增加，而 K^+ 量减少。细胞内 Na^+ 量增多后，又通过 Na^+-Ca^{2+} 双向交换机制使细胞 Ca^{2+} 内流增加，心肌的收缩加强。治疗量强心苷能抑制 Na^+,K^+-ATP 酶活性 $20\%\sim40\%$。

（2）负性频率作用（减慢窦性心率作用） 减慢窦性心率作用是由正性肌力作用继发的。治疗量的强心苷对正常人心率影响小，但对心率加快及伴有心房颤动的心功能不全患者则可显著减慢心率。心功能不全时由于心输出量减少，通过窦弓反射使交感神经张力增强，同时迷走神经张力下降，导致心率加快，这在一定范围之内可使心输出量增加，起到代偿作用。应用强心苷后心输出量增加，反射性地兴奋迷走神经，同时交感神经张力下降，从而抑制窦房结引起心率减慢。心率减慢使心脏舒张期延长，心脏得到充分休息，同时又得到更多的血液供应和营养物质，还可以使静脉回流充分，增加心输出量，对 CHF 患者有利。

（3）对传导组织和心肌电生理特性的影响 强心苷对传导组织和心肌电生理特性的影响比较复杂，其中可因兴奋迷走神经，使心房的传导速度加快、降低窦房结自律性及减慢房室传导，缩短心房的有效不应期（表22-2）。

表 22-2 强心苷对心肌电生理特性的影响

电生理特性	窦房结	心房	房室结	浦肯野纤维
自律性	↓			↑
传导性		↑	↓	↓
有效不应期		↓		↓

（4）对心电图的影响 治疗量时，最早可见 T 波低平，甚至倒置，ST 段下移形成鱼钩状；P-R 间隔延长，反应房室传导减慢；P-P 间期延长，提示窦性频率减慢；也可见 Q-T 间隔缩短，提示浦肯野纤维 ERP 及 ADP 缩短，中毒量强心苷可引起各种心律失常。

2. 对神经系统和神经内分泌系统的作用 长期应用地高辛，可降低循环中去甲肾上腺素的浓度，降低交感活性，可改善 CHF 患者的预后。但中毒剂量的强心苷可通过中枢和外周作用，提高交感神经活性，临床上应注意用量。强心苷对迷走神经有兴奋作用。治疗量强心苷对中枢神经系统无明显影响，中毒剂量则可通过兴奋延脑催吐化学感受区而引起呕吐，此作用可被氯丙嗪阻断。强心苷可抑制肾素-血管紧张素系统，降低肾素活性，减少血管紧张素 II 及醛固酮含量，对心脏起到保护作用。强心苷还能促进心钠肽（ANP）分泌，恢复其受体的敏感性，对抗 RAAS 系统而产生利尿作用。

3. 利尿作用 强心苷对心功能不全患者有明显的利尿作用，主要是通过其正性肌力作用使肾血流量增加而实现的。此外，强心苷可直接抑制肾小管 Na^+,K^+-ATP 酶，减少肾小管对 Na^+ 的重吸收，从而发挥利尿作用。

【临床应用】

1. 治疗慢性心功能不全 强心苷主要用于由于心肌收缩功能障碍而导致低输出量性心力衰竭，对伴有心房颤动或心室率快的心功能不全疗效最佳；对心脏瓣膜病、风心病（严重二尖瓣狭窄的病例除外）、冠心病和高血压性心脏病所导致的心功能不全疗效较好；对有机械性阻塞（如缩窄性心包炎、主动脉瓣狭窄和严重二尖瓣狭窄）和有能量代谢障碍（如甲状腺功能亢进、甲状腺功能减退、糖尿病和维生素 B_1 缺乏）的心功能不全疗效差；对肺心病、活动性心肌炎或严重心肌损伤，疗效较差且容易中毒。

2. 治疗某些心律失常

（1）心房颤动　心房颤动的主要危害在于心房过多的冲动传至心室，引起心室率过快，导致严重循环障碍。强心苷主要是通过增强迷走神经活性抑制房室传导，从而减慢心室率、增加心输出量，改善循环障碍。但对多数患者并不能终止心房颤动。

（2）心房扑动　心房扑动的冲动较强而规则，更易传至心室，致使心室率快而难于控制。强心苷是治疗心房扑动最常用的药物，其可缩短心房的有效不应期，使心房扑动变为心房颤动，而后者可被强心苷的抑制房室传导作用所阻滞而减慢心室率。

（3）阵发性室上性心动过速　强心苷可通过增强迷走神经活性，降低心房的兴奋性而终止阵发性室上性心动过速的发作。

【不良反应及用药注意】强心苷安全范围小，一般治疗量已接近中毒剂量的60%，而且个体差异较大，易发生毒性反应。特别是当低钾血症、高钙血症、低镁血症、心肌缺血缺氧、酸碱失衡、发热、肝肾功能不全、高龄及合并用药等因素存在时更易发生，临床用药时应严格控制剂量，避免以上诱发因素。

1. 心脏毒性　是强心苷最严重的不良反应，约有半数的患者可发生各种类型心律失常。最多见和最早见的是室性期前收缩，约占心脏毒性发生率的1/3，可出现二联律、三联律及心动过速，甚至发生心室颤动。其机制除因 Na^+,K^+-ATP 酶被高度抑制外，也与细胞内钙超负荷引起的迟后除极有关。另外还可出现房室传导阻滞、窦性心动过缓，当心率降至60次/分时应立即停药。

氯化钾是治疗由强心苷中毒所致的快速性心律失常的有效药物。钾离子能阻止强心苷与 Na^+,K^+-ATP 酶结合，从而减轻或阻止毒性的发生和发展，轻者可口服钾盐，重者可采用静脉缓慢滴注钾盐。

对严重快速型心律失常还应使用苯妥英钠。苯妥英钠能与强心苷竞争 Na^+,K^+-ATP 酶，恢复该酶的活性，可用于强心苷中毒引起的室性早搏、二联律、室性心动过速等。利多卡因可用于治疗强心苷中毒所引起的严重室性心动过速和心室颤动。对中毒时的心动过缓和房室传导阻滞等缓慢型心律失常，不宜补钾，可用阿托品治疗。

对严重危及生命的地高辛中毒者，可应用地高辛抗体Fab片段进行静脉注射，其对强心苷有高度选择性和强大亲和力，能使其从与 Na^+,K^+-ATP 酶的结合中解离出来，对严重中毒效果明显。

2. 胃肠道反应　是最常见的早期中毒症状。主要表现为厌食、恶心、呕吐及腹泻等。

3. 中枢神经系统反应　主要表现有眩晕、头痛、失眠、疲乏、谵妄及视觉障碍，如黄视、绿视及视物模糊等。视觉异常通常是强心苷中毒的先兆，可作为停药的指征之一。

【药物相互作用】排钾利尿药可致低钾血症，诱发强心苷中毒，与强心苷合用时应注意补钾；奎尼丁能将组织中的地高辛置换出来，使地高辛的血药浓度提高1倍，两者合用应减少地高辛用量；其他抗心律失常药胺碘酮、普罗帕酮、维拉帕米、红霉素等也能提高地高辛血药浓度，合用时宜应注意减量；拟肾上腺素药可提高心肌自律性，使心肌对强心苷的敏感性增高，合用时应警惕心脏毒性发生。

【给药方法】

1. 经典给药法　先短期内给予足量达到全效量，即"洋地黄化"，然后逐日始予维持量。该方法起效快，但易致强心苷中毒，现临床已少用。

2. 每日维持量法　对轻、中度患者，目前多采用小剂量维持疗法，即每日给维持量，经过 4~5 个 $t_{1/2}$，使药物达到稳态血药浓度而发挥治疗作用。该方法既可有效治疗又可减少强心苷中毒的发生。如每日给予地高辛 0.125~0.25mg，经 6~7 天即可达稳定而有效的治疗血药浓度。

二、非苷类正性肌力药

本类药物包括 β 受体激动药、多巴胺受体激动药及磷酸二酯酶抑制药等。由于这类药物可能增加心力衰竭患者的病死率，故不宜作为常规治疗用药。

（一）拟交感神经药

多巴酚丁胺
dobutamine

主要激动心脏 $β_1$ 受体，增强心肌收缩性，增加心排血量，提高衰竭心脏的心脏指数。主要用于强心苷疗效不佳的严重左心室功能不全和心肌梗死后 CHF 患者，但血压下降明显者不宜使用。

异布帕胺（异布帕明）
ibopamine

兴奋多巴胺受体和 β 受体，加强心肌收缩力，减低外周血管阻力，增加心排血量，增加肾血流量，产生显著的利尿作用。可改善症状，提高运动耐力。早期应用可减缓病情恶化。

（二）磷酸二酯酶抑制药

该类药物通过抑制磷酸二酯酶而明显提高心肌 cAMP 含量，cAMP 可促进 Ca^{2+} 内流，增加细胞内 Ca^{2+} 浓度，发挥正性肌力和血管舒张双重作用。大量临床研究表明，短期应用本类药物可获得一定疗效，但长期应用不良反应较多，增加死亡率，甚至缩短寿命。

氨力农（amrinone，氨吡酮）为该类药物的代表性药物，但不良反应较严重，常见的有心律失常、血小板减少和肝损害。米力农（milrinone，甲氰吡酮）为氨力农的替代品，作用强 20 倍，不良反应较少，未见有血小板减少，但仍有心律失常、低血压等，并有报告其能增加病死率，现仅供短期静脉给药。此外，还有依诺昔酮（enoximone）、维司力农（vesnarinone）及匹莫苯（pimobendan）等。

第二节　减轻心脏负荷药

一、利尿药

利尿药是治疗心力衰竭常用药物之一，通过促进水钠的排泄，减少血容量和回心血量，减轻心脏前负荷，消除或缓解静脉淤血及其所引发的肺水肿和外周水肿。利尿药的排钠作用，可减少血管内钙离子含量，使血管壁张力下降，外周阻力降低，可以降低心脏的后负荷，改善心功能，缓解心功能不全的症状。

对轻度 CHF 可选用噻嗪类利尿药；对中度 CHF，可口服袢利尿药或与噻嗪类和保钾利尿药合用；对严重 CHF、慢性 CHF 急性发作、急性肺水肿或全身水肿者，可选用强效利尿药静脉注射。严重的 CHF 患者常须同时应用留钾利尿药，能有效拮抗 RAAS 激活所致的醛固酮水平的升高，又能防止失钾，还可抑制胶原增生和防止纤维化。

大剂量利尿药可减少有效循环血量，引起心输血量降低，常可加重心力衰竭。因此，目前推荐使用小剂量利尿药，并同时与小剂量地高辛、ACEI 及 β 受体阻断药合用。

二、血管扩张药

扩血管药物在 CHF 的治疗已取得一些进展，某些扩血管药不仅能改善心力衰竭症状，而且能降低病死率，提高患者的生活质量。可用于治疗 CHF 的扩血管药有多种，主要扩张小动脉的有肼屈嗪、硝苯地平等；主要扩张小静脉的有硝酸甘油、硝酸异山梨酯；扩张小动脉和小静脉药的有卡托普利、硝普钠、哌唑嗪等。

血管扩张药是治疗 CHF 的辅助药物，药物的选择应根据患者的病因、病情而定。对于肺静脉压升高、肺淤血明显的患者应选用扩张静脉为主的药物，如硝酸酯类；对于心输出量低而肺静脉压升高者应选用硝普钠，或肼屈嗪和硝酸酯类合用；对心输出量明显减少而外周阻力升高者宜选用扩张小动脉的药物，如肼屈嗪、哌唑嗪等。

应用扩血管药物期间密切观察血压、心率变化，随时调整剂量。一般应使血压维持在 90 ~ 100mmHg/50 ~ 60mmHg 水平，当动脉血压下降 20mmHg 以上，心率增加 20 次/分，应终止应用该类药物。对心室充盈压无异常升高的患者不宜使用，因可致低血压和心动过速。

应用本类药物时宜从小剂量开始，停药时应逐渐减量，不可突然停药，以免产生"反跳现象"，使病情突然恶化，甚至猝死。

第三节　肾素-血管紧张素-醛固酮系统抑制药

肾素-血管紧张素-醛固酮系统抑制药包括血管紧张素转化酶抑制药（ACEI）和血管紧张素受体阻断药（ARB），是药物治疗 CHF 最重要的进展之一。研究表明，该类药物不仅能缓解心力衰竭的症状，提高患者生活质量，降低患者的死亡率，而且能逆转心肌肥厚、心室的重构及抑制心肌的纤维化。所以这类药物在心力衰竭治疗中占有重要地位，现已在临床中得到广泛应用。

一、血管紧张素转化酶抑制药

临床常用于治疗 CHF 的血管紧张素转化酶抑制药有卡托普利、依那普利（enalapril）、西拉普利（cilazapril）、贝那普利（benazepril）、培哚普利（perindopril）、雷米普利（ramipril）及福辛普利（fosinopril）等，它们的作用基本相似。

【药理作用】

1. 抑制血管紧张素转化酶的活性　该类药通过抑制体循环及局部组织中血管紧张素 I（Ang I）向血管紧张素 II（Ang II）的转化，使血液及组织中 Ang II 含量降低，从而减弱了 Ang II 的收缩血管、致心肌肥厚和促生长作用。同时还抑制缓激肽的降解，使血中缓激肽含量增加，使 NO 和 PGI_2 生成增多，发挥扩血管、降负荷作用。

2. 抑制心肌及血管重构　Ang II 可收缩血管、增加心脏后负荷，并可导致心肌肥大、心肌及血管胶原含量增多、心肌间质成纤维细胞和血管壁细胞增生，发生心肌及血管的重构。醛固酮亦具有显著的促进心肌纤维化的作用。用小量 ACE I 即可减少 Ang II 及醛固酮的形成，能防止和逆转心肌与血管重构，改善心功能。

3. 对血流动力学的影响　降低全身血管阻力，使心输出量增加，并能降低左心室充盈压、舒张末压及肾血管阻力，增加肾血流量。另外，也可降低室壁张力，改善心脏的舒张功能。

【临床应用】ACEI 既能消除或缓解 CHF 症状、提高运动耐力、改进生活质量，又能防止和逆转心肌肥厚、降低病死率，现已广泛用于临床，常与利尿药、地高辛合用，作为治疗 CHF 的基础药物。

二、血管紧张素 II 受体阻断药

本类药物对循环、心肌自分泌、旁分泌部位的血管素张素 II 受体（AT_1）具有高度选择性阻断作

用，而对 AT_2 受体的拮抗作用较弱。能拮抗 AngII 对心血管系统的生物学作用，逆转心肌肥厚、左室重构和心肌纤维化。

此类药物常用的有氯沙坦（losartan）、缬沙坦（valiartan）及厄贝沙坦（irbesartan）。本类药物由于对缓激肽途径无影响，故使用后不易引起咳嗽、血管神经性水肿等不良反应。妊娠期妇女及哺乳期妇女禁用。与 ACEI 合用，可增强疗效。

三、抗醛固酮药

CHF 患者血中醛固酮的浓度明显升高，可达正常人的 20 倍以上。过量的醛固酮除了保钠排钾、引起水钠潴留外，还有明显的促生长作用，导致心房、心室及大血管的重构，加速心衰恶化。此外，醛固酮可阻止心肌细胞摄取 NA，使 NA 游离浓度增加，诱发冠状动脉痉挛、室性心律失常甚至猝死。

螺内酯（spironolactone）的化学结构与醛固酮类似，通过与醛固酮竞争受体，拮抗醛固酮的作用，为保钾利尿药。能减轻 CHF 的症状，阻止或逆转心室重构，改善预后。在地高辛、ACEI、β 受体阻断药、利尿药等常规治疗的基础上加用螺内酯，可使 CHF 患者的相对病死率显著降低。主要用于重度 CHF 患者。高钾血症、肾功能不全者禁用。

第四节　β 受体阻断药

β 受体阻断药在治疗 CHF 过程中具有重要地位。大量研究证明，在心肌严重恶化之前应用该类药物能改善患者的生活质量，降低死亡率。其不良反应少，目前已被推荐作为治疗慢性心力衰竭的常规用药。可选用的 β 受体阻断药有卡维地洛（carvedilol）、拉贝洛尔（labetalol）及比索洛尔（bisoprolol）等，以卡维地洛治疗效果较为显著。

【药理作用】β 受体阻断药通过阻断心脏 β 受体，降低交感神经张力，抑制儿茶酚胺对心脏的毒性作用，从而保护心肌；抑制 RAAS，减轻心脏的前后负荷；逆转和减缓心肌肥厚、心肌重构和心肌成纤维化；上调心肌 β 受体的数量，提高 β 受体对儿茶酚胺的敏感性，改善心肌收缩性能；减慢心率、降低心肌耗氧量等而治疗心力衰竭。

长期用药后，能明显改善心功能，纠正血流动力学变化。

【临床应用】β 受体阻断药可应用于心功能比较稳定的 Ⅱ～Ⅲ级 CHF 患者，基础疾病为扩张型心肌病的患者疗效较好。本类药物观察的时间应比较长，平均奏效时间为 3 个月。应从小剂量开始，逐渐增加至患者既能够耐受又不加重病情的剂量，同时应联用其他治疗 CHF 药，临床经验表明，CHF 时应合并应用地高辛、利尿药和 ACEI。严重心动过缓、严重左心室功能减退、重度房室传导阻滞、低血压和支气管哮喘者慎用或禁用。

岗赛证聚焦

1. 强心苷的药动学学特点、药理作用、作用机制、临床应用、不良反应及防治。
2. 多巴酚丁胺、米力农的作用特点及临床应用。
3. ACEI 和 ARB 对心衰的治疗作用。
4. 利尿药抗心衰的作用机制及临床应用。
5. ACEI 及 ARB 机心衰的作用特点及临床应用。
6. β 受体阻断药抗心衰的作用机制及临床应用。

···· 目标检测

一、最佳选择题（每题的备选项中，只有一个最佳答案）

1. 应用强心苷治疗心律失常的描述，错误的是（　　）

   A. 用于治疗阵发性室上性心动过速　　B. 用于治疗心房扑动

   C. 用于治疗心房纤颤　　　　　　　　D. 可使心房扑动转为心房纤颤

   E. 可加快房室传导

2. 强心苷治疗慢性心功能不全的最基本作用是（　　）

   A. 使已扩大的心室容积缩小　　　　　B. 增加心肌收缩力

   C. 增加心室工作效率　　　　　　　　D. 降低心率

   E. 增加心率

3. 强心苷正性肌力作用的机制是（　　）

   A. 增加兴奋时心肌细胞内 Ca^{2+} 量　　B. 增强心肌物质代谢

   C. 增加心肌能量供应　　　　　　　　D. 影响心肌收缩蛋白

   E. 影响心肌调节蛋白

4. 强心苷中毒的停药指征是（　　）

   A. 频发室性早搏　　　　　　　　　　B. 二联律

   C. 窦性心动过缓　　　　　　　　　　D. 视觉异常

   E. 以上均是

5. 地高辛对下列哪种疾病引起的心力衰竭基本无效（　　）

   A. 高血压诱发的心力衰竭

   B. 先天性心脏病引起的心力衰竭

   C. 瓣膜病引起的心力衰竭

   D. 严重二尖瓣狭窄、缩窄性心包炎引起的心力衰竭

   E. 以上均有效

6. 强心苷对心肌耗氧量的描述，正确的是（　　）

   A. 对正常和衰竭心脏的心肌耗氧量均无明显影响

   B. 可减少正常和衰竭心脏的心肌耗氧量

   C. 可增加正常和衰竭心脏的心肌耗氧量

   D. 仅减少衰竭心脏的心肌耗氧量

   E. 仅减少正常人的心肌耗氧量

7. 下列关于应用 ACEI 治疗慢性心功能不全的描述，错误的是（　　）

   A. 与扩张外周血管的作用有关　　　　B. 可逆转心室肥厚

   C. 可明显降低病死率　　　　　　　　D. 肾血流量减少

   E. 可引起低血压及肾功能下降

8. 下列对血管扩张药治疗心力衰竭机制描述，最确切的是（　　）

   A. 降低心肌耗氧　　　　　　　　　　B. 增加心排出量

   C. 降低心脏前后负荷　　　　　　　　D. 降低外周阻力

   E. 扩张冠脉，增加心肌供氧

9. 指出下列描述中错误的是（　　）

    A. 卡维地洛可阻断交感神经张力及阻断儿茶酚胺对心肌毒性作用

    B. 多巴酚丁胺的正性肌力作用仅可短期应用改善症状，不宜作心力衰竭的常规治疗

    C. 强心苷与细胞膜上的 Na^+,K^+ – ATP 酶结合

    D. 米力农仅供短期静脉给药治疗急性心衰

    E. 噻嗪类利尿药单独使用，适用于轻中度心力衰竭

10. 能有效防止和逆转心衰患者的心肌重构的药物是（　　）

    A. 地高辛   B. 多巴酚丁胺   C. 米力农

    D. 氢氯噻嗪   E. 依那普利

二、配伍选择题（每题备选项在前，试题在后，每组若干题。每组题均对应同一组备选项，每题只有一个正确答案。每个备选项可重复选用，也可不选用）

[11 ~ 14]

    A. 地高辛   B. 多巴酚丁胺   C. 氨力农

    D. 硝普钠   E. 依那普利

11. 抑制血管紧张素转化酶，可消除慢性心衰症状，降低病死率的是（　　）

12. 抑制磷酸二酯酶，增加细胞内 cAMP 含量，缓解慢性心衰症状的是（　　）

13. 降低心脏前、后负荷，对急性心梗及高血压所致慢性心衰效果较好的是（　　）

14. 激动 β_1 受体，对慢性心衰疗效较好的是（　　）

[15 ~ 17]

    A. 地高辛   B. 卡托普利   C. 哌唑嗪

    D. 氨氯地平   E. 普萘洛尔

15. 过量引起严重心脏毒性的药物是（　　）

16. 常在用药 1 周后出现刺激性干咳的药物是（　　）

17. 严重心动过缓、支气管哮喘者禁用的药物是（　　）

三、多项选择题（每题的备选项中有两个或两个以上正确答案）

18. 强心苷正性肌力作用的特点有（　　）

    A. 选择性作用于心肌细胞

    B. 对心房肌、心室肌均有作用

    C. 对正常和已衰竭心脏均有效

    D. 对心肌耗氧量的影响与心功能状态无关

    E. 心肌收缩最高张力和最大缩短速率均提高

19. 强心苷毒性所致快速型心律失常，可用下列哪些药物治疗（　　）

    A. 静脉滴注或口服钾盐   B. 利多卡因

    C. 苯妥英钠   D. 阿托品

    E. 胺碘酮

20. 可用于治疗慢性心功能不全的药有（　　）

    A. 卡托普利   B. 氯沙坦

    C. 美托洛尔   D. 米力农

    E. 多巴酚丁胺

四、思考题

21. 试述强心苷的药理作用、临床应用、不良反应及其防治措施。

22. 简述 ACEI 抗慢性心功能不全的机制和特点。

（武彩霞）

书网融合……

重点小结　　　　　微课　　　　　习题

第二十三章 利尿药和脱水药

PPT

学习目标

知识目标：通过本章的学习，学会呋塞米、氢氯噻嗪的药理作用、临床应用、不良反应及药物相互作用；识记甘露醇、螺内酯、氨苯蝶啶的作用特点；认识其他利尿药和脱水药的作用特点。

能力目标：能分析、审核涉及利尿药和脱水药处方的合理性；具备提供利尿药和脱水药的用药指导、用药咨询服务的能力。

素质目标：树立安全合理用药意识，培养尊重生命和关爱患者的良好职业道德。

情境导入

情境：患者，男，45岁，肝病面容，间歇性乏力、食欲减退2年，腹水征阳性，叩诊时腹部呈浊音，诊断为：肝硬化失代偿期伴严重腹水。医生给予静脉注射呋塞米，同时口服氯化钾片剂治疗。

思考：呋塞米有哪些不良反应？用药时应注意哪些问题？

第一节 利尿药

利尿药是一类直接作用于肾脏，抑制肾小管对水、钠的重吸收，并促进水、钠的排泄，使尿量增加的药物。临床用于治疗各种类型的水肿，也可用于高血压、心功能不全、高钙血症、药物中毒等急需加速排泄的情况。

一、利尿药的作用机制

尿液的生成是通过肾小球滤过，肾小管和集合管的重吸收与分泌而实现。利尿药主要通过作用于肾脏的不同部位，影响肾小球滤过、肾小管和集合管的重吸收及分泌功能而发挥利尿作用（图23-1）。

（一）增加肾小球的滤过作用

血液中的成分除蛋白质和血细胞外，均可经肾小球滤过而形成原尿。原尿量的多少取决于肾血流量及有效滤过压，强心苷、氨茶碱和多巴胺等药物可以通过加强心肌收缩力、扩张肾血管、增加肾血流量和肾小球滤过率，使原尿生成增加。正常人每日原尿量可达180L，但排出的终尿仅为1~2L，说明约99%的原尿在肾小管和集合管被重吸收。单纯通过增加肾小球的滤过以利尿的药物，并不能使终尿量明显增多，其利尿作用极弱，一般不作利尿用。

（二）影响肾小管与集合管的重吸收及分泌

此环节是影响终尿量的主要因素，目前常用的利尿药多数是通过减少肾小管和集合管对电解质及水的重吸收而发挥利尿作用的。肾小管的各段对水和电解质的重吸收作用各异，故利尿药影响不同部位的肾小管所产生的利尿作用有明显差异。

图 23-1 肾小管各段功能和利尿药的作用部位

1. 近曲小管 原尿中的 Na^+ 有 60%～70% 在此段通过 $H^+ - Na^+$ 交换方式主动重吸收。近曲小管上皮细胞内含有丰富的碳酸酐酶（CA），可催化 CO_2 和 H_2O 生成 H_2CO_3，后者又解离出 HCO_3^- 和 H^+，H^+ 由上皮细胞分泌入细胞管腔，将等量 Na^+ 交换回细胞内，然后由钠泵及 $Na^+ - HCO_3^-$ 同向转运系统将 Na^+ 重吸收入组织间液。乙酰唑胺（acetazolamide）通过抑制碳酸酐酶，使 H^+ 生成减少，减少 $H^+ - Na^+$ 交换，使 Na^+ 重吸收减少而利尿，但会出现近曲小管本身及其以下各段对 Na^+ 和 H_2O 的重吸收代偿性增加现象，同时 HCO_3^- 排出较多，易致代谢性酸中毒，故此类药物现已少用。

2. 髓袢升支粗段 原尿中 30%～35% 的 Na^+ 在此段通过上皮细胞管腔膜上的 $Na^+ - K^+ - 2Cl^-$ 同向转运系统的作用重吸收。此系统可将管腔内的 1 分子 Na^+、1 分子 K^+ 和 2 分子 Cl^- 同向转运至细胞内，Na^+ 再经钠泵转入组织间液，Cl^- 经氯通道扩散至组织间液，K^+ 则通过钾通道顺浓度差再返回管腔内，形成 K^+ 的反复循环，使管腔内液呈现正电位，使 Ca^{2+}、Mg^{2+} 从此段被重吸收。此段主要是 NaCl 的重吸收而几乎不伴有水的重吸收，原尿的渗透压逐渐降低，是肾脏对尿液的稀释功能，也是形成肾髓质高渗区、尿液浓缩机制的重要条件。呋塞米等高效利尿药通过抑制 $Na^+ - K^+ - 2Cl^-$ 同向转运系统的功能，减少 NaCl 的重吸收，影响尿的稀释和浓缩过程，产生强大的利尿作用。

3. 远曲小管和集合管 原尿中 5%～10% 的 Na^+ 在此段被重吸收。远曲小管近端的 Na^+ 通过管腔膜上的 $Na^+ - Cl^-$ 同向转运系统主动重吸收。此系统将 Na^+、Cl^- 同向转运至细胞内，再分别经钠泵和 Cl^- 通道将 Na^+、Cl^- 转运至组织间液。噻嗪类利尿药通过抑制 $Na^+ - Cl^-$ 同向转运系统，减少 NaCl 的重吸收而利尿，影响尿的稀释过程，而不影响尿的浓缩过程，为中效能利尿药。远曲小管远端和集合管的 Na^+ 通过 $K^+ - Na^+$ 交换和 $H^+ - Na^+$ 交换方式重吸收。$K^+ - Na^+$ 交换受醛固酮的调节，$H^+ - Na^+$ 交换受碳酸酐酶活性影响。螺内酯通过拮抗醛固酮，氨苯蝶啶通过直接抑制 $K^+ - Na^+$ 交换，产生保钾排钠作用而利尿，为低效能利尿药。

二、利尿药的分类

利尿药按照其效能不同分为高效能利尿药、中效能利尿药和低效能利尿药三类。

1. 高效能利尿药 以呋塞米为代表。

2. 中效能利尿药 以氢氯噻嗪为代表。

3. 低效能利尿药 以螺内酯为代表。

高效、中效、低效能利尿药的作用部位、作用机制及对血钾浓度的影响比较，见表23-1。

表 23-1 利尿药的分类和作用部位

分类	代表药物	作用部位	作用机制	对血钾浓度的影响
高效能利尿药	呋塞米	髓袢升支粗段	抑制 $Na^+-K^+-2Cl^-$ 同向转运	低钾血症
中效能利尿药	氢氯噻嗪	远曲小管近端	抑制 Na^+-Cl^- 同向转运	低钾血症
低效能利尿药	螺内酯	集合管	抑制 Na^+-K^+ 交换	高钾血症

三、常用利尿药

（一）高效能利尿药

常见药物有呋塞米、布美他尼、依他尼酸等，因作用部位均是髓袢升支粗段，又称为袢利尿药。

呋塞米
furosemide

【药理作用】

1. 利尿作用 强大而迅速。药物主要作用于髓袢升支粗段的皮质和髓质部位，能特异性地与 Cl^- 竞争 $Na^+-K^+-2Cl^-$ 同向转运系统的 Cl^- 结合部位，抑制 Na^+ 的重吸收，降低肾脏对尿液的稀释与浓缩功能而发挥强大的利尿作用。Na^+ 重吸收的减少，使输送到远曲小管的 Na^+ 增加，促进$Na^+-K^+-2Cl^-$ 交换而使 K^+ 和 Cl^- 排出增加，因此可降低管腔内液正电位，减少了 Ca^{2+}、Mg^{2+} 重吸收的驱动力，使 Ca^{2+}、Mg^{2+} 排出增加。呋塞米可排出大量的等渗尿（成人 24 小时排尿可达 50～60L），同时排出 Na^+、Cl^-、K^+、Ca^{2+}、Mg^{2+} 等电解质，属于排钾利尿药。

2. 扩张血管 对血管有直接扩张作用，可扩张肾血管，增加肾血流量，扩张小静脉，减轻肺水肿。

【临床应用】

1. 严重水肿 可用于心、肝、肾等病变引起的各类水肿。因利尿作用强大，一般不作为首选，多用于其他利尿药无效的严重水肿患者。

2. 急性肺水肿 静脉注射呋塞米 20～40mg 可扩张外周血管，降低外周阻力，减少回心血量，迅速减轻左心负荷，为急性肺水肿的首选药物。

3. 急性肾衰竭 早期使用呋塞米，对急性肾衰竭有预防作用。呋塞米可利尿、扩张肾血管，增加肾血流量和肾小球滤过，促进排钠利尿，维持一定尿量；也可减轻细胞水肿和肾小管阻塞，对肾有一定保护作用。

4. 高钙血症 通过抑制 Ca^{2+} 的重吸收，降低血钙。高钙血症危象时静脉注射呋塞米 40～80mg。

5. 加速毒物排泄 对于以原型经肾排出的药物或毒物中毒，应用呋塞米，并配合输液，使 24 小时尿量达 5L 以上，可加速毒物排出。

> **知识拓展**
>
> **水肿的分类**
>
> 组织间隙过量的体液潴留称为水肿，分为全身性和局部性，全身性水肿时往往同时有浆膜腔积液，如腹水、胸腔积液和心包腔积液。全身性水肿主要有心源性水肿、肾源性水肿、肝源性水肿、营养不良性水肿；指压后可见组织凹陷。

【不良反应及用药注意】

1. 水、电解质平衡失调 常在过度利尿时发生，表现为低血容量、低钾血症、低钠血症、低镁血症、低氯性碱中毒等，以低钾血症最为常见，也最为严重。一般在用药 1 ~ 4 周出现，其症状为恶心、呕吐、腹胀、无力及心律失常等。当合用强心苷时，低钾血症可增加强心苷对心脏的毒性，应注意及时补钾或加服保钾利尿药。由于 $Na^+,K^+ - ATP$ 酶的激活需要 Mg^{2+} 的参与，当低钾血症与低镁血症同时存在时，如不纠正低镁血症，即使补充钾也不易纠正低钾血症现象。

2. 耳毒性 静脉注射大剂量呋塞米可引起眩晕、耳鸣、听力下降或耳聋，与内耳淋巴液电解质成分改变和耳蜗毛细胞损伤有关。肾功能不全、同时使用其他耳毒性药物可增强高效利尿药的耳毒性作用，故老年、儿童、肾脏疾病及同时服用氨基糖苷类抗生素的患者应注意。

3. 其他 常见有恶心、呕吐、上腹不适等症状，大剂量可引起胃肠道出血等；由于抑制尿酸排泄可导致高尿酸血症而诱发痛风，故痛风患者慎用，严重时应加服促进尿酸排泄药；久用可引起高血糖和高脂血症等；偶有粒细胞减少、血小板减少等过敏症状，停药后可以缓解。

（二）中效能利尿药

本类药物主要包括噻嗪类的氢氯噻嗪、卞噻嗪、氢氟噻嗪等。另外，非噻嗪类，如氯噻酮、吲达帕胺等与噻嗪类的作用和用途相似。

氢氯噻嗪（双氢克尿噻）
hydrochlorothiazide，HCT

本药口服吸收快速而完全。一般 1 ~ 2 小时起效，维持时间 6 小时左右。

【药理作用】

1. 利尿作用 作用弱于呋塞米。主要作用于远曲小管近端，通过抑制 $Na^+ - Cl^-$ 共转运子，抑制 NaCl 的重吸收而产生温和持久的利尿作用。由于原尿 90% 的 Na^+ 已经被近曲小管髓袢升支粗段重吸收，本类药物仅有中等程度的利尿作用，利尿作用温和、持久。

2. 抗利尿作用 机制尚不明确，可使尿崩症患者口渴感减轻，饮水量减少，尿量减少。

3. 降压作用 氢氯噻嗪在高血压的治疗中有着重要的地位。用药早期通过利尿作用降低血容量而降压，长期用药则通过扩张外周血管而降压。

【临床应用】

1. 各型水肿 对轻、中度心源性水肿疗效良好，是慢性心功能不全的主要治疗药物之一；对肾受损较轻的肾性水肿疗效较好；肝性水肿慎用，避免低钾血症诱发肝性脑病。

2. 尿崩症 主要用于肾性尿崩症及加压素无效的垂体性尿崩症。

3. 高血压 氢氯噻嗪是一线抗高血压药。

【不良反应及用药注意】

1. 电解质紊乱 如低钾血症、低钠血症、低镁血症、低氯性碱血症等，其中以低钾血症多见。

2. 代谢性障碍 长期应用导致代谢障碍，可引起高血糖、高脂血症、高尿酸血症、高钙血症。

3. 变态反应 可见皮疹、血小板减少、光敏性皮炎等。

（三）低效能利尿药

螺内酯（安体舒通）
spironolactone

【药理作用及临床应用】 利尿作用弱、缓慢而持久，属保钾利尿药。主要在远曲小管和集合管部位竞争醛固酮受体，拮抗醛固酮而发挥排 Na^+ 利尿和保 K^+ 的作用。其利尿作用与体内醛固酮的浓度有关，体内醛固酮水平增高时，利尿作用更明显。由于作用弱，临床很少单独应用，常与其他利尿药联合应用，治疗伴有醛固酮升高的顽固性水肿，如肾病综合征、肝硬化等引起的水肿或腹水，对慢性充血性心力衰竭，在减轻水肿的同时还可逆转心室重构，远期效果更明显。

【不良反应及用药注意】本药不良反应轻微，主要是高血钾症，肾功能不良的患者尤易发生。

氨苯蝶啶、阿米洛利
triamterene；amiloride

【药理作用及临床应用】本类药物均作用于末段远曲小管和集合管，阻滞 Na^+ 通道，减少 Na^+ 重吸收，继而影响 K^+ 向管腔内分泌，因而产生排钠、保钾、利尿作用，属于保钾利尿药。临床上常与排钾利尿药合用治疗顽固性水肿，如心力衰竭、肝硬化和肾炎等引起的水肿。

【不良反应及用药注意】不良反应较少，长期应用可引起高钾血症，肾功能不全、糖尿病患者及老年人较易发生。常见恶心、呕吐、腹泻等消化系统症状。

> **知识链接**
>
> #### 利尿药的发展历史
>
> 从古希腊开始，人们就开始采用静脉放血来治疗体液潴留，这种治疗手段持续了近 2000 年。那时人们不能区分血和水，以为是血多了，而不是血液中的水分多了。1937 年，Southworth 发现使用磺胺类抗菌药治疗患者时，患者的钠和水的排泄均增加，随后研究发现磺胺为碳酸酐酶抑制剂，经过不断努力终于合成氯噻嗪。这是人类历史上第 1 个合成的利尿药，具有划时代意义。
>
> 利尿药的发现源自日常生活中的细节现象及抗菌药的副作用，作为新时代医学生，应学习科学家注重观察、积极思考探究的科研意识，树立不断探索、辩证看待问题的科研精神。

第二节　脱水药

脱水药在静脉注射后能提高血浆渗透压，产生组织脱水作用。通过肾排出体外时，可增加尿液渗透压，促进水和部分离子排出，又称渗透性利尿药（osmotic diuretics）。脱水药的共同特点是：①静脉注射后不易从毛细血管扩散进入组织，能提高血浆渗透压；②在体内不易被代谢；③能通过肾小球滤过，但不被肾小管重吸收。常用药物有甘露醇、山梨醇和葡萄糖等。

甘露醇
mannitol

【药理作用及临床应用】

1. 脱水作用　20% 的甘露醇静脉给药后，能迅速提高血浆渗透压，使组织脱水，从而迅速降低颅内压、眼压。是治疗脑水肿的首选药，降低颅内压应在 1 小时内滴完。也可用于青光眼急性发作和术前准备。

2. 利尿作用　脱水作用可同时增加血容量，使肾小球滤过量增加，药物被肾小球滤过后，几乎不被肾小管重吸收，可增加肾小管管腔液渗透压，产生渗透性利尿作用。可用于预防急性肾衰竭，避免或减轻少尿、无尿对肾小管的损伤。

【不良反应及用药注意】不良反应少见，但注射过快可引起一过性头痛、眩晕、视物模糊等。心功能不全、重度高血压和颅内活动性出血患者禁用。

山梨醇
sorbitolum

本药为甘露醇的异构体，临床常用25%的高渗溶液，静注后大部分以原型经肾排出，小部分转化为糖而失去高渗脱水作用，作用与甘露醇相似但较弱。主要用于治疗脑水肿及青光眼，也可用于心肾功能正常的水肿少尿。

高渗葡萄糖
glucose

50%的高渗葡萄糖液可作为脱水药，静脉注射后，可使血渗透压一时性上升，起到脱水和利尿消肿的作用，但随后可从血管内扩散至组织内而被代谢，故作用较弱不持久。可用于治疗脑水肿、肾性水肿等。但单独使用治疗脑水肿时易出现反跳现象，应与甘露醇交替使用以巩固疗效。

岗赛证聚焦

1. 利尿药的作用部位和机制。
2. 具有保钾利尿作用的药物。
3. 甘露醇的临床用途。

目标检测

答案解析

一、最佳选择题（每题备选项中只有一个最佳答案）

1. 呋塞米的不良反应不包括（　　）

A. 胃肠道反应　　　　B. 水、电解质平衡失调　　　C. 耳毒性

D. 高钾血症　　　　　E. 低钾血症

2. 氢氯噻嗪的用途不包括（　　）

A. 伴有醛固酮升高的顽固性水肿　　　　B. 中度心源性水肿

C. 轻度心源性水肿　　　　　　　　　　D. 尿崩症

E. 高血压

3. 下列哪种利尿药不宜与氨基糖苷类抗生素合用（　　）

A. 噻嗪类　　　　　B. 呋塞米　　　　　C. 螺内酯

D. 氨苯蝶啶　　　　E. 乙酰唑胺

4. 氢氯噻嗪的不良反应电解质紊乱中多见（　　）

A. 低钠血症　　　　B. 低镁血症　　　　C. 高钠血症

D. 高钾血症　　　　E. 低钾血症

5. 对抗醛固酮而发挥作用的保钾利尿药是（　　）

A. 呋塞米　　　　　B. 螺内酯　　　　　C. 氢氯噻嗪

D. 氨苯蝶啶　　　　E. 依他尼酸

6. 脱水药的特点不包括（　　）

A. 静脉注射后不易从毛细血管扩散进入组织　　　B. 能提高血浆渗透压

C. 在体内不易被代谢　　　　　　　　　　　　　D. 抑制肾小管对 Na^+ 的吸收

E. 能通过肾小球滤过，但不被肾小管重吸收

二、配伍选择题（每组若干题，每组题均对应同一组备选项，每题只有一个正确答案。每个备选项可重复选用，也可不选用）

[7~10]

A. 呋塞米　　　　　　　　B. 螺内酯　　　　　　　　C. 氢氯噻嗪

D. 氨苯蝶啶　　　　　　　E. 甘露醇

7. 急性肾衰竭患者出现少尿，应首选（　　）

8. 治疗脑水肿、降低颅内压的首选药是（　　）

9. 心源性水肿首选利尿药（　　）

10. 拮抗醛固酮利尿的药物是（　　）

三、多项选择题（每题的备选项中有两个或两个以上正确答案）

11. 下列需要补钾的情况有（　　）

A. 静滴甘露醇治疗脑水肿　　　　　　B. 氢氯噻嗪用于治疗轻中度心性水肿

C. 呋塞米用于治疗严重水肿　　　　　D. 螺内酯用于肝硬化水肿

E. 氢氯噻嗪与强心苷合用于充血性心力衰竭

12. 呋塞米引起的水电解质紊乱表现有（　　）

A. 低血容量　　　　　　　B. 低钠血症　　　　　　　C. 低钾血症

D. 高钾血症　　　　　　　E. 低镁血症

13. 有关螺内酯的叙述，正确的是（　　）

A. 竞争性拮抗醛固酮作用　　　　　　B. 单用对严重的肝硬化腹水疗效好

C. 常与氢氯噻嗪合用　　　　　　　　D. 久用可致低血钾

E. 可与呋塞米合用

14. 可以用于预防急性肾功能衰竭的药物有（　　）

A. 呋塞米　　　　　　　　B. 甘露醇　　　　　　　　C. 氢氯噻嗪

D. 多巴胺　　　　　　　　E. 螺内酯

四、思考题

15. 简述三类利尿药作用部位、机制的区别及对血钾的影响。

16. 比较利尿药和脱水药的利尿作用的区别。

（余瑞铭）

书网融合……

重点小结　　　　　　微课　　　　　　习题

第二十四章　抗过敏药

学习目标

知识目标：通过本章的学习，学会抗过敏药的分类及代表药物名称；识记 H_1 受体阻断药的药理作用、临床应用、不良反应。

能力目标：能分析、审核涉及抗过敏药处方的合理性；具备提供抗过敏药的用药指导、用药咨询服务的能力。

素质目标：树立安全合理用药意识，培养尊重生命和关爱患者的良好职业道德。

情境导入

情境：患者，男，25 岁，职业为司机，主诉"鼻痒、喷嚏、清涕、鼻塞 9 年，眼痒 3 年余"来本院就诊。患者 3 年前开始出现眼痒、眼红、眼肿的症状，不伴咳嗽、喘憋、胸闷。辅助检查：鼻镜检查鼻黏膜：苍白水肿；总鼻道：狭窄；总鼻道和鼻咽部大量清水涕。诊断：过敏性鼻炎。

思考：过敏性鼻炎应选用何种药物治疗？用药时应注意哪些问题？

过敏反应是已产生免疫的机体再次接受相同抗原刺激时所发生的组织损伤或功能紊乱的反应。常见的抗原性物质包括细菌、病毒、寄生虫、花粉或某些药物等，可引起体内致敏原所在靶细胞的不同器官发病，如荨麻疹、湿疹、过敏性皮炎、支气管哮喘、过敏性眼结膜炎等症状。

抗过敏药主要包括抗组胺药、钙制剂、肾上腺素受体激动药、肾上腺糖皮质激素类药物及维生素 C 等。

第一节　H_1 受体阻断药

组胺（histamine）是引起过敏的主要炎性介质。在机体接触变应原后，组胺从肥大细胞等炎性细胞中释放出来与各组织靶细胞中的 H_1 受体结合，从而产生过敏性结膜炎、过敏性鼻炎 – 哮喘综合征、荨麻疹、湿疹等过敏反应。

第一代：苯海拉明（diphenhydramine）、异丙嗪（promethazine，非那根）、赛庚啶（cyproheptadine）、氯苯那敏（chlorpheniramine，扑尔敏）等。

第二代：西替利嗪（cetirizine）、氯雷他定（loratadine）、咪唑斯汀（mizolastine）、依巴斯汀（ebastine）等。此类药物作用时间长，无中枢抑制作用和抗胆碱作用。

第三代：地氯雷他定（desloratadine）、左西替利嗪（levocetirizine）、枸地氯雷他定（desloratadine Citrate Disodium）、非索非那定（fexofenadine）等。

【体内过程】多数 H_1 受体阻断药口服吸收良好。第一代产品用药后 15～50 分钟生效，2～3 小时血药浓度达高峰，可通过血 – 脑屏障，作用持续 4～12 小时，药物主要经肝代谢，其代谢产物可经胆汁排出，形成肝肠循环，肝功能不良者可使药物作用时间延长，大部分代谢产物多在 24 小时内经尿排出，$t_{1/2}$ 为 4～7 小时。第二代产品都不易通过血 – 脑屏障，无中枢作用，$t_{1/2}$ 为 4～5 小时，经肝脏代谢，因其代谢产物都尚有活性，作用持续时间都较长，为 12～24 小时，一日 1 次，具有长效高效的特点。

【药理作用】

1. 抗组胺作用（抗过敏） H₁ 受体被激动后即能通过 G 蛋白而激活磷脂酶 C，产生三磷酸肌醇与二酰基甘油，使细胞内 Ca²⁺ 增加，蛋白激酶 C 活化，从而使胃、肠、气管、支气管平滑肌收缩，也能释放血管内皮松弛因子和 PGI₂，使小血管扩张，通透性增加。H₁ 受体阻断药通过与内脏平滑肌、皮肤血管及心房、房室结组胺受体结合，产生外周组胺 H₁ 受体的对抗效应，可拮抗这些作用。

2. 中枢抑制作用 第一代药物容易透过血－脑屏障，可阻断中枢 H₁ 受体产生中枢抑制作用，其中苯海拉明和异丙嗪最强。第二代药物因不易通过血－脑屏障，几乎无明显的中枢抑制作用，适合白天应用。

3. 抗胆碱作用 第一代药物大多有抗胆碱作用。中枢抗胆碱产生抗晕止吐作用。以异丙嗪、苯海拉明、茶苯海明作用较显著。外周抗胆碱作用表现为口干、便秘、视物模糊、尿潴留、眼压升高等。

4. 抗炎作用 第三代药物除抗组胺外，还具有广泛抗炎作用，能够抑制黏附分子、IL－6、趋化因子等炎症介质释放，通过拮抗组胺和非组胺依赖的炎症反应控制过敏反应。

常用 H₁ 受体阻断药作用特点，见表 24－1。

表 24－1 常用 H₁ 受体阻断药作用特点比较

药物	抗组胺	中枢抑制	抗晕止吐	抗胆碱
第一代				
苯海拉明	++	+++	++	+++
异丙嗪	++	+++	++	+++
氯苯那敏	+++	+	−	++
第二代				
西替利嗪	+++	−	−	−
左卡巴斯汀	+++	−	−	−
氯雷他定	+++	−	−	−
第三代				
非索非那定	++++	−	−	−

注：+++ 强；++ 中；+ 弱；− 无

【临床应用】

1. 变态反应性疾病 本类药物对由组胺引起的皮肤黏膜变态反应效果良好，作首选药，如荨麻疹、过敏性鼻炎、湿疹、花粉症等，对蚊虫叮咬所致皮肤瘙痒水肿效果良好，对药疹、血清病、接触性皮炎、食物及药物过敏等也有一定疗效，对支气管哮喘疗效较差，对过敏性休克无效。本类药物中氯苯那敏常与解热镇痛药配伍，可对抗鼻黏膜水肿，缓解鼻塞流涕等症状，用于治疗感冒。

2. 晕动病及呕吐 苯海拉明、异丙嗪对晕动病、放射病引起的呕吐都有镇吐作用。预防晕动病应在乘车、乘船前 15～30 分钟服用。药物有致畸的作用，不可治疗妊娠呕吐。

3. 其他 异丙嗪常与哌替啶、氯丙嗪组成冬眠合剂，用于人工冬眠疗法。

【不良反应及用药注意】

1. 中枢抑制 第一代多见嗜睡、头晕、乏力、反应迟钝、注意力不集中等。机械操作者、驾驶员、高空作业者及精密仪器操纵人员应避免使用，以免发生意外。

2. 消化道反应　可见厌食、恶心、呕吐、腹泻或便秘，饭后服用可以减少胃肠道反应。

3. 心脏毒性　有些药物服用过量会引起出现 Q - T 间期延长，形成各种心律失常，严重者会导致猝死，以第二代药物阿司咪唑常见，现几乎已经停止使用。

4. 其他　偶见皮疹、粒细胞减少、贫血，药物的抗胆碱作用可引起口干、眼干、视物模糊、便秘、尿潴留等症状，还可能诱发青光眼。异丙嗪长期大剂量使用可出现吩噻嗪类常见的不良反应，如嗜睡、头晕、耳鸣、增加皮肤对光的敏感性。长期服用赛庚啶会出现抗 5 - 羟色胺作用，刺激食欲，引起体重上升。

> ### 知识拓展
>
> #### 阿司咪唑引发不良反应事件
>
> 阿司咪唑自上市起，由于抗过敏作用优，服后不会打瞌睡，成为家喻户晓的抗过敏药物。但随着药物的应用，其副作用开始不断显现，药物过量应用产生的主要严重不良反应有过敏性休克、晕厥、转氨酶升高，特别是会产生严重的危及生命的心律失常，如 Q - T 间期延长、尖端扭转型室速等。全世界因服用阿司咪唑而导致心源性猝死的患者已有多例。自 2000 年后，阿司咪唑逐渐从美国市场退出，我国国家药品不良反应监测中心也将阿司咪唑列入有不良反应安全隐患的药品之列。

【禁忌证】有对本类药物过敏史者禁用，患闭角型青光眼、尿潴留、前列腺肥大、幽门十二指肠梗阻、心律失常、癫痫患者禁用，妊娠期妇女及哺乳期妇女、肝肾功能低下、老年患者慎用。本类药物可抑制皮试反应，因此在皮试前若干天停止使用，以免影响皮试结果。

知识链接

团结协作攻克难题

1950 年，罗纳·普朗克公司在研究抗组胺类药物时合成了氯丙嗪，原本是希望从中找出抗疟疾药物。因这些产品中有一些具有抗组胺作用，同年巴黎的外科医生亨利·拉伯里特得到了异丙嗪，当时他正在探索抗组胺药物能否减轻休克，结果发现，患者应用异丙嗪之后情绪发生了很大变化，显得平静、放松。基于此发现，拉伯里特发表一篇没有数据的临床观察记录，巧合的是，这篇论文被罗纳·普朗克公司看到，公司立即着手将抗组胺药物转向开发作用于中枢神经系统的药物。

通过了解氯丙嗪的发现、发展过程，我们可以知道一种药物的发展并不是一个人的功劳，是很多人共同努力的结果。在医疗团队中，每个成员都应明确团队的目标，并清楚自己的角色和职责。团队的目标应该与患者的需求和治疗计划相一致，同时每个成员要清楚自己在团队中的定位和任务。

第二节　钙　剂

其他治疗过敏性疾病的药物还有肾上腺素受体激动剂（见第八章）、糖皮质激素类药物（见第二十九章）、维生素 C（见第四十三章）及钙制剂四类，本节重点介绍钙制剂，其他药物仅就抗过敏性疾病的作用列表比较（表 24 - 2）。

表 24 – 2　其他治疗过敏性疾病药物作用及适应证

药物分类	常用药物	药物抗过敏方面的应用
肾上腺素受体激动药	肾上腺素	治疗过敏性休克的首选药
	麻黄碱	主要用于过敏反应引起鼻黏膜充血及鼻塞
糖皮质激素类药物	地塞米松	主要用于顽固性荨麻疹、花粉症、血清病、血管神经性水肿、过敏性鼻炎、支气管哮喘、严重的输血反应、过敏性休克等
维生素类	维生素 C	主要用于过敏性皮肤病、紫癜等辅助治疗

常用于抗过敏的钙制剂有葡萄糖酸钙（calcium gluconate）、乳酸钙（calcium lactate）等。

【药理作用及临床应用】钙制剂能改善细胞膜的通透性，增加毛细血管壁的致密性，降低血管的通透性，减少血浆渗出，从而缓解过敏症状。临床为非特应性脱敏剂，皮肤科用于荨麻疹、湿疹、皮炎、血管性水肿、紫癜等的治疗。

【不良反应及用药注意】静脉注射可有全身发热，静注过快或者量太大时，可产生心律失常甚至心搏骤停，有些患者可导致恶心、呕吐、高钙血症，早期可表现便秘、嗜睡、持续头痛、食欲不振、口中有金属味、异常口干等，晚期表现为精神错乱、高血压、眼和皮肤对光敏、心律失常等，极少数患者用量过大可致过敏反应。

岗赛证聚焦

1. 抗过敏药的主要不良反应。
2. 无明显的中枢抑制作用的抗过敏药。

目标检测

答案解析

一、最佳选择题（每题备选项中只有一个最佳答案）

1. 苯海拉明对下列哪一疾病无效（　　）
   A. 荨麻疹 　　　　　　B. 过敏性鼻炎 　　　　　C. 血管神经性水肿
   D. 血清病所致高热 　　E. 接触性皮炎

2. 下列药物无中枢抑制作用的是（　　）
   A. 苯海拉明 　　　　　B. 异丙嗪 　　　　　　　C. 赛庚啶
   D. 氯苯那敏 　　　　　E. 西替利嗪

3. 苯海拉明不具有的作用是（　　）
   A. 镇静 　　　　　　　B. 催眠 　　　　　　　　C. 抗过敏
   D. 抑制胃酸分泌 　　　E. 抗晕止吐

4. 中枢抑制作用最强的药物是（　　）
   A. 苯海拉明 　　　　　B. 左卡巴斯汀 　　　　　C. 赛庚啶
   D. 氯苯那敏 　　　　　E. 西替利嗪

5. H_1 受体阻断药对下列何症无效（　　）
   A. 荨麻疹 　　　　　　B. 皮疹 　　　　　　　　C. 过敏性鼻炎
   D. 过敏性休克 　　　　E. 皮肤瘙痒

6. 对坚持工作的荨麻疹患者，宜选用的药物是（　　）
   A. 苯海拉明 　　　　　B. 异丙嗪 　　　　　　　C. 赛庚啶

D. 氯苯那敏　　　　　　　　E. 氯雷他定

二、配伍选择题（每组若干题，每组题均对应同一组备选项，每题只有一个正确答案。每个备选项可重复选用，也可不选用）

〔7~10〕

　　A. 氯苯那敏　　　　　　B. 苯海拉明　　　　　　C. 西咪替丁

　　D. 异丙嗪　　　　　　　E. 肾上腺素

7. 预防晕动病的药物是（　　）

8. 治疗荨麻疹的首选药是（　　）

9. 过敏性休克首选（　　）

10. 用于人工冬眠疗法的药物是（　　）

三、多项选择题（每题的备选项中有两个或两个以上正确答案）

11. 对晕动病引起的呕吐有良好效果的是（　　）

　　A. 氯苯那敏　　　　　　B. 苯海拉明　　　　　　C. 异丙嗪

　　D. 山莨菪碱　　　　　　E. 东莨菪碱

12. 无明显的中枢抑制作用的抗过敏药有（　　）

　　A. 氯苯那敏　　　　　　B. 左卡巴斯汀　　　　　C. 西替利嗪

　　D. 氯雷他定　　　　　　E. 东莨菪碱

四、思考题

13. 因昆虫咬伤引起的皮肤瘙痒并因此入睡困难的患者，应选用哪类药物治疗？为什么？

14. 为何驾驶员、高空作业者及精密仪器操作人员工作应避免服用抗过敏药氯苯那敏？

（余瑞铭）

书网融合……

重点小结　　　　　　　微课　　　　　　　习题

第二十五章　消化系统疾病用药

学习目标

知识目标：通过本章的学习，学会抗消化性溃疡药的类别、作用机制及代表药的药理作用、临床应用和不良反应；识记止吐药、胃肠促动药、泻药的药理作用及临床应用；认识助消化药、止泻药的药理作用及临床应用。

能力目标：能分析、审核涉及消化系统疾病用药处方的合理性；具备提供消化系统常见疾病用药咨询服务的能力。

素质目标：培养健康至上的职业意识和敬佑生命、甘于奉献、精益求精的职业精神。

情境导入

情境：患者，女，38 岁。近来反复出现上腹部疼痛，且饥饿时加重，进餐后缓解，并伴有反酸、嗳气。经胃镜检查显示十二指肠溃疡，幽门螺杆菌（＋）。

思考：该患者应选择何种药物治疗？治疗中应告知患者药物有哪些不良反应？

第一节　助消化药

助消化药（digestants）多数为促进消化液分泌的药物或是消化液的成分，能够促进食物消化及增加食欲。主要用于消化系统分泌功能减弱或消化不良等，起补充或替代治疗作用（表 25 – 1）。

表 25 – 1　常用的助消化药

药物	作用特点	临床应用	不良反应（注意事项）
稀盐酸	增加胃蛋白酶活性	胃酸缺乏和发酵性消化不良	餐前或餐中服用，常与胃蛋白酶合用
胃蛋白酶	水解蛋白质	胃蛋白酶缺乏症及过量饮食的消化不良	遇碱失效，常与稀盐酸合用
胰酶	水解蛋白质、淀粉、脂肪	胰液分泌不足、胰腺疾病引起的消化不良	在酸中易被破坏，常制成肠溶片或胶囊，不能嚼碎
乳酶生	抑制肠内腐败菌并防止肠内发酵，减少产气	消化不良、腹胀及小儿消化不良性腹泻	不宜与抗酸药、抗菌药及吸附剂合用
多酶片	含淀粉酶、胃蛋白酶、胰酶	消化酶缺乏所致的消化不良	肠溶片完整吞服，不宜嚼碎
干酵母	富含 B 族维生素	食欲不振及维生素 B 缺乏症的辅助治疗	宜嚼碎服用，剂量过大可致腹泻

第二节　治疗消化性溃疡的药物

消化性溃疡（peptic ulcer）主要指发生于胃和十二指肠的慢性溃疡，发病机制复杂，主要包括两方面，一是"攻击因子"的作用增强，如胃酸分泌过多、幽门螺杆菌（helicobaterpylori，Hp）感染和使用药物等；二是"防御因子"的减弱，如胃黏液、HCO_3^- 和保护性 PGs 分泌减少，胃黏膜受损等。其他影响因素包括饮食不当、饮酒、吸烟、遗传、应激状态等。

抗消化性溃疡药物通过增强"防御因子"的作用或减弱"攻击因子"的作用，从而减轻溃疡症状、促进溃疡愈合、防止和减少溃疡复发。主要包括抗酸药、抑制胃酸分泌药、胃黏膜保护药和抗幽门螺杆菌药物。

一、抗酸药

抗酸药（antiacids）是一类弱碱性化合物，口服后能直接中和胃酸，减轻或消除胃酸对溃疡面的刺激与腐蚀，从而缓解疼痛；并能降低胃蛋白酶活性，防止胃蛋白酶对胃、十二指肠黏膜的自体消化，有利于溃疡的愈合。有些抗酸药还能形成胶状物质覆盖于溃疡表面，对溃疡面和胃黏膜有保护作用（表 25 - 2）。

表 25 - 2　常用抗酸药比较

药物	抗酸强度	显效时间	维持时间	产生 CO_2	溃疡面保护	排便影响及其他
氢氧化铝	较强	缓慢	持久	无	有	便秘
碳酸钙	较强	快	较长	有	无	便秘
氢氧化镁	较强	较快	较长	无	无	腹泻
三硅酸镁	较弱	缓慢	持久	无	有	腹泻
碳酸氢钠	弱	较快	短暂	有	无	无
铝碳酸镁	较强	迅速	持久	无	有	轻泻（少数）

目前抗酸药很少单独使用，大多制成复方制剂，如复方氢氧化铝（氢氧化铝、三硅酸镁、颠茄流浸膏）等，既可增强疗效，又可减少不良反应。

二、抑制胃酸分泌药

胃壁细胞基底膜上的组胺 H_2 受体、M 受体、胃泌素受体被激动后，通过第二信使介导，激活质子泵（$H^+, K^+ - ATP$ 酶），将 H^+ 从壁细胞泵入胃腔中。因此，阻断胃壁细胞的 H_2 受体、M 受体、胃泌素受体或抑制质子泵的功能，可以明显减少胃酸分泌，有利于溃疡愈合（图 25 - 1）。

图 25 - 1　抑制胃酸分泌药的作用机制
MR：M 胆碱受体；H_2R：H_2 受体；GR：胃泌素受体；x：阻断

（一）质子泵抑制药

质子泵抑制药（proton pump inhibitors，PPI）又称 $H^+, K^+ - ATP$ 酶抑制药，能特异性地抑制胃壁

细胞 H^+,K^+ – ATP 酶活性，从而抑制胃酸的分泌。同时使胃蛋白酶分泌减少，对幽门螺杆菌也有抑制作用。PPI 由于阻断了胃酸分泌过程中的终末环节，抑制胃酸分泌作用最强。

奥美拉唑
omeprazole

第一代质子泵抑制剂。

【体内过程】口服易吸收，单次给药生物利用度为 35%，反复用药生物利用度为 60%。食物可影响吸收。血浆蛋白结合率约为 95%，肝脏代谢，约 80% 代谢物从尿液排泄，$t_{1/2}$ 为 0.5～1 小时。

【药理作用及临床应用】选择性地与质子泵结合，使 H^+ 不能从胃壁细胞向胃腔转运，减少胃酸分泌。对正常人及溃疡患者的基础胃酸及各种刺激引起的胃酸分泌均有很强抑制作用，起效迅速，作用强而持久。有一定抑制胃蛋白酶分泌的作用，同时可增加胃黏膜血流量，促进胃肠黏膜生长。还能抑制 Hp，增强抗菌药物对 Hp 的根除率。临床用于治疗消化性溃疡、反流性食管炎、卓 – 艾综合征和消化性溃疡急性出血（静脉注射）。

【不良反应及用药注意】不良反应少，常见症状有头痛、头晕、失眠、外周神经炎等神经系统表现；口干、恶心、呕吐、胀腹等消化系统症状；偶见男性乳腺发育、溶血性贫血等；长期用药可能发生胃黏膜增生和萎缩性胃炎，应注意癌变的可能性，可能与其持久地抑制胃酸分泌，导致胃内细菌过度生长、亚硝酸类物质升高有关。

用药注意：①奥美拉唑是肝药酶抑制剂，与华法林、地西泮、苯妥英钠等药物合用，可使代谢减慢；②肝功能减退者，用量宜酌减；③需在酸性环境下活化，不宜与抗酸药同服；④长期服用者，应定期检查胃黏膜有无肿瘤样增生。

知识拓展

胃食管反流病和卓 – 艾综合征

胃食管反流病是由于胃、十二指肠内容物（主要是胃酸、胃蛋白酶，尚可有十二指肠液，胆酸、胰液等）反流入食管引起胃灼热等症状和咽喉、气道等食管临近的组织损害。部分患者内镜下可见食管黏膜炎症性改变，称反流性食管炎；还有部分患者内镜下可无食管炎表现，称非糜烂性反流病。

卓 – 艾综合征，由 Zollinger 和 Ellison 两人发现，是由发生在胰腺的一种非 B 胰岛细胞瘤或胃窦 G 细胞增生所引起的上消化道慢性难治性溃疡。其特点是高胃泌素血症伴发大量胃酸分泌，表现为消化性溃疡和腹泻。治疗方法主要为药物治疗和外科手术切除病患部位。

常用 PPI 还有第二代药物兰索拉唑（lansoprazole）及第三代药物泮托拉唑（pantoprazole）、雷贝拉唑（rabeprazole）、埃索美拉唑（esomeprazole）等，抑制胃酸分泌及抗 HP 作用增强，对肝药酶影响小，不良反应较轻。

（二）H_2 受体阻断药

H_2 受体阻断药是作用仅次于 PPI 的胃酸分泌抑制药。常用药物有：第一代药物，西咪替丁（cimetidine，甲氰咪胍）；第二代药物，雷尼替丁（ranitidine）；第三代药物，法莫替丁（famotidine）和尼扎替丁（nizatidine）；第四代，罗沙替丁（roxatidine）。

【药理作用及临床应用】本类药物竞争性阻断胃壁细胞上的 H_2 受体，抑制基础胃酸分泌和夜间胃酸分泌，对胃泌素及 M 受体激动药引起的胃酸分泌也有抑制作用，罗沙替丁还可刺激黏蛋白和黏液合成，从而保护黏膜。临床主要用于胃及十二指肠溃疡、卓 – 艾综合征、反流性食管炎的治疗，还可用于消化性溃疡及急性胃炎引起的上消化道出血。

【**不良反应及用药注意**】不良反应发生率较低，偶有头痛、头晕、便秘、腹泻、腹胀、皮疹、嗜睡及肝、肾损害等。偶见心动过缓、肝肾功能损伤、白细胞减少等。长期应用西咪替丁可引起男性乳房发育、阳痿、性功能障碍及女性溢乳。

西米替丁为肝药酶抑制剂，抑制苯二氮䓬类、华法林、苯妥英钠、普萘洛尔、茶碱、奎尼丁等药物的体内转化，使血药浓度升高，合用时应注意调整剂量。

常用 H_2 受体阻断药物特点见（表 25 – 3）。

表 25 – 3　常用 H_2 受体阻断药作用特点的比较

作用特点	西咪替丁	雷尼替丁	法莫替丁	尼扎替丁	罗沙替丁
抑酸强度	1	5～8	32	5～10	6～10
生物利用度/%	80	50	40	>90	>95
半衰期/h	1.5～2.3	1.6～2.4	2.5～4	1～1.6	4～8
作用持续时间/h	6～8	8～12	12	8	12
抑制肝药酶相对强度	1	0.1	0	0	0
抗雄激素作用	有	无	无	无	无

（三）选择性 M 胆碱受体阻断药

本类药物对胃壁细胞 M_1 受体亲和力高，对其他 M 受体亚型亲和力低，治疗量能够抑制基础胃酸分泌和胰岛素、胃泌素引起的胃酸分泌，同时还有解除胃肠平滑肌痉挛和抑制胃蛋白酶分泌的作用。用于治疗胃和十二指肠溃疡，疗效不及 H_2 受体阻断药。不良反应较少，主要有口干、便秘、视物模糊、心动过速等。妊娠期妇女、青光眼和前列腺肥大者禁用。

临床常用药包括哌仑西平（pirenzepine）及替仑西平（telenzepine）等。后者的作用强、维持时间长，不良反应少而轻。

（四）胃泌素受体阻断药

丙谷胺

proglumide

丙谷胺的化学结构与胃泌素相似，能竞争性阻断胃壁细胞上的胃泌素受体，抑制胃酸及胃蛋白酶分泌，并具有保护胃黏膜和促进溃疡愈合的作用。用于治疗消化性肠溃疡及胃炎，但因抑制胃酸分泌作用较弱，临床很少单独使用。不良反应轻，可见口干、食欲减退、腹胀、下肢酸胀等。

三、胃黏膜保护药

胃黏膜保护药是通过增强胃黏膜的细胞屏障和（或）黏液 – HCO_3^- 屏障，从而保护胃黏膜，促进组织修复和溃疡愈合的一类药物。本类药物主要有前列腺素衍生物、硫糖铝、铋制剂等。

米索前列醇、恩前列素

misoprostol；enprostil

米索前列醇和恩前列素都是前列腺素的衍生物。两药作用相似，但后者维持时间长。能促进胃黏液分泌、增加胃黏膜血流量，增强屏障功能；抑制胃酸、胃蛋白酶分泌。临床用于治疗消化性溃疡、应激性溃疡及急性胃黏膜损伤出血，尤其对 NSAIDs 引起的消化性溃疡及胃出血疗效佳。

不良反应主要有恶心、腹部不适、腹泻，但不影响治疗。因对妊娠子宫有收缩作用，可引起流产，故妊娠期妇女禁用。对前列腺素类过敏者禁用。

硫糖铝（胃溃宁）
sucralfate

【**药理作用及临床应用**】本药在胃内酸性环境中形成不溶性胶体，牢固地黏附于黏膜及溃疡表面（与溃疡面的亲和力是正常黏膜的 6 倍），抵御胃酸和消化酶的侵蚀；直接与胃蛋白酶结合，抑制其活性；促进胃黏膜 PGs 的合成、黏膜和血管增生、胃黏液和 HCO_3^- 盐的分泌。用于治疗消化性溃疡、慢性浅表性胃炎和反流性食管炎。

【**不良反应及用药注意**】不良反应轻，偶有恶心、腹泻、胃部不适、头晕、皮疹等，长期应用可致便秘、干扰脂溶性维生素的吸收。因作用发挥需在酸性环境中，故不可与抗酸药及胃酸分泌抑制药合用；不宜与布洛芬、氨茶碱、四环素、地高辛、钙剂和牛奶合用。

枸橼酸铋钾（胶体次枸橼酸铋）
bismuth potassium citrate

口服后在胃内酸性条件下形成氧化铋胶体，沉着于黏膜及溃疡表面，形成保护膜；能与胃蛋白酶结合使其活性降低；促进 PGs 合成和增加黏膜血流量；促进黏液 – HCO_3^- 分泌；抑制 Hp。用于治疗消化性溃疡、慢性胃炎和 Hp 感染。偶有恶心、腹痛、便秘、腹泻等不良反应，服药期间可见舌及大便黑染，停药后可恢复。不适宜与牛奶、抗酸药及四环素合用，肾功能不全者及妊娠期妇女禁用。

胶体果胶铋
colloidal bismuth pectin

与枸橼酸铋钾相比胶体性更强，且与受损黏膜的黏附性有高度选择性，对消化道出血有止血作用。其他作用、用途、不良反应及注意事项同枸橼酸铋钾。

替普瑞酮
teprenone

可促进胃黏膜、胃黏液中主要的修复、防御因子的合成与分泌，增加疏水性，提高黏膜防御功能并促进黏膜细胞的修复和再生。主要用于治疗胃溃疡、急性胃炎、慢性胃炎急性加重期和胃黏膜病变（糜烂、出血、潮红、水肿）的改善。不良反应轻微，少数患者有便秘、腹胀、天门冬氨酸氨基转移酶（AST）和丙氨酸氨基转移酶（ALT）升高。

L－谷氨酰胺呱仑酸钠（麦滋林）
marzulene

由 99% 的 L－谷氨酰胺和 0.3% 水溶性薁（呱仑酸钠）组成，前者增加黏液合成，促进黏膜细胞增殖，增强黏膜屏障作用；后者可抑制致炎物质引起的炎症反应，增加黏膜内 PGE 的合成，降低胃蛋白酶的活性。二者的联合应用可减轻溃疡症状，有利于溃疡组织的再生、修复和形成保护性因子。适用于消化性溃疡、胃炎及急性胃黏膜损害。不良反应少见且轻微，有时会出现恶心、呕吐、便秘、腹泻、腹痛及饱胀感，面部潮红。

四、抗幽门螺杆菌药

Hp 是一种革兰阴性杆菌，寄生于胃和十二指肠的黏液层与黏膜细胞之间，分泌蛋白分解酶及细胞毒素，对黏膜产生损伤，是引起慢性胃炎和消化性溃疡的主要原因，并且与溃疡的复发有着密切的关系。因此，根除 Hp 才可明显提高消化性溃疡的治愈率，减少复发率。

知识链接

幽门螺杆菌的发现

1979 年，澳大利亚医生 Warren 在慢性胃炎患者胃窦黏膜组织切片上观察到一种细菌（1989 年正式命名为幽门螺杆菌）；1981 年，Warren 与 Marshall 合作发现几乎所有慢性胃炎、消化性溃疡患者胃内都有 Hp，并成功培养和分离出了 Hp；1984 年，Marshall 勇敢喝下含有 Hp 的培养液，证实它就是导致胃炎的罪魁祸首；1994 年，美国国立卫生研究院召开大会，确认了 Hp 是消化性溃疡的"元凶"；2005 年，为了表彰两位科学家对医学的贡献，授予他们诺贝尔生理学或医学奖。Hp 及其作用的发现，被誉为消化病学研究领域的里程碑式的革命。

我们要学习两位科学家坚持不懈、探求科学真相的态度和以身试菌的坚定信念、非凡勇气，为健康中国做出贡献。

抗 Hp 药主要包括：①抗菌药物，如阿莫西林、克拉霉素、四环素、庆大霉素、甲硝唑、呋喃唑酮等；②铋制剂，如枸橼酸铋钾、果胶铋等；③PPI，如奥美拉唑等。Hp 抵抗能力强，单一用药疗效差，且易产生耐药性，临床主要采取联合用药（PPI + 铋剂 + 2 种抗菌药）治疗方案，疗程 10 ~ 14 天。抗菌药物组成方案主要有：①阿莫西林 + 克拉霉素；②阿莫西林 + 左氧氟沙星；③四环素 + 甲硝唑；④阿莫西林 + 甲硝唑；⑤阿莫西林 + 四环素。

第三节　止吐药和胃肠促动药

一、止吐药

呕吐是一种复杂的保护性反射活动，可由胃肠道疾病、晕动病、内耳眩晕症、早孕反应、放疗、药物的不良反应等多种因素引起。呕吐中枢和延髓催吐化学感受区（CTZ）参与呕吐反射，止吐药能抑制呕吐反射的不同环节，根据作用机制不同分为：H_1 受体阻断药；M 受体阻断药；$5 - HT_3$ 受体阻断药；多巴胺受体阻断药。

1. H_1 受体阻断药　如苯海拉明、异丙嗪等，有止吐和镇静作用，临床用于防治晕动病、内耳眩晕病等。

2. M 受体阻断药　东莨菪碱阻断呕吐中枢 M 受体，降低迷路感受器的敏感性和抑制前庭小脑通路的传导，产生抗晕止吐的作用，可用于防治晕动病。

3. $5 - HT_3$ 受体阻断药　如昂丹司琼（ondansetron）、格拉司琼（granisetron）、托烷司琼（tropisetron）等，选择性阻断中枢及迷走神经传入纤维 $5 - HT_3$ 受体，产生明显止吐作用。对化疗药物导致的呕吐有迅速强大的抑制作用，但对晕动病呕吐无效。临床用于化疗、放疗引起的呕吐。

4. 多巴胺受体（D）　阻断药氯丙嗪阻断 CTZ 及呕吐中枢的 D_2 受体，具有强大的镇吐作用；甲氧氯普胺（metoclopramide）、多潘立酮（domperidone）兼有镇吐和胃肠促动作用；但都对晕动病无效。

二、胃肠促动药

胃肠促动药是一类增强并协调胃肠节律性运动的药物，主要用于胃肠道动力障碍引起的消化道症状。

甲氧氯普胺（胃复安，灭吐灵）
metoclopramide

【药理作用】

1. 胃肠促动作用 阻断胃肠道 D_2 受体，提高食管下括约肌的张力，防止胃内容物反流；加强从食道至近段小肠平滑肌的运动，促进胃、小肠蠕动和排空。

2. 止吐作用 阻断 CTZ 的 D_2 受体，大剂量阻断 $5-HT_3$ 受体，产生止吐作用。

3. 催乳作用 阻断下丘脑 D_2 受体，催乳素抑制因子释放减少，乳汁分泌增多。

【临床应用】

1. 用于胃肠功能失调、放化疗、颅脑损伤、手术及药物等原因引起的呕吐、顽固性呃逆，但对晕动病无效。

2. 胃肠动力障碍所致的食欲不振、消化不良及胃胀气，反流性食管炎、胆汁返流性胃炎。

【不良反应及用药注意】 常见嗜睡、头晕、乏力；偶有便秘、腹泻、皮疹、溢乳及男性乳房发育等。大剂量或长期使用可出现锥体外系症状，注射给药可引起直立性低血压。妊娠期妇女禁用。

多潘立酮（吗丁啉）
domperidone

【药理作用及临床应用】 不易透过血-脑屏障，阻断胃肠 D_2 受体，具有促进胃肠蠕动，加速胃肠排空，协调胃肠运动，防止食物反流和止吐作用。

临床主要用于各种轻度胃瘫；胃排空延缓、慢性胃炎、反流性食管炎等引起的消化不良症状；偏头痛、痛经、颅外伤及颅内病灶、肿瘤放化疗、药物引起的恶心、呕吐。

【不良反应及用药注意】 可有轻度腹痛、腹泻、皮疹、口干、头痛、嗜睡、乏力、溢乳等。机械性肠梗阻、妊娠期妇女及对本药过敏者禁用。

西沙必利
cisapride

西沙必利为全胃肠促动药，属 $5-HT_4$ 受体激动药，能选择性地促进肠壁肌间神经丛节后乙酰胆碱的释放，刺激整个胃肠道而发挥促动力作用，促进食管、胃、小肠及大肠的蠕动并协调胃肠运动，从而防止食物滞留与反流。临床用于反流性食管炎、慢性功能性及非溃疡性消化不良、胃轻瘫，慢性功能性便秘等。不良反应少，可能有腹痛、腹泻、头晕等。偶见心律失常，甚至出现有致死可能的室性心动过速，限制了西沙比利的应用。

第四节 泻药和止泻药

一、泻药

泻药是指能刺激肠道蠕动、软化粪便或润滑肠壁，以利于肠内容物排出的药物。临床主要用于治疗便秘，也可用于清洁肠道或加速肠道内毒物排出。按其作用机制可分为渗透性（容积性）泻药、接触性（刺激性）泻药、润滑性泻药三类。

（一）渗透性泻药

硫酸镁
magnesium sulfate

【**药理作用及临床应用**】 硫酸镁给药途径不同，可呈现不同的药理作用。

1. 导泻 口服难吸收，在肠腔内形成高渗透压而阻止肠内水分吸收，增大肠道容积，促进肠道蠕动而产生强烈导泻作用。一般空腹饮用，同时配合大量饮水，用于急性便秘、排除肠内毒物和配合驱虫药导出肠内寄生虫、外科手术前和结肠镜检查前的肠道清洁。

2. 利胆 口服33%的硫酸镁溶液或用导管直接注入十二指肠，反射性引起胆囊收缩，促进胆汁排空，产生利胆作用。临床用于慢性胆囊炎、胆石症及阻塞性黄疸等。

3. 抗惊厥 注射给药后，Mg^{2+}可引起中枢抑制和骨骼肌松弛而产生抗惊厥作用。适用于各种原因所致的惊厥，尤其是子痫有良效。

4. 降血压 注射给药，Mg^{2+}通过竞争性拮抗 Ca^{2+}，扩张血管，产生迅速、强大的降压作用。临床用于高血压危象、高血压脑病和妊娠高血压。

5. 消肿止痛 用50%溶液热敷患处能改善局部血液循环，有消肿止痛功效。可用于扭、挫伤引起的局部肿痛。

6. 松弛子宫平滑肌 降低子宫对缩宫素的敏感性，用于防治早产。

【**不良反应及用药注意**】 用于导泻时，因刺激肠壁可致盆腔充血，故月经期妇女、妊娠期妇女禁用；可致脱水，有脱水症状者禁用。静脉注射过量或过快，可致急性中毒，表现为中枢抑制、腱反射消失、血压下降、呼吸困难等，一旦发生，应立即静脉注射钙剂抢救。

硫酸钠
sodium sulfate

硫酸钠导泻作用及用法与硫酸镁相同，但作用较弱，无中枢抑制作用。适用于中枢抑制药中毒时的导泻及钡盐中毒解救。心功能不全者禁用。

乳果糖
lactulose

乳果糖口服不吸收，在结肠被细菌分解成乳酸，刺激结肠渗出，引起肠内容物增多，致肠蠕动而排便；乳酸还可减少肠内氨的吸收，降低血氨浓度。临床用于治疗便秘和肝性脑病。

纤维素类
celluloses

纤维素类（如植物纤维素、甲基纤维素等）在肠内不被吸收，使肠内容物容积增大，促进肠蠕动，有良好通便作用，可防治功能性便秘。

（二）接触性泻药

比沙可啶
bisacodyl

口服或直肠给药后，转换成活性代谢产物刺激肠黏膜，引起直肠反射性蠕动而产生导泻作用，用于习惯性便秘。一般口服6小时内，直肠给药15～60分钟显效。但刺激性较强，可致腹痉挛、直肠炎。妊娠期妇女慎用。

蒽醌类
anthraquinones

来源于大黄、番泻叶、芦荟等中药，可刺激结肠，引起推进性蠕动，服药后 4～8 小时排便。用于急、慢性便秘。但这些中药中还含有糅质，具有收敛作用，久用易产生继发性便秘。

（三）润滑性泻药

甘油
glycerol

用其栓剂或 50% 溶液直肠给药，口服后不被吸收，在肠道中产生润滑肠壁、软化粪便作用，并刺激肠壁，使粪便易于排出。起效快，用于治疗便秘，尤其是儿童、老人和高血压、动脉瘤、痔疮者。

临床常用的开塞露（enemaglycerini）是由 50% 甘油与硫酸镁或山梨醇组成。适用于偶发的急性便秘、儿童及老年便秘。

同类药物还有液状石蜡（liquid paraffin），是一种矿物质，长期服用可干扰脂溶性维生素的吸收。

二、止泻药

腹泻是多种疾病的常见症状，对毒物的排出有一定的促进作用。但剧烈而持久的腹泻，可引起脱水和电解质紊乱，因此，在对因治疗的同时，应适当给予止泻药。止泻药是能减少肠道蠕动或保护肠黏膜免受刺激而达到止泻作用的药物。根据作用机制可分为肠道蠕动抑制药、收敛止泻药、吸附止泻药和微生态制剂。

（一）肠道蠕动抑制药

地芬诺酯（苯乙哌啶）
diphenoxylate

地芬诺酯是人工合成的哌替啶衍生物，能直接作用于肠道平滑肌，抑制肠黏膜感受器，减少肠蠕动，发挥止泻作用。适用于急、慢性功能性腹泻和慢性肠炎。不良反应少，偶有口干、恶心、腹部不适，大剂量（一次 40～60mg）可产生欣快感，大量久服可成瘾。

洛哌丁胺
loperamide

对肠道平滑肌作用类似于地芬诺酯，还可增加肛门括约肌的张力，抑制大便失禁和便急，止泻作用强、快且持久。适用于急慢性腹泻和回肠造瘘术、肛门直肠术后患者。几乎不进入血液循环，不良反应轻，可有口干、皮疹、瘙痒、食欲不振等。禁用于 2 岁以下小儿。

（二）收敛止泻药

鞣酸蛋白
tannalbin

口服后在肠内经胰蛋白酶分解释放出鞣酸，使肠黏膜表层的蛋白质沉淀形成一层保护膜；同时抑制炎性渗出和减少肠蠕动，起收敛止泻作用。用于急性胃肠炎和非细菌性腹泻。过量服用可引起便秘。能影响胰酶、胃蛋白酶、乳酶生的疗效，不宜同时服用。

碱式碳酸铋（bismuth subcarbonate）也有保护胃肠黏膜及收敛止泻作用。用于治疗非特异性腹泻、慢性胃肠炎、胃及十二指肠溃疡。

（三）吸附止泻药

蒙脱石
smectite

蒙脱石为极细粉末，口服后可均匀地覆盖于消化道黏膜表面，增强黏膜的修复和屏障作用；并对多种病原体及其产生的毒素、气体有吸附、固定和抑制作用。适用于急慢性腹泻，对小儿急性腹泻疗效尤佳；还用于食管炎，胃、十二指肠、结肠疾病引起的相关疼痛症状的辅助治疗。少数人可能产生轻度便秘，可减量继续服用。

药用炭
medicinal charcoal

药用炭为不溶性微细粉末，能吸附肠内大量气体、毒物及细菌毒素等，防止毒物吸收并减弱刺激性肠蠕动而止泻。适用于腹泻、食物或药物中毒及胃肠胀气等。大量久用可引起便秘。

（四）微生态制剂

微生态制剂（microbioecological preparation）也称微生态调节剂，是根据微生态学原理，利用对宿主有益的正常微生物及其代谢产物和生长促进物质制成的微生物制剂，通过调整和保持微生态平衡，提高宿主的健康水平或改善健康状态。主要功能包括帮助消化吸收、调节免疫功能、构成机体屏障功能和抗菌。可用于防治急慢性腹泻、便秘及各种原因引起的肠道菌群失调。

常用的药物有双歧杆菌活菌（bifidobacteria）、地衣芽孢杆菌活菌（live bacillus licheniformis）、枯草杆菌二联活菌（live bacillus subtilis）、复合乳酸菌（compound lactobacillus）等。

岗赛证聚焦

1. 抗消化性溃疡药物的分类、作用环节、代表药物及其用途。
2. 泻药的分类和用途；硫酸镁给药途径对作用、用途的影响。
3. 止吐、止泻药的选用。

.... **目标检测**

答案解析

一、最佳选择题（每题的备选项中，只有一个最佳答案）

1. 阻断 H_2 受体的抗消化性溃疡药是（　）
    A. 碳酸氢钠 　　　　　B. 法莫替丁 　　　　　C. 奥美拉唑
    D. 枸橼酸铋钾 　　　　E. 拉贝拉唑

2. 与兰索拉唑、甲硝唑、铋剂合用的四联疗法治疗胃溃疡的药物是（　）
    A. 万古霉素 　　　　　B. 克林霉素 　　　　　C. 克拉霉素
    D. 红霉素 　　　　　　E. 阿奇霉素

3. 能抑制胃酸形成的最后环节，发挥治疗作用的药物是（　）
    A. 西米替丁 　　　　　B. 哌仑西平 　　　　　C. 丙谷胺
    D. 奥美拉唑 　　　　　E. 恩前列醇

4. 能引起子宫收缩的抗消化性溃疡药是（　）

  A. 双嘧达莫　　　　　　　B. 前列环素　　　　　　　C. 米索前列醇

  D. 西咪替丁　　　　　　　E. 奥美拉唑

5. 甲氧氯普胺无效的呕吐是（　　）

  A. 放疗所致呕吐　　　　　B. 顺铂所致呕吐　　　　　C. 晕车所致呕吐

  D. 胃肠功能失调所致呕吐　E. 大手术后所致恶心呕吐症状

6. 不宜与抗菌药或吸附剂同时服用的助消化药是（　　）

  A. 稀盐酸　　　　　　　　B. 胰酶　　　　　　　　　C. 乳酶生

  D. 多潘立酮　　　　　　　E. 西沙必利

7. 硫酸镁导泻的作用机制是（　　）

  A. 对抗 Ca^{2+} 作用　　　　　　　　　B. 激活质子泵

  C. 在肠腔内形成高渗而减少水分吸收　D. 扩张外周血管

  E. 分泌缩胆囊素，促进肠液分泌和蠕动

8. 下列关于地芬诺酯叙述，不正确的是（　　）

  A. 提高肌张力，减少肠蠕动　　　　　B. 用于急性功能性腹泻

  C. 作用类似于阿片　　　　　　　　　D. 长期应用可成瘾

  E. 吸附肠内细菌、毒物和气体

9. 治疗儿童腹泻可选用（　　）

  A. 硫酸镁　　　　　　　　B. 比沙可啶　　　　　　　C. 硫酸钠

  D. 鞣酸蛋白　　　　　　　E. 蒙脱石散

二、配伍选择题（每题备选项在前，试题在后，每组若干题，每组题均对应同一组备选项，每题只有一个正确答案，每个备选项可重复选用，也可不选用）

[10～12]

  A. 胰酶　　　　　　　　　B. 奥美拉唑　　　　　　　C. 枸橼酸铋钾

  D. 氢氧化铝　　　　　　　E. 昂丹司琼

10. 属于抗酸药的是（　　）

11. 具有止吐作用的是（　　）

12. 具有胃黏膜保护作用的是（　　）

[13～15]

  A. 腹痛　　　　　　　　　B. 黑便　　　　　　　　　C. 皮炎

  D. 性功能减退　　　　　　E. 腹泻

13. 枸橼酸铋钾所致的主要不良反应是（　　）

14. 三硅酸镁所致的主要不良反应是（　　）

15. 西咪替丁所致的主要不良反应是（　　）

三、多项选择题（每题的备选项中有两个或两个以上正确答案）

16. 下列属于抑制胃酸分泌的抗溃疡药物是（　　）

  A. 西咪替丁　　　　　　　B. 哌仑西平　　　　　　　C. 硫糖铝

  D. 奥美拉唑　　　　　　　E. 丙谷胺

17. 下列药物中，具有抗幽门螺杆菌作用的是（　　）

  A. 奥美拉唑　　　　　　　B. 枸橼酸铋钾　　　　　　C. 蒙脱石

  D. 双歧杆菌三联活菌　　　E. 甲硝唑

四、思考题

18. 简述抗消化性溃疡药的分类、代表药物及其特点及应用注意事项。

19. 口服和注射硫酸镁可产生哪些作用？有何临床意义？

20. 处方分析：患者男，36 岁。近 3 个月以来，出现上腹不适、食欲减退、反酸、嗳气等症状。于是到医院就诊，经胃镜检查后，确诊为慢性胃炎。应用法莫替丁，硫糖铝、多潘立酮治疗。

问题：应用多潘立酮是否合理，为什么？多潘立酮还有什么用途？

（赵丽霞）

书网融合……

重点小结　　　　　微课　　　　　习题

第二十六章 呼吸系统疾病用药

PPT

PPT

学习目标

知识目标：通过本章的学习，学会平喘药的分类及代表药的药理作用、作用特点和给药途径；识记镇咳药的药理作用、临床用途和注意事项；认识祛痰药的分类和作用机制。

能力目标：能分析、解释涉及平喘、镇咳、祛痰药物处方的合理性；具备提供呼吸系统常见疾病用药咨询服务的能力。

素质目标：培养爱岗敬业、诚实守信的职业品格，树立安全、合理用药意识和特殊管理药品使用的法律意识。

情境导入

情境：患者，男，70岁，有长期吸烟史，既往有支气管哮喘病史20余年。3天前因感冒后气喘症状再发加重，并伴有咳嗽咳痰，胸片示肺炎，血常规及降钙素原等细菌感染指标高，临床诊断为支气管哮喘急性发作。

思考：针对该患者的病情，可选择哪些药物治疗？治疗中应告知患者药物有哪些不良反应？

呼吸系统疾病为常见病和多发病，常见的症状有咳嗽、咳痰、喘息等，这三大症状可单独出现或同时存在，并相互影响，可使疾病反复发作甚至加重。呼吸系统疾病除对因治疗外，合理使用平喘药、镇咳药和祛痰药，可以缓解症状，减轻患者痛苦，并能有效防治慢性阻塞性肺疾病等继发性呼吸系统疾病的发生。

第一节 平喘药

支气管哮喘是一种以呼吸道炎症和呼吸道高反应性为特征的疾病，发病机制包括呼吸道的炎症、支气管平滑肌痉挛性收缩、支气管黏膜充血水肿与呼吸道腺体分泌亢进等多个环节。临床表现为突然的反复性喘息、呼吸困难、胸闷和咳嗽等症状。

平喘药是能缓解或消除哮喘及其他呼吸系统疾病所致的喘息症状的药物。根据作用机制不同，分为支气管扩张药、抗过敏平喘药和抗炎平喘药。

一、支气管扩张药

（一）β受体激动药

本类药主要通过激动支气管平滑肌 β_2 受体，松弛支气管平滑肌，扩张气道而产生平喘作用；并抑制肥大细胞和中性粒细胞释放炎症介质和过敏介质，降低血管通透性、减轻呼吸道黏膜水肿；增强呼吸道纤毛运动、促进呼吸道腺体分泌，有利于哮喘的治疗。

非选择性β受体激动药有肾上腺素、异丙肾上腺素、麻黄碱，前两者不能口服，主要用于控制哮喘急性发作；麻黄碱口服可用于预防哮喘发作及轻症的治疗。因同时激动 β_1 受体，易引起心悸等不良反应，目前，治疗哮喘已少用。

选择性 β_2 受体激动药对 β_1 受体亲和力低，常规剂量口服或吸入给药很少引起心血管系统不良反应，是哮喘首选对症治疗药物，适用于防治支气管哮喘、喘息型支气管炎和肺气肿等伴支气管痉挛者；口服给药起效较慢，用于预防哮喘；控制急性发作多用气雾吸入或静脉给药。但大剂量给药仍可引起心悸、恶心、头晕等不良反应；用药早期可出现手指震颤，继续用药可减轻或消失；长期用药可产生快速耐受性；高血压、冠心病、糖尿病、心功能不全、甲状腺功能亢进者慎用。常用药物有沙丁胺醇（salbutamol）、福莫特罗（formoterol）等（表 26 - 1）。

表 26 - 1　常用 β_2 受体激动药的特点

	药物	作用特点	临床应用
短效 β_2 受体激动药（SABA）	沙丁胺醇	吸入给药 5 ~ 15 分钟起效，作用持续 3 ~ 6 小时，口服给药 30 分钟起效，作用持续 6 小时，支气管扩张作用较异丙肾上腺素强约 10 倍	支气管哮喘、喘息型支气管炎、伴有支气管痉挛的呼吸道疾病
	特布他林	吸入给药 5 分钟内起效，作用持续 4 ~ 6 小时，口服给药 30 分钟起效，作用持续 4 ~ 8 小时，支气管扩张作用与沙丁胺醇相似	支气管哮喘、慢性支气管炎、肺气肿及其他伴有支气管痉挛的肺部疾病
	克伦特罗	吸入 5 分钟起效，可维持 4 小时，口服给药 15 分钟起效，作用持续 6 ~ 8 小时，栓剂直肠给药可维持 8 ~ 24 小时，并有增强纤毛运动、溶解黏液的作用，支气管扩张作用较沙丁胺醇强 100 倍	急、慢性支气管哮喘和喘息性支气管炎
长效 β_2 受体激动药（LABA）	福莫特罗	气雾吸入 2 ~ 5 分钟起效，作用维持 12 小时，口服给药约 15 分钟起效，作用持续 24 小时。兼有抗炎作用，支气管扩张作用较沙丁胺醇强且持久	支气管哮喘、慢性阻塞性肺疾病的维持治疗，夜间发作性哮喘、运动性哮喘
	沙美特罗	气雾吸入 15 分钟起效，作用维持 12 小时	支气管哮喘（包括夜间和运动性哮喘）、喘息性支气管炎和可逆性气道阻塞

知识拓展

气雾剂的规范应用

使用步骤如下：①移去保护盖，轻摇贮药罐使之混匀；②张口、头稍后倾，缓缓呼气使肺部气体排尽；③双唇包严实喷嘴；④按下吸入器，同时进行深而缓慢吸气；⑤移开喷嘴，口唇紧闭，屏住呼吸至少 10 秒后恢复呼气；⑥擦拭喷嘴，盖上保护盖；⑦用清水漱口，避免药液沉积在口腔。

注意：①每次气雾剂使用的剂量，不宜过大；②干粉吸入剂避免受潮。

（二）茶碱类

临床应用的茶碱制剂有三种：①为增加水溶性与乙二胺等形成的复盐，如氨茶碱、胆茶碱、茶碱甘氨酸钠等，不影响药理作用。②茶碱衍生物，如二羟丙茶碱、多索茶碱等，对胃肠道刺激较小，但药理作用比茶碱稍弱。③缓、控释制剂，主要优点有：胃肠道刺激反应减少，患者易耐受；血药浓度稳定，作用持续时间长，适用于慢性反复发作性哮喘，尤其适用于夜间频繁发作的患者。

氨茶碱
aminophyline

【药理作用】

1. 平喘作用　主要机制有：①抑制磷酸二酯酶，增加细胞内 cAMP 水平，松弛支气管平滑肌；

②阻断腺苷受体，预防腺苷对哮喘患者气道收缩作用；③增加内源性儿茶酚胺的释放；④增强膈肌收缩力，尤其在膈肌收缩无力时作用更明显，增强呼吸深度，但不增加呼吸频率；⑤免疫调节与抗炎作用。

2. 强心利尿　加强心肌收缩力，增加心排出量。扩张肾血管，增加肾血流量，提高肾小球滤过率；抑制肾小管对氯化钠的重吸收，使尿量增加。

3. 其他作用　松弛胆管平滑肌，解除胆道痉挛；扩张外周血管和兴奋中枢。

【临床应用】

1. 缓解喘息症状　用于支气管哮喘、喘息型支气管炎、慢性阻塞性肺疾病等。慢性喘息的治疗及预防，常采用持续性口服给药，应从小剂量开始逐渐增加。急性哮喘发作或哮喘持续状态时，常采用静脉注射。

2. 心性水肿和心源性哮喘的辅助治疗

3. 胆绞痛与镇痛药合用

【不良反应及用药注意】

1. 胃肠道反应　因碱性较强，局部刺激性大，易致恶心、呕吐、上腹疼痛、食欲减退等症状，饭后服用可减轻。

2. 中枢兴奋　表现为烦躁不安、失眠、震颤等，必要时可用镇静催眠药。

3. 急性中毒　氨茶碱安全范围较窄，静脉注射过快或剂量过大，易致心律失常、血压骤降等中毒反应，甚至惊厥致死，故应使用安全剂量，稀释后缓慢静脉注射，特别是儿童，更应谨慎用药。

胆茶碱
choline theophylline

为茶碱和胆碱的复盐，水溶性比氨茶碱大，口服易吸收。胃肠反应轻，对心脏和中枢神经系统的作用不明显。作用及临床应用同氨茶碱。

二羟丙茶碱
diprophylline

是茶碱和甘油的缩合物，平喘作用弱于氨茶碱，对胃肠刺激性、兴奋心脏作用弱。临床主要用于支气管哮喘、喘息型支气管炎等伴有心动过速或不能耐受氨茶碱的患者。

多索茶碱
doxofyline

多索茶碱的优越性在于松弛支气管平滑肌作用强（是氨茶碱的 10～15 倍）；无中枢、胃肠道不良反应，也不影响心功能；并且有镇咳作用。用于支气管哮喘、喘息型支气管炎及其他伴支气管痉挛的肺部疾病。

（三）M 胆碱受体阻断药

内源性 ACh 释放过多可引起支气管平滑肌收缩、黏液分泌增加和血管扩张，是诱发哮喘的重要因素。阿托品衍生物类药物选择性阻断支气管平滑肌 M 胆碱受体，较少产生视物模糊、心悸、排尿无力等不良反应，临床常用于平喘治疗。

异丙托溴铵（异丙阿托品）
ipratropine

口服不吸收，常用气雾吸入给药，在气道局部产生较强的松弛支气管平滑肌作用，对腺体、心血管作用较弱，无明显的全身性不良反应。主要用于支气管哮喘及喘息型慢性支气管炎等，尤其适用于老年患者、合并心血管疾病、对糖皮质激素类药物疗效差或不能耐受 β_2 受体激动药者。松弛支气管平滑肌作用比 β_2 受体激动药弱，控制哮喘急性发作疗效差，对慢性哮喘患者两药有协同作用。不良反应少见，可长期应用，大剂量应用可有口干、干咳、喉部不适等反应，青光眼患者禁用。

其他吸入性抗胆碱药还有氧托溴铵（oxitropium）、噻托溴铵（tiotropium）等，平喘作用较强，作用时间较长，不良反应较少。

二、抗过敏平喘药

变态反应是哮喘的重要病因之一，可导致气道释放炎性介质，引起气道炎症和平滑肌痉挛。抗过敏平喘药具有抗过敏和轻度的抗炎作用，可抑制与哮喘有关的活性物质释放。因其平喘作用起效较慢，不宜用于哮喘急性发作期的治疗，主要用于预防哮喘的发作。本类药物包括肥大细胞膜稳定剂、H_1 受体阻断药及抗白三烯类药物等。

色甘酸钠
sodium cromoglycate

色甘酸钠作用机制是稳定肥大细胞膜，阻止肥大细胞脱颗粒，从而抑制组胺、5-羟色胺（5-HT）、白三烯（LTs）等过敏介质的释放，进而阻抑过敏介质对组织的不良作用；此外还可降低哮喘患者对非特异性刺激的敏感性。对支气管平滑肌无直接松弛作用，对炎性介质也无拮抗作用，且起效慢，故对正在发作的哮喘无效，主要用于预防支气管哮喘的发作。口服吸收极少（仅1%），临床必须采用粉剂定量雾化器（MDI）方式吸入，不良反应较少，偶有排尿困难；雾化吸入可致刺激性咳嗽，必要时可同时吸入 β_2 受体激动药预防。

奈多罗米
nedocromil

肥大细胞膜稳定作用强于色甘酸钠，吸入给药可预防性治疗哮喘、喘息型支气管炎。偶有头疼。儿童、妊娠期妇女慎用。

酮替芬
ketotifen

本品除了有类似色甘酸钠的作用外，还兼有组胺 H_1 受体阻断作用和拮抗 5-HT 的作用，不仅抗过敏作用较强，且药效持续时间较长。口服易吸收，主要用于预防各型哮喘发作，对儿童效果好，对正在发作的急性哮喘无效。也可用于过敏性鼻炎、结膜炎、咳嗽，慢性荨麻疹及食物过敏的治疗。不良反应偶见短暂的嗜睡、倦怠、口干、头痛等。妊娠期妇女、驾驶员、机械操作人员慎用。

抗白三烯类药物

LTs 是花生四烯酸经 5-脂氧酶的代谢产物，在哮喘时的气道炎症反应过程中起着重要的作用。扎鲁司特（zafirlukast）、孟鲁司特（montelukast）及普仑司特（pranlukast）通过高选择性地结合并竞争性地阻断白三烯受体，有效地预防 LTs 所致的血管通透性增加及嗜酸细胞的浸润，改善各种气道反应，减轻哮喘症状。临床主要用于慢性轻中度哮喘的预防和长期治疗，治疗严重哮喘患者时联合糖皮质激素可获得协同抗炎作用，并减少糖皮质激素的用量；对有些吸入糖皮质激素不能控制的哮喘患者有效。

三、抗炎平喘药

抗炎平喘药通过抑制气道炎症反应，可以达到长期预防哮喘发作的效果，已成为平喘的一线药物。

糖皮质激素（glucocorticoids，GCs）具有很强的平喘作用，是目前治疗支气管哮喘、气道炎症最有效的抗炎药物，其主要机制与抗炎作用、抗过敏作用、增强支气管平滑肌和黏膜血管对儿茶酚胺的敏感性、抑制气道高反应性有关。

全身给药不良反应较多，仅用于哮喘的危重发作和哮喘持续状态。吸入剂型的 GCs，在气道内可获得较高的药物浓度，充分发挥局部抗炎作用，并可避免或减少全身性药物的不良反应，为目前常用的给药方式。用于支气管扩张药不能有效控制病情的慢性哮喘患者，长期应用可以减少或中止发作，减轻病情的严重程度，可与长效 β_2 受体激动药组成复方制剂。

倍氯米松
beclomethasone，BDP

为地塞米松的同系物，抗炎作用为地塞米松的 500 倍，是哮喘的第一线治疗药物。气雾剂吸入后直接作用于气道，无明显全身作用，长期应用也不抑制肾上腺皮质功能。临床主要用于长期依赖 GCs 的慢性哮喘患者和慢性哮喘发作间歇期，控制哮喘的反复发作。因起效慢且吸入量少，对急性发作和哮喘持续状态患者疗效不佳。主要不良反应有气雾剂的刺激感、声音嘶哑和咽喉部白色念珠菌感染，减少吸入次数、吸后立即漱口可减少局部副作用。

其他常用于治疗哮喘的吸入性 GCs 有布地奈德（budesonide）、曲安奈德（triamcinolone acetonide）、氟替卡松（fluticasone）、氟尼缩松（flunisolide）。

第二节　镇咳药

咳嗽是呼吸道受到刺激后产生的一种保护性反射活动，有利于痰液和呼吸道异物的排出，保持呼吸道的通畅。因此，轻度咳嗽一般不必应用镇咳药，但剧烈而频繁的咳嗽会严重影响患者生活和休息并引起并发症，所以，应在对因治疗的同时及时应用镇咳药。

镇咳药按作用部位可分为中枢性镇咳药和外周性镇咳药，有些药物兼有中枢和外周两种作用。

一、中枢性镇咳药

中枢性镇咳药通过直接抑制咳嗽中枢而发挥镇咳作用，又可分为依赖性或非依赖性两类。

（一）依赖性中枢性镇咳药

可待因（甲基吗啡）
codeine

本品为阿片生物碱之一，具有镇痛和中枢性镇咳作用。镇痛作用相当于吗啡的 1/10 ~ 1/7，镇咳作用为吗啡的 1/4，作用持续 4 ~ 6 小时。镇咳剂量不抑制呼吸，成瘾性也较吗啡弱，临床主要用于各种原因引起的剧烈干咳，尤其适用于胸膜炎干咳伴有胸痛者。久用能成瘾，应控制使用。少数患者能发生恶心、呕吐，大剂量可致中枢兴奋、烦躁不安；因能轻度收缩支气管，呼吸不畅及支气管哮喘性咳嗽患者慎用。黏痰多者和妊娠期妇女禁用。

福尔可定
pholcodine

具有与可待因相似的中枢性镇咳作用，但成瘾性较弱，兼有镇静、镇痛作用。用于剧烈干咳和中度疼痛。新生儿和儿童易于耐受此药，不引起便秘，偶见恶心、嗜睡等副作用，长期服用可致依赖性。

（二）非依赖性中枢性镇咳药

右美沙芬
dextromethorphan

为合成的吗啡衍生物，镇咳作用与吗啡相似或较强，起效快，无镇痛作用。治疗剂量无呼吸抑制作用、无成瘾性。适用于各种原因引起的干咳，常作为抗感冒复方制剂中的成分。偶有头晕、轻度嗜睡、口干、便秘等不良反应。痰多者慎用；妊娠3个月内妊娠期妇女禁用。

喷托维林（咳必清）
pentoxyverine

兼有中枢和外周镇咳作用，镇咳强度约为可待因的1/3；可直接抑制咳嗽中枢，具有局部麻醉作用，可抑制呼吸道感受器敏感性，还有轻度阿托品样作用，有利于缓解支气管平滑肌痉挛，减轻气道阻力。适用于各种原因引起的干咳。偶有轻度头痛、头晕、口干、便秘等，无依赖性。青光眼患者禁用；前列腺肥大和心功能不全者慎用。

知识链接

规范使用右美沙芬

近年来，由于新冠病毒感染和流感的大规模流行，止咳药成了家里的常备药品，未成年人因滥用右美沙芬产生兴奋冲动引发犯罪的现象也时有发生。右美沙芬作为一种中枢性镇咳药，按常规剂量正常医疗使用，其致瘾性和毒副作用相对较小。但如果是非医疗目的滥用，特别是为体验"特殊精神效应"而超剂量或合并使用其他精神药品，极易引发成瘾、中毒甚至死亡。2021年12月，国家药监局将右美沙芬口服单方制剂转换为处方药；2022年发布的《药品网络销售禁止清单（第一版）》中，又将其列为网络禁售药物；2023年国家药监局、公安部、邮政局联合发布《关于进一步加强复方地芬诺酯片等药品管理》的通知中，右美沙芬口服单方制剂包含其中。

药学工作者要充分认识到安全用药的重要性，严格遵守相关法律规定，将药物的使用控制在合理范围之内，最大限度地发挥药物的作用，降低不良反应。

二、外周性镇咳药

外周性镇咳药主要通过抑制咳嗽反射弧中的感受器、传入神经或传出神经的传导及效应器而产生镇咳作用。

苯丙哌林（咳快好）
benproperine

本品能抑制肺和胸膜牵张感受器引起的肺－迷走神经反射，解除支气管平滑肌痉挛，也能抑制咳嗽中枢，是兼有外周和中枢作用的强效镇咳药。镇咳作用为可待因的2~4倍，不抑制呼吸，无成瘾性。适用于各种原因引起的刺激性干咳，有痰者应与祛痰药合用。偶有口干、头晕、乏力、嗜睡、皮疹等不良反应，口服时不可咬碎，以免引起口腔麻木。

苯佐那酯（退嗽）
benzonatate

本品为丁卡因的衍生物，具有较强的局部麻醉作用，能选择性抑制肺牵张感受器及感觉神经末梢，阻断咳嗽反射传入冲动而产生镇咳作用，作用弱于可待因。止咳剂量不抑制呼吸，且能增加肺每分钟通气量。对干咳、阵咳效果良好，也可用于支气管镜等检查前预防咳嗽。有轻度嗜睡、头晕、头痛、鼻塞等不良反应，偶见过敏性皮炎。服用时勿将药丸咬碎，以免引起口腔麻木。

那可丁
noscapine

本品可抑制肺牵张反射和解除支气管平滑肌痉挛，而产生外周性镇咳作用，兼有呼吸中枢兴奋作用。镇咳作用一般持续 4 小时，无依赖性，适用于阵发性无痰干咳，偶有恶心、嗜睡和头痛等反应。

第三节　祛痰药

祛痰药是能使痰液变稀、溶解或黏稠度降低而易于咳出的药物。痰液的排出可减少对呼吸道黏膜的刺激，间接起到镇咳、平喘的作用，有利于控制继发感染。根据作用机制的不同，可分为痰液稀释药、黏痰溶解药和黏痰调节药。

一、痰液稀释药

本类药物主要通过刺激消化道黏膜，引起轻度恶心，反射性地增加呼吸道黏膜腺体的分泌，稀释痰液，也称恶心性祛痰药。

氯化铵
ammonium chloride

口服后刺激胃黏膜，反射性兴奋迷走神经，引起恶心，使支气管腺体分泌增加，痰液变稀，易于咳出；此外，氯化铵吸收后，少量经呼吸道黏膜排出，在支气管内形成高渗带出水分，使痰液进一步稀释。因祛痰作用较弱，较少单用，常与其他药物配成复方制剂，适用于痰多黏稠不易咳出的患者；也可用于代谢性碱中毒及酸化尿液。空腹或大剂量服用，可引起恶心、呕吐等胃肠刺激症状。消化性溃疡患者慎用，严重肝、肾功能不全及酸血症者禁用。

愈创甘油醚
guaifenesin

有较强的恶心性祛痰作用，兼具微弱的抗菌作用，是祛痰合剂的主要成分之一。无明显不良反应。属于本类的药物还有含皂苷的中药桔梗、远志等。

二、黏痰溶解药

黏痰溶解药可分解痰液中黏多糖和黏蛋白，使其黏度降低而易于咳出。

乙酰半胱氨酸
acetylcysteine

【药理作用及临床应用】本品结构中的巯基能使黏痰中黏蛋白的二硫键裂解，痰液的黏稠度降低，易于咳出；同时对脓性痰液中的 DNA 也有裂解作用。临床常采用雾化吸入方式，用于黏痰阻塞气道引起的咳痰困难、呼吸困难的患者；紧急情况下可采用气管滴入或注入。

【不良反应及用药注意】

1. 本品对呼吸道有刺激性，可致呛咳、支气管痉挛，加用异丙肾上腺素可防止；哮喘及肺功能不全的老人慎用或禁用。

2. 本药直接注入或滴入呼吸道，可产生大量的稀痰，应及时吸引排痰，防止痰液阻塞气道。

3. 本药易使青霉素、头孢菌素、四环素等抗菌药失效，不宜配伍使用。

4. 铁及氧化剂能与其结合失效，需存放在塑料或玻璃器具内。

溴己新
bromhexine

本品可抑制痰液中酸性黏多糖蛋白的合成，并可使黏蛋白纤维断裂，降低痰的黏稠度；另外，兼有恶心性祛痰作用，并能促进呼吸道黏膜的纤毛运动，促进排痰。用于慢性支气管炎、哮喘、支气管扩张、硅沉着病等有黏痰不易咳出者，脓性痰者需加用抗菌药。可口服、肌内注射或雾化吸入给药。偶有恶心、胃部不适及转氨酶升高等不良反应，溃疡病及肝功能不全患者慎用。

氨溴索
ambroxol

本品为溴己新的有效代谢物，作用机制同溴己新，但祛痰作用显著超过溴己新，且毒性小，耐受性好。

三、黏痰调节药

黏痰调节药是促进呼吸道分泌黏性低的分泌物，使痰液由稠变稀，易于咳出的药物。

羧甲司坦
carbocisteine

羧甲司坦可以调节支气管腺体分泌，促进低黏度的唾液黏蛋白的分泌，减少高黏度的岩藻蛋白的合成，使黏液黏滞性降低，易于咳出；也能加强呼吸道纤毛运动，促进痰液排出。临床用于各种呼吸道疾病引起的痰液黏稠、咳出困难者，亦可用于手术后咳痰困难者。不良反应有轻度头晕、恶心、胃部不适、胃肠出血、腹泻及皮疹等。消化道溃疡患者慎用或禁用。

岗赛证聚焦

1. 平喘药的分类、主要代表药物及其作用机制、不良反应。

2. 镇咳药的分类、主要代表药物及其临床应用。

3. 祛痰药的分类和主要代表药物。

目标检测

答案解析

一、最佳选择题（每题的备选项中，只有一个最佳答案）

1. 无镇痛、无依赖性的中枢性镇咳药是（ ）
   A. 氨溴索
   B. 可待因
   C. 二氧丙嗪
   D. 苯丙哌林
   E. 右美沙芬

2. 分解痰液黏蛋白成分而发挥祛痰作用的药物是（ ）
   A. 氯化铵
   B. 右美沙芬
   C. 乙酰半胱氨酸
   D. 愈创甘油醚
   E. 碘化钾

3. 选择性白三烯受体竞争性拮抗药是（ ）
   A. 异丙托溴铵
   B. 特布他林
   C. 扎鲁司特
   D. 色甘酸钠
   E. 布地奈德

4. 选择性激动 β_2 受体的平喘药是（ ）
   A. 异丙肾上腺素
   B. 克伦特罗
   C. 孟鲁司特
   D. 色甘酸钠
   E. 倍氯米松

5. 对于哮喘持续状态应选用（ ）
   A. 静脉滴注氢化可的松
   B. 口服麻黄碱
   C. 气雾吸入色甘酸钠
   D. 口服特布他林
   E. 气雾吸入丙酸倍氯米松

6. 对哮喘发作无效的药物是（ ）
   A. 沙丁胺醇
   B. 异丙托溴铵
   C. 色甘酸钠
   D. 丙酸倍氯米松
   E. 麻黄碱

7. 预防过敏性哮喘最好选用（ ）
   A. 麻黄碱
   B. 氨茶碱
   C. 肾上腺素
   D. 沙丁胺醇
   E. 酮替芬

8. 对心源性哮喘和支气管哮喘均有效的药物是（ ）
   A. 沙丁胺醇
   B. 色甘酸钠
   C. 地塞米松
   D. 氨茶碱
   E. 异丙肾上腺素

二、配伍选择题（每题备选项在前，试题在后，每组若干题，每组题均对应同一组备选项，每题只有一个正确答案，每个备选项可重复选用，也可不选用）

[9~12]
   A. 沙丁胺醇
   B. 可待因
   C. 多潘立酮
   D. 氨溴索
   E. 氯化铵

9. 属于恶心性祛痰的药物是（ ）

10. 无痰干咳宜选用的药物是（ ）

11. 用于黏痰不易咳出的药物是（ ）

12. 支气管哮喘发作宜选用的药物是（ ）

三、多项选择题（每题的备选项中有两个或两个以上正确答案）

13. 关于咳嗽的自我药疗，下列叙述正确是（ ）

A. 对于干性咳嗽可单用镇咳药

B. 对于痰液较多的咳嗽应以祛痰为主，不宜单用镇咳药

C. 镇咳药连续口服一周，症状未缓解或消失应向医师咨询

D. 支气管哮喘性咳嗽，宜选用可待因

E. 对驾车、高空作业或操作机器者应慎用右美沙芬等引起嗜睡的镇咳药

14. 能够扩张支气管的平喘药有（　　）

A. 克伦特罗　　　　　B. 异丙托溴铵　　　　　C. 氨茶碱

D. 布地奈德　　　　　E. 酮替芬

15. 临床用于祛痰的药物有（　　）

A. 氨溴索　　　　　　B. 右美沙芬　　　　　　C. 氯化铵

D. 羧甲司坦　　　　　E. 克伦特罗

四、思考题

16. 简述平喘药按作用机制的分类及代表药物。

17. 与异丙肾上腺素相比，沙丁胺醇用于平喘有何优点？

（赵丽霞）

书网融合……

重点小结　　　　　微课　　　　　习题

第二十七章　作用于子宫平滑肌药

PPT

学习目标

知识目标：通过本章的学习，学会缩宫素、麦角新碱的药理作用、临床应用和不良反应；识记前列腺素作用、用途和不良反应；认识子宫平滑肌抑制药的种类及应用。

能力目标：能分析、审核涉及子宫平滑肌药处方的合理性；具备正确指导患者合理应用子宫平滑肌收缩药和子宫平滑肌抑制药的能力。

素质目标：树立安全用药意识，培养敬畏生命，尊重患者、依法合规的良好职业道德。

情境导入

情境：产妇，30岁，无分娩史，本孕 39^{+2} 周，胎位及产道正常，在分娩过程中出现宫缩无力，产程延长。

思考：该妊娠期妇女可否使用缩宫素催产，为什么？应用该药时应注意哪些问题？

第一节　子宫平滑肌兴奋药

子宫平滑肌兴奋药是一类能选择性兴奋子宫平滑肌，引起或加强子宫平滑肌收缩的药物。根据子宫生理状态、药物种类和剂量的不同，可分别引起子宫节律性收缩或强直性收缩，引起节律性收缩的药物可用于催产、引产；引起强直性收缩的药物，可用于产后止血或子宫复原。

一、垂体后叶素类

缩宫素（催产素）
oxytocin

缩宫素是垂体后叶激素的主要成分之一，目前临床使用的主要是人工合成品。

【体内过程】在消化道易被消化酶破坏而失效，故口服无效；喷雾剂经鼻腔或口腔黏膜给药使用方便，易吸收；肌内注射3~5分钟起效，作用维持时间20~30分钟；静脉注射起效快，作用维持时间短，需要静脉滴注维持疗效，是催产时最宜采用的给药方式。

【药理作用】

1. 兴奋子宫平滑肌　直接激动子宫平滑肌上缩宫素受体，加强子宫的收缩幅度，增加收缩频率。其作用特点如下。

（1）剂量不同，子宫收缩的性质和强度不同。小剂量（2~5U）使子宫体和子宫底产生节律性收缩，子宫颈平滑肌呈现松弛作用，其收缩性质与正常分娩相似，有利于胎儿娩出；大剂量（5~10U）则引起子宫强直性收缩，不利于胎儿娩出，并有导致胎儿窒息甚至子宫破裂的危险，故胎儿及胎盘娩出之前禁用大剂量，但在胎儿娩出后有利于产后止血。

（2）子宫平滑肌对缩宫素的敏感性与体内雌激素和孕激素水平密切相关。雌激素可增强子宫对缩宫素的敏感性，而孕激素则降低子宫对缩宫素的敏感性。

2. 促进排乳　可激动乳腺上的缩宫素受体，使乳腺导管的肌上皮细胞收缩，促进排乳，但不增加排乳总量。

【临床应用】

1. 催产或引产　小剂量（2～5U）缩宫素可用于无产道障碍且宫缩无力的难产，增强子宫节律性收缩，促进胎儿娩出；还可用于死胎、过期妊娠或妊娠合并严重疾病必须提前终止妊娠者。

2. 产后出血　立即皮下或肌内注射大剂量缩宫素，迅速引起子宫强直性收缩，压迫肌层血管而止血，因作用不持久，常与麦角新碱合用。

【不良反应及用药注意】

1. 不良反应少，偶见恶心、呕吐；缩宫素的生物制剂偶见过敏反应；大剂量使用可导致抗利尿作用，静脉输液过多或过快，可引起水潴留、低血钠体征。

2. 剂量过大可引起子宫强直性收缩，导致胎儿宫内窒息或子宫破裂，故用于催产、引产时必须注意。

（1）严格掌握剂量和静滴速度　用药过程中密切监测产妇血压、心率、宫缩和胎心音，根据宫缩和胎心情况及时调整静滴速度。

（2）严格掌握禁忌证　产道异常、胎位不正、前置胎盘、头盆不称、三次以上经产妇或剖宫产史者等禁用。

垂体后叶素
pituitrin

垂体后叶素是由从牛、猪的垂体后叶中，内含缩宫素和加压素两种成分。临床可用于催产、产后出血和治疗尿崩症、肺出血、消化道出血。不良反应主要有面色苍白、心悸、血压升高、腹痛。

二、前列腺素类

前列腺素
prostaglandins, PGs

前列腺素是一类广泛存在于全身各组织和体液中的自体活性物质，可人工合成。对心血管、消化、呼吸及生殖系统具有广泛的生理作用和药理作用。作为子宫兴奋药应用的主要有：地诺前列酮（dinoprostone，PGE_2）、地诺前列素（dinoprost，$PGF_{2\alpha}$）、硫前列酮（sulprostone）、卡前列素（carboprost，15-甲基前列腺素 $F_{2\alpha}$）等。

【药理作用及临床应用】

1. 兴奋子宫　引起子宫收缩的性质类似正常分娩，在增强子宫平滑肌节律性收缩的同时，能使子宫颈松弛。对各期妊娠子宫均有显著的收缩作用，临产前子宫作用最强，对妊娠早期和中期子宫的收缩作用强于缩宫素，在孕早期和中期可引起足以导致流产的高频率、大幅度的子宫平滑肌收缩。可以用于终止早期或中期妊娠，足月或过期妊娠引产，以及发生良性葡萄胎时可用于排除宫腔内的异物。

2. 抗早孕　能促进黄体萎缩溶解，使血中黄体酮水平急剧下降，子宫内膜脱落形成月经；此外，还能影响输卵管活动，阻碍受精卵着床。用于停经 49 天内的早孕。

【不良反应及用药注意】可引起恶心、呕吐、腹痛、腹泻等消化道兴奋症状；也可引起头晕、头痛、发热、胸闷、心率加快、血压下降或升高等反应；静滴过量可引起子宫强直性收缩。PGE_2 可使眼压升高，不宜用于青光眼患者；$PGF_{2\alpha}$ 可收缩支气管平滑肌，诱发哮喘，故不宜用于支气管哮喘患者；引产时的禁忌证和注意事项与缩宫素相同。

三、麦角生物碱类

麦角是寄生在黑麦及其他禾本科植物上的一种干燥菌核，内含多种生物碱，包括：①胺生物碱类，以麦角新碱（ergometrine）为代表，易溶于水，对子宫平滑肌的作用强；②肽生物碱类，以麦角胺（ergotamine）和麦角毒（ergotoxine）为代表，难溶于水，起效慢，对血管的作用显著，麦角胺可用于治疗偏头痛。

麦角新碱
ergometrine

【药理作用】麦角新碱能选择性兴奋子宫平滑肌，作用强度取决于子宫的功能状态。妊娠子宫比未孕子宫敏感；尤其以临产时和新产后的子宫最敏感。与缩宫素比较具有以下特点：①起效迅速、作用强大而持久，一次用药可持续 3~6 小时；②剂量稍大即引起子宫强直性收缩；③对子宫体和子宫颈的作用无选择性，不利于胎儿娩出，故不适用于催产和引产。

【临床应用】

1. 子宫出血 通过引起子宫强直性收缩，机械压迫子宫肌层血管而达到止血作用。

2. 产后子宫复原 促进子宫收缩的作用，有利于子宫复原。

【不良反应及用药注意】注射麦角新碱可引起恶心、呕吐及血压升高等症状，偶见过敏反应。有妊娠毒血症、胎儿及胎盘未娩出前、催产和引产禁用；高血压、血管硬化及冠状动脉疾病患者慎用。

同类药物麦角胺可收缩血管，降低脑动脉搏动幅度，可用于偏头痛的诊断与治疗，常与咖啡因配伍使用。久用可损坏血管内皮细胞，导致肢端坏死。

四、其他类

米非司酮
mifepristone

米非司酮是新型抗孕激素，为黄体酮受体阻断药，能兴奋子宫、软化宫颈、诱导月经和抗着床。主要用于抗早孕，与前列腺素合用提高疗效；中期妊娠引产、死胎引产和紧急避孕。可有恶心、呕吐等消化道反应，有时引起大出血，有出血史者慎用。心、肝、肾脏疾病和肾上腺皮质功能不全者禁用。

依沙吖啶
ethacridine

依沙吖啶又名利凡诺，原为杀菌防腐剂，能抑制革兰阳性球菌，多用于外科创伤、皮肤黏膜的洗涤和湿敷。在羊膜腔内或外注射本品，可刺激子宫平滑肌收缩，引起胎盘蜕膜变性坏死，从而产生内源性前列腺素，进一步增强宫缩和软化宫颈。可用于中期妊娠引产，成功率达 95% 以上。主要不良反应为出血较多，胎膜残留，大剂量引起肾功能损害。心、肝、肾脏疾病者禁用。

产后出血、催产与引产

产后出血指胎儿分娩出 24 小时内产妇阴道流血量超过 500ml，给产妇身体造成严重不适，是分娩期严重的并发症。催产是指当产妇子宫口已经开全，无禁忌证而出现宫缩无力时，用药物增强子宫收缩，促进分娩。引产是指妊娠 12 周后，因母体或胎儿方面原因，须用人工方法诱发子宫收缩而结束妊娠。根据引产时孕周，可分为中期引产（14~28 周）和晚期妊娠引产（28 周以后）。

不同种类、不同剂量的子宫平滑肌兴奋药适应证也不同，合理规范用药能有效的减少女性在孕期或分娩时可能发生的意外情况，减轻痛苦，保障生命安全。用药前后要做好沟通和健康教育，珍爱生命，加强用药监护，保证用药安全。

第二节 子宫平滑肌抑制药

子宫平滑肌抑制药是能抑制子宫平滑肌收缩，减少子宫收缩力和收缩频率，主要用于防治早产和痛经的药物，又称抗分娩药。临床上常用药物有 β_2 受体激动药、硫酸镁、钙通道阻滞药、前列腺素合成酶抑制剂和缩宫素受体阻断药。

一、β_2 受体激动药

激动子宫平滑肌上的 β_2 受体，可以松弛子宫平滑肌，降低子宫收缩强度及频率，并缩短子宫收缩时间，对妊娠子宫和非妊娠子宫均有抑制作用。主要用于防止早产和习惯性流产。常用药物有沙丁醇胺、特布他林、利托君等（ritodrine），其中，利托君对子宫平滑肌选择性高，是专作为子宫松弛药而研制的。大剂量使用可能引起心悸、震颤、恶心、呕吐、头痛等，少数出现血糖升高、血钾降低。有严重高血压和心脏病者禁用；糖尿病患者和使用排钾利尿药者慎用；妊娠不足 20 周和分娩进行期的妊娠期妇女禁用。

二、硫酸镁

硫酸镁可明显抑制子宫平滑肌收缩，使子宫收缩强度和收缩频率减弱，同时还可以预防妊娠高血压综合征和子痫的发作。可用于治疗早产，尤其适合于禁用 β_2 受体激动药的早产患者和伴有妊娠高血压综合征、子痫的患者。

三、钙通道阻滞药

钙离子（Ca^{2+}）是子宫收缩非常重要的离子，硝苯地平能抑制子宫平滑肌细胞膜上的钙通道，细胞内 Ca^{2+} 减少，使子宫平滑肌松弛，常用于治疗早产和原发性痛经。用药时应密切注意妊娠期妇女心率及血压变化，特别是与硫酸镁合用时，应防止血压急剧下降。

四、前列腺素合成酶抑制剂

前列腺素有刺激子宫收缩及软化宫颈的作用，前列腺素合成酶抑制剂可减少 PGs 的合成以抑制子

宫收缩，用于防治早产，常用药物有吲哚美辛等。由于胎儿体内的前列腺素可维持胎儿的动脉导管开放，吲哚美辛可通过胎盘使胎儿动脉导管提前关闭引起肺动脉高压引起心衰甚至死亡，对妊娠期妇女造成恶心、呕吐、腹泻、溃疡、胃出血、穿孔等不良反应，故本药仅用于 β_2 受体激动药、硫酸镁等无效或使用受限时，且在妊娠 34 周前使用。

五、缩宫素受体阻断药

缩宫素受体阻断药能竞争结合缩宫素受体，降低子宫平滑肌的收缩频率和张力，抑制子宫收缩。代表药为阿托西班（atosiban），需静脉给药。用于防治 18 岁以上，孕龄 24 ~ 33 周，胎儿心率正常的妊娠期妇女早产。不良反应轻，常见恶心、头痛、头晕、低血压。

岗赛证聚焦

1. 缩宫素的临床应用及其不良反应，用于催产和引产的剂量。
2. 麦角生物碱的药理作用、临床应用及其不良反应。
3. 子宫平滑肌抑制药的种类。

目标检测

答案解析

一、最佳选择题（每题的备选项中，只有一个最佳答案）

1. 缩宫素可用于引产和催产的原因是（　　）

　　A. 小剂量即可引起子宫强直性收缩

　　B. 刺激乳腺平滑肌收缩，增加乳汁分泌量

　　C. 刺激子宫平滑肌收缩，模拟正常分娩的子宫收缩作用

　　D. 妊娠早期对药物敏感性增高

　　E. 收缩血管

2. 对于无产道障碍而宫缩无力的妊娠期妇女催产宜用（　　）

　　A. 大剂量缩宫素口服　　　　　　　　　B. 大剂量麦角新碱肌内注射

　　C. 小剂量缩宫素静脉滴注　　　　　　　D. 大剂量缩宫素静脉滴注

　　E. 小剂量硫酸镁静脉注射

3. 麦角碱类对子宫平滑肌的作用表现为（　　）

　　A. 易引起子宫平滑肌强直性收缩　　　　B. 与子宫的功能状态无关

　　C. 与缩宫素比较，作用弱而持久　　　　D. 小剂量可用于催产和引产

　　E. 对子宫体和子宫颈的兴奋作用差异明显

4. 下列药物不可用于防治早产的是（　　）

　　A. 阿托西班　　　　　　　B. 硫酸镁　　　　　　　　C. 硝苯地平

　　D. 麦角新碱　　　　　　　E. 沙丁胺醇

5. 麦角新碱禁用于催产和引产的原因是（　　）

　　A. 缩宫作用强而持久，易致子宫强直性收缩　　B. 缩宫作用弱而短

　　C. 对妊娠子宫作用不敏感　　　　　　　D. 中枢抑制作用

E. 口服吸收不良，作用缓慢

6. 下列选项中，属于麦角新碱临床应用的是（ ）

A. 催产   B. 引产   C. 流产

D. 产后出血及产后子宫复原 E. 尿崩症

二、配伍选择题（每题备选项在前，试题在后，每组若干题，每组题均对应同一组备选项，每题只有一个正确答案，每个备选项可重复选用，也可不选用）

[7~9]

A. 缩宫素   B. 硫前列酮   C. 利托君

D. 麦角胺   E. 麦角新碱

7. 可用于防治早产的是（ ）

8. 收缩脑血管，治疗偏头痛可用（ ）

9. 可用于催经抗早孕的是（ ）

三、多项选择题（每题的备选项中有两个或两个以上正确答案）

10. 下列哪些情况应禁用缩宫素的是（ ）

A. 产道异常   B. 前置胎盘   C. 三胎妊娠以上经产妇

D. 有剖宫产史   E. 头盆不称

11. 对垂体后叶素描述正确的是（ ）

A. 含有加压素和缩宫素   B. 用于偏头痛   C. 可口服

D. 适用于肺出血   E. 用于尿崩症

12. 缩宫素常用于下列哪些情况（ ）

A. 催产   B. 引产   C. 早产

D. 产后出血   E. 消化道出血

四、思考题

13. 同样能兴奋子宫平滑肌，为什么缩宫素可用于催产和引产，而麦角新碱却不能？

14. 处方分析：患者，女，28岁，待产，晨时出现有规律宫缩，上午8时宫口开3cm。医生马上给予缩宫素5U，用5%葡萄糖液500ml稀释，静脉滴注给药，同时给予盐酸哌替啶50mg，肌内注射。

问题：请分析医生这样用药是否合理？并说明原因。

（赵丽霞）

书网融合……

重点小结   微课   习题

第二十八章 血液及造血系统疾病用药

学习目标

知识目标： 通过本章的学习，学会促凝血药和抗凝血药的作用、用途、不良反应及防治；识记抗贫血药作用、用途、不良反应及防治；认识血容量扩充药、促白细胞增生药的作用特点及应用。

能力目标： 能分析、审核涉及血液及造血系统疾病药物处方的合理性；具备提供血液及造血系统疾病药物的用药指导、用药咨询服务的能力。

素质目标： 树立安全合理用药意识，培养尊重生命和关爱患者的良好职业道德。

情境导入

情景： 患者，女，25 岁，近一个月来时感疲乏无力、心慌气短、面色苍白、唇甲色淡，经医院查血常规，血清铁和铁蛋白低于正常，诊断为中度贫血。

思考： 该患者属于何种类型的贫血？宜选用何药治疗？服用时应注意哪些事项？

第一节　抗贫血药

循环血液中红细胞数和血红蛋白量低于正常值称为贫血，贫血病因各异，治疗药物也不相同，对贫血的治疗采用对因治疗及补充疗法。

根据病因和发病机制的不同，贫血可分为缺铁性贫血、巨幼细胞性贫血和再生障碍性贫血。

1. 缺铁性贫血　系由于铁的摄入不足或损失过多而导致体内供造血用的铁不足所致。导致血红蛋白合成不足，含量下降，红细胞呈小细胞、低色素性。故缺铁性贫血又称小细胞低色素性贫血，应补充铁剂。

2. 巨幼细胞性贫血　系由于叶酸或维生素 B_{12} 缺乏引起 DNA 合成障碍所致，红细胞呈大细胞、高色素性。其中因患者胃黏膜萎缩所致"内因子"缺乏引起维生素 B_{12} 吸收障碍的恶性贫血在我国罕见，应补充叶酸、维生素 B_{12}。

3. 再生障碍性贫血　系由于骨髓造血功能障碍引起的红细胞、白细胞和血小板等减少，较难治愈，好发于青年，应采取综合治疗。

一、铁剂

常用的铁制剂有硫酸亚铁、枸橼酸铁铵、富马酸亚铁和右旋糖酐铁等，铁制剂应避光保存。

【体内过程】 铁剂口服后，以 Fe^{2+} 的形式在十二指肠和空肠上段吸收，而 Fe^{3+} 很难吸收。Fe^{2+} 吸收入血后即被氧化成 Fe^{3+}，与血浆中的转铁蛋白结合成血浆铁，转运到骨髓、肝、脾等组织中贮存。铁剂的吸收容易受食物及药物的影响，如胃酸、维生素 C、果糖、半胱氨酸等有助于 Fe^{3+} 还原成 Fe^{2+}，可促进铁的吸收；而胃酸缺乏、服用抗酸药、茶叶和多钙、高磷酸盐、含鞣酸的食物等可使铁沉淀影响吸收；四环素类抗生素可与铁形成络合物而互相影响吸收。

【药理作用】铁是红细胞合成血红蛋白必不可少的原料，吸收到骨髓的铁与原卟啉结合形成血红素，后者再与珠蛋白结合形成血红蛋白。用药后一周左右即见网织红细胞增多，4～8周可恢复至正常。

【临床应用】

主要用于下列原因引起的缺铁性贫血。

1. 长期慢性失血 如月经过多、痔疮出血、钩虫病、子宫肌瘤、消化性溃疡等。

2. 铁需求增加或补充不足 如妊娠及哺乳期妇女、儿童生长发育期、营养不良等。

3. 铁的吸收障碍 如萎缩性胃炎、胃癌或慢性腹泻患者等。

4. 红细胞大量破坏 如疟疾、溶血等。

【不良反应及用药注意】

1. 胃肠道反应 口服铁剂主要可致恶心、呕吐、腹痛及腹泻等胃肠反应，餐后服用可减轻对胃的刺激。服用枸橼酸铁铵糖浆剂时，宜用吸管服药，防止牙齿变黑，服药后应立即漱口、刷牙。铁剂能与肠腔内的硫化氢结合成黑色的硫化铁而导致便秘、大便呈黑色，注意与血便区别，应事先告知患者，避免惊慌。

2. 急性中毒 小儿口服硫酸亚铁1g以上可引起急性中毒，表现为恶心、呕吐、腹泻、肠坏死、休克，甚至昏迷、死亡。服药后1小时内应立即催吐，用磷酸盐或碳酸盐溶液洗胃，并予特殊解毒药去铁胺结合残存的铁。

3. 过敏反应 轻者出现头晕、头痛、荨麻疹，偶见过敏性休克。

4. 局部刺激 注射右旋糖酐铁时，可出现局部肿痛。

二、维生素类

叶酸
folic acid

叶酸广泛存在于动物、植物中，以酵母、肝及绿色蔬菜中最多，动物自身细胞不能合成叶酸，人体所需叶酸只能从食物中摄取。

【药理作用】叶酸是细胞生长和分裂所必需的物质。叶酸在体内经叶酸还原酶和二氢叶酸还原酶作用生成四氢叶酸，后者作为一碳基团的传递体，参与体内核酸和氨基酸的合成，并与维生素B_{12}共同促进红细胞的增殖和成熟。叶酸缺乏时，导致红细胞内的DNA合成障碍，有丝分裂减少，细胞停留在幼稚阶段，出现巨幼细胞性贫血。

【临床应用】治疗营养不良、婴儿期或妊娠期等巨幼细胞性贫血；对于维生素B_{12}缺乏所致的恶性贫血，必须与维生素B_{12}合用。

长期应用叶酸对抗剂如苯妥英钠、甲氨蝶呤等所致的巨幼细胞性贫血，因二氢叶酸还原酶已被抑制，应用叶酸无效，需用甲酰四氢叶酸钙（亚叶酸钙）治疗。

【不良反应及用药注意】不良反应少，极少数人可引起过敏反应，长期服用可出现恶心、厌食、腹胀等。

维生素B_{12}
vitamin B_{12}

【体内过程】维生素B_{12}来源于食物如牛奶、蛋黄、内脏等动物性食物，且必须与胃黏膜壁细胞分泌的糖蛋白即"内因子"结合才能免受胃液消化进入空肠吸收。当胃黏膜萎缩导致"内因子"缺乏时可影响维生素B_{12}吸收，引起恶性贫血，此时，口服维生素B_{12}无效，应采用肌内注射给药。

【药理作用】

1. 促进叶酸的循环再利用　维生素 B$_{12}$ 在使同型半胱氨酸转变为甲硫氨酸的过程中，还能促进 N$_5$-甲基四氢叶酸转变为活化型四氢叶酸，当维生素 B$_{12}$ 缺乏时，叶酸代谢循环受阻，导致叶酸缺乏出现巨幼细胞性贫血。

2. 维持有鞘神经纤维功能　维生素 B$_{12}$ 促进甲基丙二酰辅酶 A 转变为琥珀酸辅酶 A，后者进入三羧酸循环。当维生素 B$_{12}$ 缺乏时，甲基丙二酰辅酶 A 积聚，影响正常神经髓鞘脂质的合成，引起有髓鞘神经纤维功能障碍，导致大脑、脊髓及外周神经发生病变。

【临床应用】

1. 用于治疗恶性贫血及巨幼细胞性贫血。

2. 用于神经炎、神经萎缩、三叉神经痛、坐骨神经痛等神经系统疾病的辅助治疗。

【不良反应及用药注意】　较少，偶见过敏反应，极少数患者出现过敏性休克。

三、基因重组类

促红细胞生成素
erythropoietin，EPO

促红细胞生成素是由肾脏近曲小管管周细胞产生的糖蛋白激素，药用品是利用基因技术生产的重组人促红细胞生成素（recombinanthumanerythro poietin，rhEPO）。

【药理作用及临床应用】　EPO 与红系干细胞表面的受体结合，刺激红系干细胞增生、分化和成熟，使网织红细胞从骨髓中释放，增加红细胞数量，提高血红蛋白含量。临床上主要用于慢性肾衰竭需进行血液透析的贫血患者，还可用于慢性肾功能不全、恶性肿瘤、化疗及某些艾滋病药物治疗等引起的贫血。

【不良反应及用药注意】　可引起血压升高、流感样症状、注射部位血栓形成等不良反应，偶可诱发脑血管意外或癫痫发作等。

第二节　促凝血药与抗凝血药

正常人体内，血液凝固与抗凝系统之间保持动态平衡，既保持了血管内血流的通畅，又有效地防止了失血，一旦凝血与抗凝血的动态平衡遭到破坏，则会引起出血或血栓形成。血液凝固过程、纤溶过程及药物对其影响示意图见图 28-1。

一、促凝血药

（一）促凝血因子生成药

维生素 K
vitamin K

【体内过程】　维生素 K$_1$ 来自绿色植物或谷物，维生素 K$_2$ 由自肠道细菌合成，二者皆为脂溶性，需要胆汁协助吸收；维生素 K$_3$ 和 K$_4$ 为人工合成，均为水溶性，容易吸收。

【药理作用】

1. 促凝血作用　维生素 K 作为肝脏中 γ-羧化酶的辅酶，主要参与肝内合成的凝血因子 Ⅱ、Ⅶ、Ⅸ、Ⅹ 的活化。当维生素 K 缺乏时，上述凝血因子不能活化，造成凝血障碍，凝血酶原时间延长，可致出血。

图 28-1　血凝过程、纤溶过程及药物对其影响示意图

□-与肝素作用有关的凝血因子；△-需维生素 K 参与；HMWK-高分子量激肽原；

PL-磷脂；a-活化型的凝血因子；PK-前激肽释放酶

2. 缓解平滑肌痉挛　维生素 K_1、K_3 肌内注射有解痉、止痛作用。

【临床应用】

1. 维生素 K 缺乏引起的出血

（1）维生素 K 吸收障碍　如梗阻性黄疸、胆瘘、肝病及慢性腹泻等疾病，因胆汁分泌不足，肠道吸收维生素 K 障碍。

（2）维生素 K 合成障碍　如早产儿、新生儿及长期应用广谱抗生素患者，肠道缺乏产生维生素 K 的大肠埃希菌，维生素 K 合成减少。

（3）凝血酶原过低所致的出血　如长期使用香豆素类、水杨酸类等药物或杀鼠药敌鼠钠中毒引起的出血。

2. 胆石症、胆道蛔虫引起的胆绞痛

【不良反应及用药注意】

1. 维生素 K_1 静脉注射速度过快，可产生颜面潮红、出汗、血压突降或发生休克，肌内注射维生素 K_1 局部可发生红、肿、疼痛、硬结及荨麻疹样皮疹。

2. 口服维生素 K_3、K_4 可引起恶心、呕吐等胃肠反应。

3. 较大剂量维生素 K_3（30mg/次）可致新生儿溶血性贫血、高胆红素血症，对红细胞缺乏葡萄糖-6-磷酸脱氢酶（G-6-PD）的患者可诱发急性溶血性贫血。

4. 维生素 K 过量时可诱发血栓栓塞并发症，可用香豆素类解救。

（二）抗纤维蛋白溶解药

氨甲苯酸

aminomethylbenzoic acid，PAMBA

【药理作用及临床应用】能竞争性抑制纤维蛋白溶酶原（纤溶酶原）激活因子，使纤溶酶原不能激活成为纤维蛋白溶酶（纤溶酶），高浓度时也直接抑制纤溶酶，从而抑制纤维蛋白溶解而达到止血。主要用于治疗纤溶酶活性亢进引起的出血和链激酶、尿激酶过量引起的出血。

【不良反应及用药注意】用量过大或时间过长可促进血栓形成，诱发心肌梗死。静脉注射速度过快时，可引起低血压、心动过缓或其他心律失常。

【禁忌证】禁用于有血栓形成倾向或有血栓栓塞病史者，即将分娩的妊娠期妇女不宜使用，肾功能不全者慎用。应定期检测凝血酶原时间，以调整用量和给药次数，并观察有无血栓形成的症状和体征。

氨甲环酸
teanexamic acid，AMCHA

药理作用及临床应用同氨甲苯酸，但作用较强。

凝血酶
thrombin

凝血酶是从猪、牛血中提取精制而成的无菌制剂，能使血液中的纤维蛋白原转变为纤维蛋白从而发挥止血作用，并促进上皮细胞有丝分裂，加速创口愈合。

（三）促进血小板生成药

酚磺乙胺
etamsylate

能促进血小板生成并增强血小板的聚集性和黏附性，缩短凝血时间；还可增强毛细血管的抵抗力，降低毛细血管通透性。用于手术前后预防出血，治疗消化道、肺、脑、眼底、鼻出血及血小板减少性紫癜等。偶见恶心、头痛等，静脉注射可见过敏反应。

（四）收缩血管止血药

垂体后叶素
pituitrin

垂体后叶素由加压素和缩宫素组成。加压素又称抗利尿激素，能使小动脉、小静脉及毛细血管收缩，血流速度减慢，在血管破损处形成凝血块，起到止血作用。该药口服无效，需静脉注射给药，用于肺咯血及肝硬化门静脉高压引起的上消化道出血，也可用于尿崩症的治疗。

二、抗凝血药

（一）体内、外抗凝血药

肝素
heparin

药用肝素多自猪肠黏膜或牛肺中提取，呈强酸性，口服无效，一般采用静脉注射。主要经肝代谢，极少以原形从肾排出，作用维持 3~4 小时。

【药理作用】

1. 抗凝作用　能促进抗凝血酶Ⅲ（AT－Ⅲ）的抗凝血作用。AT－Ⅲ是血浆中的一种生理性抗凝物质，可与含丝氨酸残基的凝血因子Ⅱa、Ⅸa、Ⅹa、Ⅺa、Ⅻa结合成复合物，使上述凝血因子活性丧失，血液无法凝固。因此肝素在体内、外均有迅速而强大的抗凝作用。

2. 其他作用　还具有抑制血小板黏附和聚集功能、降血脂等作用。

【临床应用】

1. 防治血栓栓塞性疾病　主要用于防治血栓的形成，如深静脉血栓、肺栓塞、周围动脉血栓栓塞等。也用于心肌梗死、脑梗死、心血管手术及外周静脉术后血栓的防治。但对已形成的栓塞没有溶解作用。

2. 治疗弥散性血管内凝血（DIC） 早期应用能避免纤维蛋白原和凝血因子的耗竭，可防止继发性出血、微血栓形成，改善重要器官的供血。

3. 体外抗凝 如体外循环、心导管检查和血液透析等。

【不良反应及用药注意】

1. 自发性出血 肝素过量可引起自发性出血，轻度出血停药即可；出血严重者，可缓慢静脉注射特异性解毒剂鱼精蛋白对抗。1mg 鱼精蛋白可中和 100 单位肝素，一次剂量不应超过 50mg。

2. 过敏反应 偶见发热、荨麻疹、结膜炎、哮喘等，应立即停药，并给予抗过敏药处理。用药前应详细询问用药史及过敏史。

3. 其他 长期用药可引起脱发、骨质疏松及骨折，可发生短暂性血小板减少症，应定期检测血小板数和凝血时间，妊娠期妇女应用可致早产及死胎。

【禁忌证】 有出血倾向、血友病、严重高血压、外伤或术后渗血、先兆流产、胃及十二指肠溃疡、严重肝肾功能不良、对肝素过敏者禁用。与水杨酸类、口服抗凝药、右旋糖酐等药物合用可加重出血危险。

低分子量肝素
low molecular weight heparin，LMWH

低分子量肝素是肝素分子经化学或酶降解的片段，分子量小，与肝素相比，有以下特点：①生物利用度高，$t_{1/2}$长；②对 Xa 抑制强，对 IIa 抑制作用弱；③抗栓作用强，抗凝作用弱；④比较安全，出血不良反应较少。常用的低分子量肝素有依诺肝素（enoxaparin）、替地肝素（tedelparin）等。

（二）体内抗凝血药

香豆素类

此类药物有双香豆素（dicoumarol）、华法林（warfarin）等，口服有效，又称口服抗凝药。

【体内过程】 口服易吸收，12 ~ 24 小时生效，作用维持 2 ~ 5 天，血浆蛋白结合率较高（99%），主要在肝代谢，经肾排泄，也可通过胎盘及乳汁排出。

【药理作用】 化学结构与维生素 K 相似，能竞争性拮抗维生素 K 的作用，阻碍依赖于维生素 K 的凝血因子 II、VII、IX、X 的合成，从而发挥抗凝作用。因对已合成的凝血因子无拮抗作用，故无体外抗凝作用。

【临床应用】 用于防治血栓栓塞性疾病，如急性肺栓塞、深部静脉血栓、脑栓塞等，还可用于预防术后静脉血栓形成。因作用缓慢，一般宜先与肝素合用，经 1 ~ 3 天本类药物发挥作用后再停用肝素。

【不良反应及用药注意】 过量易致自发性出血，如出现立即停药，并用大量维生素 K 对抗，必要时立即输入新鲜血液补充凝血因子加以控制。定期监测凝血酶原时间，凝血酶原时间维持在 25 ~ 30 秒（正常 12 秒），术后 3 天内、妊娠期妇女、哺乳期、有出血性疾病及肝功能不全者禁用。

【药物相互作用】

1. 能使本类药物抗凝作用减弱的药物 有口服避孕药和肝药酶诱导剂，如苯巴比妥、苯妥英钠、利福平等。

2. 能使本类药物作用增强并增加自发性出血发生率的药物 主要有：①引起体内维生素 K 缺乏的广谱抗生素；②肝药酶抑制剂如丙咪嗪、甲硝唑、西咪替丁等；③血浆蛋白结合率高的药物如水合氯醛、甲苯磺丁脲、奎尼丁、羟基保泰松等；④抗血小板药阿司匹林。

（三）体外抗凝血药

枸橼酸钠
sodium citrate

枸橼酸钠中枸橼酸根离子，能与血浆中 Ca^{2+} 结合形成不易解离的可溶性络合物，降低血浆中 Ca^{2+} 浓度而呈现抗凝作用。因枸橼酸根离子在体内被及时氧化，失去络合 Ca^{2+} 的作用，故本药无体内抗凝作用，仅作为体外抗凝剂。用于体外血液保存，每 100ml 全血中加入 2.5% 枸橼酸钠溶液 10ml，可防止血液凝固。在大量输血或输血速度过快时，由于机体不能及时代谢枸橼酸钠可引起血钙下降。

三、纤维蛋白溶解药

纤维蛋白溶解药是一类能增强纤溶过程的药物，对已形成的新鲜血栓有溶解作用，故又称为溶栓药。

链激酶
streptokinase，SK

链激酶是从 β 溶血性链球菌培养液中提得的一种蛋白质，目前可应用基因工程技术制备重组链激酶，口服无效，需静脉注射。

【药理作用及临床应用】 链激酶为第一代溶栓药，能与纤溶酶原结合形成复合物，促进纤溶酶原转变为纤溶酶，迅速水解血栓中的纤维蛋白，使血栓溶解。对新鲜血栓疗效好，对陈旧性血栓无作用，用于治疗急性血栓栓塞性疾病，需早期用药，以血栓形成不超过 6 小时疗效最佳。

【不良反应及用药注意】 剂量过大可导致自发性出血，可用氨甲苯酸对抗；具有抗原性，可致过敏反应，如发热、寒战、头痛等，静脉注射过快可引起低血压。出血性疾病、活动性溃疡、严重高血压以及近期使用过肝素或华法林等抗凝药的患者禁用。

尿激酶
urokinase，UK

是从健康人尿中分离的，或从人肾组织培养中获得的一种糖蛋白，能直接激活纤溶酶原变为纤溶酶，产生溶栓作用。可用静脉注射和眼科的局部注射，主要用于血栓栓塞性疾病，尤其适用于对链激酶过敏的患者。尿激酶无抗原性，不易引起过敏反应，出血反应的表现及防治同链激酶。

组织型纤溶酶原激活剂
tissue plasminogen activator，t－PA

为第二代溶栓药，用 DNA 重组技术合成，对纤维蛋白有很强的亲和力，能选择性地激活血栓中结合在纤维蛋白表面的纤溶酶原。常用药物有阿替普酶（alteplase）、西替普酶（silteplase）等。

阿尼普酶
anistreplase

属第二代溶栓药，为纤溶酶原和链激酶激活剂复合物的乙酰化物，可快速静脉注射并延长溶栓作用时间，不必静脉滴注；易进入血液凝块处，激活与纤维蛋白结合的纤溶酶原转化为纤溶酶，从而溶解血栓。

瑞替普酶
reteplase

属第三代溶栓药，是通过基因重组技术改良天然溶栓药的结构，提高其溶栓选择性的药物，具有溶栓疗效高、起效快、用药方法简便的特点。用于急性心肌梗死、肺栓塞的抢救以及外周血管的血栓性疾病的治疗。

第三节 抗血小板药

抗血小板药主要通过抑制花生四烯酸代谢，增加血小板内 cAMP 浓度，阻断血小板膜糖蛋白受体，以及减少血栓素 A_2（TXA_2）生成，从而抑制血小板黏附、聚集和释放功能，阻止血栓的形成。用于防治心、脑缺血性疾病、外周血栓栓塞性疾病的药物。应用最为广泛的抗血小板药是阿司匹林，前面已详述，在此不再作介绍。

双嘧达莫
dipyridamole

双嘧达莫又名潘生丁，通过抑制血小板磷酸二酯酶，使 cAMP 降解减少，激活血小板腺苷酸环化酶，使 cAMP 含量增多；促进血管内皮细胞 PGI_2 的生成及增强其活性，轻度抑制血小板前列腺素合成酶，使 TXA_2 生成减少。通过以上作用抑制血小板的黏附和聚集，此外还兼有扩张冠状动脉的作用。口服吸收快，与阿司匹林合用于治疗血栓栓塞性疾病疗效较好，与华法林合用可预防人工心脏瓣膜置换术后血栓的形成。

依前列醇
epoprostend

依前列醇又名前列环素，是迄今为止活性最强的内源性血小板聚集抑制剂，可激活腺苷酸环化酶，使 cAMP 含量增多，并抑制多种诱导剂诱导的血小板的聚集和释放，具有扩张血管、抗血栓形成的作用。本药在生理 pH 内环境中不稳定，作用非常短暂，还能引起明显的低血压，故临床应用受限。

噻氯匹定
ticlopiddine

噻氯匹定能选择性及特异性地干扰二磷酸腺苷（ADP）、胶原、花生四烯酸等诱导的血小板活化，抑制血小板的黏附和聚集，同时也具有降低血液黏滞度、改善微循环的作用。口服易吸收，用于预防脑中风、心肌梗死及外周动脉血栓栓塞性疾病的复发，特别是不宜用阿司匹林治疗的患者。常见胃肠道反应、中性粒细胞减少等。

水蛭素
hirudin

水蛭素是强效、特异的凝血酶抑制剂，可抑制凝血酶的蛋白水解功能，抑制纤维蛋白的生成，也抑制凝血酶诱导的血小板聚集和分泌，抑制血栓的形成，现临床常用基因重组水蛭素。

▪■ 知识链接 ▪▪

血栓栓塞性疾病的治疗

血栓性疾病严重威胁人类的生命健康，其发病率高居各种疾病之首，且近年来还有渐增之势，防治血栓栓塞性疾病的药物如下：①抗凝药，防止血栓的形成和扩大，肝素用于急性期，如需长期抗凝治疗应加服香豆素类口服抗凝药；②抗血小板药，主要用于防治动脉血栓栓塞性疾病；③溶栓药，用于血栓形成的急性期，溶解血栓，用药越早效果越好；④介入疗法及手术，对重要脏器（如心、脑）新近形成的血栓可通过导管将溶栓药物注入局部以溶解血栓，恢复正常血供，对陈旧性血栓经内科治疗效果不佳而侧支循环形成不良者，可考虑手术治疗取出血栓或切除栓塞血管段并重新吻合。

临床上应根据血栓形成的病因和时间，及时选用合适的方法和药物进行针对性治疗，提高治疗效果，减少并发症的产生，保障公众生命健康。

第四节　促白细胞增生药

白细胞减少是指血液中的白细胞总数低于 $4.0 \times 10^9 /L$，主要是粒细胞减少，故又称粒细胞减少症。

非格司亭
filgrastim，G – CSF

非格司亭又名重组人粒细胞集落刺激因子，可刺激粒细胞增殖、促进中性粒细胞成熟、增强粒细胞的吞噬功能，主要用于各种原因引起的白细胞或粒细胞减少。不良反应有胃肠反应、过敏反应、肝功能损害、骨痛等。

沙格司亭
sargramostim，GM – CSF

沙格司亭又名重组人粒细胞/巨噬细胞集落刺激因子，其主要作用是刺激粒细胞、巨噬细胞等白细胞的增殖、分化，促进中性粒细胞、单核细胞、巨噬细胞的集落形成，增强中性粒细胞的吞噬功能，临床应用与非格司亭一致。不良反应较少，偶见发热、呼吸困难、腹泻、皮疹及注射部位红斑等，停药后可消失。首次静脉注射可出现颜面潮红、低血压、呼吸困难等，应立即给予对症处理。

其他促进白细胞生成的药物还有维生素 B_4、白血升、利血生、升白新、肌苷、鲨肝醇、氨肽素等。

第五节　血容量扩充药

大量失血或大面积烧伤可引起血容量降低，严重者可导致休克，迅速补足血容量是防治低血容量性休克的基本疗法。

血容量扩充药（血浆代用品）能增加血容量，维持血液胶体渗透压。应符合的要求有：①有一定的胶体渗透压，可在血管内保持血容量；②无毒性，无抗原性，无致热原；③排泄较慢，但不蓄积；④在一定剂量范围内，不干扰血液有形成分和凝血系统，不损害脏器功能，不影响机体内环境稳定；⑤性质稳定，允许较长期保存。目前尚无完全符合上述条件的制剂，最常用的是右旋糖酐。

右旋糖酐
dextran

右旋糖酐是葡萄糖的聚合物，临床常用中分子右旋糖酐（平均相对分子量约 70000，简称右旋糖酐 70），低分子右旋糖酐（平均相对分子量约 40000，简称右旋糖酐 40）和小分子右旋糖酐（平均相对分子量约 10000，简称右旋糖酐 10）。

【药理作用】

1. 扩充血容量　静脉注射能提高血浆胶体渗透压，从而迅速扩充血容量，维持血压。

2. 改善微循环 低分子和小分子右旋糖酐能抑制红细胞聚集，降低血液黏滞性，改善微循环。

3. 抗凝血 低分子和小分子右旋糖酐可抑制血小板和纤维蛋白的聚集，阻止血栓形成。

4. 渗透性利尿 低分子和小分子右旋糖酐的分子较小，可迅速由肾小球滤过，使肾小管管腔内渗透压升高，水重吸收减少，发挥渗透性利尿作用。

【临床应用】

1. 低血容量性休克 中分子右旋糖酐扩充血容量作用强，常用于大量失血或失血浆所致的低血容量性休克。

2. 中毒性休克 低分子和小分子右旋糖酐可改善微循环，用于中毒性、外伤性休克，可防止休克后期的 DIC。

3. 血栓栓塞性疾病 低分子及小分子右旋糖酐可用于防治心肌梗死、脑血栓形成、血栓性静脉炎等。

4. 防治急性肾衰 小分子右旋糖酐疗效好。

【不良反应及用药注意】

1. 过敏反应 偶见皮肤瘙痒、荨麻疹等，极少发生过敏性休克。用药前应询问过敏史，并做皮试，静脉滴注要缓慢，注意用药剂量，观察患者有无血压下降、呼吸困难等严重反应，连续用药还要观察患者有无出血迹象。

2. 发热反应 多在用药后 1~2 小时发生，可见寒战和高热。

3. 出血 连续用药时，有些患者可因凝血障碍而出现出血症状，血小板减少、出血性疾病患者禁用，心功能不全、肺水肿、肝、肾疾病患者慎用。

羟乙基淀粉
hetastarch

为一种高分子胶体物质，经静脉滴注后，可较长时间停留于血液中，从而提高血浆胶体渗透压，使组织液回流增多，血容量迅速增加。同时出现红细胞计数、血细胞比容、血红蛋白量和血液黏滞度均下降，并且可延缓血栓的形成和发展。

📋 岗赛证聚焦

1. 铁剂药理作用与临床应用。
2. 恶性贫血的治疗药物。
3. 维生素 K 的临床应用。
4. 肝素的临床应用与自发性出血的特异性解毒剂。

···· 目标检测

答案解析

一、最佳选择题（每题的备选项中，只有一个最佳答案）

1. 治疗新生儿出血最好选用（　　）

　　A. 维生素 K　　　　　　　　B. 维生素 B_{12}　　　　　　C. 叶酸

　　D. 氨甲苯酸　　　　　　　　E. 垂体后叶素

2. 甲氨蝶呤所致的巨幼细胞性贫血宜用（　　）

　　A. 硫酸亚铁　　　　　　　　B. 叶酸　　　　　　　　　　C. 维生素 B_{12}

　　D. 亚叶酸钙　　　　　　　　E. 维生素 K

3. 体内、体外都有抗凝作用的药物是（ ）

    A. 肝素   B. 华法林   C. 维生素 K

    D. 尿激酶   E. 链激酶

4. 肝素的抗凝血作用是通过促进哪种因素的作用（ ）

    A. 凝血因子 IIa B. 抗凝血酶 III C. 凝血因子 $VIIa$

    D. 凝血因子 IXa E. 凝血因子 Xa

5. 硫酸亚铁与下列哪种物质同服可促进其吸收（ ）

    A. 维生素 C   B. 四环素   C. 浓茶

    D. 牛奶   E. 豆浆

6. 可溶解血栓的药物是（ ）

    A. 肝素   B. 阿司匹林   C. 链激酶

    D. 华法林   E. 维生素 K

二、配伍选择题（每组若干题，每组题均对应同一组备选项，每题只有一个正确答案。每个备选项可重复选用，也可不选用）

[7~10]

    A. 硫酸亚铁   B. 叶酸   C. 维生素 B_{12}

    D. 重组人促红素   E. 甲酰四氢叶酸钙

7. 恶性贫血和巨幼细胞性贫血选用（ ）

8. 长期慢性失血性贫血宜选用（ ）

9. 肾性贫血宜选用（ ）

10. 长期应用苯妥英钠所导致的巨幼细胞性贫血（ ）

三、多项选择题（每题的备选项中有两个或两个以上正确答案）

11. 下列哪些情况禁用肝素（ ）

    A. 过敏体质   B. 有出血倾向者   C. 严重高血压

    D. 消化性胃溃疡   E. 妊娠

12. 下列哪些药物可增强华法林的作用（ ）

    A. 广谱抗生素   B. 甲苯磺丁脲   C. 甲硝唑

    D. 阿司匹林   E. 西咪替丁

13. 与铁制剂可产生配伍禁忌的是（ ）

    A. 抗酸药   B. 碳酸氢钠   C. 四环素

    D. 鞣酸蛋白   E. 多钙、高磷酸食物

四、思考题

14. 简述肝素的临床用途和用药注意事项。

15. 影响铁剂吸收的因素有哪些？

（夏盟恺）

书网融合……

        重点小结   微课   习题

第二十九章 肾上腺皮质激素类药

PPT

学习目标

知识目标： 通过本章的学习，学会糖皮质激素的药理作用、临床应用、不良反应及禁忌证；识记糖皮质激素的疗程与用法；认识盐皮质激素的药理作用和应用。

能力目标： 能分析、审核涉及肾上腺皮质激素类药处方的合理性；具备提供肾上腺皮质激素类药的用药指导、用药咨询服务的能力。

素质目标： 运用对立统一的辩证观点认识药物的两面性，培养认真严谨的科学思维。

情境导入

情境： 患者，女，42岁，有十二指肠球部溃疡史，服药治疗3~4年，无明显症状，近来因患系统性红斑狼疮，接受泼尼松治疗一个月后，突然上消化道出血，胃镜检查发现胃/十二指肠复合溃疡。

思考： 患者出现以上症状的主要原因是什么？

肾上腺皮质激素简称皮质激素，是肾上腺皮质所分泌的各种激素的总称，属甾体类化合物。肾上腺皮质激素分为三类：①球状带分泌的盐皮质激素，包括醛固酮（aldosterone）、去氧皮质酮（desoxycortone），主要调节机体的水盐代谢；②束状带分泌的糖皮质激素（glucocorticoids，GC），包括氢化可的松（hydrocortisone）和可的松（cortisone），主要调节糖、蛋白质及脂肪的代谢；③内层网状带分泌微量的性激素，包括低活性的雄激素和少量的雌激素。

第一节　糖皮质激素类药

糖皮质激素作用广泛而复杂，临床应用的肾上腺皮质激素类药物主要指糖皮质激素。

【体内过程】口服、注射均吸收迅速、完全。氢化可的松或可的松口服后1~2小时血药浓度达峰浓度，作用持续时间8~12小时。氢化可的松入血后约90%与血浆蛋白结合，肝、肾功能不全时血浆蛋白含量减少，游离型药物增多，药物作用增强。主要在肝内代谢，可的松和泼尼松（prednisone）需在肝内分别转化为氢化可的松和泼尼松龙才有生物活性，故严重肝肾疾病的患者，应选用氢化可的松及泼尼松龙。按作用时间的长短，糖皮质激素类药物分为短、中、长效三类，短效类有可的松和氢化可的松；中效类有泼尼松、泼尼松龙（prednisolone）、甲泼尼龙（methylprednisolone）、曲安奈德（triamcinolone acetonide）等；长效类药物有地塞米松（dexamethasone）、倍他米松（betamethasone）等。此外尚有外用糖皮质激素制剂如氟氢可的松（fludrocortisone）、氟轻松（fluocinolone acetonide）、倍氯米松等（表29-1）。

表 29 – 1 糖皮质激素类药物作用比较

分类	药物	水盐代谢（比值）	糖代谢（比值）	抗炎作用（比值）	$t_{1/2}$/h	作用时间/h
短效类	可的松	0.8	0.8	0.8	2.5 ~ 3.0	8 ~ 12
	氢化可的松	1.0	1.0	1.0	1.5 ~ 2.0	8 ~ 12
中效类	泼尼松	0.8	3.5	3.5	3.6	12 ~ 36
	泼尼松龙	0.8	4.0	4.0	2.1 ~ 4.0	12 ~ 36
	甲泼尼龙	0	5.0	5.0	0.5	12 ~ 36
	曲安奈德	0.1	5.0	5.0	>3.3	12 ~ 36
长效类	地塞米松	0.1	20.0	30.0	>5.0	36 ~ 72
	倍他米松	0.1	11.0	35.0	>5.0	36 ~ 72
外用	氟氢可的松	150.0	10.0	12.0		8 ~ 12

知识拓展

糖皮质激素的分泌与调节

　　糖皮质激素的分泌有昼夜节律性，午夜24时血浆中浓度最低，上午8时为分泌高峰。糖皮质激素的分泌受多种反馈调节系统控制，下丘脑合成促皮质激素释放激素（CRH），兴奋垂体合成并释放促肾上腺皮质激素（ACTH），ACTH作用于肾上腺皮质，促进糖皮质激素的合成与分泌。糖皮质激素水平升高，负反馈抑制CRH和ACTH的分泌。

【药理作用】

1. 对代谢的影响

（1）糖代谢　糖皮质激素能增加肝糖原、肌糖原含量，减少葡萄糖分解，减少机体组织对葡萄糖的利用；促进糖原异生，升高血糖。

（2）蛋白质代谢　糖皮质激素加速蛋白质分解代谢，增高血清氨基酸和尿中氮的排泄量，造成负氮平衡；大剂量时抑制蛋白质合成。长期使用可使皮肤变薄、肌肉萎缩无力、淋巴组织萎缩、骨质疏松、伤口愈合延缓及儿童生长缓慢等。

（3）脂肪代谢　能促进脂肪分解，短期应用并无明显影响；大剂量长期使用时使血中游离脂肪酸、胆固醇含量增多，并激活四肢皮下的脂酶，使四肢皮下脂肪减少，脂肪重新分布在面部、上胸部、背部、腹部及臀部，形成向心性肥胖。

（4）水和电解质代谢　糖皮质激素有较弱的盐皮质激素样作用，长期大量应用后保钠排钾作用明显。长期使用会引起骨质脱钙，可能与其减少小肠对钙的吸收、抑制肾小管对钙的吸收促进尿钙排泄有关（图 29 – 1）。

2. 抗炎作用　糖皮质激素对各种原因（如感染性、化学性、物理性、免疫性等）引起的炎症反应及炎症的各期均有强大的非特异性抑制作用。在炎症早期，糖皮质激素收缩毛细血管，降低其通透性，减少局部的渗出和水肿，抑制白细胞游走、黏附、聚集和吞噬能力，减少各种炎症因子的释放，使红、肿、热、痛等症状得以改善。在炎症后期，糖皮质激素通过抑制毛细血管和成纤维细胞的增生，延缓胶原蛋白及肉芽组织的形成，防止组织粘连，抑制瘢痕的形成，减轻后遗症。需要注意的是，炎症反应是机体的一种防御性保护反应及修复过程，糖皮质激素在抗炎减轻症状的同时，降低了机体的防御功能，可导致感染扩散，阻碍伤口愈合。

　　糖皮质激素抗炎机制主要与下列因素有关：①抑制细胞因子（如白细胞介素、肿瘤坏死因子、干扰素）的产生；②抑制磷脂酶 A_2，从而抑制炎症介质（如 PGE_2、白三烯、血小板活化因子等）的生

图 29－1　皮质激素作用与不良反应的关系

成和作用；③炎症初期增加血管对儿茶酚胺的敏感性，抑制一氧化氮（NO）生成，收缩血管，降低毛细血管的通透性，缓解炎症反应；④稳定溶酶体膜，减少溶酶体酶的释放，防止或减轻组织损害；⑤抑制毛细血管增生和成纤维细胞 DNA 的合成，抑制胶原蛋白合成，从而抑制炎症后期肉芽组织形成。

3. 免疫抑制与抗过敏作用　大剂量糖皮质激素对免疫应答的许多环节都有抑制作用，可缓解过敏反应、抑制自身免疫反应，对抗异体移植的排斥反应。主要有：①糖皮质激素可抑制巨噬细胞对抗原的吞噬和处理，阻碍 T 淋巴细胞转化为致敏的淋巴细胞。②使敏感动物的淋巴细胞破坏、解体；诱导淋巴细胞凋亡，使淋巴细胞移行至血管外组织，从而使循环淋巴细胞数减少，干扰淋巴细胞在抗原作用下的分裂和增殖等。③小剂量抑制细胞免疫，大剂量则能抑制由 B 细胞转化成浆细胞的过程，使抗体生成减少，干扰体液免疫。④糖皮质激素能减少组胺、5 - 羟色胺、慢反应物质、缓激肽等过敏介质的产生而呈现抗过敏作用，减轻过敏症状。但糖皮质激素的免疫抑制作用会降低机体的防御能力。

4. 抗内毒素作用　糖皮质激素可提高机体对细菌内毒素的耐受力，减轻其对机体的损伤，减少内热原的释放，迅速缓解毒血症状，发挥保护机体作用。但糖皮质激素不能杀灭细菌，不能中和、破坏内毒素，无对抗细菌外毒素的作用。

5. 抗休克作用　大剂量糖皮质激素对各种休克均有一定的对抗作用，尤其是感染中毒性休克。其机制除与抗炎、免疫抑制、抗内毒素作用外，还与下列机制有关：降低血管对某些缩血管物质的敏感性，解除小血管痉挛，改善微循环；稳定溶解酶体膜，减少心肌抑制因子（MDF）的形成；加强心肌收缩力，使心排出量增多。

6. 对血液与造血系统的影响　糖皮质激素能刺激骨髓造血功能，增加血液中红细胞、血小板数及血红蛋白、纤维蛋白原含量，缩短凝血时间；中性粒细胞数目增加，但其游走、吞噬、消化等功能降低，因而减弱对炎症区的浸润与吞噬活动；还能使淋巴细胞和嗜酸性粒细胞减少。

7. 其他作用

（1）对中枢神经系统的影响　能提高中枢神经系统兴奋性，可出现欣快、不安、激动、失眠甚至产生焦虑及不同程度的躁狂等异常行为，也可诱发癫痫发作或精神失常。

（2）对胃肠道的作用　可增加胃酸及胃蛋白酶的分泌，增强食欲，促进消化。同时减少胃黏液分泌，使胃黏膜自我保护与修复能力降低。

（3）对骨骼的影响　抑制成骨细胞的活力，使骨盐不易沉着，骨质形成发生障碍而导致骨质疏松。大量糖皮质激素还可促进钙、磷自尿中排泄，也是导致骨质疏松的原因之一。

（4）退热作用　糖皮质激素有较强的退热作用，机制与其稳定溶酶体膜，减少内源性致热源的释放以及抑制下丘脑体温调节中枢对内热源的敏感性有关。

【临床应用】

1. 替代疗法　生理剂量用于治疗急、慢性肾上腺皮质功能减退症、脑垂体前叶功能减退症和肾上腺次全切除术后的治疗。

2. 严重感染　主要用于中毒性感染或同时伴有休克者，如中毒性肺炎、中毒性痢疾、暴发型流行性脑膜炎、重症伤寒、急性粟粒型肺结核、猩红热、败血症等。在应用足量、有效的抗菌药的同时，大剂量应用糖皮质激素，能缓解毒血症状，使患者度过危险期。病毒感染（如带状疱疹、水痘等）一般不宜应用，但对严重传染性肝炎、流行性乙型脑炎、流行性腮腺炎和麻疹等，为迅速控制症状、防止发生并发症，可采用大量糖皮质激素突击疗法缓解症状，病情好转后迅速撤药。

3. 防止某些炎症的后遗症　早期使用糖皮质激素能减少炎症渗出，防止组织过度破坏，抑制炎症后期的粘连及瘢痕形成，避免影响某些器官的功能。如结核性脑膜炎、胸膜炎、腹膜炎、心包炎、损伤性关节炎、睾丸炎等，可减轻或防止后遗症的发生。对角膜炎、巩膜炎、视网膜炎、视神经炎等非特异性眼炎，应用糖皮质激素可迅速消炎止痛、防止角膜混浊和疤痕粘连的发生。有角膜溃疡者禁用。

4. 自身免疫性疾病、过敏性疾病和器官移植排斥反应

（1）自身免疫性疾病　用于风湿热、风湿性心肌炎、风湿性及类风湿关节炎、强直性脊柱炎、肾病综合征、自身免疫性贫血、系统性红斑狼疮、硬皮病、皮肌炎、结节性动脉炎等自身免疫性疾病。一般采用综合治疗，可明显缓解症状，但不能根治，不能单用。

（2）过敏性疾病　严重过敏反应及应用其他抗过敏药物无效时，可选用本类药物治疗，如顽固性荨麻疹、血管神经性水肿、血清病、过敏性皮炎、花粉症、严重输血输液反应、过敏性休克和顽固性支气管哮喘等。

（3）器官移植排异反应　糖皮质激素常与其他免疫抑制剂如环孢素 A 联合应用，抑制异体器官移植术后产生的免疫排斥反应，如肾移植、骨髓移植、肝移植等。

5. 抗休克　适用于各类型的休克。主要用于感染中毒性休克的辅助治疗，在足量有效的抗菌药物治疗下，及早、短时间突击使用大剂量皮质激素，尽可能在抗菌药物之后使用，在撤去抗菌药之前停用。对过敏性休克，严重者可与首选药肾上腺素合用。对低血容量性休克，在补充血容量或输血后效果不佳时，可合用超大剂量的糖皮质激素。对心源性休克，须结合病因治疗。

6. 某些血液病　多用于治疗儿童急性淋巴细胞性白血病，常与抗肿瘤药联合应用；还可用于再生障碍性贫血、过敏性紫癜、血小板减少症、粒细胞减少症等，作用不持久，停药后易复发。

7. 局部应用　对某些皮肤病，如神经性皮炎、接触性皮炎、湿疹、肛门瘙痒、牛皮癣等有一定的缓解症状的效果，多采用氢化可的松、泼尼松龙或氟轻松等软膏、霜剂或洗剂局部用药。也可用 1% 普鲁卡因注射液与糖皮质激素合用，注入韧带压痛点或关节腔内，可以用于肌肉、韧带的消炎止痛或关节劳损。

> **知识链接**
>
> ### 糖皮质激素在新型冠状病毒感染中的临床应用
>
> 新型冠状病毒感染给人们身体健康带来巨大挑战。多项研究证据提示，全身糖皮质激素治疗可降低重症及危重症患者短期内死亡风险。因此，对于氧合指标进行性恶化（包括：氧合指数 ≤ 300mmHg，或静息未吸氧状态下血氧饱和度 ≤ 93%，或呼吸急促，频率 ≥ 30 次/分）、肺部影像摄片证实肺炎进展迅速的重症及危重症成人患者，推荐全身糖皮质激素治疗。糖皮质激素视病情严重度短期应用，通常不超过 10 天。建议地塞米松 5mg/d 或甲泼尼龙 40mg/d。

我国无数医务及科研工作者殚精竭虑，不畏艰辛，为人民的生命安全做出了不可磨灭的贡献。广大学生应该以英雄前辈为榜样，立志为科技兴国、科技强国贡献力量。

【不良反应及用药注意】

1. 长期大量用药的不良反应

（1）医源性肾上腺皮质功能亢进症　长期过量使用糖皮质激素，几乎所有患者都出现不同程度的类肾上腺皮质功能亢进症（库欣综合征）。此反应与糖皮质激素引起的代谢紊乱有关，表现为满月脸、水牛背、向心性肥胖、皮肤变薄、水钠潴留、水肿、高血压、高脂血症、低钾血症、糖尿病、痤疮、多毛等（图29-2）。停药后症状可自行消失，必要时可对症治疗。长期大量应用糖皮质激素，应给予低盐、低糖、高蛋白质饮食，同时注意补钾、补钙。

（2）诱发或加重感染　糖皮质激素抑制机体免疫功能，故长期应用可诱发感染或使体内潜在的感染病灶扩散，病情加重。特别是在原有疾病已使抵抗力降低时，如再生障碍性贫血、白血病、肾病综合征等患者更易发生。常见的有真菌、病毒和结核病灶扩散、恶化。在决定采用长程治疗之前应先检查身体，排除潜在的感染，特别注意对潜在结核病灶的防治，并应密切注意患者的感染体征，同时应用足量有效抗微生物药。

（3）诱发或加重溃疡　糖皮质激素能刺激胃酸、胃蛋白酶的分泌，并抑制胃黏液分泌，减少PGE 的合成而降低胃肠黏膜对胃酸的抵抗力，诱发或加重胃、十二指肠溃疡，甚至导致消化道出血和穿孔。应定期做大便潜血试验，加服抗酸药及胃黏膜保护药。

图 29 - 2　长期大量服用肾上腺皮质激素类药物的不良反应

（4）心血管系统疾病　长期大量应用糖皮质激素由于钠、水潴留和血脂增高，引发高血压、动脉粥样硬化。必要时加用抗高血压药。

（5）中枢神经系统反应　糖皮质激素可引起激动、失眠、欣快等症状，甚至诱发精神失常和癫痫。这与其中枢兴奋作用有关。

（6）对骨骼、肌肉的影响　糖皮质激素使蛋白质分解增加，抑制肉芽组织生成，也可促进排钙，故可致骨质疏松、股骨头坏死、自发性骨折、肌肉萎缩及伤口不易愈合，并可抑制儿童生长发育。

（7）白内障和青光眼　能诱发白内障、青光眼或使青光眼恶化，长期用药的患者需做周期性眼科检查（每6个月做一次），告知患者视物模糊时需及时报告。

2. 停药反应

（1）医源性肾上腺皮质功能不全　长期大量应用糖皮质激素，反馈性抑制垂体 ACTH 分泌，引起肾上腺皮质萎缩和功能不全，糖皮质激素分泌减少。停用激素后垂体分泌 ACTH 的功能需经 3~5 个月才恢复。若骤然停药或减药过快，可出现肾上腺皮质功能不全症，表现为疲乏无力、情绪消沉、发热、恶心、呕吐等。在长期用激素的治疗过程中，直至停药后的 1 年内，在遇到感染、创伤、手术等严重应激状态下，患者可出现肾上腺皮质危象，表现为高热、呕吐、乏力、低血压甚至休克，须及时抢救。长期大量应用糖皮质激素的患者，停药时应逐渐减量停药，或停药后连续应用 ACTH 7 天左右以促进肾上腺皮质功能的恢复；停药后 1 年内遇应激情况时，应及时给足量的糖皮质激素。

（2）反跳现象　指突然停药或减量过快时，已经控制好转的症状又复发或加重。需加大剂量重新治疗。待症状好转后再缓慢递减激素用量。

【禁忌证】抗菌药不能控制的细菌、病毒、真菌感染，肾上腺皮质功能亢进症，骨折或创伤恢复期，新近的胃肠吻合术，角膜溃疡，活动性消化性溃疡，妊娠期妇女，严重的高血压或糖尿病，精神病和癫痫等。

【用法与疗程】

1. 小剂量替代疗法　用于慢性肾上腺皮质功能不全、垂体前叶功能减退及肾上腺皮质次全切除术后。选用可的松 12.5～25mg 或氢化可的松 10～20mg，一天 1 次。

2. 大剂量突击疗法　短期内给予大剂量糖皮质激素，可迅速控制症状、制止疾病发展，减少损害，使患者度过危险期。用于严重感染、休克、哮喘持续状态、器官移植急性排斥反应的治疗。一般选用氢化可的松，首剂剂量 200～300mg，静脉滴注，一日量可达 1g。连续给药 3～5 天，待症状缓解后可以立即撤药。

3. 一般剂量长期疗法　适用于反复发作、累及多种器官的慢性病，如结缔组织病、顽固性支气管哮喘、类风湿关节炎、肾病综合征、红斑狼疮、淋巴细胞性白血病等的治疗。常选用口服泼尼松 10～20mg，一日 3 次，产生临床疗效后逐渐减量，每隔 5～7 天减量 1 次，每次按 10% 左右递减，至最小维持量，疗程为 6～12 个月。

糖皮质激素的分泌有昼夜节律性变化的特点，午夜 24 时分泌最低，凌晨渐渐升高，上午 8 时为分泌高峰。临床可根据糖皮质激素分泌的昼夜节律性给药，对需要长期使用糖皮质激素治疗的患者，目前维持量用法有两种。

（1）每晨给药法　即每晨 7～8 时 1 次给药，用短效的可的松、氢化可的松。

（2）隔晨给药法　将两日的总药量在隔日 7～8 时 1 次给药，常用中效的泼尼松、泼尼松龙。隔日疗法的优点是在体内内源性糖皮质激素分泌高峰时给药，对垂体及下丘脑的反馈性抑制最小，可减少医源性肾上腺皮质功能不全的发生。

4. 局部用药

（1）用于治疗皮肤病及眼前部炎症　如结膜炎、虹膜炎等，宜选用氢化可的松、氟轻松。

（2）某些内科疾病　也可局部使用糖皮质激素，如治疗支气管哮喘雾化吸入倍氯米松。

（3）溃疡性结肠炎　可用糖皮质激素类药保留灌肠。

（4）骨关节炎　局限于一个或两个关节的骨关节炎可用糖皮质激素类药关节腔内注射。

【药物相互作用】糖皮质激素可使血糖升高，减弱口服降血糖药或胰岛素的作用；糖皮质激素、排钾利尿药、强心苷及两性霉素 B 均能促进排钾，合用时需注意补钾；糖皮质激素可使水杨酸盐的消除加快而降低其疗效，且合用消化性溃疡发生率增加；糖皮质激素可使口服抗凝药药效降低，合用时需增加抗凝药剂量；苯巴比妥、苯妥英钠、利福平等肝药酶诱导剂可使糖皮质激素代谢加快，合用时需增加糖皮质激素剂量。

第二节　盐皮质激素类药

【生理作用】肾上腺皮质球状带分泌的盐皮质激素包括醛固酮、去氧皮质酮，促进远曲小管及集合管的 $Na^+ - K^+$ 及 $Na^+ - H^+$ 交换，保钠、潴水、排钾。盐皮质激素分泌主要受血浆电解质组成及肾素 - 血管紧张素 - 醛固酮系统的调节。

【临床应用】治疗原发性慢性肾上腺皮质功能不全症，纠正失水、失钠和钾潴留等电解质紊乱，恢复水、电解质的平衡。

【不良反应】过量引起钠水潴留、水肿、高血压、低钾血症。

第三节　促肾上腺皮质激素与皮质激素抑制药

一、促肾上腺皮质激素

促肾上腺皮质激素（adrenocorticotropic hormone，ACTH）是由腺垂体嗜碱细胞合成分泌，是一种由 39 个氨基酸组成的多肽，ACTH 对维持肾上腺皮质正常形态和功能具有重要作用，ACTH 缺乏可引起肾上腺皮质萎缩，分泌功能减退。ACTH 合成和分泌受下丘脑促肾上腺皮质激素释放激素（CRH）的调节。ACTH 只能注射给药，起效缓慢，不适宜急救。临床用于诊断腺垂体 – 肾上腺皮质功能水平；还可用于长期使用皮质激素造成肾上腺皮质萎缩者，以防止发生皮质功能不全。

二、皮质激素抑制药

皮质激素抑制药可代替外科的肾上腺皮质切除术。

米托坦
mitotane

米托坦抑制皮质激素的生物合成，选择性作用于肾上腺皮质网状带和束状带细胞，使其萎缩、坏死，但不影响球状带，故不影响醛固酮的分泌。主要用于无法手术切除的皮质癌、切除复发癌及皮质癌术后辅助治疗。不良反应有恶心、呕吐、厌食、头痛、眩晕、嗜睡、中枢抑制及运动失调等。

美替拉酮
metyrapone

美替拉酮能抑制 11β – 羟化酶，干扰 11 – 去氧皮质酮转化为皮质酮，抑制 11 – 去氧氢化可的松转化为氢化可的松，从而降低它们的血浆水平。还可反馈性促进 ACTH 的分泌，导致 11 – 去氧皮质酮和 11 – 去氧氢化可的松代偿性增加，故尿中 17 – 羟类固醇排泄也相应增加。临床用于治疗肾上腺皮质肿瘤和增生型皮质醇增多症，还可用于腺垂体释放 ACTH 功能试验。不良反应较少，可出现眩晕、消化道反应等。

岗赛证聚焦

1. 糖皮质激素作用、临床应用、不良反应级用药注意事项。
2. 糖皮质激素用法与疗程。

目标检测

答案解析

一、最佳选择题（每题备选项中只有一个最佳答案）

1. 泼尼松可治疗的疾病是（　）

　　A. 高血压　　　　　　　B. 心律失常　　　　　　C. 风湿性及类风湿关节炎

　　D. 骨质疏松　　　　　　E. 粒细胞增多症

2. 地塞米松的禁忌证是（ ）

　　A. 抑郁症　　　　　　　　　B. 支气管哮喘　　　　　　C. 荨麻疹

　　D. 角膜炎　　　　　　　　　E. 活动性消化性溃疡

3. 糖皮质激素对血液成分的影响是（ ）

　　A. 血红蛋白含量降低　　　　B. 血小板减少　　　　　　C. 嗜酸性粒细胞增加

　　D. 中性粒细胞减少　　　　　E. 淋巴细胞减少

4. 长期使用泼尼松的不良反应是（ ）

　　A. 血小板减少　　　　　　　B. 心力衰竭　　　　　　　C. 肾功能不全

　　D. 骨质疏松　　　　　　　　E. 再生障碍性贫血

5. 糖皮质激素用于严重感染，必须加用（ ）

　　A. 中枢兴奋药　　　　　　　B. 有效抗菌药　　　　　　C. 升血压药

　　D. 强心药　　　　　　　　　E. 盐平衡药

6. 肝功能不良者不宜用（ ）

　　A. 可的松　　　　　　　　　B. 氢化可的松　　　　　　C. 泼尼松龙

　　D. 地塞米松　　　　　　　　E. 倍他米松

7. 糖皮质激素用于严重感染的目的是（ ）

　　A. 加强抗菌药的抗菌力　　　　　　　B. 提高机体的抗病力

　　C. 直接对抗内毒素　　　　　　　　　D. 提高机体对细菌内毒素的耐受力

　　E. 增加中性粒细胞数

8. 以下哪项不是糖皮质激素的作用（ ）

　　A. 抗炎　　　　　　　　　　B. 抑制免疫　　　　　　　C. 抗毒素

　　D. 抗休克　　　　　　　　　E. 抗菌

9. 以下描述糖皮质激素的特点，错误的是（ ）

　　A. 肝肾功能不良时作用可增强

　　B. 诱发和加重溃疡

　　C. 使血液中红细胞和血红蛋白含量减少

　　D. 停药前应逐渐减量或采用隔日给药法

　　E. 抗炎不抗菌，降低机体防御功能

10. 糖皮质激素诱发和加重感染的主要原因是（ ）

　　A. 没有同时应用有效抗菌药物　　　　B. 激素用量不足

　　C. 激素能直接促进病原微生物繁殖　　D. 激素抑制免疫反应，降低抵抗力

　　E. 疗程过短

二、配伍选择题（每组若干题，每组题均对应同一组备选项，每题只有一个正确答案。每个备选项可重复选用，也可不选用）

[11~14]

　　A. 小剂量替代疗法　　　　　B. 大剂量突击疗法

　　C. 一般剂量长期疗法　　　　D. 隔日疗法

　　E. 局部用药

11. 感染中毒性休克采用（ ）

12. 肾上腺皮质功能不全采用（ ）

13. 慢性支气管哮喘采用（ ）

14. 类风湿关节炎采用（ ）

三、多项选择题（每题的备选项中有两个或两个以上正确答案）

15. 糖皮质激素的不良反应有（　　）

    A. 高血压   B. 高钾血症   C. 高血糖

    D. 向心性肥胖   E. 动脉粥样硬化

16. 可用糖皮质激素治疗的疾病有（　　）

    A. 慢性肾上腺皮质功能不全   B. 心功能不全

    C. 类风湿关节炎   D. 感染中毒性休克

    E. 支气管哮喘

17. 糖皮质激素用于治疗严重感染的原则是（　　）

    A. 应与足量有效的抗菌药合用   B. 应采用大剂量突击疗法

    C. 症状控制后应及时停药   D. 应先停激素，再停抗菌药

    E. 症状控制后用小剂量激素维持治疗

18. 长期用糖皮质激素对代谢的影响是（　　）

    A. 促进糖原异生，使血糖升高   B. 促进蛋白质分解，抑制蛋白质合成

    C. 排钙增加   D. 潴钠排钾

    E. 促进脂肪分解和重新分布

19. 糖皮质激素不适用于下列哪些疾病的治疗（　　）

    A. 严重哮喘   B. 活动性结核病   C. 角膜炎

    D. 角膜溃疡   E. 急性淋巴细胞性白血病

20. 糖皮质激素的禁忌证是（　　）

    A. 抗菌药不能控制的感染 B. 精神病   C. 活动性溃疡

    D. 系统性红斑狼疮   E. 器官移植手术

四、思考题

21. 长期大剂量使用糖皮质激素类药物会出现哪些不良反应？可采取哪些措施预防？

22. 长期应用糖皮质激素为什么不宜突然停药？

23. 肾病综合征采用隔日疗法的理论依据是什么？

24. 处方分析：患者，男，65岁，临床诊断为类风湿关节炎。医生开具如下处方。

Rp.

醋酸泼尼松片 5mg×84

Sig.   10mg t. i. d.

阿司匹林片 0.5g×42

Sig.   0.5g t. i. d.

问题：请分析是否合理？

（陈淑瑜）

书网融合……

                    重点小结   微课   习题

第三十章　甲状腺激素类药及抗甲状腺药

知识目标：通过本章的学习，学会硫脲类药物、碘剂的药理作用、临床应用和不良反应；识记甲状腺激素的生理作用、临床应用和不良反应；认识其他抗甲状腺药物的作用特点。

能力目标：能分析、审核涉及抗甲状腺药物处方的合理性；具备提供抗甲状腺药物的用药指导、用药咨询服务的能力。

素质目标：发扬医者仁心的职业精神，关注患者的病情及情感变化，指导患者安全合理用药。

情境：患者，女，38岁，消瘦、甲状腺肿大3年。平时怕热、多汗、性格急躁。食量未减却日渐消瘦，因失眠、心悸曾就诊门诊部，诊断为甲状腺功能亢进症，接受不正规的甲巯咪唑治疗，病情未完全控制。此次因与丈夫争执，异常激动，随后即出现高热、恶心、呕吐、烦躁不安、神志不清一天急诊入院。检查体温39℃、脉搏124次/分、皮肤多汗、眼球突出、甲状腺肿大并有血管杂音、心音亢进、两侧手指震颤。

思考：该患者出现以上表现的原因是什么？应选择哪些药物抢救？

甲状腺激素是维持机体正常代谢，促进生长发育所必需的激素，包括甲状腺素（thyroxin，T_4）和三碘甲状腺原氨酸（triiodothyronine，T_3）。正常人每日释放 T_4 约 $75\mu g$，T_3 约 $25\mu g$，其中 T_3 是甲状腺激素主要生理活性物质，其活性约为 T_4 的4倍，外周组织中的 T_4 可转化为 T_3 起作用。

【甲状腺激素的合成、贮存、分泌与调节】

1. 合成、贮存　甲状腺具有高度摄碘和浓集碘的能力，血液循环中的碘离子（I^-）被甲状腺细胞通过碘泵主动摄取。在过氧化物酶的作用下。I^- 氧化成活性碘（I^0），I^0 与甲状腺球蛋白（TG）上的酪氨酸残基结合，生成一碘酪氨酸（MIT）和二碘酪氨酸（DIT）。再在过氧化物酶的作用下，一分子 MIT 和一分子 DIT 缩合成 T_3，两分子 DIT 缩合成 T_4。T_3、T_4 与 TG 结合贮存于甲状腺滤泡的胶质中。

2. 分泌　在促甲状腺激素（TSH）作用下，滤泡上皮细胞将 TG 吞入细胞内并与溶酶体结合，在溶酶体的蛋白水解酶作用下，TG 水解并释放 T_3、T_4 入血。

3. 调节　甲状腺激素的合成、分泌受下丘脑－垂体－甲状腺轴系统的调节。下丘脑分泌的促甲状腺激素释放激素（TRH）能促进垂体分泌 TSH，TSH 能促进甲状腺细胞增生，促进 T_3、T_4 合成和释放。当血液中游离的 T_3、T_4 浓度增高时，又能反馈抑制 TRH、TSH 的合成和分泌（图 30-1）。

第一节　甲状腺激素类药

甲状腺激素合成分泌减少可引起甲状腺功能减退症，需要用甲状腺激素类药物治疗。临床所用的制剂有动物甲状腺干燥而成的甲状腺片（含 T_3、T_4，以 T_4 为主）碘塞罗宁（liothyronine，T_3）和左

图 30-1 甲状腺激素的合成、分泌、调节和抗甲状腺药作用环节

TG. 甲状腺球蛋白；T. 酪氨酸；MIT. 一碘酪氨酸；DIT. 二碘酪氨酸；

T₄. 四碘甲状腺原氨酸；T₃. 三碘甲状腺原氨酸

甲状腺素（levothyroxine，T_4）。

【体内过程】甲状腺激素类药物最好清晨空腹服用，以免影响睡眠。应放在棕色瓶内，室温下避光保存。口服易吸收，吸收程度 T_3 高于 T_4。T_3 作用快而强，维持时间短；T_4 作用慢而弱，维持时间较长。T_3 的半衰期为 2 天，用药后 6 小时起效，24 小时作用达高峰。甲状腺激素在肝、肾线粒体内脱碘，并与葡萄糖醛酸结合后经肾排泄。约 36% T_4 在脱碘酶作用下转化为 T_3 发挥作用。甲状腺激素可通过胎盘屏障，少量经乳汁排泄，妊娠及哺乳期妇女应慎用。

【药理作用】

1. 维持生长发育 甲状腺激素为人体正常生长发育所必需，能促进蛋白质合成、骨骼生长及神经系统的发育，此作用在出生后最初的 4 个月内最为明显。甲状腺激素过低时表现为肢体粗短、身材矮小、智力低下。T_3、T_4 还可加速胎儿肺的发育，新生儿呼吸窘迫综合征常与 T_3、T_4 不足有关。

2. 促进新陈代谢 能促进蛋白质、糖和脂肪代谢，能促进物质氧化，耗氧量增加，基础代谢率提高，使产热增多。

3. 提高交感神经系统的敏感性 甲状腺激素维持中枢神经和交感神经兴奋性，提高机体对儿茶酚胺类的敏感性，使心率加快、心肌收缩力增强等。

【临床应用】

1. 甲状腺功能减退症 是由多种原因引起的甲状腺激素合成、分泌或生物效应不足所致的一组内分泌疾病。

（1）呆小病 为甲状腺功能先天不足或在脑发育期间缺碘，可引起神经系统发育障碍，表现为智力低下、肢体粗短、身材矮小。一般选用左甲状腺素片口服，从小剂量开始，需终身治疗。

呆小病重在预防（在妊娠期应注意碘的摄入）和尽早诊治，在出生后 3 个月内补给甲状腺激素，患儿发育仍可正常；若治疗过晚，虽躯体能正常发育，神经系统缺陷则不可恢复，智力仍然低下。

（2）黏液性水肿 一般服用甲状腺素片，从小量开始，逐渐增至足量，当症状改善，脉率及基础代谢率恢复正常，剂量可再逐渐减至维持量。老年及有心血管疾病患者增量宜缓慢，以防过量而增加心脏负担，诱发或加重心脏疾患。黏液性水肿昏迷者在立即静脉注射大量 T_3 的同时，还要给予足量氢化可的松，待患者苏醒后改为口服。

黏液性水肿

成人甲状腺功能低下时，甲状腺素分泌减少，基础代谢率降低，表现为中枢神经系统兴奋性降低、记忆力减退、情绪低落、行动迟缓、畏寒、乏力等症状。病理表现为黏多糖在组织和皮肤堆积，出现黏液性水肿。

2. 单纯性甲状腺肿　由于缺碘引起者应补碘，以含碘食盐、食物预防为主。原因不明者可给予适量甲状腺激素，以补充内源性激素的不足，并可抑制 TSH 分泌，减轻甲状腺组织的代偿性增生。

3. 其他

（1）甲亢患者　服用抗甲状腺药治疗过程中，加服 T_4 有利于减轻突眼、甲状腺肿大以及防止发生甲状腺功能减退。

（2）甲状腺癌术后应用 T_4　可抑制残余的甲状腺癌变组织增殖，减少复发。

（3）甲状腺功能辅助检查　T_3 抑制试验，服用 T_3 后，摄碘率比用药前下降 50% 以上者，为单纯性甲状腺肿；摄碘率下降小于 50% 者为甲状腺功能亢进症。

【**不良反应及用药注意**】甲状腺激素过量时可出现如心悸、手震颤、怕热、多汗、神经过敏、失眠等类似甲状腺功能亢进的症状，严重者可致腹泻、呕吐、体重减轻、发热，甚至有心绞痛、心力衰竭等。一旦出现上述症状，应立即停药，并用 β 受体阻断药对抗。糖尿病、冠心病、快速型心律失常患者禁用。

第二节　抗甲状腺药

甲状腺激素合成分泌过多可引起甲状腺功能亢进症。抗甲状腺药是一类能干扰甲状腺激素的合成与释放，消除甲状腺功能亢进症状的药物。目前常用的药物有为硫脲类、碘和碘化物、放射性碘及 β 受体阻断药四类。

甲状腺功能亢进症

甲状腺功能亢进症简称甲亢，是由于多种原因引起甲状腺激素分泌过多所致的一组临床综合征，属于自身免疫性疾病。临床常有高代谢症群（表现为多食善饥、怕热多汗、乏力消瘦、情绪激动、失眠、心率加快等）、甲状腺肿大、突眼等症状，严重时可发生甲状腺危象、甲亢型心脏病等。目前治疗甲亢的方法主要有药物治疗、放射治疗、手术治疗等。

一、硫脲类

硫脲类是最常用的抗甲状腺药，分为两大类：①硫氧嘧啶类，包括甲硫氧嘧啶（methylthiouracil）和丙硫氧嘧啶（propylthiouracil）；②咪唑类，包括甲巯咪唑（thiamazole，他巴唑）和卡比马唑（carbimazole，甲亢平）。

【体内过程】硫氧嘧啶类口服吸收迅速，生物利用度为 80%，体内分布较广，浓集于甲状腺，易进入乳汁，可通过胎盘屏障。主要在肝代谢，甲巯咪唑在甲状腺组织中血药浓度可维持 16~24 小时。卡比马唑在体内转化为甲巯咪唑而发挥作用。

【药理作用】

1. 抑制甲状腺激素的合成 硫脲类通过抑制甲状腺过氧化物酶的活性，阻止酪氨酸的碘化及耦联缩合过程，从而抑制甲状腺激素的生物合成。但对摄碘以及已经合成的甲状腺素没有影响，需待储存的甲状腺激素耗竭后才能呈现效果，故显效慢，一般服药 2~3 周症状减轻，1~2 个月后基础代谢率渐恢复正常。

2. 抑制外周组织 T_4 转换为 T_3 丙硫氧嘧啶抑制外周组织 T_4 转换为 T_3，作用较强，可迅速减少血清中 T_3 水平，首选用于治疗重症甲亢或甲状腺危象。

3. 免疫抑制 甲亢的发病机制与自身免疫反应异常有关，硫脲类可抑制甲状腺刺激性免疫球蛋白（TSI）的生成，有一定的对因治疗的作用。

【临床应用】

1. 甲亢的内科治疗 适用于儿童、青少年、年老体弱及术后复发等轻症、不宜手术或不宜用放射线碘治疗的患者。开始治疗时给予大剂量，经 1~2 个月治疗后症状明显减轻、基础代谢率接近正常时，药量可递减至维持量，疗程 1~2 年。内科治疗可使 40%~70% 患者不再复发。治疗期间由于甲状腺激素水平下降，可反馈性增加 TSH 分泌而引起腺体代偿性增生、充血，严重者出现压迫症状，此时宜加服甲状腺素片。

2. 甲亢的手术前准备 对需行甲状腺次全切除术的患者，术前宜先服用硫脲类药物，使甲状腺功能恢复或接近正常，以减少患者在麻醉和手术后的并发症，防止甲状腺危象的发生。但用硫脲类后 TSH 分泌增多，使腺体增生，组织变脆且充血，不利手术，故应在术前两周左右加用大剂量碘剂，使腺体缩小变硬，利于手术进行并减少术中出血。

3. 甲状腺危象的辅助治疗 在消除诱因、对症治疗外，主要应用大剂量碘剂抑制甲状腺激素的释放，同时合用大剂量（为治疗量的 2 倍）硫脲类阻断新的甲状腺激素的合成作为辅助治疗手段，常首选丙硫氧嘧啶，疗程一般不超过 1 周。

知识链接

甲状腺危象抢救及预防

甲状腺危象是甲亢患者在某些诱因如感染、手术、创伤、精神因素等影响下使甲状腺激素突然大量释放入血，使症状急剧恶化而产生的综合征。同时也由于术前准备不充分，甲亢症状未能很好控制所致。患者出现高热、大汗、心律失常（心率多在 140 次/分钟以上）、嗜睡、烦躁、谵妄、心力衰竭、肺水肿和电解质紊乱的急性症候群，可危及生命。

为预防甲状腺危象发生，药师应该以患者健康为己任，尊重患者，善于沟通，指导患者掌握自我管理技能，注意低碘、高蛋白、高维生素食物，保持良好的作息习惯；鼓励患者保持乐观心态，学会情绪调节，避免情绪波动对病情的影响。

【不良反应及用药注意】硫脲类不良反应发生率为 3%~12%，甲硫氧嘧啶的发生率较高，丙硫氧嘧啶和甲巯咪唑的发生率较低。

1. 过敏反应 最常见，多为瘙痒、药疹等轻症反应，少数伴有发热，应密切观察，多数不需停药也可自行消退。

2. 胃肠反应 有厌食、恶心、呕吐、腹痛、腹泻等。

3. 粒细胞缺乏症　为本类药严重的不良反应，发生率为 0.3% ~ 0.6%，常在用药 2 ~ 3 个月内出现。用药后若出现咽痛、发热等症状，应立即检查血象，若外周白细胞低于 3×10^9/L，必须立即停药。

4. 医源性甲状腺肿及甲状腺功能减退症　长期使用硫脲类药物，可使血清甲状腺激素水平显著下降，反馈性刺激 TSH 分泌增多，引起腺体代偿性增生，腺体增大、充血，严重的可出现压迫症状，即为医源性甲状腺肿。此外，硫脲类药物使用过量，也可使甲状腺功能减退，表现为乏力、嗜睡、畏寒、水肿、甲状腺肿大等。应定期检查，及时调整剂量，必要时暂时停药，并辅以甲状腺素制剂治疗。

妊娠期妇女慎用，哺乳妇女、结节性甲状腺肿合并甲亢及甲状腺癌患者禁用。

【药物相互作用】　磺胺类、对氨基水杨酸、保泰松、巴比妥类、酚妥拉明、妥拉唑啉、维生素 B_{12}、磺酰脲类等都有抑制甲状腺功能的作用，如与硫脲类同用，可增强抗甲状腺效应，应予注意。碘剂可明显延缓硫脲类起效时间，故在甲亢的常规治疗中用硫脲类之前应避免应用碘剂。

二、碘及碘化物

常用的药物有碘化钾（potassiumiodide）、碘化钠（sodiumiodide）、复方碘溶液（卢戈液，lugol solution）等。

> **知识拓展**
>
> ### 大剂量碘剂不宜单用于甲亢内科治疗
>
> 由于甲状腺本身对碘摄取、激素合成及释放有一定的自我调节能力，若长期持续用药（超过 15 天），甲状腺摄碘能力反而受抑制，胞内碘离子浓度下降，可失去抑制激素释放和合成的效应，出现"脱逸"现象，可导致甲亢的症状复发，甚至比用药前更严重。因此，大剂量碘剂不能单独作为甲亢内科治疗。

【药理作用】
不同剂量的碘化物对甲状腺功能可产生不同的作用。

1. 促进甲状腺激素的合成　小剂量碘剂可作为供碘原料，促进甲状腺激素合成，使垂体 TSH 分泌减少，从而使肿大的甲状腺缩小。

2. 抗甲状腺作用　大剂量碘抗甲状腺作用快而强，用药 1 ~ 2 天起效，10 ~ 15 天可达最大效应。这是因为大剂量碘能抑制蛋白水解酶，使 T_3、T_4 不能和甲状腺球蛋白解离而释放减少。其次是抑制过氧化物酶而减少甲状腺激素的合成。此外，还能拮抗 TSH 的作用，使甲状腺中血管分布减少，组织缩小变硬。

【临床应用】

1. 防治单纯性甲状腺肿　补充小剂量碘可防治单纯性甲状腺肿，我国在食用碘盐（即在食盐中按 1/10000 ~ 1/1000 的比例加入碘化钠或碘化钾）后，有效地防止了该病的发生。妊娠期妇女和 2 岁以下的婴幼儿是补碘重点人群。早期患者用复方碘口服液或碘化钾，对晚期患者疗效差，应考虑手术治疗。

2. 甲亢术前准备　用硫脲类控制症状后，手术前 2 周加用大剂量复方碘溶液，一般每次 5 滴，每日 3 次，纠正硫脲类药物引起的甲状腺腺体增生充血，使腺体缩小变韧、充血减少，利于手术进行及减少出血。

3. 甲状腺危象　口服复方碘溶液或将碘化物加入 10% 葡萄糖溶液中静脉滴注，可迅速抑制甲状腺激素释放，使甲状腺危象症状得以缓解，同时需合用硫脲类和其他综合措施。危象消除后立即停止使用碘剂。

【不良反应及用药注意】

1. 急性反应（过敏反应）　于用药后立即或几小时后发生，表现为发热、皮疹、皮炎，也可出现血管神经性水肿、上呼吸道充血及严重喉头水肿，可引起窒息。轻者停药后可消退，增加饮水量可促进碘排泄，必要时需采取抗过敏等措施。对碘过敏者禁用。

2. 慢性碘中毒　长期应用表现为口腔烧灼感及咽喉不适、口内金属味、呼吸道刺激、鼻窦炎、眼结膜炎症状及唾液分泌增多等，停药后可消退。

3. 甲状腺功能紊乱　长期服用碘剂可诱发甲亢。但也有报道碘化物可诱发甲状腺肿大和甲状腺功能减退，因此长期用药需注意碘化物对甲状腺功能产生的严重影响。碘能通过胎盘及进入乳汁，可能引起新生儿甲状腺肿，故妊娠期妇女及哺乳妇慎用。

三、放射性碘

临床用于甲亢治疗的放射性碘是 ^{131}I，其 $t_{1/2}$ 约为 8 天，用药一个月后其放射性可消除 90%，60 天消除 99% 以上。

【药理作用】 甲状腺有高度摄碘能力，^{131}I 被甲状腺摄取后，释放出 β 射线和 γ 射线。

其中 β 射线占 99%，在组织内的射程为 0.5～2mm，其辐射作用仅限于甲状腺实质内，很少波及周围组织，剂量得当可使大部分甲状腺组织被破坏，产生类似切除部分甲状腺的作用。γ 射线占 1%，射程远，穿透力强，在体表可测得，可用于测定甲状腺摄碘功能。

【临床应用】

1. 甲状腺功能亢进症　^{131}I 仅用于不宜手术、术后复发和抗甲状腺药物治疗无效或过敏者。用药 1 个月后见效，3～4 个月后甲状腺功能可恢复正常。

2. 甲状腺功能测定　辅助诊断甲状腺功能紊乱性疾病。甲亢患者摄碘率高，摄碘高峰时间前移。甲状腺功能减退者摄碘率低，摄碘高峰时间后延。

【不良反应及用药注意】 剂量过大时易导致甲状腺功能减退，应立即停药，并可补充甲状腺激素对抗。不宜用于妊娠期妇女、哺乳期妇女、年龄小于 20 岁、严重肝肾功能不全者、白细胞减少者。

四、β 受体阻断药

β 受体阻断药是治疗甲亢及甲状腺危象时有价值的辅助治疗药物。目前常用的有普萘洛尔、阿替洛尔、美托洛尔等。

【药理作用】

1. 阻断 β 受体，改善甲亢症状　其特点是：①抑制甲亢时机体交感－肾上腺系统过度兴奋，控制甲亢患者心动过速、多汗、手震颤、焦虑等症状；②阻断心脏的 $β_1$ 受体，阻断心脏对儿茶酚胺的敏感；③阻断肾上腺素能神经突触前膜的 $β_2$ 受体，抑制正反馈调节作用，使去甲肾上腺素释放减少，拮抗儿茶酚胺的作用；④阻断中枢的 β 受体，可减轻患者的焦虑症状。单用时控制甲亢症状的作用有限，与硫脲类合用时则是疗效迅速而显著。

2. 抑制外周 T_4 脱碘转变为 T_3　β 受体阻断药可抑制脱碘酶，抑制 T_4 脱碘转变为 T_3，从而控制甲亢症状。

【临床应用】

1. 甲亢的辅助治疗 控制甲亢症状（可迅速减轻其焦虑、震颤及窦性心动过速），须合用硫脲类。适用于不宜手术、不宜应用抗甲状腺药及^{131}I治疗的甲亢患者。

2. 甲亢术前准备 可避免甲状腺充血，缩短手术时间，有利于手术进行。

3. 甲状腺危象 静注给药可帮助甲状腺危象患者度过危险期，与硫脲类药物合用则疗效更好。

知识拓展

甲亢治疗的药物选择

1. 轻度及中度甲亢 采用硫脲类药物，也可联用β受体阻断药。

2. 甲状腺危象 可立即口服或胃管内注入较大剂量丙硫氧嘧啶，待病情好转后改用一般剂量，同时静滴复方碘溶液和糖皮质激素。

3. 浸润性突眼 可选用糖皮质激素及其他免疫抑制剂。

4. 妊娠期甲亢 禁用放射性碘治疗，维持甲状腺功能稍高于正常水平；可首选最小有效维持量的丙硫氧嘧啶，因能抑制T_4转变为T_3，且通过胎盘的能力较低；慎用普萘洛尔，一般较少采用手术治疗。

岗赛证聚焦

1. 粒细胞缺乏是硫脲类最严重的不良反应。

2. 甲状腺手术前准备药物选择。

3. 为什么治疗甲状腺危象时需要大剂量碘与硫脲类联合用？

目标检测

答案解析

一、最佳选择题（每题备选项中只有一个最佳答案）

1. 治疗呆小病的药物是（ ）

    A. 甲巯咪唑   B. 小剂量碘   C. 甲状腺素

    D. 丙硫氧嘧啶   E. 卡比马唑

2. 幼儿期甲状腺素缺乏可导致（ ）

    A. 呆小病   B. 先天愚型   C. 肾病综合征

    D. 侏儒症   E. 甲状腺功能减退症

3. 治疗黏液性水肿的药物是（ ）

    A. 甲硫氧嘧啶   B. 甲巯咪唑   C. 大剂量碘制剂

    D. 甲状腺激素   E. 卡比马唑

4. 治疗轻度甲状腺功能亢进症可选用的药物是（ ）

    A. 甲巯咪唑   B. ^{131}I   C. 大剂量碘剂

    D. 甲状腺素   E. 小剂量碘剂

5. ^{131}I禁用于哪种甲亢（ ）

    A. 妊娠期妇女、哺乳期   B. 不宜手术治疗   C. 术后复发

    D. 对硫脲类无效   E. 对硫脲类过敏者

6. 可迅速改善甲状腺危象症状的药物是（ ）

    A. 硫脲类   B. 小剂量碘剂   C. 大剂量碘剂

    D. ^{131}I E. 糖皮质激素

7. 甲巯咪唑最严重的不良反应是（ ）

    A. 腹痛腹泻   B. 淋巴结肿大   C. 甲状腺滤泡增生

    D. 过敏反应   E. 粒细胞缺乏症

8. 宜选用大剂量碘制剂治疗的疾病是（ ）

    A. 弥漫性甲状腺肿   B. 结节性甲状腺肿   C. 黏液性水肿

    D. 轻症甲状腺功能亢进内科治疗   E. 甲状腺危象

二、配伍选择题（每组若干题，每组题均对应同一组备选项，每题只有一个正确答案。每个备选项可重复选用，也可不选用）

[9～10]

    A. 抑制甲状腺激素的生物合成   B. 抑制甲状腺摄取碘   C. 抑制甲状腺素的释放

    D. 破坏甲状腺组织   E. 抑制 TSH 的分泌

9. 丙硫氧嘧啶的作用机制是（ ）

10. ^{131}I 的作用机制是（ ）

三、多项选择题（每题的备选项中有两个或两个以上正确答案）

11. 治疗甲状腺功能亢进症的药物有（ ）

    A. 碘化物   B. 丙硫氧嘧啶   C. ^{131}I

    D. 酚妥拉明   E. 普萘洛尔

12. 甲状腺素的应用包括（ ）

    A. 单纯性甲状腺肿   B. 甲状腺术前准备   C. 黏液性水肿

    D. 呆小症   E. 甲状腺危象

13. 甲状腺激素的药理作用包括（ ）

    A. 维持生长发育   B. 提高基础代谢率   C. 升高血压

    D. 减慢心率   E. 兴奋中枢

14. 甲状腺手术前可选用（ ）

    A. 丙硫氧嘧啶   B. 甲状腺激素   C. 小剂量碘

    D. 大剂量碘   E. 普萘洛尔

15. 丙硫氧嘧啶的主要不良反应包括（ ）

    A. 过敏   B. 白细胞下降   C. 刺激性干咳

    D. 消化道反应   E. 甲状腺肿大

四、思考题

16. 为何甲亢术前准备需要用硫脲类和大剂量的碘剂？

17. 比较丙硫氧嘧啶与大剂量碘制剂治疗甲状腺功能亢进症的异同点。

18. 处方分析：某甲状腺功能亢进症患者因并发细菌性肺炎，出现高热、大汗虚脱，实验室检查提示体内电解质紊乱，临床诊断为甲状腺危象。医生使用抗菌药外还采取下列药物给予治疗、抢救。

    Rp.

丙硫氧嘧啶片剂 100mg×40

Sig.   200mg q. 6h.   p. o.

普萘洛尔片剂 10mg×40

Sig.　20mg q. 6h.　p. o.

碘化钠注射液 1.0g

10% 葡萄糖注射液 500ml×3

Sig.　q. d. i. v. gtt.

问题：该处方是否合理？为什么？

（陈淑瑜）

书网融合……

重点小结　　　　　微课　　　　　习题

第三十一章　降血糖药

学习目标

知识目标： 通过本章的学习，学会胰岛素的药理作用、临床应用和不良反应；识记磺酰脲类和双胍类的药理作用、临床应用和不良反应；认识胰岛素增敏剂、α-葡萄糖苷酶抑制剂药理作用、临床应用及不良反应。

能力目标： 能分析、审核涉及降血糖药物处方的合理性；具备提供降血糖药物的用药指导、用药咨询服务的能力。

素质目标： 发扬医者仁心的职业精神，精心管理慢病患者，关注患者心理变化，指导患者安全用药。

情境导入

情境： 患者，男，75 岁，糖尿病史 10 年，近几个月服用格列本脲 2.5mg，一天 3 次；格列齐特 80mg，一天 2 次。此期间因感冒进食少，在家出现头晕跌倒，昏迷 2 小时后送医院，即刻查血糖 2.14mmol/L。

思考： 出现以上症状的主要原因是什么？如何治疗？

糖尿病（DM）是由遗传和环境因素共同作用引起的胰岛素绝对或相对不足，导致糖、脂肪、蛋白质代谢异常，以慢性高血糖为主要表现，伴有糖尿、口渴多饮、多尿、多食的一组临床综合征。按照 WHO 的分类标准，糖尿病可分为：①1 型糖尿病，多发生于青少年，由于胰岛 B 细胞被破坏，导致胰岛素绝对缺乏，必须依赖胰岛素治疗维持生命；②2 型糖尿病，占糖尿病总数的 90% 以上，多见于 40 岁以后中、老年人，其胰岛素的分泌量往往并不低甚至还偏高，与胰岛素抵抗和胰岛素相对缺乏有关；③其他，特殊类型及妊娠期糖尿病。

治疗采用综合治疗措施，包括对患者和家属等的宣教、生活安排、运动治疗、饮食治疗和应用降血糖药物，使患者的血糖控制在正常或接近正常范围内，纠正代谢紊乱，防止并发症。

第一节　胰岛素

胰岛素
insulin

胰岛素是由胰腺中胰岛 B 细胞分泌的。药用制剂按来源不同分为动物胰岛素（从猪、牛等家畜的胰腺中提得）、人胰岛素（通过 DNA 重组技术生产）和人胰岛素类似物。

【体内过程】胰岛素易被消化酶破坏，故口服无效，必须注射给药，多采用前臂外侧和腹壁皮下注射。如需静脉给药，应给予普通胰岛素。胰岛素代谢迅速，$t_{1/2}$ 约 10 分钟，但作用可维持数小时。主要在肝、肾灭活，因此，严重肝、肾功能不良者影响其灭活。

为延长胰岛素的作用时间，制成混悬剂的中效及长效制剂，均不可静注。胰岛素制剂的分类、作用时间及其特点见表 31 - 1。

表 31 - 1　胰岛素制剂分类、作用时间及特点

分类	药物名称	注射途径	作用时间/h			给药时间
			开始	高峰	维持	
速效	赖脯胰岛素	皮下	0.25	0.5 ~ 1.5	3 ~ 4	餐时或餐前、餐后立即注射
	门冬胰岛素	皮下	0.1 ~ 0.25	1 ~ 2	4 ~ 5	同上
短效	胰岛素	静脉	立即	0.5	2	急救及重型 DM
		皮下	0.5 ~ 1	2 ~ 4	6 ~ 8	餐前 0.5 小时，3 ~ 4 次/日
中效	低精蛋白锌胰岛素	皮下	2 ~ 4	8 ~ 12	18 ~ 24	早、晚餐前 1 小时，1 ~ 2 次/日
	珠蛋白锌胰岛素	皮下	3 ~ 4	6 ~ 10	12 ~ 18	同上
长效	精蛋白锌胰岛素	皮下	4 ~ 6	16 ~ 18	24 ~ 36	早晚餐前 1 小时，1 次/日
	地特胰岛素	皮下	6 ~ 8	无峰值	24	早餐/晚餐前，1 次/日
	甘精胰岛素	皮下	1 ~ 2	无峰值	24	任意时间，1 次/日

【药理作用】

1. 降低血糖　胰岛素可抑制糖原分解和糖异生；促进机体各组织对葡萄糖的摄取和利用、加速葡萄糖的转运、增加葡萄糖的无氧酵解和有氧氧化、促进糖原合成，从而使血糖来源减少、去路增加而降低血糖。

2. 影响脂肪代谢　抑制脂肪分解，能够减少游离脂肪酸及酮体的生成；增加脂肪酸的转运和利用，促进脂肪合成。

3. 影响蛋白质代谢　抑制蛋白质分解；增加氨基酸的转运，促进蛋白质合成，对人体生长过程有促进作用。

4. 促进 K⁺ 转运　与葡萄糖合用时可促进 K^+ 内流，增加细胞内 K^+ 浓度。

知识拓展

胰岛素泵

胰岛素泵又称胰岛素皮下连续输入系统，是最先进的小型胰岛素给药装置。它模拟人体健康胰腺分泌胰岛素的生理模式，向体内持续微量输注胰岛素，并根据患者的血糖控制情况来调节胰岛素的输入量，最大限度地减少血糖的波动，有效地避免或延缓并发症的发生与发展。胰岛素泵体积小，携带方便，不影响日常生活。使用时，通常将导管针头埋入腹部皮下，减少患者多次注射胰岛素的痛苦，常用于 1 型 DM 患者和 2 型 DM 的强化治疗。

【临床应用】

1. 各型糖尿病　对各型糖尿病均有效。主要用于下列情况：①1 型糖尿病，注射用普通胰岛素制剂目前仍是治疗 1 型糖尿病的最重要药物；②经饮食控制和口服降血糖药治疗未能控制的 2 型糖尿病者；③糖尿病发生各种急性或严重并发症者，如酮症酸中毒及非酮症高渗性糖尿病昏迷；④糖尿病伴有严重合并症，如合并重度感染、高热、甲亢、消耗性疾病、妊娠、分娩、创伤、手术等；⑤继发性糖尿病。

2. 纠正细胞内缺钾　将胰岛素与氯化钾、葡萄糖组成极化液（GIK），可纠正细胞内缺钾，提供能量，用于防治心肌梗死或其他心脏病变时的心律失常。

3. 其他　将胰岛素与辅酶 A、ATP 等组成能量合剂，促进糖代谢，提供能量，改善病变器官的功能，用于肝炎、肝硬化、肾炎及心力衰竭等的辅助治疗。

【不良反应及用药注意】

1. 低血糖 最常见，多出现于胰岛素过量、用药后未按时进食或进食过少，体力消耗过大也可引起。正规胰岛素可使血糖迅速降低而反射性兴奋交感神经，患者出现低血糖症状，如饥饿感、出汗、心率加快、焦虑、震颤等，重者引起昏迷、惊厥、低血糖休克，抢救不及时甚至可引起脑损伤及死亡。长效胰岛素降糖作用较慢，一般不出现上述症状，常以头痛、头晕、精神情绪及运动障碍为主要表现。一般低血糖症状轻者可饮糖水，重症者应立即静脉注射 50% 葡萄糖溶液 20～40ml 进行救治。为防止低血糖的严重后果，应教会患者及其家属熟知低血糖反应的症状及急救措施。需特别注意的是乙醇能加强胰岛素的降糖作用，β 受体阻断药会掩盖低血糖症状，应避免合用。

2. 过敏反应 表现为皮疹、血管神经性水肿，偶可引起过敏性休克。可用 H_1 受体阻断药、糖皮质激素等处理。必要时更换高纯度制剂或人胰岛素制剂。

3. 局部反应 在注射部位可出现皮下脂肪萎缩或皮下硬结，女性多于男性，见于多次注射部位，因而应经常更换注射部位或应用高纯度制剂或人胰岛素制剂。

4. 胰岛素抵抗（insulin resistance，IR） 机体对胰岛素的敏感性降低称为胰岛素抵抗（胰岛素耐受性），分为两型。

（1）急性抵抗 常由感染、创伤、手术、情绪激动等应激状态引起，此时血中抗胰岛素物质增多；或因酮症酸中毒时，血中大量游离脂肪酸和酮体的存在妨碍了葡萄糖的摄取和利用。处理方法是短时间增加胰岛素用量，消除诱因后可恢复常规治疗量。

（2）慢性抵抗 指无并发症的糖尿病患者每日需用 200U 以上的胰岛素。原因较为复杂，可能与体内产生了胰岛素抗体、胰岛素受体数目减少或葡萄糖转运系统失常等原因有关。处理方法可用糖皮质激素抑制抗体继续生成，换用抗原性小的高纯度的胰岛素或人胰岛素制剂，并对剂量进行适当调整或加用口服降血糖药。

【药物相互作用】 胰岛素与下述药物合用，需调整剂量。①口服抗凝血药、同化激素、雄激素、单胺氧化酶抑制剂等可增强胰岛素的作用；磺胺类、抗凝血药、甲氨蝶呤、水杨酸盐等可与胰岛素竞争血浆蛋白，而增强胰岛素的作用。②噻嗪类、呋塞米、二氮嗪等可抑制内源性胰岛素分泌；糖皮质激素、雌激素、口服避孕药、甲状腺激素、肾上腺素、苯妥英钠等均可降低胰岛素的作用。

第二节　口服降血糖药

本类药物口服有效，使用方便，但作用慢而弱，不能替代胰岛素，仅用于轻、中型糖尿病。常用的口服降糖药有磺酰脲类、双胍类、胰岛素增敏剂、α-葡萄糖苷酶抑制剂、促胰岛素分泌药等。

一、磺酰脲类

磺酰脲类是最早使用的口服降糖药，用于控制 2 型糖尿病。第一代磺酰脲类有甲苯磺丁脲（tolbutamid）和氯磺丙脲（chlorpropamide）等；第二代有格列本脲（glyburide，优降糖）、格列吡嗪（glipizide）、格列喹酮（gliquidone）等；第三代有格列齐特（gliclazide，达美康）；降糖同时还有抑栓溶栓等作用。

【体内过程】 本类药物口服吸收迅速而完全，与血浆蛋白结合率均在 50% 以上。多数药物在肝内经氧化代谢，代谢物经肾排泄。甲苯磺丁脲作用最弱，维持时间最短，每日需给药三次。氯磺丙脲则主要以原形由肾小管分泌排出，故排泄缓慢，作用时间长。常用药物的药动学特点见表 31-2。

表 31-2 磺酰脲类降糖药特点比较

药物	作用开始时间/h	血药达峰时间（h）	作用持续时间（h）	$t_{1/2}$（h）	消除方式
甲苯磺丁脲	0.5	2~4	6~12	5	肝内代谢，由肾排出
氯磺丙脲	4	10	30~60	32	原形由肾排出
格列本脲	0.25~0.5	2~6	16~24	10~16	肝代谢，由肾及胆汁排出
格列齐特		2~6	12~24	10~12	肝内代谢
格列喹酮		2~3	8~24	1~2	95%经肝脏代谢，只有5%经肾排出
格列美脲	1	2~3	2~4	5	肝内代谢，由肾排出

【药理作用】

1. 降低血糖 可降低正常人及胰岛功能尚存的糖尿病患者的血糖，对 1 型糖尿病、严重 2 型糖尿病患者无作用。作用机制如下。

（1）刺激胰岛 B 细胞释放胰岛素（主要作用）。

（2）增强胰岛素的作用：①增加胰岛素受体数目和亲和力，提高靶细胞对胰岛素的敏感性；②抑制肝脏胰岛素水解酶，抑制胰岛素代谢；③抑制胰岛素与血浆蛋白结合，游离型胰岛素增加。

（3）抑制胰高血糖素的分泌。

2. 抗利尿 氯磺丙脲能够促进抗利尿激素的分泌并增强其作用，从而减少水的排泄。

3. 影响凝血功能 格列齐特能降低血小板黏附力，抑制血小板聚集，还可刺激纤溶酶原的生成，恢复纤溶系统活性，改善微循环，对预防和减轻糖尿病患者的微血管并发症有一定的作用。

【临床应用】

1. 糖尿病 用于胰岛功能尚存的且单用饮食治疗不能控制的 2 型糖尿病患者。对胰岛素已产生耐受的患者，可刺激其内源性胰岛素的分泌而可减少胰岛素的用量。

2. 尿崩症 氯磺丙脲可使尿崩症患者尿量明显减少，与噻嗪类合用可提高疗效。

【不良反应及用药注意】

1. 胃肠道反应 常见为上腹部不适、恶心、呕吐、腹痛、腹泻，多与剂量有关，餐后服用或加服抗酸药可减轻。

2. 过敏反应 出现皮疹、粒细胞减少、血小板减少、溶血性贫血和胆汁淤积性黄疸及肝损害。需定期检查肝功能和血象，出现症状应停药处理。

3. 低血糖反应 少见，但易突发严重的持久性低血糖，引起不可逆的脑损伤，需要反复注射葡萄糖抢救。常因药物过量所致，以氯磺丙脲为甚。老人及肝肾功能不良者较易发生，故老年糖尿病患者不宜用氯磺丙脲。新型磺酰脲类较少引起低血糖。

4. 中枢神经系统反应 大剂量氯磺丙脲可引起中枢神经系统症状，如精神障碍、嗜睡、眩晕、共济失调。

【药物相互作用】磺酰脲类与保泰松、水杨酸钠、磺胺类、吲哚美辛、丙磺舒、青霉素、香豆素类、氯霉素合用，可因竞争血浆蛋白结合部位或代谢酶受到抑制，使游离药物浓度升高，增强降糖效果而易诱发低血糖反应。

此外，吩噻嗪、糖皮质激素、噻嗪类利尿药、口服避孕药均可降低其降血糖作用，磺酰脲类与这些药物联用时要特别警惕出现高血糖。磺酰脲类可以增强乙醇的毒性，用药期间应戒酒。

二、双胍类

临床常用的有二甲双胍（metformin，甲福明）。

【药理作用及临床应用】双胍类可明显降低糖尿病患者血糖，对正常人血糖几无影响。其作用机制可能是：①增强机体对胰岛素的敏感性；②促进周围组织细胞对葡萄糖的摄取和利用；③抑制葡萄糖在肠道的吸收；④减少肝内糖原异生；⑤抑制胰高血糖素释放。此外，还能降低高脂血症患者的低密度脂蛋白、极低密度脂蛋白、甘油三酯和胆固醇水平，对延缓糖尿病患者血管并发症的发生有积极意义。主要用于轻、中度 2 型糖尿病患者，尤其是肥胖以及单用饮食控制无效的患者。也可与胰岛素和（或）磺酰脲类合用于中、重度患者，以增强疗效。

【不良反应及用药注意】

1. 胃肠道反应　最常见，发生率较磺酰脲类高，表现为食欲不振、腹部不适、恶心、呕吐、腹泻、口中有金属味等，与食物同服或减少剂量可缓解。

2. 乳酸酸中毒　为危及生命的严重不良反应，宜严格控制本类药物的应用。因双胍类药物能增加肌肉组织对葡萄糖的无氧酵解，乳酸生成增多，尤以苯乙双胍发生率高，故目前已禁用。二甲双胍很少引起乳酸血症，应用较广。肝肾功能不全禁用本类药物。

三、α - 葡萄糖苷酶抑制剂

常用的 α - 葡萄糖苷酶抑制剂有阿卡波糖（acarbose）、伏格列波糖（voglibose）和米格列醇（miglitol）等。

【药理作用及临床应用】　α - 葡萄糖苷酶抑制剂与碳水化合物在小肠的黏膜上皮细胞竞争抑制能水解碳水化合物的 α - 葡萄糖苷酶，从而使淀粉和蔗糖等分解为葡萄糖的速度减慢，吸收延缓，降低餐后血糖。

临床上用于治疗 2 型糖尿病，尤其适于空腹血糖正常，而餐后血糖明显增高的糖尿病患者。对应用磺酰脲类或胰岛素疗效不佳者，加用本类药物可明显降低餐后血糖，使血糖波动减小，减少磺酰脲类或胰岛素用量。

【不良反应及用药注意】　全身不良反应轻微，单用不引起低血糖，主要不良反应为胃肠道反应，可出现腹胀、腹泻或便秘等症状，多不影响治疗。消化性溃疡患者慎用；妊娠期妇女及哺乳期妇女禁用。

四、胰岛素增敏药

本类药物可增强机体靶细胞对胰岛素的敏感性，使胰岛素能正常发挥作用。临床常用的是罗格列酮（rosiglitazone）和吡格列酮（pioglitazone）、环格列酮（ciglitazone）、恩格列酮（engIitazcme）等，属噻唑烷酮类化合物（thiazolidinediones，TDs）。

【药理作用及临床应用】　能特异性提高机体（肝脏、肌肉、脂肪组织）对胰岛素的敏感性，提高细胞对葡萄糖的利用而降低血糖，从而显著改善胰岛素抵抗及相关代谢紊乱；保护胰岛 B 细胞功能，阻止 B 细胞的衰退；改善脂质代谢紊乱，降低血脂；抗血小板聚集；抑制内皮细胞增生及炎症反应，发挥抗动脉粥样硬化作用。

主要用于治疗其他口服降糖药疗效不佳的 2 型糖尿病，尤其是有胰岛素抵抗的糖尿病患者。可单独应用，也可与磺酰脲类或胰岛素合用。

【不良反应及用药注意】　本类药物有较好的安全性，低血糖反应发生率低。副作用主要有嗜睡、头痛、胃肠道反应等。

西格列他钠
siglitazide sodium

为新一代胰岛素增敏剂，属于化学结构完全不同于噻唑烷二酮类的构型限制型过氧化物酶增殖体激活受体（PPAR）全激动剂。配合饮食控制和运动，单药应用可改善成人 2 型糖尿病患者的血糖控制。对 2 型糖尿病患者血糖和血脂具有综合调控作用，安全性良好。

五、促胰岛素分泌药物

瑞格列奈、那格列奈
repaglinide；nateglinide

为非磺酰脲类口服降血糖药，其降糖作用也是通过刺激胰岛 B 细胞分泌胰岛素，降糖作用比格列本脲强 3～5 倍，并对功能受损的胰岛细胞能起到保护作用。主要是刺激餐时胰岛素的分泌，因此可餐前服，有"餐时血糖调节剂"之称。

该药口服吸收迅速，15 分钟起效，30 分钟血浆浓度达高峰，在肝代谢，90% 经胆汁排泄，$t_{1/2}$ 为 1 小时。主要适用于：①正常体重 2 型糖尿病尤其以餐后血糖升高为主者、老年糖尿病、糖尿病肾病及对磺酰脲类药过敏者等，与双胍类药物合用可增强疗效；②不能使用二甲双胍或胰岛素增敏剂的肥胖或超重患者。③不能固定进食时间的患者。常见不良反应有低血糖、头痛和腹泻等，大多轻微而短暂。

第三节　其他降血糖药

以胰高血糖素样肽 –1（glucagon – like peptide –1，GLP –1）为作用靶点的药物和胰淀粉样多肽类似物，为糖尿病患者的治疗提供了更多的用药选择。

一、GLP –1 类似物及二肽基肽酶Ⅳ抑制剂

GLP –1 是由胰高血糖素原基因表达的一种肠促激素，由肠道 L 细胞分泌。主要作用：促进胰岛 B 细胞合成分泌胰岛素，刺激胰岛 B 细胞增殖，抑制其凋亡，增加胰岛 B 细胞数量；提高胰岛素敏感性；抑制胰高血糖素分泌；抑制食欲与摄食，延缓胃排空，增加饱腹感及减轻体重。

GLP –1 在体内可迅速被二肽基肽酶Ⅳ（ipeptidyl peptidase – Ⅳ，DPP – Ⅳ）降解而失活。临床应用的药物为 GLP –1 受体激动药及 DPP – Ⅳ抑制剂，都是通过减少 GLP –1 在体内的降解，从而达到抗高血糖的目的。

艾塞那肽
exenatide

艾塞那肽为人工合成的多肽，由 39 个氨基酸组成。可结合并激活 GLP –1 受体，产生与 GLP –1 相似的作用。可改善胰岛 B 细胞功能，显著降低 2 型糖尿病患者的血糖，减轻体重。用于接受二甲双胍、一种磺酰脲类、二甲双胍合用一种磺酰脲类治疗、血糖仍控制不佳的 2 型糖尿病患者。不良反应为胃肠道反应、急性胰腺炎等，低血糖反应较少。类似药物还有利拉鲁肽（liraglutide）等。

西他列汀
sitagliptin

西他列汀为治疗 2 型糖尿病的 DPP – Ⅳ抑制药。可以口服给药，提高患者用药依从性，可显著抑制 GLP –1 的降解而产生降糖效应。主要用于 2 型糖尿病的治疗。不良反应较轻，主要表现为头痛、鼻咽部不适等。

二、胰淀粉样多肽类似物

胰淀粉样多肽是由胰岛 B 细胞释放分泌的一种多肽激素，可延缓葡萄糖在肠道的吸收，抑制胰高血糖素分泌，减少肝糖产生，调节血糖水平。

普兰林肽
pramlintide

普兰林肽为人工合成的胰淀粉样多肽类似物，为继胰岛素之后第二个获准用于治疗 1 型糖尿病的药物。与内源性胰淀粉样多肽有相似的生物学功能。主要用于 1 型和 2 型糖尿病的辅助治疗，但不能替代胰岛素。不良反应有头晕、咽炎、关节痛、头痛、咳嗽等。

三、葡萄糖激酶激活剂

多格列艾汀
dorzagliatin

多格列艾汀为葡萄糖激酶激活剂（GKA）类口服糖尿病治疗药，作用于胰岛、肠道内分泌细胞以及肝脏等葡萄糖储存与输出器官中的葡萄糖激酶靶点，提高葡萄糖激酶对葡萄糖代谢的催化效率，增加肝细胞对葡萄糖的摄取，促进葡萄糖刺激的胰岛素释放。从而改善 2 型糖尿病患者血糖稳态失调，具有重塑血糖平衡生理调节的作用机制。适用于成人 2 型糖尿病的血糖控制。不良反应可见血甘油三酯升高、血肌酸磷酸激酶升高、高胆固醇血症、便秘、心肌缺血、贫血等。

知识链接

多格列艾汀片——中国自主研发的全球首创新药

多格列艾汀片是一款中国自主研发的全球首创、全新机制的葡萄糖激酶激活剂类口服糖尿病治疗药。2021 年 12 月，多格列艾汀获编世界卫生组织 ATC 代码系统，成为首个被 WHO 认可并颁布代码的 GKA 类药物。多格列艾汀的研发项目自启动以来，连续入选国家科技部"十二五"和"十三五"重大新药创制专项。其进程均由中国研发团队和中国临床研究者主导设计完成，实现从创新概念转化为创新产品的重大研发突破，也为中国开发全球首创新药探索出了一条自主研发的可行路径。这些科学家们具备严谨的科学态度和追求探索的精神，克服种种困难，大胆创新。

作为医药类专业学生，应该具有爱国情怀、民族自信、文化自信和科学自信，以科学家为榜样，守正创新，培养科学兴趣以及对科学的好奇心和求知欲，勇于探索，实事求是。

四、钠葡萄糖共转运体 2 抑制剂

恩格列净
empagliflozin

钠葡萄糖共转运体 2（SGLT－2）是将肾小球滤液中的葡萄糖重吸收进入血液循环的主要转运蛋白。恩格列净是一种 SGLT2 抑制剂，通过减少肾脏的葡萄糖重吸收，降低肾糖阈，促进葡萄糖从尿液排出。本品适用于治疗 2 型糖尿病，不建议用于 1 型糖尿病患者或用于治疗糖尿病酮症酸中毒。不良反应可见低血压、酮症酸中毒、急性肾损伤及肾功能损害、尿脓毒症和肾盂肾炎、生殖器真菌感染、低密度脂蛋白、胆固醇升高等。

岗赛证聚焦

1. 胰岛素临床应用、最常见的不良反应及其防治措施。
2. 各类降糖药的临床应用。
3. 各型糖尿病治疗药物的选择。

目标检测

答案解析

一、最佳选择题（每题备选项中只有一个最佳答案）

1. 瑞格列奈可用于治疗（ ）
   A. 高血压　　　　　　B. 高脂血症　　　　　　C. 1 型糖尿病
   D. 2 型糖尿病　　　　E. 甲状腺功能亢进

2. 胰岛素对糖代谢的影响主要是（ ）
   A. 抑制葡萄糖的运转，减少组织的摄取
   B. 抑制葡萄糖的氧化分解
   C. 增加糖原的合成和贮存
   D. 促进糖原分解和异生
   E. 抑制葡萄糖排泄

3. 主要用于轻症 2 型糖尿病，尤其适用肥胖者的药物是（ ）
   A. 阿卡波糖　　　　　B. 格列本脲　　　　　　C. 格列齐特
   D. 二甲双胍　　　　　E. 格列吡嗪

4. 对正常人血糖水平无影响的药物是（ ）
   A. 格列本脲　　　　　B. 二甲双胍　　　　　　C. 格列齐特
   D. 瑞格列奈　　　　　E. 胰岛素

5. 胰岛素使用后患者突然出汗心率加快、焦虑等可能是由于（ ）
   A. 过敏反应　　　　　B. 低血糖反应　　　　　C. 胰岛素急性耐受
   D. 胰岛素慢性耐受　　E. 血压升高

6. 关于胰岛素，下列说法错误的是（ ）
   A. 口服无效　　　　　　　　　　B. 可用于 1 型糖尿病
   C. 不能用于 2 型糖尿病　　　　　D. 抑制糖原的分解和异生
   E. 促进蛋白质合成，抑制其分解

7. 不属于胰岛素不良反应的是（ ）
   A. 变态反应　　　　　B. 低血糖　　　　　　　C. 脂肪萎缩
   D. 酮血症　　　　　　E. 胰岛素抵抗

8. 糖尿病患者高渗性昏迷抢救宜选用（ ）
   A. 格列苯脲口服　　　　　　　　B. 罗格列酮口服
   C. 胰岛素静脉注射　　　　　　　D. 精蛋白锌胰岛素皮下注射
   E. 胰岛素皮下注射

9. 刺激胰岛 B 细胞释放胰岛素的药物是（ ）
   A. 格列本脲　　　　　B. 二甲双胍　　　　　　C. 阿卡波糖
   D. 罗格列酮　　　　　E. 苯乙双胍

10. 对于胰岛素休克患者，应立即静脉注射（ ）
    A. 肾上腺素　　　　　B. 异丙肾上腺素　　　　C. 氢化可的松
    D. 50% 葡萄糖溶液　　E. 5% 葡萄糖溶液

二、配伍选择题（每组若干题，每组题均对应同一组备选项，每题只有一个正确答案。每个备选项可重复选用，也可不选用）

[11～15]
   A. 阿卡波糖　　　　　B. 二甲双胍　　　　　　C. 罗格列酮

D. 胰岛素　　　　　　E. 格列齐特

11. 促进组织对葡萄糖摄取和利用的药物是（　　）

12. 刺激胰岛 B 细胞分泌胰岛素的药物是（　　）

13. 兼有抑栓溶栓作用的降糖药是（　　）

14. 降低餐后高血糖的降糖药是（　　）

15. 用于胰岛素抵抗患者的药物是（　　）

三、多项选择题（每题的备选项中有两个或两个以上正确答案）

16. 治疗糖尿病的药物有（　　）

　　A. 阿卡波糖　　　　　B. 甲巯咪唑　　　　　C. 氯磺丙脲

　　D. 瑞格列奈　　　　　E. 吡格列酮

17. 胰岛素不良反应有（　　）

　　A. 过敏反应　　　　　B. 胰岛素抵抗　　　　　C. 低血糖

　　D. 酮症酸中毒　　　　E. 注射部位脂肪萎缩

18. 可用胰岛素治疗的疾病和控制症状有（　　）

　　A. 水盐代谢失调　　　B. 糖尿病　　　　　　　C. 甲状腺功能亢进

　　D. 高钾血症　　　　　E. 细胞内缺钾

19. 对胰岛功能丧失者仍有降血糖作用的药物是（　　）

　　A. 胰岛素　　　　　　B. 格列本脲　　　　　　C. 二甲双胍

　　D. 氯磺丙脲　　　　　E. 甲苯磺丁脲

20. 长期使用磺酰脲类药物，可能出现下列哪些不良反应（　　）

　　A. 粒细胞减少　　　　B. 血小板减少　　　　　C. 肝损害

　　D. 心律不齐　　　　　E. 消化道反应

四、思考题

21. 简述胰岛素的不良反应及用药注意措施。

22. 处方分析：患者，男，47 岁，患 2 型糖尿病 10 年，现因头晕、心悸前往医院诊治，医生诊断为糖尿病伴发高血压和窦性心动过速。医生开具如下处方。

Rp.

格列本脲片剂 2.5mg×42

Sig.　5mg　t. i. d.

普萘洛尔片剂 10mg×21

Sig.　10mg　t. i. d.

问题：请分析是否合理？

（陈淑瑜）

书网融合……

重点小结　　　　　　微课　　　　　　习题

第三十二章　性激素类药和影响生殖功能药

> **学习目标**
>
> **知识目标：**通过本章的学习，学会各类性激素的生理作用、女用避孕药的种类及用药方法；识记性激素的组成。
>
> **能力目标：**能分析、审核涉及性激素及避孕药用药的合理性；具备提供性激素及避孕药的用药指导、用药咨询服务的能力。
>
> **素质目标：**关注生殖健康，尊重患者个人隐私，培养爱岗敬业、保守秘密的职业道德素养。

> **情境导入**
>
> **情境：**患者，女，45岁，近2个月来阴道流血淋漓不断，流血量适中，时而血止2天后又有流血现象，颜色鲜红，伴头晕、体倦、腰膝酸软。经妇科B超检查无器质性病变。诊断：无排卵型功能性子宫出血。
>
> **思考：**可以使用哪些药物治疗？此类药物有什么不良反应？

性激素（sex hormones）为性腺分泌的甾体类激素，包括雌激素、雄激素和孕激素。目前临床应用的性激素类药物是人工合成品及其衍生物。常用的避孕药（contraceptives）大多属于性激素制剂。

第一节　雌激素类与抗雌激素类药

一、雌激素类药

雌二醇（estradiol，E_2）是由卵巢分泌的主要雌激素，是较传统的雌激素类药物，其代谢产物有雌酮（estrone）和雌三醇（estriol，E_3）等。人工合成的雌二醇衍生物有炔雌醇（ethinylestradiol）、炔雌醚（quinestrol）、戊酸雌二醇（estradiol valerate）等。此外还有人工合成的结构较简单的，具有雌激素样作用的药物制剂，如己烯雌酚（diethylstilbestrol）、乙蔗酚（stilbestrol）等。

【体内过程】天然的雌激素可经消化道吸收，但易在肝脏被破坏，故一般不采用口服给药，常选用注射给药。人工合成的炔雌醇、炔雌醚或己烯雌酚等药物在肝内不易被破坏，口服效果较好，作用较持久，肌内注射为了延缓吸收，延长其作用时间，常选用油溶液制剂或与脂肪酸化合成酯。炔雌醚在体内可以先贮存于脂肪组织中，口服一次作用一般可维持7～10天。药物经过肝代谢，经肾脏排泄。

【生理及药理作用】

1. 对未成年女性　雌激素能促使女性第二性征和性器官的发育成熟，促进子宫发育、乳腺增生、脂肪分布变化等。

2. 对成年女性　除保持女性第二性征外，在黄体酮的协同作用下，可使子宫内膜增殖变厚，使子宫内膜继续增殖增厚进入分泌期，形成月经周期，也可以提高子宫平滑肌对缩宫素的敏感性。与此同时使阴道上皮不断增生，浅表层细胞发生角质化。

3. 较大剂量时 作用于下丘脑－垂体系统，反馈性抑制促性腺激素释放激素的分泌，从而表现出抑制排卵的作用，通过在乳腺水平干扰催乳素的作用，而抑制乳汁的分泌。此外还具有对抗雄性激素的作用。

4. 其他 可引起轻度钠、水潴留，引发高血压；能增加骨骼钙的沉积，加速骨髓闭合，促进青春期生长发育，并能预防围绝经期妇女骨质疏松、骨折等。

【临床应用】

1. 围绝经期综合征 由于更年期妇女的卵巢功能逐渐降低，雌激素分泌量较以前大大减少，垂体促性腺激素分泌却增多，因而会造成内分泌平衡失调。雌激素替代疗法可抑制垂体促性腺激素的分泌，恢复内分泌平衡，从而使各种症状减轻，并能防止由雌激素水平降低而引起的多种病理性改变。另外也可用于围绝经期妇女和老年性骨质疏松症的治疗，局部用药可用于老年性阴道炎及女性阴道干枯等症。

2. 卵巢功能不全和闭经 雌激素替代内源性激素，可促进第二性征、外生殖器和子宫的发育，用于原发性或继发性卵巢功能低下患者。与孕激素类合用，可治疗闭经，产生人工月经周期。

3. 功能性子宫出血 雌激素可以促进子宫内膜增生，修复出血创面，治疗功能性子宫出血。

4. 乳房胀痛 部分停止哺乳的妇女，如乳汁继续分泌，可发生乳房胀痛，大剂量使用雌激素可抑制乳汁分泌，减轻乳房胀痛。

5. 晚期乳腺癌 可用于绝经五年以上的乳腺癌患者，用雌激素治疗，使乳腺癌的缓解率达40%左右。但要注意绝经期以前的患者可能促进肿瘤的生长加快，故禁用。

6. 前列腺癌 大剂量雌激素类可其抑制垂体促性腺激素的分泌，使睾丸萎缩，抑制雄激素的产生，与抗雄激素合用，可使症状改善，肿瘤病灶逐渐退化。

7. 痤疮 青春期痤疮是由于雄激素分泌过多所致，故可用雌激素类药物来治疗。

8. 避孕 详见本章第五节。

知识拓展

女性围绝经期综合征

女性围绝经期又称更年期，是指妇女从生育期到老年期的一段时间，是从卵巢功能开始衰退到完全停止的阶段。围绕着绝经表现的一系列症状统称为围绝经期综合征。典型的症状有：①神经心理症状，如记忆力减退、乏力、失眠、情绪不稳等；②血管舒缩症状，如阵发性潮红、出汗、头晕；③关节肌肉痛，如关节和腰背痛。此外，还有骨质疏松、性欲减退、阴道干燥，皮肤干燥、瘙痒、弹性减退、光泽消失、皱纹增多，眼睛干涩，浮肿，脱发等，绝经后妇女易发生动脉粥样硬化、心肌缺血、心肌梗死、高血压和脑出血。

【不良反应及用药注意】

1. 胃肠道反应 常见恶心、食欲不振，以早晨及口服药物时多见。给药时应从小剂量开始，逐渐增加剂量可减轻反应。

2. 子宫出血 长期大量应用可引起子宫内膜过度增生，引起子宫出血，故有子宫内膜炎、子宫出血倾向者慎用。

3. 肝损害 本品主要在肝灭活，并可能引起胆汁郁积性黄疸的产生，故肝功能不良者慎用。

4. 钠水潴留 长期应用，可引起钠水潴留，导致水肿，故高血压、心衰者慎用。

二、抗雌激素类药

本类药物能与雌激素受体结合，发挥竞争性拮抗雌激素的作用，常用药物有氯米芬（clomi-phene）、雷洛昔芬（raloxifene）、他莫昔芬（tamoxifen）等。

氯米芬
clomiphene

氯米芬为三苯乙烯的衍生物，与己烯雌酚的化学结构相似。药物有中等程度的抗雌激素作用，较弱的拟雌激素样的作用，可阻断下丘脑的雌激素受体，从而消除雌二醇的负反馈性抑制，促进垂体前叶分泌促性腺激素，增加排卵。临床用于月经紊乱、闭经、无排卵型不育症、乳房纤维囊性疾病、晚期乳腺癌的治疗。连续服用大剂量可引起卵巢肥大，故卵巢囊肿患者禁用。

第二节　孕激素类与抗孕激素类药

一、孕激素类药

孕激素主要由卵巢黄体分泌，妊娠 3~4 个月后，黄体逐渐萎缩，而由胎盘分泌孕激素直至分娩。自黄体分离的天然孕激素含量很低，被称为黄体酮（progesterone，孕酮）。临床应用的是其人工合成品及其衍生物，包括有 17a - 羟孕酮类，如甲羟孕酮、甲地孕酮、氯地孕酮、次甲氯地孕酮、己羟孕酮。19 - 去甲基睾酮类，如炔诺酮、18 - 甲基炔诺酮、地索高诺酮、双烯高诺酮、庚炔诺酮。

【体内过程】　黄体酮口服易被破坏，效果较差，故采用注射给药。人工合成的炔诺酮、甲地孕酮等作用较强，可以口服给药，是避孕药的主要成分。

【生理及药理作用】

1. 生殖系统　①在月经后期，在雌性激素作用的基础上，使子宫内膜继续增厚、充血、腺体增生，子宫内膜由增殖期转为分泌期，提供环境，有利于孕卵的着床和胚胎发育；②选择性地与缩宫素受体结合，抑制子宫收缩，可起到保胎作用，防止流产；③大剂量可反馈性抑制垂体前叶黄体生成素的分泌，从而抑制卵巢的排卵过程。

2. 促进排乳　协同雌激素，促使乳腺腺泡发育，促进排乳，为哺乳做准备。

3. 利尿　有竞争性对抗醛固酮作用，从而促进 Na^+ 和 Cl^- 的排泄并利尿。

4. 升温作用　有轻度升高体温作用，使月经周期中黄体相基础体温较高。

【临床应用】

1. 功能性子宫出血　因黄体功能不足所导致的子宫内膜不规则的成熟与脱落，会引起子宫持续性出血，应用孕激素类可使子宫内膜协调一致地转为分泌期，防止子宫内膜的不正常脱落，从而维持正常的月经周期。

2. 痛经和子宫内膜异位症　可通过抑制排卵，减轻子宫痉挛性收缩从而发挥止痛作用，也可使异位的子宫内膜逐渐退化。与雌激素制剂合用，疗效更好。

3. 先兆流产与习惯性流产　孕激素类可以安胎，用于黄体功能不足所致的先兆流产与习惯性流产。

4. 子宫内膜腺癌、前列腺增生、前列腺癌

5. 避孕　详见本章第五节。

【不良反应及用药注意】不良反应较少，偶见头晕、恶心、乳房胀痛等。长期应用可引起子宫内膜萎缩、月经量减少、闭经或诱发阴道真菌感染。用于安胎时注意，黄体酮有时也可能引起生殖器畸形，而 19 - 去甲睾酮类具有雄性激素样作用，可使女性胎儿男性化，不宜采用。

【药物相互作用】孕酮类化合物可降低促皮质激素和氢化可的松的血药浓度。苯巴比妥可加速孕酮类化合物灭活，从而降低其作用。酮康唑可减慢黄体酮在体内的代谢，增加本药的生物利用度。进食时口服本类药物，可提高本药的生物利用度。

二、抗孕激素类药

抗孕激素类药物干扰孕酮的合成和代谢，主要包括：①孕酮受体阻断药，如米非司酮（mifepristone）；②3β - 羟甾脱氢酶抑制剂，如曲洛司坦（trilostane）。

米非司酮
mifepristone

米非司酮为孕激素受体阻断剂，几乎无孕激素样内在活性。米非司酮不仅同时具有抗孕激素和抗皮质激素的活性，而且还具有较弱的雄性激素样活性（见第二十七章）。

第三节　雄激素类与抗雄激素类药

一、雄激素类药

天然雄激素主要是睾丸间质细胞分泌的睾酮（testosterone，睾丸素）。肾上腺皮质、卵巢、胎盘也可分泌少量的睾酮。临床常用的药物为人工合成品如甲睾酮（methyltestosterone）、丙酸睾酮（testosterone propionate）和苯乙酸睾酮（testosteronephenylacetate）。

【体内过程】睾酮口服易吸收，但在肝被迅速破坏，口服无效。片剂可植于皮下，吸收缓慢，可延长作用时间，可长达 6 周。甲睾酮、丙酸睾酮可溶于油液中肌内注射，吸收缓慢，持续时间也较长，如丙酸睾酮一次肌内注射可维持 2~4 天。

【生理及药理作用】

1. 生殖系统　促进男性第二性征和生殖器官的发育。大剂量可抑制垂体前叶分泌促性腺激素，可减少女性雌激素的分泌，有抗雌激素作用。

2. 同化作用　能显著地促进蛋白质合成，这称为同化作用。可使肌肉增长，体重增加，降低氮质血症，同时出现水、钠、钙、磷潴留的现象。

3. 骨髓造血功能　在骨髓功能低下时，大剂量雄激素可通过促进肾脏分泌促红细胞生成素，而直接刺激骨髓造血功能，使红细胞数量增加。

【临床应用】

1. 睾丸功能不全　雄激素可用作替代疗法，用于睾丸功能不全、男性功能低下，如无睾症、类无睾症。

2. 功能性子宫出血　雄激素具有抗雌激素作用，使子宫平滑肌及其血管收缩，子宫内膜萎缩，而产生止血作用。对严重出血的病例，可用己烯雌酚、黄体酮、丙酸睾酮三种混合物进行注射，产生止血作用。停药后可出现撤退性出血。

3. 晚期乳腺癌　雄激素具有抗雌激素作用，通过抑制垂体促性腺激素的分泌，减少卵巢对雌激素的分泌。对晚期乳腺癌或乳腺癌转移患者，可使部分患者得到缓解。

4. 再生障碍性贫血及其他贫血　大剂量雄激素可刺激骨髓造血，用丙酸睾酮或甲睾酮可使骨髓功能改善。

【不良反应及用药注意】女性患者长期应用，可能引起男性化的趋势，如多毛、声音变粗、乳腺退化、闭经、性欲改变等，应立即停药。多数雄激素均能干扰胆管的排泄功能，引起胆汁郁积性黄疸，肝胆功能障碍时，则应停药。

【禁忌证】肾炎、肾病综合征、肝功能不良、高血压、心力衰竭患者应慎用，妊娠期妇女及前列腺癌患者应禁用。

【药物相互作用】

1. 与肾上腺皮质激素，尤其是盐皮质激素合用时，可增加水肿的危险性。合用促皮质素或糖皮质激素，可加速痤疮的产生。

2. 与口服降糖药和胰岛素合用时，因雄激素可使血糖下降，故密切注意低血糖的发生，必要时应调整降糖药物的用量。

3. 与巴比妥类药物合用，可使本药代谢加快，疗效降低。

4. 与具有肝毒性的药物合用时，可加重对肝脏的损害，尤其是长期应用及原来有肝病的患者。

二、同化激素类药

雄性激素虽有较强的同化作用，但用于女性，常可出现雄激素样的作用，出现女性男性化的表现，从而限制了它的临床应用。因此，临床合成了有同化作用，而雄激素样作用较弱的睾酮的衍生物，即同化激素（anabolic steroids），如苯丙酸诺龙（nandrolone phenylpropionate）、美雄酮（metandienone）、司坦唑醇（stanozolol）等。

本类药物主要用于蛋白质吸收不良，蛋白质分解亢进或蛋白质消耗过多等情况，如营养不良、老年骨质疏松、严重烧伤、手术后慢性消耗性疾病、肿瘤恶液质等患者。服药同时应增加食物中的蛋白质成分的摄入。

长期应用可引起水钠潴留、女性男性化现象，偶见胆汁郁积性黄疸。肾炎、心力衰竭、肝功能不良者慎用，妊娠期妇女、前列腺癌患者禁用。

知识链接

滥用同化激素的危害

运动员应用同化激素至今已有多年的历史，有些运动员认为同化激素的应用可提高他们的比赛成绩。但研究表明，长期应用同化激素可能引起肝功能异常，甚至会产生肝肿瘤等严重肝病变；还可能出现性欲亢进、食欲增加、肌肉痉挛等不良反应。2022 年《世界反兴奋剂条例国际标准禁用清单》中将蛋白同化制剂列为赛内和赛外禁用或限用的物质。

药师应该遵守相关蛋白同化制剂肽类激素管理制度，具有社会责任感和法制意识，依法执业，保障安全合理用药。

三、抗雄激素类药

抗雄激素类药物指能够对抗雄激素生理效应的药物，包括雄激素合成抑制剂和雄激素受体阻断剂等。

环丙孕酮
cyproterone

环丙孕酮具有较强的孕激素样作用，可反馈抑制下丘脑－垂体系统，降低血浆中的促卵泡素（follicle stimulating hormone，FSH）和黄体生成素（luteinizing hormone，LH）水平，从而降低睾酮的分泌水平。另外，环丙孕酮阻断雄激素受体，从而抑制内源性雄激素的药理作用。

临床上用于治疗男性严重性功能亢进；其他药物无效的前列腺癌；与雌激素合用治疗女性严重痤疮和特发性多毛症；与炔雌醇组成复方避孕片用于避孕；显著降低围绝经期女性心血管不良事件的发生率。因本药抑制性功能和性发育，故禁用于未成年人。本药可影响肝功能、糖代谢、血象和肾上腺皮质的功能，故用药期间需严密观察。

非那雄胺
finasteride

非那雄胺可减少睾酮转化为二氢睾酮，还可降低雄激素的作用，临床上应用治疗前列腺增生。

第四节　促性腺激素类药

促性腺激素类药物多从妊娠期妇女、绝经期妇女尿液中提取，具有促进卵泡生成、成熟和排卵作用，同时也能促进和维持黄体的功能。常用药物有绒促性素（chorionicgonadotropin，CG）、尿促性素（human menopausal gonadotropin，hMG）和尿促卵泡素（urofollitropin）等。用于不孕症、功能性子宫出血、流产、隐睾症和男性性腺功能减退症等。

戈那瑞林
gonadorelin

戈那瑞林对于女性可促进雌激素的分泌，有助于卵泡发育和成熟；对于男性可促进雄激素的分泌，有助于精子的产生。临床上主要作为促排卵药，治疗下丘脑性闭经所致不育、原发性卵巢功能不足，亦可用于男性性器官发育不全、小儿隐睾症等。

第五节　抗生育药

生殖是个很复杂的生理过程，包括精子和卵子的形成、成熟、排卵、受精、着床和胚胎发育等多个环节。避孕药可通过干扰生殖过程中的某个或多个环节，达到避孕或终止妊娠的目的。按其抗生育的作用不同分为三类：①主要抑制排卵的药物，多为雌激素和孕激素组成的复方制剂；②主要阻碍受精的药物，如低剂量孕激素、外用杀精子剂及绝育药等；③主要干扰孕卵着床的药物，如较大剂量孕激素及其他事后避孕药。上述避孕药按其应用方法的不同，可分为口服避孕药、注射用避孕药、外用避孕药和皮下埋植避孕药；如按其起效和持续时间，则可分为速效避孕药和短效避孕药。应用避孕药物达到抗生育的目的。

一、主要抑制排卵的避孕药

目前应用的女性避孕药均以此类为主，它们由不同类型的雌激素和孕激素类组成的复方制剂，停药后生殖能力恢复。

【药理作用】

1. 抑制排卵　大剂量的雌激素进入体内后，可通过负反馈机制，抑制下丘脑促性腺激素释放激素的释放，从而减少垂体前叶促卵泡素的分泌，使卵泡的生长成熟过程受到抑制，同时孕激素又能抑制黄体生成素释放，两者协同而抑制排卵。按规定用药避孕，效果可达 99% 以上，停药后，促卵泡素和黄体生成素的释放正常，卵巢排卵功能可以很快恢复。

2. 其他　此类药物还可干扰生殖过程的其他环节，如可使子宫内膜的正常增殖增生受到抑制，子宫内膜萎缩，而使受精卵的着床受阻；还能影响子宫和输卵管的正常活动，改变受精卵在输卵管的运行速度，以致受精卵不能及时到达子宫；另外可使宫颈黏液变得更加黏稠，使精子不易进入子宫腔等。

【药物分类及用法】

1. 短效口服避孕药　如复方炔诺酮片、复方甲地孕酮片、复方炔诺孕酮片等。从月经周期第 5 天起，每晚服药一片，连服 22 天，不能间断。一般于停药后 2~4 天就可以发生撤退性出血，形成人工月经周期。下次服药仍从月经来潮第 5 天开始。如停药 7 天仍未来月经，则应立即开始服下一周期的药物。偶尔漏服时，应于 24 小时内补服一片。

2. 长效口服避孕药　如复方炔诺孕酮乙片、复方氯地孕酮片、复方次甲氯地孕酮片。每月服一次，服法是从月经周期第 5 天服一片，第一次和第二次间隔 20 天，即第 25 天服第二片，以后每月或每隔 28 天服一片。

3. 长效注射避孕药　常用的药物有复方己酸孕酮注射液、复方甲地孕酮注射液。第一次给药于月经周期的第 5 天，深部肌内注射 2 支，以后每隔 28 天或于每次月经周期的第 11~12 天注射一次，每次 1 支。注射后一般于给药后 14 天左右月经来潮。若发生闭经，仍应按期给药，不能间断。

4. 埋植剂　以己内酯小管（约 2mm×30mm）装入炔诺孕酮 70mg，形成棒状物，植入臂内侧或左肩胛部皮下。

【不良反应及用药注意】

1. 类早孕反应　用药初期，少数可出现较轻微的类早孕反应，如恶心、呕吐、乳房胀痛等。一般无须做特殊处理，坚持用药 2~3 个月后即可减轻或消失。

2. 子宫不规则出血　较常见于用药后最初几个周期中，如出现不规则出血，可加服炔雌醇。

3. 闭经　原月经不正常者较易发生。如连续两个月闭经，应停药。

4. 乳汁减少　可使少数哺乳妇女乳汁减少，尤其以长效口服避孕药较常见，可通过乳汁影响乳儿，使其乳房肿大。

5. 凝血功能亢进　本类药物可出现凝血功能亢进，引发血栓性静脉炎、肺栓塞或脑血管栓塞等。

6. 其他　较常出现痤疮、皮肤色素沉着等，个别人可能出现血压升高。

【药物相互作用】利福平、氨苄西林、苯巴比妥、苯妥英钠、对乙酰氨基酚等可加速炔诺酮的代谢，导致避孕失败、突破性出血发生率增高，应予注意。氨苄西林、四环素可降低左炔诺孕酮避孕效果。

二、主要阻碍受精的避孕药

本类药物为单一孕激素避孕药，如炔诺酮、甲羟孕酮、左炔诺孕酮、炔诺孕酮等。口服小剂量孕激素后，抑制宫颈黏液的分泌，使宫颈黏液量减少，黏稠度增加，不利于精子穿透，达到阻碍受精的效果。该药避孕效果较雌激素和孕激素的复方制剂差，且不规则出血的发生率较高，现已少用。

三、主要干扰孕卵着床的避孕药

此类药物使子宫内膜发生各种功能和形态变化，使受精卵不利于着床，也称探亲避孕药。常用的为炔诺酮片、甲地孕酮、双炔失碳酯片。

本类药物主要优点是其不受月经周期的限制，使用灵活方便，在排卵前期、排卵期或排卵后服用，都可影响孕卵着床。一般于同居当晚或事后服用，作为紧急避孕措施。这类避孕药适于两地分居的夫妇短期探亲时服用，故称探亲避孕药。用法为同居后立即或当天服用一片，次日加服一片，此后每晚服一片，至少连服 10 ~ 14 天，如果需要，可以接着改服短效口服避孕药。

四、主要影响精子的避孕药

棉酚
gossypol

棉酚是棉花的根、茎、种子中含有的一种黄色酚类物质。临床应用的制剂有乙酸棉酚、普通棉酚、甲酸棉酚等。棉酚作用于睾丸细精管的生精上皮，使精子数量减少，直至完全无精子生成，停药后可逐渐恢复。不良反应有胃肠道刺激症状、肝功能改变等，但因为棉酚可引起不可逆性精子生成障碍，从而限制了棉酚作为常规避孕药的使用。

孟苯醇醚、烷苯醇醚
menfegol；alfenoxynol

孟苯醇醚和烷苯醇醚一般制成胶冻、片剂或栓剂等，具有较强杀精作用，由阴道给药，通过杀精或使精子灭活，达到避孕目的。有少数妇女对外用避孕药膜有过敏反应。在使用时外阴局部有瘙痒、烧灼感、红肿等不良反应，应注意停止使用。

岗赛证聚焦

1. 雌二醇、甲羟孕酮甲睾酮的药理作用、临床应用及其不良反应。
2. 复方炔诺酮片和复方甲地孕酮片的临床应用。
3. 双炔失碳酯的临床应用。
4. 米非司酮的临床应用。
5. 同化激素的临床应用。

目标检测

答案解析

一、最佳选择题（每题备选项中只有一个最佳答案）

1. 大剂量孕激素避孕的主要机制是（ ）

    A. 抑制排卵   B. 抗着床功能   C. 促进子宫收缩

    D. 影响胎盘成熟   D. 杀灭精子

2. 可用于治疗再生障碍性贫血的药物是（ ）

    A. 雌二醇   B. 甲睾酮   C. 苯丙酸诺龙

    D. 氯米芬   E. 黄体酮

3. 属于同化激素类的药物有（　　）

    A. 苯丙酸诺龙　　　　　　B. 泼尼松龙　　　　　　C. 胰岛素

    D. 肾上腺皮质激素　　　　E. 甲状腺激素

4. 用于治疗各种消耗性疾病的药物有（　　）

    A. 雌激素类　　　　　　　B. 雄激素类　　　　　　C. 孕激素类

    D. 西地那非　　　　　　　E. 以上都可以

5. 术后恢复期间，为增加蛋白质吸收，可选用（　　）

    A. 炔诺酮　　　　　　　　B. 苯丙酸诺龙　　　　　C. 黄体酮

    D. 泼尼松龙　　　　　　　E. 雌二醇

二、配伍选择题（每组若干题，每组题均对应同一组备选项，每题只有一个正确答案。每个备选项可重复选用，也可不选用）

[6 ~ 10]

    A. 米非司酮　　　　　　　B. 甲羟孕酮　　　　　　C. 西地那非

    D. 雌二醇　　　　　　　　E. 氯米芬

6. 可用于先兆流产保胎的药物是（　　）

7. 可用于抗早孕的药物是（　　）

8. 可用于治疗前列腺癌的药物是（　　）

9. 可用于治疗男性性功能障碍药物是（　　）

10. 有对抗雌激素作用的药物是（　　）

[11 ~ 15]

    A. 甲睾酮　　　　　　　　B. 雌二醇　　　　　　　C. 甲羟孕酮

    D. 米非司酮　　　　　　　E. 苯丙酸诺龙

11. 可用于早期终止妊娠的药物是（　　）

12. 可用于缓解绝经期综合征的药物是（　　）

13. 可缓解停止授乳的女性乳房胀痛的药物是（　　）

14. 可用于子宫内膜异位症的药物是（　　）

15. 可用于手术后慢性消耗性疾病的药物是（　　）

三、多项选择题（每题的备选项中有两个或两个以上正确答案）

16. 性激素包括下列哪些激素（　　）

    A. 雌激素　　　　　　　　B. 雄激素　　　　　　　C. 孕激素

    D. 米非司酮　　　　　　　E. 西地那非

17. 雌二醇的临床应用包括（　　）

    A. 绝经期综合征　　　　　B. 卵巢功能不全　　　　C. 功能性子宫出血

    D. 乳房胀痛　　　　　　　E. 晚期乳腺癌

18. 孕激素的临床应用包括（　　）

    A. 功能性子宫出血　　　　B. 子宫内膜异位症　　　C. 先兆流产

    D. 痛经　　　　　　　　　E. 晚期乳腺癌

19. 下列属于雄激素类药是（　　）

    A. 甲睾酮　　　　　　　　B. 丙酸睾酮　　　　　　C. 苯乙酸睾酮

    D. 米非司酮　　　　　　　E. 西地那非

20. 下列属于同化激素类药是（　　）

    A. 苯丙酸诺龙　　　　　B. 美雄酮　　　　　　　C. 司坦唑醇

    D. 他莫昔芬　　　　　　E. 甲羟孕酮

四、思考题

21. 简述雌激素类药物的临床应用有哪些？

22. 简述常用的女用避孕药的分类。

23. 用药分析：患者，女，38 岁，结婚 8 年育有一子，一直服用长效避孕药进行避孕，因最近精神紧张，常常失眠，自行服用苯巴比妥安眠。

    问题：这种合用药物的方法是否正确？为什么？

（陈淑瑜）

书网融合……

重点小结　　　　　　微课　　　　　　习题

第三十三章 抗微生物药概论

学习目标

知识目标：通过本章的学习，学会抗微生物药物常用术语；识记抗菌药物作用机制、细菌耐药性及产生耐药性的机制，抗菌药物临床应用的基本原则。

能力目标：学会分析、解释抗菌药物的作用机制、细菌耐药性产生的原因；具备提供抗菌药物用药指导、用药咨询服务的能力。

素质目标：提高合理用药、安全用药意识，树立勤于思考、刻苦钻研、勇于探索的学习精神。

情境导入

情境：患者，男，72岁。因"慢性阻塞性肺疾病急性加重、呼吸衰竭"入住重症监护室治疗。予气管插管机械通气治疗，同时应用头孢他啶＋左氧氟沙星抗感染、祛痰、扩张支气管等治疗，症状改善。1周后患者出现发热，体温38.0℃，咳嗽增多，痰量较前增加且脓性，血压不能维持。诊断：①感染性休克；②呼吸机相关肺炎；③慢性阻塞性肺病急性加重期；④呼吸衰竭。

思考：上述患者给予亚胺培南/西司他丁联合万古霉素治疗是否合理，为什么？

化学治疗（chemotherapy）是应用化学药物对病原体和肿瘤细胞所致疾病进行预防或治疗，简称化疗。用于治疗病原微生物、寄生虫及肿瘤细胞所致疾病的药物称为化学治疗药物，包括抗病原微生物药、抗寄生虫药和抗肿瘤药。

抗微生物药物是一类能抑制或杀灭病原微生物（包括细菌、立克次体、衣原体、支原体等）的药物，是防治感染性疾病的一类重要药物。应用抗微生物药物时，要注意机体、抗微生物药物与病原体三者之间的关系（图33-1）。理想的抗微生物药物应具备干扰细菌的重要功能而又不影响宿主细胞的特性。因此，抗微生物药物应以细菌所特有的结构

图33-1 抗微生物药、机体及病原体三者之间的相互关系

或功能作为药物作用的靶点，既要发挥抗微生物药物抑制或杀灭病原微生物的作用，又要充分发挥机体的免疫力和防御能力，防止细菌耐药性的产生，尽量降低药物的不良反应。

第一节 常用术语

1. 抗菌谱（antibacterial spectrum） 指抗菌药抑制或杀灭病原微生物的范围，是临床选择用药的重要依据。作用范围小，只作用于某一菌种或某一菌属的药物称为窄谱抗菌药，如异烟肼仅对结核分枝杆菌有效；作用范围广，对多数细菌，甚至包括衣原体、支原体等病原体均有抑制或杀灭作用的药物，称为广谱抗菌药，如四环素、氯霉素等。

2. 抗菌活性（antibacterial activity） 是药物抑制或杀灭病原微生物的能力。通常用最低抑菌浓

度和最低杀菌浓度来表示。

3. 最低抑菌浓度（minimal inhibitory concentration，MIC）　指在体外试验中，药物能够抑制培养基内细菌生长的最低浓度。

4. 最低杀菌浓度（minimal bactericidal concentration，MBC）　指在体外试验中，药物能够杀灭培养基内细菌的最低浓度。

5. 抑菌药（bacteriostatic）　仅能抑制病原微生物生长繁殖，而无杀灭作用的药物称为抑菌药，如四环素类、磺胺类。

6. 杀菌药（bactericide）　既能抑制病原微生物生长繁殖，又具有杀灭作用的药物称为杀菌药，如青霉素类、头孢菌素类。

7. 化疗指数（chemotherapeutic index）　一般以化疗药物的半数致死量（LD_{50}）与治疗感染动物的半数有效量（ED_{50}）的比值（LD_{50}/ED_{50}）或 5% 致死量（LD_5）与 95% 有效量（ED_{95}）的比值（LD_5/ED_{95}）来表示，是评价化疗药物临床应用价值和安全性的重要参数。通常情况下，化疗指数愈大，表明药物的毒性愈小、疗效愈大。但化疗指数高者并不是绝对安全，如青霉素几乎无毒性，但可引起过敏性休克，甚至死亡。

8. 二重感染（superinfection）　是指长期使用广谱抗生素后，体内敏感菌受抑制，破坏了体内正常菌群的共生平衡状态，不敏感菌乘机生长繁殖，形成了新的感染，也称菌群失调症。

9. 抗菌后效应（post - antihioticeffect，PAE）　又称抗生素后效应，是指细菌与抗菌药物短暂接触，当血药浓度低于最低抑菌浓度或消除后，细菌的生长繁殖仍受到持续抑制的现象。一般而言，PAE 时间越长，其抗菌活性越强，PAE 是评价抗菌药物活性的重要指标之一。各种抗菌药物均有不同程度的 PAE，PAE 长的药物可延长给药间隔时间，且疗效不减。如氨基糖苷类一天给药一次的疗法与每天分次给药效果相当，不良反应下降。

第二节　抗菌药物的作用机制

　　抗菌药物通过破坏病原微生物结构的完整性，或者干扰其生理生化功能，从而达到抑制和杀灭病原微生物的作用。根据病原微生物结构或代谢特征，抗菌药物作用靶部位的不同，其抗菌作用机制（图 33 - 2）可分为以下几种。

图 33 - 2　抗菌药物主要作用机制示意图

1. 抑制细菌细胞壁的合成　细菌的细胞膜外有一层坚韧的细胞壁，维持细菌正常结构与功能。

细胞壁主要成分是肽聚糖（peptidoglycan，黏肽）。青霉素类、头孢菌素类、磷霉素、环丝氨酸、万古霉素、杆菌肽等，作用于细胞壁合成的不同阶段，抑制细菌细胞壁的合成。

2. 抑制细菌蛋白质合成　抗菌药物对细菌的核蛋白体有高度的选择性，不影响哺乳类动物的蛋白质合成。大环内酯类、林可霉素类、四环素类、氯霉素及氨基糖苷类等通过抑制细菌蛋白质合成的不同环节而发挥抑菌或杀菌作用。

3. 影响细菌叶酸代谢　细菌不能利用环境中的叶酸，必须自身合成叶酸供菌体使用。磺胺类抗菌药抑制二氢叶酸合成酶，甲氧苄啶抑制二氢叶酸还原酶，分别干扰叶酸代谢的不同环节，抑制细菌生长繁殖。

4. 影响细菌核酸代谢　喹诺酮类药物抑制 DNA 回旋酶及拓扑异构酶Ⅳ，阻碍敏感菌的 DNA 复制而产生杀菌作用。利福平抑制细菌 DNA 依赖的 RNA 多聚酶，阻碍 mRNA 的合成产生杀菌作用。

5. 影响细菌胞浆膜通透性　细菌胞浆膜是由类脂质和蛋白质分子构成的一种半透膜，具有渗透屏障和运输物质的功能。多黏菌素类、多烯类抗真菌药、咪唑类抗真菌药能选择性与病原体胞浆膜中特定的物质结合，使胞浆膜通透性增加，体内重要营养物质漏出导致病原体死亡。

第三节　细菌的耐药性及耐药机制

一、细菌耐药性

细菌耐药性（resistance，抗药性）是指细菌与药物多次接触后，细菌对药物的敏感性下降甚至消失，导致药物对耐药菌的疗效降低或无效。耐药性是抗菌药物临床应用中遇到的一个相当棘手问题。对药物产生耐药的病原菌称为耐药菌。有些耐药菌可同时对几种作用机制不同的抗菌药产生耐药，称为多药耐药性。有些耐药菌对一种抗菌药产生耐药以后，对其他作用机制类似的抗菌药也产生耐药，称为交叉耐药性。

二、耐药机制

1. 产生灭活酶　耐药细菌通过产生各种灭活酶来破坏抗生素或使之失去抗菌作用，灭活酶主要有：①水解酶，如对 β–内酰胺类抗生素耐药菌株（如耐药的金黄色葡萄球菌），主要是由于产生了 β–内酰胺酶，使抗生素的 β–内酰胺环裂解而失去抗菌活性；红霉素酯化酶可水解红霉素结构中的内酯环而使之失去抗菌活性。②钝化酶，如乙酰转移酶、磷酸转移酶、核苷转移酶等，细菌对氨基糖苷类药物耐药的最重要原因是产生氨基糖苷类钝化酶；氯霉素乙酰转移酶，能使氯霉素转化为无抗菌活性的代谢物。

2. 改变细菌外膜通透性　由于细菌细胞膜通透性的改变，使药物难以进入菌体内发挥效能。如革兰阴性菌细胞壁黏肽层外存在的类脂双层组成的外膜，能阻碍抗菌药进入菌体内。

3. 抗菌药物作用靶位的改变　细菌通过靶位的改变，使抗生素失去作用点，从而不易发挥作用，如细菌可通过降低体内二氢叶酸合成酶与磺胺药的亲和力而对磺胺药产生耐药性。

4. 产生代谢拮抗物　细菌通过增加代谢拮抗物使抗菌药物失效。对磺胺类耐药的菌株，可直接利用外源性叶酸或者产生较多的磺胺药拮抗物 PABA 而对磺胺药产生耐药。

世界提高抗微生物药物认识周

抗微生物药物耐药性是全球公共健康领域面临的重大挑战，也是各国政府和社会广泛关注的世界性问题。2015 年 11 月，世界卫生组织发起首个"世界提高抗生素认识周"，活动的主题是"慎重对待抗生素"。2020 年 5 月，世界卫生组织、联合国粮食及农业组织和世界动物卫生组织召开会议，将"抗菌药物"名称改为"抗微生物药物"；将每年 11 月第三周定为"世界提高抗微生物药物认识周"。其目的是提高公众对细菌耐药的认识，倡议抗菌药物的合理使用，以避免细菌耐药的蔓延。

作为医药类专业学生，要从自身做起，不滥用抗微生物药物，积极向公众宣传抗微生物药物合理使用知识，提高公众对耐药危机的认识，为遏制微生物耐药贡献自己的一份力量。

第四节　抗菌药物的合理应用

一、抗菌药物临床应用的基本原则

在抗菌药物治愈并挽救了许多患者生命的同时，也出现了由于抗菌药物不合理应用导致的不良后果，如不良反应的增多、细菌耐药性的增长以及治疗的失败等，给患者健康乃至生命造成重大影响。正确合理应用抗菌药物是提高疗效、降低不良反应发生率以及减少或减缓细菌耐药性发生的关键。

（一）抗菌药物治疗性应用的基本原则

1. 严格掌握用药指征　根据患者的症状、体征及血、尿常规等实验室检查或者放射、超声等影像学结果，初步诊断为细菌性感染者或经病原学检查确诊为细菌感染者方有指征应用抗菌药物；由真菌、结核分枝杆菌、非结核分枝杆菌、支原体、衣原体、螺旋体、立克次体及部分原虫等病原微生物所致的感染亦有指征应用抗菌药物。缺乏细菌及上述病原微生物感染的证据，诊断不能成立者，以及病毒感染者，均无指征应用抗菌药物。

2. 重视病原学检查　抗菌药物品种的选用，原则上应根据细菌药物敏感试验（以下简称药敏）的结果而定。因此有条件的医疗机构，对临床诊断为细菌性感染的患者应在开始抗菌治疗前，及时留取相应合格标本送病原学检测，以尽早明确病原菌和药敏结果，并据此调整抗菌药物治疗方案。对于临床诊断为细菌性感染的患者，在未获知细菌培养及药敏结果前，可根据患者的发病情况、发病场所、原发病灶、基础疾病等推断最可能的病原菌，并结合当地细菌耐药状况先给予抗菌药物经验治疗，获知细菌培养及药敏结果后，对疗效不佳的患者调整给药方案。

3. 合理制定抗菌药物治疗方案　根据病原菌、感染部位、感染严重程度和患者的生理、病理情况及各种抗菌药物的药效学和药动学特点，制订抗菌药物治疗方案，主要应遵循下列原则。

（1）品种选择　根据病原菌种类及药敏结果正确选用抗菌药物。

（2）给药剂量　一般按各种抗菌药物的治疗剂量范围给药。治疗重症感染（如败血症、感染性心内膜炎等）和抗菌药物不易达到的部位的感染（如中枢神经系统感染等），抗菌药物剂量宜较大（治疗剂量范围高限）；而治疗单纯性下尿路感染时，由于多数药物尿药浓度远高于血药浓度，则可应用较小剂量（治疗剂量范围低限）。

（3）给药途径　根据病情选择口服或者静脉注射。轻症感染可接受口服给药者应选用口服吸收完全的抗菌药物，不必采用静脉或肌内注射给药。重症感染、全身感染患者初始治疗应予静脉给药，以确保药效；病情好转能口服时应及早转为口服给药。

尽量避免局部应用抗菌药物。皮肤黏膜局部应用抗菌药物后，很少被吸收，在感染部位不能达到有效浓度，反易引起过敏反应或导致耐药菌产生，因此治疗全身性感染或脏器感染时应避免局部应用抗菌药物。抗菌药物的局部用药宜采用刺激性小、不易吸收、不易导致耐药性和不易致过敏反应的抗菌药物，青霉素类、头孢菌素类等易产生过敏反应的药物不可局部应用，氨基糖苷类等有耳毒性的药物不可局部滴耳。

（4）给药次数　为保证药物在体内能充分发挥药效，杀灭病原菌，应根据药动学和药效学相结合的原则给药。β-内酰胺类、红霉素、克林霉素等时间依赖性抗菌药物，应一日多次给药；氟喹诺酮类、氨基糖苷类等浓度依赖性抗菌药物可一日给药一次。

（5）用药疗程　抗菌药物疗程因感染不同而异，一般宜用至体温正常、症状消退后72~96小时，特殊情况特殊处理。但败血症、感染性心内膜炎、化脓性脑膜炎、伤寒、布鲁菌病、骨髓炎、溶血性链球菌咽炎和扁桃体炎、深部真菌病、结核病等则需较长的疗程方能彻底治愈，并防止复发。

（二）抗菌药物预防性应用的基本原则

抗菌药物预防性应用根据预防用药的目的而不同。

1. 内科预防用药　预防特定病原菌所致的或特定人群中可能发生的感染，如流行性脑脊髓膜炎流行时，给予利福平、环丙沙星（成人）、头孢曲松，用于托幼机构、学校中的密切接触者及患者家庭中的儿童预防。普通感冒、麻疹、水痘等病毒性疾病，昏迷、休克、中毒、心力衰竭、肿瘤、应用肾上腺皮质激素等患者，通常不宜常规预防性用药。

2. 外科手术预防用药　主要是预防手术部位感染，包括浅表切口感染、深部切口感染和手术所涉及的器官/腔隙感染，但不包括与手术无直接关系的、术后可能发生的其他部位感染。清洁手术通常不需预防用抗菌药物，除非手术范围大、时间长、污染机会增加，涉及重要脏器，植入异物，高龄或者免疫功能低下等有感染高危因素患者才需预防用药。清洁-污染手术或者污染手术需预防用药。抗菌药物的品种选择应根据手术切口类别、可能的污染菌种类及其对应抗菌药物敏感性、药物能否在手术部位达到有效浓度等综合考虑。选用的抗菌药物必须是疗效肯定、安全、使用方便及价格相对较低的品种。

（三）抗菌药物在特殊病理、生理状况患者中应用的基本原则

1. 肾功能减退患者抗菌药物的应用　许多抗菌药物在人体内主要经肾排出，某些抗菌药物具有肾毒性，肾功能减退的感染患者应用抗菌药物的原则如下（表33-1）。

表33-1　肾功能减退感染患者抗菌药物的应用

肾功能减退时的应用	抗菌药物			
按原治疗剂量应用	阿奇霉素	头孢哌酮	卡泊芬净	酮康唑
	多西环素	头孢曲松	米卡芬净	替硝唑
	米诺环素	莫西沙星	伏立康唑口服制	氯霉素
	克林霉素	利奈唑胺	伊曲康唑口服液	替加环素
轻、中度肾功能减退时按原治疗剂量，重度肾功能减退时减量应用	红霉素	美洛西林	氨苄西林舒巴坦	利福平
	克拉霉素	哌拉西林	阿莫西林克拉维酸	乙胺丁醇
	苯唑西林	环丙沙星	哌拉西林他唑巴坦	吡嗪酰胺
	氨苄西林	达托霉素	头孢哌酮舒巴坦	氟康唑
	阿莫西林	甲硝唑		

续表

肾功能减退时的应用	抗菌药物			
轻、中、重度肾功能	青霉素	头孢拉定	头孢噻肟	氨曲南
减退时均需减量应用	替卡西林	头孢呋辛	头孢吡肟	亚胺培南
	阿洛西林	头孢孟多	拉氧头孢	美罗培南
	头孢噻吩	头孢西丁	替卡西林克拉维酸	厄他培南
	头孢唑啉	头孢他啶	氧氟沙星	磺胺甲噁唑
	头孢氨苄	头孢唑肟	左氧氟沙星	甲氧苄啶
避免应用,确有指征	庆大霉素	卡那霉素	万古霉素	两性霉素 B
应用时调整给药方案 *	妥布霉素	依替米星	去甲万古霉素	伊曲康唑注射液
	奈替米星	链霉素	多黏菌素 B	伏立康唑注射液
	阿米卡星	替考拉宁	多黏菌素 E	
不宜应用	四环素	呋喃妥因	特比萘芬	

注:* 需进行血药浓度监测,或按内生肌酐清除率调整给药剂量或给药间期

（1）尽量避免使用肾毒性抗菌药物,确有应用指征时,严密监测肾功能情况。

（2）根据感染的严重程度、病原菌种类及药敏试验结果等选用无肾毒性或肾毒性低的抗菌药物。

（3）根据患者肾功能减退程度以及抗菌药物在人体内排出途径调整给药剂量及方法。

2. 肝功能减退患者抗菌药物的应用 肝功能减退时,抗菌药物的选用及剂量调整需要考虑肝功能减退对该类药物体内过程的影响程度,以及肝功能减退时该类药物及其代谢物发生毒性反应的可能。肝功能减退时抗菌药物的应用见表 33 - 2。

表 33 - 2 肝功能减退感染患者抗菌药物的应用

肝功能减退时的应用	抗菌药物			
按原治疗量应用	青霉素 G	庆大霉素	万古霉素	氧氟沙星
	头孢唑林	妥布霉素	去甲万古霉素	左氧氟沙星
	头孢他啶	阿米卡星	多黏菌素类	诺氟沙星
	达托霉素	其他氨基糖苷类	利奈唑胺	
严重肝病时减量慎用	哌拉西林	头孢噻吩	替加环素	伊曲康唑
	阿洛西林	头孢噻肟	甲硝唑	伏立康唑
	美洛西林	头孢曲松	环丙沙星	卡泊芬净
	羧苄西林	头孢哌酮	氟罗沙星	
肝病时减量慎用	克林霉素	红霉素	异烟肼 *	培氟沙星
	林可霉素			
肝病时避免应用	红霉素酯化物	两性霉素 B	酮康唑	磺胺药
	四环素类	特比萘芬	咪康唑	利福平
	氯霉素			

注:* 活动性肝病时避免应用

（1）主要由肝脏清除的药物,肝功能减退时清除明显减少,但并无明显毒性反应发生,肝病时仍可正常应用,但需谨慎,必要时减量给药,治疗过程中需严密监测肝功能。红霉素等大环内酯类（不包括酯化物）、林可霉素、克林霉素属此类。

（2）药物主要经肝脏或有相当量经肝脏清除或代谢,肝功能减退时清除减少,并可导致毒性反应的发生,肝功能减退患者应避免使用此类药物,氯霉素、利福平、红霉素酯化物等属此类。

（3）药物经肝、肾两途径清除，肝功能减退者药物清除减少，血药浓度升高，同时有肾功能减退的患者血药浓度升高尤为明显，但药物本身的毒性不大。严重肝病患者，尤其肝、肾功能同时减退的患者在使用此类药物时需减量应用。经肾、肝两途径排出的青霉素类、头孢菌素类均属此种情况。

（4）药物主要由肾排泄，肝功能减退者不需调整剂量。氨基糖苷类、糖肽类抗生素属此类。

3. 老年患者抗菌药物的应用　老年人组织器官呈生理性退行性变，免疫功能下降，一旦罹患感染，在应用抗菌药物时需注意以下事项。

（1）老年患者，尤其是高龄患者应按轻度肾功能减退情况减量给药，可用正常治疗量的 2/3 ~ 1/2。

（2）老年患者宜选用毒性低并具杀菌作用的抗菌药物，无用药禁忌者首选青霉素类、头孢菌素类等 β-内酰胺类抗菌药物。氨基糖苷类具有肾、耳毒性，应尽可能避免应用。万古霉素、去甲万古霉素、替考拉宁等药物应在有明确应用指征时慎用，必要时进行血药浓度监测，并据此调整剂量，使给药方案个体化，以达到用药安全、有效的目的。

4. 新生儿患者抗菌药物的应用　新生儿期肝、肾均未发育成熟，应避免应用毒性大的抗菌药物，包括主要经肾排泄的氨基糖苷类、万古霉素、去甲万古霉素等，以及主要经肝代谢的氯霉素。确有应用指征时，必须进行血药浓度监测，以确保治疗安全有效。

新生儿应用抗菌药物后可能发生的不良反应见表 33-3。

表 33-3　新生儿应用抗菌药物后可能发生的不良反应

分类	不良反应	发生机制
氯霉素	灰婴综合征	肝药酶不足，氯霉素代谢减少，肾排泄功能差，使血游离氯霉素浓度升高
磺胺药	脑性核黄疸	磺胺药替代胆红素与蛋白的结合位置
喹诺酮类	软骨损害（动物）	不明
四环素类	牙齿及骨骼发育不良，牙齿黄染	药物与钙络合沉积在牙齿和骨骼中
氨基糖苷类	肾、耳毒性	肾清除能力差，药物浓度个体差异大
万古霉素	肾、耳毒性	同氨基糖苷类
磺胺药及呋喃类	溶血性贫血	新生儿红细胞中缺乏葡萄糖-6-磷酸脱氢酶

5. 小儿患者抗菌药物的应用

（1）氨基糖苷类抗生素有明显的耳、肾毒性，小儿患者应尽量避免应用。

（2）万古霉素和去甲万古霉素也有一定肾毒性、耳毒性，小儿患者仅在有明确指征时方可选用。

（3）四环素类抗生素可导致牙齿黄染及牙釉质发育不良，不可用于 8 岁以下儿童。

（4）喹诺酮类抗菌药对骨骼发育可能产生不良影响，避免用于 18 岁以下未成年人。

6. 妊娠期和哺乳期患者抗菌药物的应用

（1）妊娠期患者　抗菌药物的应用对母体和胎儿均有毒性作用者，如氨基糖苷类、四环素类等，妊娠期避免应用；确有应用指征，用药时患者的受益大于可能的风险时，也可在严密观察下慎用，有条件时应进行血药浓度监测。药物毒性低，对胎儿及母体均无明显影响，也无致畸作用者，妊娠期感染时可选用，如青霉素类、头孢菌素类等 β-内酰胺类抗菌药物。

（2）哺乳期患者　抗菌药物的应用氨基糖苷类抗生素可导致乳儿听力减退，氯霉素可致乳儿骨髓抑制，喹诺酮类可能抑制骨骼发育，磺胺类可致核黄疸、溶血性贫血，四环素类可致乳齿黄染等，因此哺乳期患者应避免应用以上药物。

知识拓展

抗菌药物实行分级管理

《抗菌药物临床应用指导原则》及相关文件要求，抗菌药物实行分级管理。根据安全性、疗效、细菌耐药性、价格等因素，将抗菌药物分为三级：非限制使用级、限制使用级及特殊使用级，明确各级抗菌药物临床应用的指征、各级医师使用抗菌药物的处方权限。①非限制使用级是指经长期临床应用证明安全、有效，对细菌耐药性影响较小，价格相对较低的抗菌药物；②限制使用级是指经长期临床应用证明安全、有效，对细菌耐药性影响较大，或者价格相对较高的抗菌药物；③特殊使用级是指具有以下情形之一的抗菌药物：具有明显或者严重不良反应，不宜随意使用的抗菌药物；需要严格控制使用，避免细菌过快产生耐药的抗菌药物；疗效、安全性方面的临床资料较少的抗菌药物；价格昂贵的抗菌药物。

二、抗菌药物的联合应用

（一）联合用药目的

1. 提高抗菌疗效　如甲氧苄啶与磺胺甲噁唑合用，可发挥协同作用，使细菌的叶酸代谢受到双重阻断，抗菌作用增强，抗菌范围扩大。青霉素类使细菌细胞壁合成受阻，合用氨基糖苷类，易于进入细胞而发生作用，同时扩大抗菌范围。

2. 延缓或减少耐药性的产生　如抗结核治疗，联合用药能大大减少耐药结核杆菌的产生。

3. 扩大抗菌谱　对混合感染或不能作细菌学诊断的案例，联合用药可扩大抗菌范围。

（二）联合应用的指征

抗菌药物的联合应用要有明确指征：单一药物可有效治疗的感染，不需联合用药，仅在下列情况时有指征联合用药。

1. 病原菌尚未查明的严重感染，包括免疫缺陷者的严重感染。

2. 单一抗菌药物不能控制的需氧菌及厌氧菌混合感染，两种或两种以上病原菌感染。

3. 单一抗菌药物不能有效控制的感染性心内膜炎或败血症等重症感染。

4. 需长程治疗，但病原菌易对某些抗菌药物产生耐药性的感染，如结核病、深部真菌病。

5. 由于药物协同抗菌作用，联合用药时毒性大的抗菌药物剂量可适当减少。如两性霉素 B 与氟胞嘧啶联合治疗隐球菌脑膜炎时，前者的剂量可适当减少，以降低其毒性反应。

（三）联合用药中药物的相互作用

1. 抗菌药物按照作用性质分类　可分为四大类。

（1）Ⅰ类繁殖期杀菌药　如青霉素类、头孢菌素类、万古霉素类等。

（2）Ⅱ类静止期杀菌药　如氨基糖苷类、多黏菌素类等。

（3）Ⅲ类速效抑菌药　如四环素类、氯霉素类、大环内酯类等。

（4）Ⅳ类慢效抑菌药　如磺胺类等。

2. 抗菌药物联合应用的结果　两种或两种以上的抗菌药物联合用药可出现协同、拮抗、相加或无关四种结果。

（1）Ⅰ类＋Ⅱ类　常可获得协同作用，如青霉素与庆大霉素合用治疗草绿色链球菌性心内膜炎，可增强疗效。

（2）Ⅰ类＋Ⅲ类　可能出现拮抗作用，如青霉素与四环素合用，抗菌作用可能减弱。

（3）Ⅱ类＋Ⅲ类　可获得协同或相加作用，如链霉素与四环素合用治疗布鲁菌病。

（4）Ⅲ类＋Ⅳ类　可出现相加作用，如氯霉素与复方磺胺甲噁唑合用治疗伤寒。

（5）Ⅰ类＋Ⅳ类　可能出现无关或相加作用，如青霉素与磺胺嘧啶合用治疗流行性脑膜炎时可发生相加作用。

（6）Ⅱ类＋Ⅳ类　可获得协同或相加作用，如链霉素和磺胺药合用治疗鼠疫。

（7）其他　注意抗菌机制相同的药物不宜合用，如同属于氨基糖苷类的药物不宜合用，因合用疗效并不增强，但可能相互增加毒性。

联合用药时宜选用具有协同或相加作用的药物联合，如青霉素类、头孢菌素类或其他β-内酰胺类与氨基糖苷类联合。联合用药通常采用 2 种药物联合，3 种及 3 种以上药物联合仅适用于个别情况，如结核病的治疗。此外必须注意，联合用药后药物不良反应亦可能增多。

岗赛证聚焦

1. 常用术语：抗菌谱、抗菌活性、二重感染、化疗指数、抗菌后效应。

2. 抗菌药物的作用机制及细菌的耐药性及产生耐药性的机制。

4. 抗菌药物治疗、预防应用的基本原则。

5. 抗菌药物联合应用的目的、指征。

6. 抗菌药物两种或两种以上联合用药可出现协同、拮抗、相加或无关四种结果。

目标检测

答案解析

一、最佳选择题（每题的备选项中，只有一个最佳答案）

1. 对抗菌药作用机制的叙述，不正确的是（　）

　　A. 影响细菌叶酸代谢　　　　B. 影响细菌胞浆膜通透性

　　C. 抑制细菌细胞壁合成　　　　D. 吞噬细菌

　　E. 抑制细菌蛋白质合成

2. 关于化疗指数的表达方法及其意义，下列叙述正确的是（　）

　　A. ED_{50} 与 LD_{50} 的比值，比值越大越安全

　　B. ED_{50} 与 LD_{50} 的比值，比值越小越安全

　　C. LD_{50} 与 ED_{50} 的差值，差值越大越安全

　　D. LD_{50} 与 ED_{50} 的差值，差值越小越安全

　　E. LD_{50} 与 ED_{50} 的比值，比值越大越安全

3. 抗菌活性是指（　）

　　A. 药物抑制或杀灭病原微生物的能力

　　B. 药物抑制或杀灭病原微生物的范围

　　C. 药物抑制或杀灭病原微生物的安全性

　　D. 药物穿透细菌细胞膜的能力

　　E. 抑制细菌蛋白质合成的能力

4. 化疗药物是指（　）

　　A. 治疗各种疾病的化学药物

B. 专门治疗恶性肿瘤的化学药物

C. 人工合成的化学药物

D. 防治病原体引起感染的化学药物

E. 防治细菌感染、寄生虫病和恶性肿瘤的化学药物

5. 抗菌药物抑制或杀灭病原微生物的范围称为（　）

    A. 抗菌后效应　　　　　　　B. 抗菌谱　　　　　　　　C. 抗菌活性

    D. 耐药性　　　　　　　　　E. 抗菌机制

6. 妊娠及哺乳期妇女可选用的抗菌药是（　）

    A. 磺胺类药　　　　　　　　B. 四环素类药　　　　　　C. 氯霉素

    D. 青霉素 G　　　　　　　　E. 氨基糖苷类

7. 老年患者可用抗菌药物的剂量是（　）

    A. 正常治疗量的 1/4　　　　B. 正常治疗量的 3/4　　　C. 正常治疗量

    D. 正常治疗量的 2/3～1/2　　E. 正常治疗量的 2 倍

8. 关于抗菌药的使用，下列说法错误的是（　）

    A. 早产儿、新生儿应禁用氯霉素

    B. 慢性肝炎、肝硬化患者禁用林可霉素

    C. 肝功不全患者应选用红霉素或利福平抗感染

    D. 肾功能不全者应避免选用氨基糖苷类

    E. 有过敏体质者应避免使用青霉素类

9. 联合应用抗菌药物的目的不包括（　）

    A. 发挥协同作用以提高疗效

    B. 使医生和患者都有安全感

    C. 延缓或减少耐药菌株的产生

    D. 扩大抗菌范围

    E. 减少个别药物的剂量，减少毒副作用

10. 属于速效抑菌药的是（　）

    A. 大环内酯类　　　　　　　B. 磺胺类　　　　　　　　C. 氨基糖苷类

    D. 青霉素类　　　　　　　　E. 咪唑类

二、配伍选择题（每题备选项在前，试题在后。每组若干题。每组题均对应同一组备选项，每题只有一个正确答案。每个备选项可重复选用，也可不选用）

[11～15]

    A. 抑制细菌蛋白质合成　　　B. 影响细菌叶酸代谢

    C. 影响细菌核酸代谢　　　　D. 影响细胞壁合成

    E. 影响细菌胞浆膜通透性

11. 大环内酯类抗菌药的抗菌机制是（　）

12. 磺胺类抗菌药的抗菌机制是（　）

13. 喹诺酮类抗菌药的抗菌机制是（　）

14. 多黏菌素类抗菌药的抗菌机制是（　）

15. β‑内酰胺类抗菌药的抗菌机制是（　）

三、多项选择题（每题的备选项中有两个或两个以上正确答案）

16. 抑制细菌细胞壁合成的抗菌药物包括（　）

A. 头孢菌素类   B. 青霉素类   C. 大环内酯类

D. 四环素类   E. 氯霉素

17. 下列不属于化学治疗药物的是（　　）

A. 去甲肾上腺素   B. 青霉素   C. 甲硝唑

D. 甲氨蝶呤   E. 肝素

18. 抗菌药产生耐药性的原因有（　　）

A. 产生灭活酶   B. 抗菌药物作用靶位的改变

C. 改变细菌外膜通透性   D. 产生代谢拮抗物

E. 产生代谢激活物

19. 属于静止期杀菌的抗生素有（　　）

A. 氨基糖苷类   B. 四环素类   C. 青霉素类

D. 大环内酯类   E. 多黏菌素

20. 关于抗菌药的使用，下列说法正确的是（　　）

A. 早产儿、新生儿应禁用氯霉素

B. 妊娠期妇女应禁用四环素

C. 慢性肝炎患者慎用红霉素

D. 有过敏体质者应避免使用青霉素类

E. 肾功能不全时应避免选用氨基糖苷类

四、思考题

21. 简述抗菌后效应的概念及意义。

22. 简述抗菌药物的作用机制。

23. 试述抗菌药物联合应用的指征。

24. 试述细菌的耐药性及产生耐药性的机制。

25. 处方分析：患者，女，48岁，经检查诊断为急性上呼吸道感染。医生开具如下处方。

Rp.

阿莫西林胶囊　0.25g×48 粒

Sig.　0.5g　q.i.d.

罗红霉素片　0.15g×12 片

Sig.　0.15g　b.i.d.

问题：请分析是否合理，并说明理由。

（赵　群）

书网融合……

重点小结   微课   习题

第三十四章 抗生素

学习目标

知识目标：通过本章的学习，学会青霉素的药理作用、临床应用及不良反应；识记半合成青霉素和头孢菌素及其他 β - 内酰胺类抗生素作用特点；识记红霉素等大环内酯类药物的药理作用、临床应用及不良反应；识记氨基糖苷类药物的共性及常用药物的作用特点；识记四环素、氯霉素、克林霉素、万古霉素、多黏菌素及磷霉素、达托霉素的药理作用、临床应用及不良反应。

能力目标：能分析、审核涉及抗生素处方的合理性；具备提供抗生素用药指导、用药咨询服务的能力。

素质目标：树立安全合理用药意识，培养全心全意为患者服务的良好职业道德。

抗生素（antibiotics）是指由细菌、真菌或其他微生物在生活过程中所产生的具有抑制或杀灭其他病原微生物作用的化学物质。抗生素包括天然抗生素和人工半合成抗生素两类。本章主要介绍临床常用的几类抗生素。

第一节　β - 内酰胺类抗生素

情境导入

情境：患者，男，28 岁，打篮球后淋雨，晚上突然寒战、高热，自觉全身肌肉酸痛，右胸疼痛，深呼吸时加重，咳少量铁锈色痰，患者呈急性病容，口角有疱疹，查体：体温 39℃，脉搏 88 次/分，右肺触觉语颤增强，叩诊呈浊音，可闻及支气管呼吸音，血常规检查：白细胞计数 $25 \times 10^9/L$，中性粒细胞百分比 90%，有核左移。胸部 X 线检查：考虑右肺中叶炎症。诊断为 "大叶性肺炎"。

思考：患者应给予何种抗生素治疗？应用时应注意哪些问题？

β - 内酰胺类抗生素（beta - lactam antibiotics）是指化学结构中具有 β - 内酰胺环的一类抗生素，包括青霉素类、头孢菌素类和其他 β - 内酰胺类，如碳青霉烯类，头霉素类、氧头孢烯类及单环 β - 内酰胺类等。该类抗生素具有抗菌活性强、抗菌范围广、毒性低、疗效高、适应证广、品种多等特点。

一、青霉素类

青霉素类（penicillins）基本结构是由母核 6 - 氨基青霉烷酸（6 - APA）和侧链（—CO—R）组成。母核由噻唑环和 β - 内酰胺环连接而成，β - 内酰胺环为抗菌活性重要部分，此环被打开则抗菌活性消失。侧链上的 R 基团经化学结构改造得到许多半合成青霉素，这些半合成青霉素在抗菌谱、耐酸、耐酶等药理特性上有很大的差异（图 34 - 1）。

图 34 – 1　青霉素类的基本结构

（一）天然青霉素

青霉素 G（苄青霉素）
penicillin G（benzylpenicillin）

天然青霉素是从青霉菌的培养液中提取获得，青霉菌的培养液中至少含有 F、G、K、X 及双氢 F 等成分，其中青霉素 G 性质稳定，抗菌作用强、产量高、毒性低、价格低廉，自 1940 年用于临床以来，一直是临床广泛应用的抗生素。青霉素 G 钠或钾盐的干燥粉末在室温中保存数年仍然有抗菌活性，但溶于水后很不稳定，在室温中放置 24 小时后大部分降解失效，还可生成具有抗原性的降解产物，容易引起过敏反应。因此，应在临用前配制，并立即使用。

【体内过程】口服易被胃酸破坏，吸收少且不规则，故口服无效，需肌注或静滴。由于脂溶性低，主要分布于细胞外液。能广泛分布在全身各部位，肝、胆、肾、肠道、精液、关节液及淋巴液中均有大量分布。不易透过血 – 脑屏障，但脑膜发炎时脑脊液可达有效浓度。几乎全部以原形从肾脏排泄，90% 经肾小管分泌，合用丙磺舒可竞争青霉素经肾小管分泌，减慢青霉素的消除，延长其作用时间。

【药理作用】

1. 抗菌谱　青霉素为窄谱抗生素，对革兰阳性菌作用强，对革兰阴性菌作用弱。对其高度敏感的致病菌包括：①革兰阳性球菌，如溶血性链球菌、草绿色链球菌、肺炎链球菌、敏感的金黄色葡萄球菌等；②革兰阳性杆菌，如白喉棒状杆菌、炭疽杆菌、破伤风梭菌、产气荚膜梭菌、乳酸杆菌等；③革兰阴性球菌，如脑膜炎奈瑟菌、淋病奈瑟菌等；④少数革兰阴性杆菌，如百日咳杆菌；⑤螺旋体及放线菌，如梅毒螺旋体、钩端螺旋体、回归热螺旋体、衣氏放线菌等。

2. 抗菌机制　青霉素 G 为繁殖期杀菌药，主要是与细菌青霉素结合蛋白（penicillin – bindin pro-teins，PBPs）结合，抑制细菌细胞壁黏肽合成酶，导致细菌胞壁缺损，菌体失去渗透屏障而膨胀、破裂，同时使细菌的自溶酶活化，从而使细菌发生裂解而死亡。对已合成的细胞壁无影响，故对静止期作用弱。哺乳动物细胞因无细胞壁，所以 β – 内酰胺类抗生素对人和动物的毒性很小。

3. 耐药机制　多数细菌不易产生耐药性，但耐药金黄色葡萄球菌易产生青霉素酶，使青霉素的 β – 内酰胺环裂解，使其失去抗菌活性；也可通过改变 PBPs 的结构而产生耐药性。

【临床应用】

1. 革兰阳性球菌感染　如化脓性链球菌感染引起的咽炎、扁桃体炎、中耳炎、蜂窝织炎、产褥热、猩红热、心内膜炎；肺炎链球菌引起的支气管炎、大叶性肺炎、脑膜炎；葡萄球菌的敏感菌株引起的疖、痈、骨髓炎、呼吸道感染、败血症等，青霉素为首选药。

2. 革兰阴性球菌感染　脑膜炎奈瑟菌引起的脑膜炎首选青霉素，亦可治疗敏感淋病奈瑟菌引起的淋病。

3. 钩端螺旋体病和梅毒　作为首选药，但必须早期、大剂量使用。

4. 放线菌病　治疗首选药。宜大剂量、长疗程。

5. 其他　还可用于白喉、破伤风、气性坏疽和流产后产气荚膜梭菌所致的败血症的治疗，需加用抗毒血清，以对抗细菌的外毒素。

【不良反应及用药注意】

1. 过敏反应　是青霉素最常见的不良反应，发生率较高。轻者表现为皮肤过敏（荨麻疹、药疹等）和血清病样反应，停药后可消失。严重者可致过敏性休克，表现为呼吸困难、心悸、胸闷、面色苍白、发绀、出冷汗、脉搏细弱、血压下降、惊厥、昏迷等。如抢救不及时，可出现呼吸和循环衰竭而危及生命。

主要防治措施：①详细询问患者的过敏史和用药史，对青霉素过敏者禁用；②第一次使用、用药间隔72小时以上，必须做皮肤过敏试验，反应阳性者禁用，应特别警惕个别患者皮试中也会发生过敏性休克；③备好急救药品（如肾上腺素）和抢救设备；④避免滥用、局部用药和饥饿状态下使用；⑤现用现配，避免与其药物配伍使用。⑥一次用药完毕需观察30分钟；⑦一旦发生过敏性休克，立即皮下或肌内注射肾上腺素0.5~1.0mg，必要时加入糖皮质激素和抗组胺药，同时采用其他急救措施。

2. 赫氏反应　应用青霉素治疗梅毒、钩端螺旋体病和炭疽病时，有时会出现症状加剧的现象，表现为全身不适、寒战、发热、咽痛、肌痛、心率加快等，并可危及生命。

3. 其他　肌注时可产生局部疼痛、红肿和硬结；钾盐大量静注易致高钾血症；剂量过大或静脉给药过快时可对大脑皮层产生直接刺激作用；普鲁卡因青霉素大剂量应用时因快速释放出普鲁卡因可引起头晕、头痛等。

（二）半合成青霉素

青霉素虽有杀菌力强，毒性小，价格低廉等优点，但存在不耐酸、不耐酶、抗菌谱窄、容易过敏等缺点。1959年以来，人们在青霉素母核6-APA基础上，在R位连接不同侧链，可获得一系列具有耐酸、耐酶、广谱、抗铜绿假单胞菌、抗革兰阴性杆菌等特点的半合成青霉素（表34-1）。

表34-1　半合成青霉素分类、主要药物与作用特点

分类	药物	作用特点
耐酸青霉素	青霉素 V（penicillin V）	①耐酸可口服，不耐酶；②抗菌谱与青霉素相似但作用较弱；③用于轻度感染和预防感染复发
耐酶青霉素	甲氧西林（methicillin） 苯唑西林（oxacillin） 氯唑西林（cloxacillin） 双氯西林（dicloxacillin）	①耐酸可口服；②抗菌谱与青霉素相似但作用较弱；③耐青霉素酶；④用于耐青霉素的金黄色葡萄球菌感染
广谱青霉素	氨苄西林（ampicillin） 阿莫西林（amoxicillin）	①耐酸可口服，不耐酶；②抗菌谱广，对革兰阳性菌和阴性菌均有杀灭作用，但对铜绿假单胞菌无效；③用于伤寒、副伤寒、呼吸道、泌尿道感染
抗铜绿假单胞菌广谱青霉素	羧苄西林（carbenicillin） 哌拉西林（piperacillin） 美洛西林（mezlocillin） 阿洛西林（azlocillin） 替卡西林（ticarcillin）	①不耐酸，不耐酶；②抗菌谱广，对铜绿假单胞菌有很强作用；③用于革兰阴性杆菌引起的感染，特别是铜绿假单胞菌引起的严重感染
抗革兰阴性杆菌青霉素	美西林（mecillinam） 匹美西林（pivmecillinam） 替莫西林（temocillin）	①对革兰阴性菌抗菌作用强，但对铜绿假单胞菌无效；②对革兰阳性菌作用弱；③用于革兰阴性菌引起的泌尿道、软组织感染等

二、头孢菌素类

头孢菌素类（cephalosporins）抗生素是在其母核7-氨基头孢烷酸（7-ACA）加上不同侧链获得的一系列半合成抗生素，具有抗菌谱广、抗菌作用强、耐青霉素酶、疗效高、毒性低、过敏反应发生率较青霉素类低等优点。头孢菌素的分类、主要药物与作用特点见表34-2。

表 34 – 2　头孢菌素类的分类与特点

分类	药物	作用特点
第一代	头孢氨苄（cefalexin） 头孢羟氨苄（cefadroxil） 头孢唑啉（cefazolin） 头孢拉定（cefradine） 头孢噻吩（cephalothin）	①对革兰阳性菌作用较二、三代强，对革兰阴性菌作用弱，对铜绿假单胞菌和厌氧菌无效；②对多种 β – 内酰胺酶稳定性差；③有一定的肾毒性；④主要用于耐药金黄色葡萄球菌及敏感菌引起的呼吸道、尿路、皮肤及软组织感染
第二代	头孢克洛（cefaclor） 头孢呋辛（cefuroxime） 头孢孟多（cefamandole）	对革兰阳性菌作用较第一代弱，对革兰阴性菌作用较第一代强，部分药物对厌氧菌有效，但对铜绿假单胞菌无效；②对多种 β – 内酰胺酶稳定；③肾毒性较小；④主要用于敏感菌引起的肺炎、胆道、尿路及其他组织器官感染
第三代	头孢噻肟（cefotaxime） 头孢克肟（cefixime） 头孢曲松（ceftriaxone） 头孢他啶（ceftazidime） 头孢哌酮（cefoperazone）	①对革兰阳性菌作用不如一、二代，对革兰阴性菌作用更强，对厌氧菌及铜绿假单胞菌作用强；②穿透力强体内分布广泛；③对多种 β – 内酰胺酶高度稳定；④基本无肾毒性；⑤主要用于危及生命的败血症、脑膜炎、肺炎、骨髓炎及尿路等严重感染
第四代	头孢匹罗（cefpirome） 头孢吡肟（cefepime）	①广谱、高效，对革兰阳性菌及革兰阴性菌均有强大的作用；②对多种 β – 内酰胺酶稳定性最高；③一般无肾毒性；④主要用于难治性感染
第五代	头孢洛林（ceftaroline） 头孢吡普（ceftobiprole）	对革兰阳性菌作用强，尤其对耐甲氧西林金葡菌（MRSA）和多重耐药的肺炎链球菌，对革兰阴性菌也具有良好的抗菌活性；②作用靶点为 PBP_{2a}；③对大部分 β – 内酰胺酶稳定，但可被超广谱 β – 内酰胺酶或产金属 β – 内酰胺酶分解；④主要用于 MRSA、耐万古霉素金黄色葡萄球菌（VRSA）引起的感染，如社区获得性肺炎、复杂性皮肤和软组织感染

【不良反应及用药注意】

1. 过敏反应　头孢菌素类毒性较低，不良反应较少，常见的为过敏反应，多为皮疹、荨麻疹等，偶见过敏性休克、骨髓抑制；与青霉素类有交叉过敏现象，有 5%～10% 青霉素过敏者使用头孢菌素类药可引起过敏。

2. 肾毒性　第一代头孢菌素大剂量使用时有一定肾脏毒性，不宜与氨基糖苷类抗生素、利尿药合用，尤多见于 60 岁以上的老年人。

3. 双硫仑样反应　服药期间饮酒及含酒精的饮料可出现此反应，表现为面红、头痛、恶心、呕吐、视物模糊、精神恍惚、血压下降、心率加快、胸闷、呼吸困难等症状。

4. 凝血障碍　头孢孟多、头孢哌酮大剂量可能出现低凝血酶原症或血小板减少，严重者可导致出血，可用维生素 K 防治。

三、其他 β – 内酰胺类

本类药物包括 β – 内酰胺酶抑制剂、碳青霉烯类、头霉素类、氧头孢烯类、单环 β – 内酰胺类。

（一）β – 内酰胺酶抑制剂

本类药物包括克拉维酸（clavulanic acid，棒酸）、舒巴坦（sulbactam，青霉烷砜）、他唑巴坦（tazobactam）、阿维巴坦（avibactam）等，本身没有或仅有很弱的抗菌活性，但可抑制 β – 内酰胺酶，使 β – 内酰胺环免遭水解而失去活性，与 β – 内酰胺类抗生素联合应用可以延缓耐药性产生，扩大抗菌谱，增强抗菌作用。临床常用的复方制剂，如阿莫西林克拉维酸钾、替卡西林克拉维酸钾、氨苄西林舒巴坦、哌拉西林他唑巴坦、头孢哌酮舒巴坦、头孢他啶阿维巴坦等，广泛应用于感染性疾病的治疗。

（二）碳青霉烯类

本类药物包括亚胺培南（imipenem）和美罗培南（meropenem）、帕尼培南（panipenem）、厄他培南（ertapenem）、比阿培南（biapenem）等，抗菌谱广，抗菌作用强，对 β - 内酰胺酶高度稳定，且具有抑酶作用，临床主要用于多重耐药菌引起的严重感染、严重需氧菌和厌氧菌混合感染。

亚胺培南易被肾脏脱氢肽酶水解，故常与肾脏脱氢肽酶抑制剂西司他丁（cilastatin）合用。西司他丁本身无抗菌作用和 β - 内酰胺酶抑制作用，可通过抑制肾脏脱氢肽酶活性，减少亚胺培南降解，并能减轻亚胺培南代谢产生的毒性。临床常用的是亚胺培南与西司他丁按 1∶1 组成的复方制剂。帕尼培南单独使用时会在肾皮质蓄积，导致肾小管坏死，故与倍他米隆（betamipron）联用。倍他米隆无抗菌活性，可通过抑制帕尼培南向肾皮质转移，减少帕尼培南在肾皮质组织中的蓄积，以降低其肾毒性。美罗培南、厄他培南、比阿培南对肾脱氢酶稳定，可单独使用。

（三）头霉素类

本类药物包括头孢西丁（cefoxitin）、头孢美唑（cefmetazole）、头孢替坦（cefotetan）、头孢米诺（cefminox）等 。抗菌谱和抗菌活性与第二代头孢菌素相似。对革兰阳性和阴性菌均有较强的杀菌作用，对 β - 内酰胺酶稳定，用于治疗由革兰阴性菌和厌氧菌引起的盆腔、腹腔、妇科等混合感染。

（四）氧头孢烯类

本类药物包括拉氧头孢（latamoxef）、氟氧头孢（flomoxef）。抗菌谱和抗菌活性与第三代头孢菌素相似。对厌氧菌尤其是脆弱类杆菌的作用甚至超过第三代头孢菌素，临床主要用于治疗尿路、呼吸道、妇科、胆道感染及脑膜炎、败血症。

（五）单环 β - 内酰胺类

氨曲南（aztreonam）抗菌谱窄，对需氧革兰阴性菌包括铜绿假单胞菌有强大的抗菌作用，具有耐酶、低毒、体内分布广、与青霉素类和头孢菌素类无交叉过敏等特点，主要用于对青霉素、头孢菌素过敏的患者。临床常用于敏感菌引起的呼吸道、胆道、泌尿道、腹腔、盆腔、皮肤软组织感染以及败血症、脑膜炎等。不良反应较少，偶而出现皮疹或血清氨基转移酶升高。

第二节　大环内酯类抗生素

大环内酯类（macrolides）是由链霉菌产生的一类弱碱性抗生素，因分子中含有一个内酯结构的 14 ~ 16 元大环而得名。第一代大环内酯类包括红霉素、麦迪霉素、麦白霉素、螺旋霉素、乙酰螺旋霉素等。特点是：①抗菌谱较青霉素广，主要作用于革兰阳性菌、军团菌、某些厌氧菌、弯曲菌、衣原体、支原体及立克次体等；②对胃酸不稳定，口服吸收不完全；③血药浓度较低，组织中浓度相对较高，且不易透过血 - 脑屏障；④主要经胆汁排泄，对胆道感染效果好。第二代大环内酯类包括罗红霉素、克拉霉素、阿奇霉素等。特点是：①抗菌谱广，对革兰阴性菌抗菌活性增强；对需氧革兰阳性球菌具有良好的 PAE；②对胃酸稳定，口服吸收较好；③血药浓度高，组织渗透性好；半衰期较长；④不良反应少而轻。第三代大环内酯类抗菌活性强大，而且对大环内酯类产生耐药性的菌株仍然有效，如泰利霉素等。

红霉素
erythromycin

由链霉菌培养液中提取获得 14 元大环内酯类抗生素，在中性水溶液中稳定，在酸性（pH < 5.0）溶液中不稳定，易降解。

【体内过程】不耐酸，口服为肠溶片制剂或酯化物。可广泛分布于各组织和体液中，不易透过血－脑脊液屏障。体内药物大部分在肝脏代谢，胆汁中浓度高，$t_{1/2}$约为 2 小时。

【药理作用】

1. 抗菌谱 红霉素对革兰阳性菌的抗菌作用较强；对部分革兰阴性菌如脑膜炎奈瑟菌、淋球奈瑟菌、百日咳杆菌、流感嗜血杆菌等有效；对军团菌、弯曲菌、支原体、衣原体、立克次体及厌氧菌等也有效。

知识链接

军团菌肺炎的药物治疗

军团菌肺炎（legionella pneumonia）是由革兰阴性嗜肺军团菌引起的以肺炎为主要表现的、常累及多系统病变的感染性疾病。该病进展迅速，病死率达 5% ~ 30%，多死于呼吸衰竭、多器官功能衰竭。目前治疗军团病的药物有大环内酯类、喹诺酮类、四环素类、利福平等。对于严重病例可选择其中两种药物联合，因军团菌肺炎会导致急性肝肾损伤，而药物代谢排泄通道多为肝肾，联用时要警惕药物性肝肾损伤的可能。

军团菌肺炎是一种传染性疾病，可以通过飞沫等呼吸道进行传播，药师要帮助患者提高对疾病的认识水平，积极预防军团菌肺炎。药师要熟知抗感染药物的抗菌谱、作用机制、不良反应、相互作用等，对患者进行药学监护，提高用药安全，减少不良反应的发生。

2. 抗菌机制 大环内酯类抗生素不可逆地结合到细菌核糖体 50S 亚基的靶位上，阻断肽酰基 t－RNA 移位以及抑制肽酰基的转移反应，从而抑制细菌蛋白质的合成。

3. 耐药性 细菌对红霉素易产生耐药性，但停用数月后，可恢复敏感性。

【临床应用】 本药是治疗军团菌肺炎、百日咳、弯曲菌所致的肠炎或败血症、支原体肺炎、沙眼衣原体所致的新生儿结膜炎或婴儿肺炎等的首选药；还可用于耐青霉素的金黄色葡萄球菌感染和对青霉素过敏的革兰阳性菌感染。

【不良反应及用药注意】

1. 局部刺激反应 大剂量口服或静脉注射可出现胃肠道反应，如恶心、呕吐、腹泻等。不宜肌内注射，静脉滴注药物浓度不应超过 1mg/ml，以防止发生血栓性静脉炎。

2. 肝毒性 大剂量或长期应用最严重的不良反应是肝损害，表现有转氨酶升高、肝大、胆汁淤积性黄疸。依托红霉素（无味红霉素）、琥乙红霉素肝损害较红霉素强。

3. 耳毒性 大剂量给药可引起耳毒性，常发生于用药后 1 ~ 2 周。表现为耳鸣、暂时性耳聋。

罗红霉素
roxithromycin

抗菌谱与红霉素相似，对酸的稳定性较好，口服吸收良好，$t_{1/2}$平均为 12 小时，分布较广，肺、扁桃体等组织内浓度较高。用于敏感细菌所致上、下呼吸道感染，耳鼻喉感染，生殖器及皮肤组织感染，也用于治疗支原体肺炎、军团病及沙眼衣原体感染等疾病。

克拉霉素
clarithromycin

口服吸收迅速完全，组织中浓度高，经肾排泄。抗菌谱与红霉素相似，对酸稳定，抗菌活性强于红霉素。对革兰阳性菌、军团菌、肺炎衣原体的作用为本类药物中最强。主要用于敏感菌引起的呼吸道、泌尿道、皮肤软组织感染及消化道幽门螺杆菌感染。不良反应主要有胃肠反应、皮肤瘙痒等。

阿奇霉素

azithromycin

阿奇霉素为第二代大环内酯类药物，主要特点是抗菌谱较广，敏感细菌包括革兰阳性菌、多数革兰阴性菌、厌氧菌及支原体、衣原体、螺旋体等。对淋病奈瑟菌、流感嗜血杆菌有强大的抗菌作用。对革兰阴性菌作用明显强于红霉素。主要用于病情较重的患者，如敏感菌引起的呼吸道、皮肤、软组织及泌尿道感染。不良反应轻，可有轻度的恶心、呕吐、腹泻等胃肠反应，绝大多数患者均能耐受。对轻、中度肝、肾功能不良者可以应用。

泰利霉素

telithromycin

泰利霉素为第三代大环内酯类药物，抗菌谱与红霉素相似。抗肺炎链球菌的活性明显强于红霉素。对引起呼吸道感染的多重耐药肺炎链球菌、葡萄球菌、链球菌和流感嗜血杆菌有显著活性。可用于治疗耐大环内酯类的肺炎链球菌感染，克服了其他大环内酯类药物与红霉素存在的交叉耐药问题。常见不良反应有腹泻、恶心、呕吐、头晕，易于耐受。对严重肾功能不全或并存肝功能不全者，需调整剂量。

> **知识拓展**
>
>
>
> **酮内酯类抗生素（ketolodes）**
>
>
>
> 酮内酯类抗生素属于第三代大环内酯类抗生素，是由大环内酯类抗生素结构改造得到的一类新抗生素，由于结构的改变使得该类药物的抗菌作用增强，尤其对呼吸道感染病原菌耐药者的抗菌活性明显增高，优于所有大环内酯类、克林霉素和青霉素类药物。酮内酯类抗生素还具有广泛的组织分布性及良好的药代动力学性质（口服1天1次），已上市品种仅有泰利霉素。

第三节　氨基糖苷类抗生素

氨基糖苷类（aminoglycosides）抗生素是由氨基环醇和氨基糖分子结合而成的苷元，为有机碱，制剂均为硫酸盐，其水溶液性质稳定（除链霉素外）。分为两大类：一类为天然来源（主要由链霉菌和小单孢菌产生），如链霉素、庆大霉素、卡那霉素、妥布霉素、大观霉素、新霉素、小诺米星等；另一类为半合成药物，如奈替米星、依替米星、异帕米星、阿米卡星等。

一、氨基糖苷类共性

【体内过程】口服难吸收，用于治疗肠道感染。全身感染常采用肌内注射给药，为避免血药浓度过高而导致不良反应，一般不主张静脉注射给药。主要分布于细胞外液，在肾皮质和内耳内、外淋巴液中有高浓度蓄积，且在内耳外淋巴液中浓度下降缓慢，故易引起肾脏毒性和耳毒性。在体内不被代谢，大部分以原型经肾排泄，适用于泌尿道感染，同服碳酸氢钠碱化尿液可增强抗菌活性。

【药理作用】抗菌谱较广，对革兰阴性菌作用强于革兰阳性菌，某些药物对铜绿假单胞菌及结核分枝杆菌有效，但对厌氧菌无效。作用机制是抑制细菌蛋白质合成的多个环节，本类药物之间有部分或完全交叉耐药性，产生的耐药机制主要是细菌产生修饰氨基糖苷类的钝化酶，使药物失活。

氨基糖苷类为静止期杀菌药，抗菌作用特点包括：①杀菌速率与杀菌持续时间呈浓度依赖性；

②仅对需氧菌有效，对需氧革兰阴性杆菌作用强；③具有较长时间的 PAE，呈浓度依赖性；④具有初次接触效应，即第一次接触本类药时，敏感菌能迅速被杀死，再次或多次接触同种药物时，杀菌作用明显降低；⑤在碱性环境中，抗菌活性增强；⑥与 β－内酰胺类抗生素合用可产生协同作用，但不能混合于同一容器，否则可导致相互失活。

【临床应用】①敏感需氧革兰阴性杆菌引起的感染，如脑膜炎、呼吸道、泌尿道、皮肤软组织、胃肠道、创伤及烧伤感染等。对于败血症、脑膜炎等严重感染，可与广谱青霉素、第三代头孢菌素及喹诺酮类等合用。②口服给药用于消化道感染、肠道术前准备等。③链霉素、卡那霉素可用于治疗结核病。

【不良反应及用药注意】

1. 耳毒性 氨基糖苷类均有不同程度的耳毒性，直接与其在内耳淋巴液中浓度较高有关。耳毒性包括前庭神经和耳蜗听神经损伤。前庭神经损害表现为恶心、呕吐、眩晕、眼球震颤和共济失调，多见于链霉素和庆大霉素；耳蜗神经损害表现为耳鸣、听力下降，甚至耳聋，多见于阿米卡星。该类药物还会对子宫内胎儿造成毒性。与其他具有耳毒性药物（如高效利尿剂）合用则可明显加重耳毒性。用药期间经常询问患者是否有眩晕、耳鸣等先兆症状。有条件的地方应定期做听力仪器检查。对儿童和老人用药更要谨慎。

2. 肾毒性 通常表现为蛋白尿、管型尿、血尿等，严重时可导致无尿、氮质血症和肾衰竭。肾毒性强弱取决于各药物在肾皮质中的蓄积量和对肾小管的损伤能力，新霉素的肾毒性最强，其次是妥布霉素、卡那霉素、庆大霉素、阿米卡星、奈替米星，链霉素的肾毒性相对最轻。应定期检查肾功能，如出现管型尿、蛋白尿、血清尿素氮、肌酐升高，尿量少于 240ml/8h 等现象，应立即停药；肾功能减退时可使药物排泄减慢，血药浓度升高，可进一步加重肾损伤、耳毒性，故肾功能减退患者应慎用或调整给药方案。有条件时应做血药浓度监测。

3. 神经－肌肉阻滞 大剂量静滴或腹腔给药，可引起心肌抑制、血压下降、四肢软弱无力、呼吸困难甚至停止。一旦发生，可用新斯的明和葡萄糖酸钙抢救。

4. 过敏反应 常见症状有皮疹、发热、血管神经性水肿、口周麻木等。接触性皮炎是局部应用新霉素最常见的反应。偶见过敏性休克，其中链霉素过敏性休克发生率仅次于青霉素，但死亡率较高，故使用前应询问过敏史，也应做皮试，对链霉素过敏者禁用。用后应注意观察，一旦发生过敏反应应立即缓慢静脉注射10%葡萄糖酸钙20ml，同时注射肾上腺素进行抢救。

二、常用氨基糖苷类抗生素

常用的氨基糖苷类抗生素见表 34－3。

表 34－3 氨基糖苷类抗生素的常用药物与特点

常用药物	主要特点
庆大霉素（gentamicin）	①对革兰阴性杆菌如变形杆菌、产气杆菌、肺炎克雷伯菌、大肠埃希菌、志贺菌属、沙门菌属、嗜肺军团菌、胎儿弯曲杆菌等杀菌作用强大；②对铜绿假单胞菌有良好的抗菌作用；③在革兰阳性菌中，对金黄色葡萄球菌的作用较强，对炭疽芽孢杆菌、白喉棒状杆菌也有较强的抗菌活性，对肺炎支原体有一定作用；④肾毒性、耳毒性是庆大霉素最主要的不良反应
链霉素（streptomycin）	①治疗鼠疫与兔热病的首选药；②抗结核病的一线药物，常与其他抗结核病药联合应用；③与青霉素合用治疗溶血性链球菌、草绿色链球菌等引起的心内膜炎；④不良反应多，过敏反应发生率本类药物中最高，耳毒性常见，以前庭损害为主
阿米卡星（amikacin）	①在本类抗生素中抗菌谱最广；②对钝化酶稳定；③主要用于对氨基糖苷类耐药的铜绿假单胞菌等革兰阴性杆菌及葡萄球菌所致感染；④肾毒性低于庆大霉素，但耳毒性强于庆大霉素，可致二重感染

续表

常用药物	主要特点
妥布霉素 （tobramycin）	①抗菌谱与庆大霉素相似，对铜绿假单胞菌的作用较庆大霉素强 2～5 倍，且对庆大霉素耐药菌株仍有效；②常与抗铜绿假单胞菌的半合成青霉素类或头孢菌素类药物合用治疗铜绿假单胞菌所致的各种感染；③不良反应主要是耳毒性和肾毒性，但较庆大霉素轻
奈替米星 （netilmicin）	①抗菌谱与庆大霉素相似，具有疗效高、毒性低、对钝化酶稳定等特点；②临床主要用于治疗各种敏感菌引起的严重感染，与 β - 内酰胺类合用治疗粒细胞减少伴发热患者和病因未明的发热患者；③耳毒性和肾毒性的发生率在氨基糖苷类中最低

第四节　四环素类及氯霉素

四环素类（tetracyclines）及氯霉素类（chloramphenicols）属广谱抗生素。对革兰阳性菌和革兰阴性菌、立克次体、支原体和衣原体等均有抑制作用，其中四环素类对某些螺旋体和原虫尚有抑制作用。

一、四环素类

根据来源的不同，四环素类药物可分为天然和半合成两大类。天然品有四环素、土霉素、金霉素；半合成品有多西环素、米诺环素、美他环素及替加环素等。由于耐药菌株日益增多，四环素已不再作为首选药物。土霉素治疗阿米巴痢疾疗效优于其他四环素类药物。金霉素外用可治疗结膜炎和沙眼等疾患。

四环素
tetracycline

【体内过程】口服吸收不完全，易与 Mg^{2+}、Ca^{2+}、Fe^{3+}、Al^{3+} 等多价金属离子形成络合物而影响吸收；酸性药物如维生素 C 可促进四环素吸收。广泛分布于各组织，可沉积于骨及牙组织内，能通过胎盘影响胎儿，也能分布到乳汁，但不易透过血 - 脑屏障。主要以原形经肾排泄，尿中药物浓度较高，有利于治疗泌尿系统感染。

【药理作用】抗菌谱广，对革兰阳性菌作用强于革兰阴性菌，对立克次体、肺炎支原体、衣原体、螺旋体、放线菌及阿米巴原虫等也有抑制作用。抗菌机制是抑制细菌蛋白质合成，属速效抑菌药。天然品之间存在交叉耐药性，但对天然品耐药的细菌对半合成品仍然敏感。

【临床应用】①立克次体感染引起的斑疹伤寒、恙虫病；支原体肺炎；衣原体引起的鹦鹉热、性病性淋巴肉芽肿；某些螺旋体感染的首选药；②敏感菌引起的呼吸道、胆道与泌尿道感染等。

【不良反应及用药注意】

1. 局部刺激　口服后引起恶心、呕吐、上腹不适、腹胀、腹泻等胃肠刺激症状。

2. 二重感染（菌群交替症）　长期应用广谱抗生素，使敏感菌被抑制，而不敏感菌在体内乘机大量繁殖，造成菌群失调引起新的感染，称为二重感染。常见的有：①真菌感染，如白色念珠菌引起的鹅口疮、肠炎等；②对四环素耐药的难辨梭菌感染引起的假膜性肠炎。

3. 影响骨骼和牙齿生长　四环素类与新形成的骨骼和牙齿中所沉积的钙相结合，从而抑制幼儿骨骼的发育，引起牙齿黄染及釉质发育不全。

4. 其他　长期大剂量应用可引起肝肾损害，偶见皮疹、发热、血管神经性水肿等过敏反应。

多西环素（强力霉素）
doxycycline

口服吸收迅速而完全，不易受食物影响。大部分药物随胆汁进入肠腔后被再吸收形成肝肠循环。$t_{1/2}$ 长达 20 小时，为长效四环素类药。抗菌谱和四环素相似，特点为长效、速效、高效，是四环素类药物的首选药。临床已取代天然四环素用于敏感菌引起的呼吸道、泌尿生殖道和斑疹伤寒、恙虫病等；特别适用于肾功能不全患者的肾外感染和胆道感染；也可治疗痤疮、酒糟鼻、前列腺炎等。

常见不良反应有胃肠道刺激症状如恶心、呕吐、腹泻等，以及舌炎、口腔炎和肛门炎等，应饭后服。静脉注射时，可能出现舌麻木及口腔异味感。易致光敏反应，很少引起二重感染。

米诺环素（二甲胺四环素）
minocycline

口服吸收迅速，不受牛奶和食物的影响。在本类药物中抗菌活性最强、分布最广。对四环素或青霉素耐药的金黄色葡萄球菌、链球菌和大肠埃希菌仍敏感，主要用于耐药菌引起的呼吸道、胆道、泌尿道、乳腺及皮肤软组织感染。不良反应与四环素相似，还能引起可逆性前庭反应，包括恶心、呕吐、头晕、眼花及运动失调等。

替加环素
tigecycline

用于静脉给药的甘氨酰四环素类抗生素，与其他四环素类抗生素相比，抗菌谱广，除假单胞菌属、变形杆菌属对替加环素不敏感外，多数菌属对其敏感，且对其他四环素类药物耐药的病原菌仍对替加环素敏感。主要用于 18 岁以上患者由敏感菌所致复杂性腹腔内感染、复杂性皮肤和皮肤软组织、社区获得性细菌性肺炎。临床常见不良反应为恶心、呕吐和腹泻。

二、氯霉素

氯霉素
chloramphenicol，chloromycin

【体内过程】口服吸收较肌内注射吸收好，$t_{1/2}$ 约 2.5 小时，有效血药浓度可维持 6~8 小时，肝肾功能不全时 $t_{1/2}$ 延长。广泛分布于各组织与体液中，脑脊液中的浓度高，大部分药物在肝脏与葡萄糖醛酸结合，经肾排泄，尿中原型药物只有 5%~15%，但在泌尿系统已达到有效抗菌浓度。

【药理作用】抗菌谱广，对革兰阴性菌作用强于革兰阳性菌，对伤寒沙门菌、脑膜炎奈瑟菌、流感嗜血杆菌、肺炎链球菌作用强，对立克次体、衣原体、支原体等有效。抗菌机制是抑制细菌蛋白质合成，属速效抑菌剂。耐药性产生较慢，与其他抗生素之间无交叉耐药性。

【临床应用】

1. 伤寒、副伤寒 作为备选药物，首选药是第三代头孢菌素类和喹诺酮类。

2. 脑膜炎和脑脓肿 用于对其他抗生素过敏或耐药的流感嗜血杆菌、脑膜炎奈瑟菌及肺炎链球菌引起的脑膜炎和脑脓肿。

3. 立克次体病 对斑疹伤寒、恙虫病疗效较好。

4. 局部滴眼 用于敏感菌所致的全眼球感染、沙眼和结膜炎。

【不良反应及用药注意】

1. 抑制骨髓造血功能 是氯霉素最严重的不良反应，主要临床表现：①可逆性血细胞减少，较为常见，发生率和严重程度与剂量、疗程呈正相关；②再生障碍性贫血，发病率与剂量、疗程无关，但死亡率很高。

2. 灰婴综合征 新生儿，特别是早产儿，肝、肾发育不完善，肝内缺乏葡萄糖醛酸转移酶，对氯霉素解毒能力差，肾排泄功能较弱。大量使用氯霉素后易致体内蓄积中毒，表现为循环衰竭、呼吸急促、皮肤苍白、发绀，故称灰婴综合征。

3. 其他 可引起胃肠道反应、二重感染，少数患者可出现过敏反应、视神经炎、中毒性精神病等。

第五节　其他抗生素

一、林可霉素类

本类抗生素包括林可霉素（lincomycin）、克林霉素（clindamycin）。林可霉素又名洁霉素，克林霉素又名氯林可霉素或氯洁霉素。后者抗菌活性较强，且毒性较小，故临床较常用。吸收后两药分布广泛，可透过胎盘屏障，在骨组织浓度高，在胆汁和乳汁中浓度也较高。

【药理作用】 两药抗菌谱相同，对革兰阳性菌及大多数厌氧菌有较好的抗菌作用，对革兰阴性需氧菌基本无效。作用机制是抑制细菌蛋白质合成。两药存在完全交叉耐药性，且与大环内酯类存在部分交叉耐药性。

【临床应用】 主要用于金黄色葡萄球菌所致的急、慢性骨髓炎及关节感染，克林霉素为首选药；也可用于厌氧菌或厌氧菌和需氧菌混合感染，如腹膜炎、盆腔感染；革兰阳性菌引起的呼吸道、胆道、软组织感染、心内膜炎、败血症等。

【不良反应及用药注意】 主要表现为恶心、呕吐、腹泻等胃肠道反应，口服给药多见。严重者可引起假膜性肠炎，口服万古霉素或甲硝唑可防治。有轻度皮疹、瘙痒或药热等过敏反应，也可出现一过性中性粒细胞减少和血小板减少。偶见黄疸及肝损伤。肝功能不全者慎用。

二、万古霉素类

万古霉素类抗生素属糖肽类抗生素，包括万古霉素（vancomycin）、去甲万古霉素（norvancomycin）和替考拉宁（teicoplanin）等，化学性质稳定。由于不良反应较多且较严重，过去使用较少，但近年发现本类药物能够杀灭耐甲氧西林金黄色葡萄球菌（MRSA）和耐甲氧西林表皮葡萄球菌（MRSE）而得到广泛应用。

【体内过程】 本类药物口服难吸收，绝大部分经粪便排泄，肌内注射可引起局部剧烈疼痛和组织坏死，一般应稀释后静脉给药。替考拉宁肌内注射吸收良好，与静脉注射几乎相当。可分布到机体各组织和体液，也可透过胎盘，但难透过血-脑脊液屏障，炎症时透过增加，可达有效水平。

【药理作用】 对革兰阳性菌具有强大的杀菌作用，特别对 MRSA 和 MRSE 的作用强大。对厌氧的难辨梭菌也有较好的抗菌作用。作用机制是与细菌细胞壁前体肽聚糖结合，阻断细菌细胞壁的合成，对正在分裂增殖的细菌呈现快速杀菌作用。

【临床应用】 主要用于耐药金黄色葡萄球菌引起的严重感染，如肺炎、心内膜炎、结肠炎、败血症等，也可治疗某些抗生素尤其是克林霉素引起的假膜性肠炎。

【不良反应及用药注意】 主要表现为耳毒性、肾毒性，与其过高的血药浓度有关，临床使用过程中，常需进行治疗药物监测（therapeutic drug monitoring，TDM）；输注速度过快，可产生红人综合征（面部、颈躯干红斑性充血、瘙痒等）及血栓静脉炎。给药时应注意药液的浓度和静滴的速度。

三、多黏菌素类、磷霉素、达托霉素

（一）多黏菌素类

多黏菌素类（polymyxins）是从多黏杆菌培养液中获得的一组多肽类抗生素，临床使用制剂有多黏菌素 E（polymyxin E，抗敌素）、多黏菌素 B（polymyxin B）。

【药理作用】多黏菌素类属窄谱抗菌药，只对某些革兰阴性杆菌具有强大抗菌活性，如大肠埃希菌、克雷伯菌属、沙门菌、志贺菌、百日咳杆菌，尤其是对铜绿假单胞菌作用显著。对革兰阴性球菌、革兰阳性菌和真菌无抗菌作用。本类药能与革兰阴性菌细胞膜的磷脂结合，使细菌细胞膜通透性增加，胞内营养物外漏，导致细菌死亡。对生长繁殖期和静止期的细菌均有杀菌作用。

【临床应用】

1. 铜绿假单胞菌感染　可用于对其他抗生素耐药而难以控制的铜绿假单胞菌所致的败血症、泌尿道感染。

2. 革兰阴性杆菌感染　对其他抗菌药耐药的大肠埃希菌、克雷伯菌属等革兰阴性杆菌引起的脑膜炎、败血症等。

3. 局部应用　本类药口服不吸收，可用于治疗肠炎和肠道手术前准备；也可局部用于五官、皮肤、黏膜等铜绿假单胞菌感染。

【不良反应及用药注意】毒性较大，对肾有明显损害，可引起急性肾衰而导致死亡；对神经系统毒性反应也常见，可引起面部感觉异常、头晕、乏力等。

（二）磷霉素

磷霉素（fosfomycin）是从土壤里的链丝菌中发现的一种广谱抗生素，其分子量很小，是一个具有全新化学结构的抗生素，故与其他抗菌药物无交叉耐药性和交叉过敏。磷霉素有口服制剂磷霉素钙、磷霉素氨丁三醇和注射剂磷霉素钠。

【药理作用】磷霉素可抑制细菌细胞壁的早期合成，使细菌细胞壁合成受到抑制而导致细菌死亡。抗菌谱广，为繁殖期杀菌药。对金黄色葡萄球菌、表皮葡萄球菌等革兰阳性球菌具抗菌作用。对大肠埃希菌、沙雷菌属、志贺菌属、耶尔森菌、铜绿假单胞菌、肺炎克雷伯菌、产气肠杆菌、弧菌属和气单胞菌属等革兰阴性菌也具有较强的抗菌活性。

【临床应用】

1. 磷霉素口服剂　口服磷霉素钙盐可用于治疗敏感菌所致皮肤软组织感染、尿路感染和肠道感染（包括细菌性痢疾）。单剂口服磷霉素氨丁三醇用于单纯性下尿路感染的治疗。

2. 磷霉素钠注射剂　可用于治疗敏感菌所致呼吸道感染、尿路感染、皮肤软组织感染等。治疗严重感染时需加大治疗剂量并常需与其他抗菌药物联合应用，如与万古霉素合用治疗 MRSA 感染。

【不良反应及用药注意】主要为轻度胃肠道反应，如恶心、食欲减退、中上腹不适或轻度腹泻，偶可出现过敏反应和一过性氨基转移酶升高等。

（三）达托霉素

达托霉素（daptomycin）属环脂肽类抗生素，是玫瑰孢链霉菌发酵产物的衍生物，为一类全新结构的抗生素。

【药理作用】达托霉素通过与细菌细胞膜结合，引起细胞膜电位的快速去极化，最终导致细菌细

胞死亡。为快效杀菌剂，具有抗生素后效应。对葡萄球菌属（包括耐甲氧西林菌株），肠球菌属（包括万古霉素耐药菌株），链球菌属（包括青霉素敏感和耐药肺炎链球菌、A 组溶血性链球菌、B 组链球菌和草绿色链球菌），JK 棒状杆菌，艰难梭菌和痤疮丙酸杆菌等革兰阳性菌具有良好抗菌活性。对革兰阴性菌无抗菌活性。

【临床应用】用于治疗复杂性皮肤及软组织感染和金黄色葡萄球菌（包括甲氧西林敏感和甲氧西林耐药）导致的血流感染，包括伴发右侧感染性心内膜炎患者。

由于达托霉素可在肺部被灭活，因此不适用于肺炎的治疗。

【不良反应及用药注意】主要为腹泻、便秘、头痛、恶心与呕吐、皮疹等。实验室检查异常包括肝酶升高、血肌酐升高、肌酸激酶升高等，此类异常多为无症状且为可逆性。用药疗程中应对肌肉痛或肌无力进行监测，并监测肌酸激酶水平。

岗赛证聚焦

1. 青霉素的抗菌机制、临床应用及过敏反应防治措施。
2. 各代头孢菌素类抗生素的抗菌作用特点。
3. β - 内酰胺酶抑制剂与 β - 内酰胺类抗生素联合应用的意义。
4. 红霉素的抗菌特点及临床应用。
5. 氨基糖苷类抗生素的抗菌作用特点、不良反应及防治措施。
6. 万古霉素、多黏菌素的临床应用及不良反应。
7. 四环素、氯霉素的抗菌作用特点及主要不良反应。
6. 四环素主要不良反应与防治措施及万古霉素的主要用途及不良反应。

目标检测

答案解析

一、最佳选择题（每题的备选项中只有一个最佳答案）

1. 对青霉素 G 最易产生耐药的细菌是（　）
   A. 溶血性链球菌　　　　B. 肺炎球菌　　　　C. 破伤风杆菌
   D. 白喉杆菌　　　　　　E. 金黄色葡萄球菌

2. 青霉素 G 体内过程的特点是（　）
   A. 口服易吸收　　　　　B. 主要分布于细胞内液　　　C. 脂溶性高
   D. 主要以原型从尿排出　E. 血浆蛋白结合率高

3. 下列对头孢菌素的叙述，错误的是（　）
   A. 抗菌机制与青霉素类相似
   B. 与青霉素有部分交叉过敏反应
   C. 第一代头孢菌素对铜绿假单胞菌无效
   D. 第三代头孢菌素对 β - 内酰胺酶有较高稳定性
   E. 第三代头孢菌素对肾脏有一定毒性

4. 克拉维酸与阿莫西林配伍应用的主要药理学基础是（　）
   A. 可使阿莫西林口服吸收更好　　　　B. 可使阿莫西林自肾小管分泌减少
   C. 可使阿莫西林用量减少，毒性降低　D. 克拉维酸抗菌谱广，抗菌活性强
   E. 克拉维酸可抑制 β - 内酰胺酶

5. 关于大环内酯类，叙述错误的是（　　）

    A. 细菌对本类各药间有不完全交叉耐药性　B. 在酸性环境中抗菌活性较强

    C. 不易透过血 - 脑屏障　　　　　　　　　D. 抑制细菌蛋白质合成

    E. 胆汁中浓度较高

6. 治疗克林霉素引起的伪膜性肠炎应选用（　　）

    A. 林可霉素　　　　　　　　B. 氯霉素　　　　　　　　C. 万古霉素

    D. 氨苄西林　　　　　　　　E. 羧苄西林

7. 治疗草绿色链球菌引起的心内膜炎应首选（　　）

    A. 红霉素 + 青霉素 G　　　　B. 庆大霉素 + 青霉素 G　　　C. 链霉素 + 青霉素 G

    D. 氨苄西林 + 阿莫西林　　　E. 链霉素 + 庆大霉素

8. 抢救链霉素引起的过敏性休克的药物是（　　）

    A. 肾上腺素　　　　　　　　B. 葡萄糖酸钙 + 肾上腺素　　C. 苯海拉明

    D. 葡萄糖酸钙　　　　　　　E. 阿托品

9. 关于多黏菌素，叙述错误的是（　　）

    A. 不易透过血 - 脑屏障　　　B. 口服不易吸收　　　　　　C. 毒性较大

    D. 对多数革兰阴性杆菌有杀灭作用　　　　E. 阻碍蛋白质的合成

10. 治疗军团病首选药物是（　　）

    A. 红霉素　　　　　　　　　B. 麦迪霉素　　　　　　　　C. 土霉素

    D. 多西环素　　　　　　　　E. 四环素

11. 关于多西环素，叙述错误的是（　　）

    A. 口服吸收不受食物影响　　　　　　　　B. 口服吸收不受多价金属离子的影响

    C. 抗菌作用较四环素强　　　　　　　　　D. 易致光敏反应

    E. 可用于肾功能不良患者

12. 氯霉素最严重的不良反应是（　　）

    A. 过敏反应　　　　　　　　B. 二重感染　　　　　　　　C. 抑制骨髓造血功能

    D. 胃肠道反应　　　　　　　E. 耳毒性

13. 可用于治疗厌氧菌感染的抗菌药是（　　）

    A. 克林霉素　　　　　　　　B. 氨曲南　　　　　　　　　C. 磺胺嘧啶

    D. 红霉素　　　　　　　　　E. 头孢唑林

14. 治疗立克次体感染首选的四环素类药物是（　　）

    A. 土霉素　　　　　　　　　B. 四环素　　　　　　　　　C. 多西环素

    D. 米诺环素　　　　　　　　E. 美他环素

15. 金黄色葡萄球菌引起的急性骨髓炎首选治疗药物是（　　）

    A. 红霉素　　　　　　　　　B. 链霉素　　　　　　　　　C. 四环素

    D. 青霉素　　　　　　　　　E. 克林霉素

二、配伍选择题（每题备选项在前，试题在后。每组若干题。每组题均对应同一组备选项，每题只有一个正确答案。每个备选项可重复选用，也可不选用）

[16~20]

    A. 抑制细菌细胞壁合成　　　B. 影响细菌细胞膜的通透性　C. 抑制细菌蛋白质合成

    D. 影响细菌核酸代谢　　　　E. 影响细菌叶酸代谢

16. 青霉素的抗菌机制是（　　）

17. 红霉素的抗菌机制是（　　）

18. 磺胺嘧啶的抗菌机制是（　　）

19. 利福平的抗菌机制是（　　）

20. 多黏菌素 E 的抗菌机制是（　　）

三、多项选择题（每题的备选项中有两个或两个以上正确答案）

21. 下列对庆大霉素的叙述正确的是（　　）

    A. 在碱性环境中抗菌作用增强

    B. 不能口服，仅作肌内或静脉滴注给药

    C. 可与羧苄西林联用于治疗铜绿假单胞菌感染

    D. 为静止期杀菌剂

    E. 可引起耳毒性

22. 下列属于 β - 内酰胺类抗生素的药物有（　　）

    A. 青霉素　　　　　　　B. 红霉素　　　　　　　C. 亚胺培南

    D. 头孢呋辛　　　　　　E. 庆大霉素

23. 多黏菌素类的特点是（　　）

    A. 口服不易吸收　　　　B. 对革兰阳性菌也有效　　　C. 可引起肾损害

    D. 为杀菌剂　　　　　　E. 对铜绿假单胞菌作用强

24. 关于四环素，叙述正确的是（　　）

    A. 胆汁浓度高，具有肝肠循环　　　　B. 多价金属离子可妨碍其吸收

    C. 不易透过血 - 脑屏障　　　　　　　D. 胃液中酸度高时，吸收较好

    E. 口服吸收量有一定限度

25. 氨基糖苷类抗菌作用特点是（　　）

    A. PAE 较长　　　　　　　　　　　B. 对需氧革兰阴性杆菌作用强

    C. 易耐药　　　　　　　　　　　　D. 杀菌速率与杀菌持续时间呈浓度依赖性

    E. 在碱性环境中抗菌活性增强

四、思考题

26. 简述青霉素 G 的不良反应及用药注意事项。

27. 比较各代头孢菌素类抗生素的抗菌作用特点。

28. 试述大环内酯类抗生素的共同特点。

29. 试述氨基糖苷类抗生素的共同特性。

30. 说出亚胺培南/西司他丁组成复方制剂的原因。

（赵　群）

书网融合……

重点小结　　　　　　微课　　　　　　习题

第三十五章　人工合成抗菌药

学习目标

知识目标：通过本章的学习，学会喹诺酮类药物共性及环丙沙星、氧氟沙星的抗菌作用特点、临床应用及不良反应；识记磺胺类药物、硝基咪唑类及甲氧苄啶的药理作用、临床应用及不良反应；认识硝基呋喃类的作用特点。

能力目标：能分析、审核涉及人工合成抗菌药处方的合理性；具备提供人工合成抗菌药用药指导、用药咨询服务的能力。

素质目标：树立正确的生命价值观和安全合理用药意识；培养严肃认真、一丝不苟、科学求实的工作态度和尊重、关爱患者的良好职业素养。

情境导入

情境：患者，男，56 岁，2 天前开始发热，伴有咳嗽、咳脓性痰，服用退热药体温未下降，持续在 39℃ 左右。听诊左下肺有湿性啰音。血白细胞总数 $14 \times 10^9/L$，中性粒细胞 85%。胸部 X 线检查示：右肺下叶斑片状影。诊断：社区获得性肺炎。

思考：上述患者应给予何种药物治疗？为什么？

第一节　喹诺酮类药物

一、概述

喹诺酮类是一类以 4 - 喹诺酮为基本结构的人工合成抗菌药，根据其化学结构、抗菌作用、临床应用不同可分四代。第一代药物萘啶酸，现已淘汰；第二代药物吡哌酸（pipemidic acid），抗菌谱、抗菌活性均强于萘啶酸，口服易吸收，尿中浓度高，临床仅限于治疗泌尿道和肠道感染。第三代又称氟喹诺酮类药物，包括诺氟沙星（norfloxacin）、环丙沙星（ciprofloxacin）、氧氟沙星（ofloxacin）、培氟沙星（pefloxacin）、依诺沙星（enoxacin）、洛美沙星（lomefloxacin）、氟罗沙星（fleroxacin）等，具有抗菌谱广，抗菌活性强、不良反应少等优点。第四代药物包括司帕沙星（sparfloxacin）、克林沙星（clinafloxacin）、加替沙星（gatifloxacin）、莫西沙星（moxifloxacin）等，与第三代比较抗菌谱更广、抗菌活性更强。第三、第四代喹诺酮类药物因高效、低毒，广泛用于泌尿生殖系统、肠道、呼吸道、皮肤软组织等部位感染性疾病的治疗。

【体内过程】口服吸收完全，不受食物的影响，但与含有 Fe^{2+}、Ca^{2+}、Mg^{2+} 的食物同服可降低其生物利用度。生物利用度较高，血浆蛋白结合率一般低于 40%，组织穿透力强，体内分布广，在前列腺组织、骨组织、肺脏、肾脏、尿液、胆汁、巨噬细胞和中性粒细胞的药物浓度均高于血浆。可经肝脏代谢，部分以原型从肾脏排泄。

【药理作用】

1. 抗菌谱　氟喹诺酮类药物属于广谱抗菌药，抗菌活性强。对革兰阴性菌如大肠埃希菌、伤寒沙门菌、流感嗜血杆菌、军团菌属及淋病奈瑟菌等有强大的抗菌作用；对革兰阳性菌如金黄色葡萄球菌、肺炎链球菌及溶血性链球菌也有较强的抗菌作用。第四代药物除保留了氟喹诺酮类药物的抗菌活性外，进一步增强了对革兰阳性菌的作用，对结核分枝杆菌、嗜肺军团菌、支原体及衣原体的杀灭作用也进一步增强；特别是提高了对厌氧菌如脆弱类杆菌、梭杆菌属、消化链球菌属和厌氧芽孢杆菌属等的抗菌活性。

2. 抗菌机制 主要包括以下两方面：①DNA 回旋酶，是抗革兰阴性菌的重要靶点，本类药通过抑制革兰阴性菌的 DNA 回旋酶，阻碍 DNA 的复制而产生杀菌作用；②拓扑异构酶Ⅳ，是抗革兰阳性菌的重要靶点，抑制革兰阳性菌的拓扑异构酶Ⅳ，抑制 DNA 的复制而产生抗菌作用。

3. 耐药性 细菌对本类药不易产生耐药性，同类药之间存在交叉耐药性，与其他药物之间无明显交叉耐药性。常见耐药菌有金黄色葡萄球菌、肠球菌、大肠埃希菌和铜绿假单胞菌等。耐药机制包括：①耐药菌株 DNA 回旋酶与药物的亲和力下降，使药物失去靶位；②膜通道关闭，药物难以进入菌体；③金黄色葡萄球菌可将药物从菌体内泵出。

【临床应用】

1. 泌尿生殖系统感染 环丙沙星、氧氟沙星首选治疗单纯性淋病奈瑟菌性尿道炎或宫颈炎，但对非特异性尿道炎或宫颈炎疗效差。环丙沙星是铜绿假单胞菌性尿道炎的首选药。

2. 肠道感染 治疗多种细菌如弯曲菌属、志贺菌属和沙门菌属导致的腹泻、胃肠炎和细菌性痢疾，也可有效治疗耐药菌株伤寒、副伤寒和其他沙门菌属感染及大肠埃希菌引起的腹泻。

3. 呼吸系统感染 万古霉素与左氧氟沙星或莫西沙星联合用药是治疗对青霉素高度耐药的肺炎链球菌感染的首选药。氟喹诺酮类（除诺氟沙星）可替代大环内酯类用于支原体肺炎、衣原体肺炎、嗜肺军团菌引起的军团病。

4. 骨骼系统感染 用于革兰阴性杆菌所致的骨髓炎和骨关节感染。

5. 皮肤软组织感染 用于革兰阴性杆菌所致的五官科和外科伤口感染。

6. 其他 培氟沙星治疗化脓性脑膜炎和由克雷伯菌属、肠杆菌属、沙雷菌属所致的败血症，也可作为 β – 内酰胺类治疗全身感染的替代药。

【不良反应及用药注意】

1. 消化道反应 少数人可出现恶心、呕吐、食欲减退、腹泻等。一般不严重，患者可耐受。

2. 中枢神经系统毒性 轻者表现为失眠、头晕、头痛，重者表现为精神异常、抽搐、惊厥等。有精神病或癫痫病史应避免使用。

3. 光敏反应（光毒性） 表现为光照部位皮肤出现瘙痒性红斑，严重者出现皮肤糜烂、脱落，停药可恢复。用药期间应避免阳光和紫外线照射。

知识拓展

可致光敏反应的药物

可致光敏反应的药物有：喹诺酮类药物、磺胺类药物、四环素、灰黄霉素、氯苯那敏、苯海拉明、曲吡那敏、地西泮、布洛芬、呋塞米、氢氯噻嗪、格列吡嗪、格列本脲、氯丙嗪等。患者在使用具有光毒性药物期间及停药后 5 天内，应避免暴露在阳光或紫外线下，如出现光敏性反应或皮肤损伤，应立即停用药物，并去皮肤科就诊，有光敏反应史的患者应慎用这类药物。

4. 软骨损害 可引起关节肿痛，影响幼儿关节软骨发育，故妊娠期女性与 18 岁以下患者不宜应用。

5. 其他 部分药物可引起跟腱炎、肝毒性、心脏毒性、血糖紊乱等。

二、常用喹诺酮类药物

诺氟沙星（氟哌酸）
norfloxacin

为临床应用的第一个含"F"的第三代氟喹诺酮类药，口服生物利用度偏低（35%～45%），抗菌谱广，抗菌活性强。对多数革兰阴性菌包括铜绿假单胞菌抗菌活性较强；对革兰阳性菌如金黄色葡萄球菌、肺炎球菌、溶血性链球菌以及厌氧脆弱杆菌也有效。主要用于敏感菌所致的肠道、泌尿道感染，亦可用于呼吸道、皮肤软组织、眼科感染。

氧氟沙星（氟嗪酸）
ofloxacin

口服吸收快而完全，生物利用度高达95%，血药浓度高而持久，分布广泛，痰液、胆汁及尿液中药物浓度高。抗菌谱广，对结核分枝杆菌、沙眼衣原体、肺炎支原体、铜绿假单胞菌和部分厌氧菌也有良好效果。对多数耐药菌株如MRSA、耐氨苄西林的淋病奈瑟菌、耐庆大霉素的铜绿假单胞菌仍敏感。临床主要用于敏感菌所致的呼吸道、泌尿道、胆道、皮肤软组织及盆腔感染。不良反应有胃肠道反应和转氨酶升高，可诱发跟腱炎和跟腱断裂。

左氧氟沙星
levofloxacin

左氧氟沙星是氧氟沙星的左旋体，口服吸收完全，生物利用度接近100%。抗菌活性约为氧氟沙星的2倍，且不良反应低于氧氟沙星。抗菌谱及临床用途与氧氟沙星相似。

洛美沙星
lomefioxacin

空腹吸收良好，食物可延迟本品的吸收并降低其生物利用度。对革兰阴性菌的抗菌活性与诺氟沙星和氧氟沙星相近，对MRSA、表皮葡萄球菌、链球菌和肠球菌的抗菌活性与氧氟沙星相当；对多数厌氧菌的抗菌活性比氧氟沙星低。可用于呼吸道、泌尿生殖道、皮肤软组织、眼科感染的治疗，也用于衣原体感染和结核病的治疗。光敏反应和跟腱毒性的发生率较高，用药期间应避免日光。

环丙沙星
ciprofloxacin

为抗菌谱最广的喹诺酮类药物之一，口服吸收快但不完全，食物对其吸收的影响不明显，生物利用度约为70%。对铜绿假单胞菌、淋病奈瑟菌、流感嗜血杆菌、金黄色葡萄球菌、肠球菌、肺炎链球菌、嗜肺军团菌的抗菌活性明显高于多数氟喹诺酮类药物。环丙沙星对氨基糖苷类或第三代头孢菌素类耐药的革兰阴性及革兰阳性菌仍敏感，但对多数厌氧菌不敏感。常用于对其他抗菌药耐药的革兰阴性杆菌所致的呼吸道、泌尿生殖道、胃肠道感染，也用于治疗口腔、皮肤软组织、骨与关节等部位的感染。

氟罗沙星（多氟沙星）
fleroxacin

具有抗菌谱广、疗效好和持续时间长等特点。主要用于敏感菌所致的泌尿生殖系统、呼吸系统、妇科、外科的感染性疾病的治疗。

司帕沙星（司氟沙星）
sparfloxacin

口服吸收良好，肝肠循环明显。50%随粪便排泄，25%在肝脏代谢失活，$t_{1/2}$为16小时，为长效喹诺酮类药物。对革兰阳性菌、厌氧菌、结核分枝杆菌、衣原体和支原体的抗菌活性显著高于环丙沙星，对嗜肺军团菌和革兰阴性菌的抗菌活性与环丙沙星相同且高于诺氟沙星和氧氟沙星。主要用于敏感细菌所致的呼吸系统、泌尿生殖系统和皮肤软组织感染的治疗，也可用于骨髓炎和关节炎等的治疗。易产生光敏反应、心脏毒性和中枢神经毒性，应严格控制使用。

莫西沙星
moxifloxacin

口服生物利用度约为90%。对大多数革兰阳性菌和阴性菌、厌氧菌、结核分枝杆菌、衣原体及支原体均有较强的抗菌活性。主要用于呼吸道、泌尿生殖系统、皮肤软组织等感染。不良反应发生率相对较低。

加替沙星
gatifloxacin

口服生物利用度为90%~96%，对大多数革兰阳性菌、厌氧菌、结核分枝杆菌、衣原体及支原体的抗菌活性与莫西沙星相近，对大多数革兰阴性菌的作用强于莫西沙星。临床应用同莫西沙星，不良反应发生率低，几乎没有光敏反应。

第二节 磺胺类药物

一、磺胺类药物的共性

磺胺类药物（sulfonamides）属广谱抑菌药，曾广泛用于临床，但由于不良反应较突出，逐渐被抗生素及喹诺酮类药物取代。但部分磺胺药对某些感染性疾病如流行性脑脊髓膜炎、鼠疫等疗效显著，故在抗感染治疗中仍有一定位置。

> **知识链接**
>
> ### 磺胺类药物的发现
>
> 19世纪后半叶，德国科学家 Gerhard·Domagk 率领研究团队，筛选上千种偶氮染料化合物，屡试屡败，但他并不放弃。1932年，Domagk 发现百浪多息（prontosil）对于感染溶血性链球菌的小白鼠具有很高的疗效。这时，他的女儿得了链球菌败血病，奄奄一息，使用百浪多息而治愈。令人奇怪的是，百浪多息只有在体内才能杀死链球菌，而在试管内则不能。巴斯德研究所的 Daniele·Bovet 发现百浪多息在体内变成了对细菌有效的"氨苯磺胺"。1939年杜马克因百浪多息在临床上取得很好疗效而获得诺贝尔生理学或医学奖。
>
> 在药物的研究和开发过程中，药物研究耗时长久、严谨度高，需要敏锐的观察力、坚毅的耐性和百折不挠的钻研精神。科学家的持续的研究精神，激励我们不断前行！

磺胺类药分为三类：①治疗全身感染的磺胺药，如磺胺嘧啶（sulfadiazine，SD）、磺胺甲噁唑（sulfamethoxazole，SMZ）；②用于肠道感染的磺胺药，如柳氮磺吡啶（sulfasalazine，SASP）；③外用磺胺药，如磺胺米隆（sulfamylon，SML）、磺胺嘧啶银（sulfadiazine silver，SD－Ag）、磺胺醋酰（sulfacetamide，SA）。

【体内过程】口服易吸收，广泛分布于全身组织及细胞外液，血浆蛋白结合率差异大，25%～95%，血浆蛋白结合率低的药物（如磺胺嘧啶）易通过血-脑脊液屏障。主要在肝脏代谢为无活性的乙酰化物及与葡萄糖醛酸结合，以原形、乙酰化物、葡萄糖醛酸结合物三种形式经肾脏排泄。肠道难吸收的磺胺类药物在肠腔内水解后才能发挥抗菌作用。

【药理作用】

1. 抗菌谱　为广谱抗菌药，对多数致病菌均有抑制作用，其中最敏感的是 A 群链球菌、肺炎链球菌、脑膜炎奈瑟菌、淋病奈瑟菌、鼠疫耶氏菌和诺卡菌属；对大肠埃希菌、布鲁菌属、志贺菌属、变形杆菌属和沙门菌属次之；对沙眼衣原体、疟原虫、卡氏肺孢子虫和弓形虫滋养体也有抑制作用。但是对支原体、立克次体和螺旋体无效，甚至可刺激立克次体的生长。磺胺嘧啶银和磺胺米隆对铜绿假单胞菌有效。

2. 抗菌机制　通过抑制二氢叶酸合成酶，阻碍二氢叶酸的合成，进而影响核酸的生成，抑制细菌的生长繁殖（图 35-1），属慢效抑菌药。

图 35-1　磺胺类药作用机制示意图

3. 耐药性　细菌对磺胺类药物极易产生耐药性，奈瑟菌属和革兰阳性菌更易产生。细菌对磺胺的耐药，可通过其随机突变和质粒转移发生，一旦耐药，通常为永久性不可逆，磺胺类药物之间也存在交叉耐药性。

【不良反应及用药注意】

1. 泌尿系统　泌尿系统损害较严重，如产生结晶尿、血尿、疼痛和尿闭等症状，这是由于原形药及其乙酰化物在尿液中溶解度低，尤其在酸性尿液中更易析出结晶，从而造成对肾脏损害。可采用同服等量碳酸氢钠、多饮水、定期检查尿常规等措施预防。

2. 过敏反应　如发热和皮疹，偶见多形性红斑及剥脱性皮炎，严重者可致死。

3. 血液系统反应　可引起白细胞减少，偶见粒细胞缺乏、再生障碍性贫血及血小板减少症。葡萄糖-6-磷酸脱氢酶缺乏的患者可致溶血反应。

4. 神经系统反应　如头晕、头痛、乏力、萎靡和失眠等症状。

5. 其他　可引起恶心、呕吐等消化系统反应。新生儿可引起脑核黄疸和溶血。

二、常用磺胺类药物

（一）用于全身感染的磺胺药

磺胺嘧啶

sulfadiazine，SD

口服易吸收，易透过血-脑屏障，在脑脊液中浓度高，可作为防治流行性脑脊髓膜炎的首选药之一，也可作为诺卡菌属引起的肺部感染、脑膜炎和脑脓肿的首选药。与乙胺嘧啶合用可治疗弓形体病，与甲氧苄啶合用可产生协同抗菌作用。

磺胺甲噁唑（新诺明）
sulfamethoxazole，SMZ

口服易吸收，抗菌活性较强，尿中浓度较高，脑脊液中浓度低于磺胺嘧啶但仍可用于流行性脑脊髓膜炎的防治。主要与甲氧苄啶合用，治疗敏感菌所致的泌尿道、呼吸道、消化道及皮肤软组织等感染。

（二）用于肠道感染的磺胺药

柳氮磺吡啶
sulfasalazine，SASP

口服不吸收，主要在肠壁中分解出有效成分而起效。具有抗炎、抗菌和免疫抑制作用。临床主要用于治疗溃疡性结肠炎和直肠炎、早期类风湿关节炎和肠道术前的预防感染。

（三）外用磺胺药

磺胺米隆（甲磺灭脓）
sulfamylon，SML

抗菌谱广，对多种革兰阳性菌和革兰阴性菌都有效，对铜绿假单胞菌也有较强抗菌活性，抗菌作用不受脓液和坏死组织中对氨苯甲酸的影响。临床主要用于烧伤和大面积创伤的创面感染。

磺胺嘧啶银（烧伤宁）
sulfadiazine silver，SD－Ag

兼有磺胺嘧啶的抗菌作用和硝酸银的收敛作用，对多数 G^+ 菌和 G^- 菌均有抗菌活性，可使创面干燥、结痂，加快愈合。主要用于防治烧伤继发创面感染，对铜绿假单胞菌作用优于磺胺米隆。

磺胺醋酰
sulfacetamide，SA

穿透力强，局部刺激性小，对葡萄球菌、溶血性链球菌、脑膜炎奈瑟菌、大肠埃希菌、淋病奈瑟菌、沙眼衣原体等有抑制作用。常用于结膜炎、角膜炎、泪囊炎、沙眼及其他敏感菌引起的眼科感染性疾病的治疗。

第三节　其他合成抗菌药

一、甲氧苄啶及其复方制剂

甲氧苄啶
trimethoprim，TMP

又名磺胺增效剂。抗菌谱与磺胺药相似，通过抑制二氢叶酸还原酶，使二氢叶酸不能还原为四氢叶酸，从而阻止细菌核酸的合成。单用易产生耐药性，与磺胺药同用可使细菌叶酸代谢受到双重阻断，使磺胺药的抗菌作用增强数倍至数十倍，甚至呈现杀菌作用，且可延缓细菌耐药性的产生。TMP口服吸收迅速而完全，$t_{1/2}$ 约为 11 小时。给药后分布广泛，脑脊液中药物浓度较高，炎症时脑脊液中药物浓度可接近血药浓度。

复方磺胺甲噁唑（复方新诺明）

复方磺胺甲噁唑是 SMZ 和 TMP 按 5∶1 比例制成的复方制剂。两药合用的药理学依据有：①二药合用后对细菌叶酸的合成起双重阻断作用（SMZ 抑制二氢叶酸合成酶，而 TMP 抑制二氢叶酸还原酶），协同阻断细菌四氢叶酸合成，抗菌活性是两药单独等量应用时的数倍至数十倍，甚至呈现杀菌作用；②两药的药动学特点相似，$t_{1/2}$ 均为 10 小时左右，峰值血药浓度相似，合用后各自的消除 $t_{1/2}$ 不变；③合用后可减少耐药性的产生，对已耐药的菌株也有抑制作用；④TMP 毒性较小，二药合用后可减少磺胺类药物和自身的用量，从而降低不良反应。

二、硝基呋喃类

本类药物的共性是抗菌谱广，对多数革兰阳性和革兰阴性菌均有效；作用机制是干扰敏感细菌 DNA 合成；药物在血液和组织中的浓度低，尿中浓度高，主要用于泌尿系统、消化系统及局部感染的治疗。特点是不易产生耐药性。

呋喃妥因（呋喃坦啶）
nitrofurantoin

口服吸收快而完全，约 50% 以原型自肾脏迅速排泄，$t_{1/2}$ 约为 30 分钟，血液中药物浓度低，不能用于全身性感染。抗菌谱广，对多数革兰阳性菌和阴性菌有效。耐药菌株形成较缓慢，与其他抗菌药之间无交叉耐药性。主要用于肾盂肾炎、膀胱炎、前列腺炎和尿道炎等疾病的治疗。常见不良反应有恶心、呕吐及腹泻等胃肠道反应，偶见皮疹、药热等过敏反应。长期大剂量可引起头痛、头晕和嗜睡等，甚至引起周围神经炎。缺乏葡萄糖 - 6 - 磷酸脱氢酶患者可引起溶血性贫血，新生儿及缺乏此酶的患者禁用。

三、硝基咪唑类药物

硝基咪唑类包括甲硝唑、替硝唑、奥硝唑等。

甲硝唑（灭滴灵）
metronidazole

【药理作用】

1. 抗厌氧菌 对大多数厌氧菌包括革兰阴性厌氧杆菌、革兰阳性厌氧芽孢梭菌和所有厌氧球菌均有杀灭作用，对脆弱类杆菌尤为敏感。疗效高、毒性小、应用方便。

2. 抗阿米巴原虫 对肠内、肠外阿米巴滋养体均有强大杀灭作用。

3. 抗滴虫 对阴道滴虫有强大杀灭作用，但不影响阴道内的正常菌群。

4. 抗贾第鞭毛虫 对贾第鞭毛虫效果好。

【临床应用】

1. 厌氧菌感染 用于厌氧菌引起的败血症、菌血症、坏死性肺炎、盆腔炎、腹膜炎、腹腔感染、骨髓炎、中耳炎及口腔感染等。

2. 阿米巴病 治疗肠内、肠外阿米巴病的首选药。

3. 滴虫病 治疗阴道滴虫病的首选药。对反复发作的患者应夫妇同时服药，以求根治。

4. 贾第鞭毛虫感染 是目前治疗贾第鞭毛虫最有效的药物之一，治愈率可达 90%。

【不良反应及用药注意】

1. 消化道反应　可出现食欲不振、恶心、呕吐、腹痛、腹泻、舌炎、口有金属味等，停药后可消失。

2. 神经系统反应　表现为头痛、头晕、肢体麻木、感觉异常、共济失调及惊厥等。一旦出现需立即停药。

3. 过敏反应　少数人可发生荨麻疹、皮肤潮红、白细胞轻度减少等，停药后可自行恢复。

4. 致癌、致畸　动物实验表明，长期大量口服有致癌、致畸作用。妊娠期妇女、哺乳期妇女、器质性中枢神经系统疾病和血液病患者禁用。服药期间禁饮酒和含乙醇饮料，以防中毒。

替硝唑
tinidazole

口服吸收良好，半衰期长，口服一次，有效血药浓度可维持 72 小时。对厌氧菌有较强作用，对脆弱类杆菌及梭杆菌属的作用较甲硝唑强。可用于厌氧菌感染，如腹腔、妇科、手术创口、皮肤软组织、肺等部位的感染以及败血症、肠道或泌尿生殖道滴虫病、梨形鞭毛虫病以及肠道和肝阿米巴病。不良反应少而轻，偶有恶心、呕吐、食欲下降、皮疹等。

奥硝唑
ornidazole

奥硝唑为第三代硝基咪唑类衍生物，作用于厌氧菌、阿米巴原虫、贾第鞭毛虫和毛滴虫细胞的DNA，从而导致致病菌死亡。适用于毛滴虫引起的男女泌尿生殖道感染、阿米巴原虫引起的肠、肝阿米巴虫病（包括阿米巴痢疾、阿米巴肝脓肿）、贾第鞭毛虫病、厌氧菌感染和预防各种手术后厌氧菌感染。可见轻度副作用如嗜睡、头痛、胃肠不适，个别患者可见中枢神经系统障碍、味觉障碍、肝功能异常和皮肤反应。对本品或对硝基咪唑类药物过敏者禁用。

四、噁唑烷酮类药物

噁唑烷酮类抗菌药物是一类全合成的药物，目前主要包括利奈唑胺、康替唑胺和特地唑胺。其中利奈唑胺为第一个用于临床的噁唑烷酮类抗菌药物。

利奈唑胺
linezolid

【药理作用】利奈唑胺与细菌核糖体 50S 亚单位结合，抑制 mRNA 与核糖体连接，阻止 70S 起始复合物的形成，从而抑制细菌蛋白质的合成。利奈唑胺为抑菌剂，但对肺炎链球菌等链球菌属可呈现杀菌作用。利奈唑胺对金黄色葡萄球菌（包括 MRSA）、凝固酶阴性葡萄球菌［包括耐甲氧西林凝固酶阴性葡萄球菌（MRCNS）］、肠球菌属［包括耐万古霉素肠球菌（VRE）］、肺炎链球菌（包括青霉素耐药株）、A 组溶血性链球菌、B 组链球菌、草绿色链球菌均具有良好抗菌作用。对卡他莫拉菌、流感嗜血杆菌、淋病奈瑟菌、难辨梭菌均具有抗菌作用。对支原体属、衣原体属、结核分枝杆菌、鸟分枝杆菌、巴斯德菌属和脑膜炎败血黄杆菌亦有一定抑制作用。肠杆菌科细菌、假单胞菌属和不动杆菌属等非发酵菌对该药耐药。

【临床应用】主要用于对甲氧西林耐药的葡萄球菌属、肠球菌属等多重耐药革兰阳性菌感染。

1. 对万古霉素耐药的屎肠球菌感染　包括血流感染。

2. 医院获得性肺炎　由 MRSA 或青霉素不敏感的肺炎链球菌引起的医院获得性肺炎。

3. 皮肤及软组织感染 包括未并发骨髓炎的糖尿病足部感染，由 MRSA、A 组溶血性链球菌或 B 组链球菌所致者。

4. 社区获得性肺炎 由青霉素不敏感的肺炎链球菌所致，包括伴发血流感染。

【不良反应及用药注意】胃肠道反应较为常见。应用本品的患者中有出现骨髓抑制的报道，以血小板减少为常见表现，亦可表现为贫血、白细胞减少或全血细胞减少。其他不良反应还有视神经和周围神经病变，以及乳酸中毒等。应用本品的患者应每周进行血小板和全血细胞计数的检查。

岗赛证聚焦

1. 喹诺酮类抗菌机制是抑制细菌 DNA 回旋酶。

2. 复方磺胺甲噁唑是 SMZ 和 TMP 按 5∶1 比例制成的复方制剂，两药合用后对细菌叶酸的合成起双重阻断作用。

3. 甲硝唑是治疗肠内、肠外阿米巴病、阴道滴虫病的首选药。

目标检测

答案解析

一、最佳选择题（每题的备选项中，只有一个最佳答案）

1. 喹诺酮类药物抗菌机制是（ ）
   A. 抑制敏感菌二氢叶酸合成酶
   B. 抑制敏感菌二氢叶酸还原酶
   C. 抑制敏感菌 DNA 回旋酶
   D. 破坏细菌细胞壁
   E. 影响细菌细胞膜通透性

2. 体外抗菌活性最强的常用喹诺酮类药物是（ ）
   A. 诺氟沙星
   B. 依诺沙星
   C. 培氟沙星
   D. 环丙沙星
   E. 氧氟沙星

3. 氧氟沙星的特点是（ ）
   A. 抗菌活性弱
   B. 痰液、胆汁、尿中药物浓度高
   C. 血药浓度低
   D. 口服不易吸收
   E. 体内分布窄

4. 磺胺类药物的抗菌机制是（ ）
   A. 破坏细菌细胞壁
   B. 改变细菌细胞膜通透性
   C. 抑制敏感菌二氢叶酸合成酶
   D. 抑制敏感菌二氢叶酸还原酶
   E. 抑制细菌 DNA 回旋酶

5. 治疗流行性脑脊髓膜炎首选（ ）
   A. 磺胺甲噁唑
   B. 磺胺嘧啶
   C. 磺胺异噁唑
   D. 甲氧苄啶
   E. 磺胺米隆

二、配伍选择题（每题备选项在前，试题在后。每组若干题。每组题均对应同一组备选项，每题只有一个正确答案。每个备选项可重复选用，也可不选用）

[6～9]
   A. 磺胺醋酰
   B. 呋喃妥因
   C. 甲氧苄啶
   D. 磺胺甲噁唑
   E. 柳氮磺吡啶

6. 与甲氧苄啶的半衰期相似的磺胺类药是（ ）

7. 口服难吸收，用于肠道感染的药物是（ ）

8. 磺胺增效剂是（ ）

9. 用于治疗沙眼的药物是（ ）

三、多项选择题（每题的备选项中有两个或两个以上正确答案）

10. 氟喹诺酮类药物的药理学共同特性是（ ）

    A. 抗菌谱广

    B. 与其他抗菌药物无交叉耐药性

    C. 血浆蛋白结合率高

    D. 适用于敏感菌所致呼吸道感染、尿路感染、胃肠感染、前列腺炎等

    E. 口服易吸收，体内分布广

11. 磺胺类药物的主要不良反应有（ ）

    A. 肾损害   B. 消化道反应   C. 过敏反应

    D. 肝功能损害   E. 溶血性贫血

12. 磺胺类药物的抗菌谱包括（ ）

    A. 肺炎链球菌   B. 淋病奈瑟菌   C. 脑膜炎奈瑟菌

    D. 放线菌   E. 鼠疫耶氏菌

13. 环丙沙星的抗菌谱包括（ ）

    A. 铜绿假单胞菌   B. 脑膜炎奈瑟菌   C. 淋病奈瑟菌

    D. 肺炎链球菌   E. 流感嗜血杆菌

14. 氟喹诺酮类药物的不良反应包括（ ）

    A. 软骨损害   B. 听力损害   C. 中枢神经系统毒性

    D. 光敏反应   E. 消化系统反应

四、思考题

15. 简述氟喹诺酮类药物的药理学共同特性。

16. 磺胺类药物与甲氧苄啶合用有何优点？

（马正东）

书网融合……

        重点小结   微课   习题

第三十六章 抗结核病药

学习目标

知识目标：通过本章的学习，学会异烟肼、利福平等一线抗结核病药的抗菌作用，临床应用及不良反应；识记结核病的治疗原则；认识对氨基水杨酸等二线抗结核病药物的作用特点与临床应用。

能力目标：能分析、审核涉及抗结核病药处方的合理性；具备提供抗结核病药的用药指导、用药咨询服务的能力。

素质目标：树立从事医学工作的职业道德和伦理道德，培养对患者关心、爱护、尊重的良好职业素养；养成认真、严谨、热情、勤劳的工作作风，树立安全合理用药意识。

情境导入

情境：患者，女，31岁。近日身感乏力，月经失调，咳嗽1月余，伴低热、盗汗、痰中带血1周，检查发现血沉快、痰中检测结核菌阳性，胸片见结核空洞形成，诊断为肺结核。

思考：该患者该如何选择用药？用药时有哪些原则？

第一节 常用抗结核病药

结核病（tuberculosis）是由结核分枝杆菌感染引起的一种慢性传染病，可使全身各个器官和组织如肺、肾、脑等受到累及，其中肺结核最常见。抗结核病药可抑制或杀灭结核杆菌，分为两大类：一线药包括异烟肼、利福平、乙胺丁醇、吡嗪酰胺、链霉素等，其特点为疗效高，不良反应少，患者较易接受。大多数结核病患者用一线药物可以治愈。二线药包括对氨基水杨酸、丙硫异烟胺、氧氟沙星等，其特点为抗菌作用较弱或毒性较大或临床验证不足，多作为对一线抗结核病药产生耐药性或不能耐受时的备选药物。

一、一线抗结核病药

异烟肼（雷米封）
isoniazid, INH

【体内过程】口服吸收快而完全，1~2小时血药浓度可达高峰。广泛分布于全身各种组织、体液及巨噬细胞内，易透过血-脑脊液屏障，穿透力强，可透入细胞内、骨组织、关节腔、胸腔积液、腹腔积液及纤维化或干酪化的结核病灶中。体内消除以肝代谢为主，大部分在肝中被代谢为无活性的乙酰化异烟肼和异烟酸等，最后与少量原型药一起由肾排泄。异烟肼乙酰化的速率由遗传因素决定，有明显的人种和个体差异，快代谢型（中国人中约占49.3%）$t_{1/2}$为0.5~1.6小时，尿中乙酰化异烟肼较多；慢代谢型（中国人中约占25.6%）$t_{1/2}$为2~3小时，血药浓度较高，显效较快，尿中游离异烟肼较多，不良反应多。

【药理作用】本药为窄谱抗菌药，对结核分枝杆菌具有高度选择性。抗菌力强，对静止期结核菌表现为抑菌作用，对繁殖期结核菌有杀灭作用。抗菌机制可能是选择性抑制分枝菌酸（分枝杆菌细胞壁特有的成分）的生物合成使细菌死亡。

知识拓展

结核病

结核病是由结核杆菌感染引起的慢性传染病，15～35岁是结核病的高发峰年龄，潜伏期4～8周。结核杆菌可侵入人体全身各器官，但其中80%发生在肺部，其他部位（颈淋巴、脑膜、腹膜、肠、皮肤、骨骼）也可继发感染。人与人之间呼吸道传播是本病传染的主要方式，传染源是排菌的肺结核患者。随着环境污染和艾滋病的传播，近年来，结核病发病率呈现上升趋势。除少数发病急促外，临床上多呈慢性过程。常有低热、乏力等全身症状和咳嗽、咯血等呼吸系统表现。

【临床应用】 本药具有疗效高、不良反应少、价廉、口服方便等优点，是治疗各型结核病的首选药。除早期轻症肺结核或预防用药可单独使用外，宜与其他抗结核病药联合应用，以延缓耐药性产生。

【不良反应及用药注意】

1. 神经系统反应 常见反应为周围神经炎，表现为手脚麻木、肌肉震颤、步态不稳等。此作用是由于异烟肼与维生素 B_6 结构相似，能竞争同一酶系或促进维生素 B_6 的排泄，导致体内维生素 B_6 缺乏所致，同服维生素 B_6 可防治。维生素 B_6 缺乏还会引起中枢过度兴奋，表现为功能障碍失眠、精神兴奋、神经错乱甚至惊厥等，故嗜酒、精神病及癫痫患者慎用。

2. 肝毒性 一般剂量可有暂时性转氨酶升高，较大剂量或长期用药可致肝损害，表现为深色尿、眼或皮肤黄染。用药期间应定期检查肝功能，肝病患者慎用。

3. 过敏反应 表现为发热、皮疹、粒细胞减少等。

【药物相互作用】 异烟肼为肝药酶抑制剂，可抑制苯妥英钠和卡马西平的肝代谢，导致苯妥英钠或卡马西平中毒，在慢乙酰化患者更为多见；饮酒和与利福平合用均可增加对肝的毒性反应。

利福平（甲哌利福霉素）
rifampicin，RFP

本品为利福霉素的半合成衍生物，橘红色结晶粉末。具有高效、低毒、口服方便等优点。是目前治疗结核病最有效的药物之一。

【体内过程】 口服吸收快而完全，但食物可影响其吸收，故需空腹给药。吸收后2～4小时血药浓度达高峰，分布广，穿透力强，能进入细胞、结核空洞、痰液及胎儿体内。脑膜炎时，脑脊液中浓度可达有效治疗浓度。主要在肝内代谢为具有活性的去乙酰基利福平。本品主要从胆汁排泄，形成肝肠循环，从而延长抗菌作用时间，有效血药浓度可维持8～12小时。代谢产物呈橘红色，可经尿、粪、泪液、痰排泄，并使其染成橘红色。

【药理作用】 本药为广谱抗菌药。对结核分枝杆菌、麻风分枝杆菌和大多数革兰阳性球菌，特别是耐药性金黄色葡萄球菌有强大的抗菌作用；对某些革兰阴性菌如脑膜炎奈瑟菌、大肠埃希菌、变形杆菌、流感杆菌也有很强的抗菌作用；大剂量对沙眼衣原体和沙眼病毒也有抑制作用。抗菌机制为特异性与细菌依赖 DNA 的 RNA 多聚酶的 β 亚单位结合，阻碍 mRNA 的合成。利福平对繁殖期结核菌作用强，静止期结核菌作用较弱，并能杀灭吞噬细胞内结核菌，但结核分枝杆菌对利福平易产生耐药性，不宜单用，需与其他抗结核病药合用，以增强疗效，延缓耐药性产生。

【临床应用】

1. 各型结核病　常与异烟肼、乙胺丁醇等抗结核病药联合治疗各型结核病，可用于初治、复治及重症患者。

2. 其他感染　对耐药性金黄色葡萄球菌及其他敏感菌所致的感染有效；还可用于无症状脑膜炎奈瑟菌带菌者；外用治疗沙眼及敏感菌所致的眼部感染。

3. 麻风病　治疗麻风病显效快，用药 5 周后即可将皮肤麻风分枝杆菌杀灭，可与氨苯砜等抗麻风病药合用治疗麻风病。

【不良反应及用药注意】

1. 胃肠道反应　较为常见，表现为恶心、呕吐、腹痛、腹泻等。

2. 肝毒性　长期大量使用可出现黄疸、肝大、肝功能减退等症状，故用药期间应定期检查肝功能，严重肝病、胆道阻塞者禁用，老人、嗜酒及营养不良者慎用。

3. 过敏反应　偶有皮疹、发热，偶见白细胞和血小板减少等，出现时应立即停药。对本品过敏者及妊娠期妇女禁用。

4. 流感样综合征　多见于大剂量间歇疗法，表现为畏寒、寒战、发热、头痛和全身酸痛等，应避免应用此种给药方式。

【药物相互作用】利福平为肝药酶诱导剂，可加速地高辛、避孕药、抗凝血药、普萘洛尔、维拉帕米、硝苯地平、皮质激素、酮康唑、氟康唑等药物代谢，联合用药时需调整剂量。

利福喷丁、利福定
rifapentine；rifandin

两药均为利福霉素衍生物。抗菌谱和抗菌机制同利福平，而抗菌活性分别比利福平强 8 倍和 3 倍以上，利福喷丁的治疗剂量与利福平相同，但其半衰期较长，每周用药 1 ~ 2 次。而利福定的治疗剂量为利福平的 1/3 ~ 1/2，不良反应与利福平相似，但较轻微。

乙胺丁醇
ethambutol

【体内过程】口服吸收良好，给药后 2 ~ 4 小时血药浓度达峰值，体内分布广泛，脑膜炎时中枢可达有效浓度。$t_{1/2}$ 为 3 ~ 4 小时，50% 以上原型从尿液排出，肾功能不全者可发生蓄积中毒，应禁用或慎用。

【药理作用及临床应用】本药抗菌谱窄，对结核分枝杆菌具有高度选择性和抗菌活性，对大多数耐异烟肼和链霉素的结核分枝杆菌仍具抗菌活性。单用可缓慢产生耐药性，与其他抗结核病药物无交叉耐药，临床主要与异烟肼或利福平合用治疗各型结核病。

【不良反应及用药注意】一般发生率较低。主要的不良反应为视神经炎，表现为视物模糊、眼痛、红绿色盲或视野缩小等，反应发生率与剂量和疗程有关；偶见胃肠道反应、过敏反应和高尿酸血症。长期用药应注意眼科检查和血清尿酸测定，及早发现、停药后即可自行消失。

吡嗪酰胺
pyrazinamide，PZA

口服迅速吸收，$t_{1/2}$ 为 6 小时。体内分布广，易透过血 - 脑脊液屏障。大部分经肝脏代谢，少部分经肾脏排泄。窄谱，仅对分枝杆菌有效，在酸性环境中抗菌作用较强。单用易产生耐药性，但与其他抗结核药无交叉耐药，常与其他抗结核病药联合用于治疗非典型的结核菌感染及结核病的复治。

长期大量使用可发生肝损害，表现为转氨酶增高、乏力、黄疸，甚至肝坏死，因此用药期间应定期检查肝功能；此外尚能抑制尿酸盐排泄，诱发痛风。肝病、妊娠初期、痛风病患者禁用。

链霉素
streptomycin

本药是第一个用于抗结核病的药物。抗结核作用弱于异烟肼和利福平。穿透力差，不易渗入细胞内、纤维化、干酪化及厚壁空洞病灶。由于结核分枝杆菌对链霉素易耐药，且长期使用可引起严重的耳毒性，因此临床仅与其他抗结核药联合用于治疗各种重症结核病。儿童禁用。

二、二线抗结核病药

对氨基水杨酸
para aminosalieylic acid，PAS

口服吸收良好，分布广泛，但不易透入脑脊液和细胞内。大部分在肝脏乙酰化，其乙酰化物溶解度低，当其在尿液中的浓度高时可析出结晶，损害肾脏。本品仅对结核分枝杆菌有效，作用比异烟肼、利福平和链霉素弱，但其耐药性出现缓慢，故与其他抗结核病药合用可增强疗效、延缓抗药性发生。常见胃肠道反应，甚至诱发胃溃疡和出血，饭后服药或服用抗酸药可减轻。偶见过敏反应、肝损害、血小板或白细胞减少等。

丙硫异烟胺
ethionamide

口服易吸收，体内分布广，可渗入全身体液（包括脑脊液），对渗出性及浸润性干酪病变疗效较好。对结核杆菌有抑菌作用，抗菌活性仅为异烟肼的 1/10。临床作为二线药物常与其他抗结核病药联合应用以增强疗效和避免耐药性产生。可引起胃肠道反应，个别患者有抑郁、视力障碍、周围神经炎及肝损害。

氧氟沙星（氟嗪酸）、左氧氟沙星
ofloxacin；levofloxacin

属喹诺酮类抗菌药。两药抗菌谱广，对结核菌的抗菌活性后者是前者的 2 倍，口服吸收快而完全。对其他抗结核病药耐药的菌株仍有效，临床作为抗结核病的二线药物，与其他抗结核病药联用。

第二节 抗结核病药的应用原则

合理应用抗结核病药是治疗结核病的重要手段，其目标是治愈结核病患者，并尽量减低结核杆菌传播给他人的可能性，用药时遵循以下五个原则。

1. 早期用药 早期病灶内血液循环良好，药物易渗入病灶中，且结核分枝杆菌生长旺盛，对药物敏感，且此期机体抵抗力强，故早期用药可获得良好疗效。

2. 联合用药 目的是增强疗效，降低毒性，延缓耐药性，提高治愈率，降低复发率。依病情需要，可采用二联或三联，甚至四联的治疗方案。通常是在选用异烟肼的基础上加用其他药物，如利福平、吡嗪酰胺等。

3. 规律用药 足够的疗程和剂量是保证疗效和防止复发的关键。结核病的治疗有短期疗法和长期用药两种。目前结核病的治疗广泛采用短期疗法，短期疗法适用于单纯性结核的初治，先给予异烟肼、利福平、吡嗪酰胺等3~4种药物联合强化治疗2~3个月；再继续给予异烟肼和利福平等2~3种药物巩固治疗5~6个月。长期用药适用于病情较重、机体状况较差或复发而合并并发症者，前3~6个月选用3或4种强效药联合用药，控制症状后再巩固治疗1~2年。

4. 适量用药 是指用药剂量要适当。药量不足，组织内药物难以达到有效浓度，且易诱发细菌产生耐药性使治疗失败；药物剂量过大，则易产生严重不良反应。

5. 全程督导 是一种治疗和管理结核患者的有效方法，即用药期间患者的病情、用药、复查等都应遵医嘱进行，在全程化疗期间（一般为6~8个月）均有医务人员指导、监督。

知识链接

抗结核病的复方制剂

抗结核药物的联合应用，可以提高杀菌能力和疗效并减少、延缓耐药性的产生。将不同的抗结核药物按照一定剂量制成复方制剂，可以减少服药的片数、提高剂量准确性、简化医生处方，方便采购、运输、储存。例如：①帕司烟肼，是异烟肼与对氨基水杨酸的化学合成物，适用于治疗各型结核病，并可作为与结核病相关手术的保护药，也可用于预防长期或大剂量皮质激素、免疫抑制治疗的结核感染及复发；②卫非宁，含有利福平和异烟肼，适用于结核病的初治和非多重性耐药的结核病患者的4个月维持期治疗；③卫非特，含有利福平、异烟肼和吡嗪酰胺，适用于结核病的短程化疗。

药学技术人员应该利用专业知识，持续研发和供应新的抗结核药品，便于对患者进行监督和管理，提高治疗依从性、控制耐药结核病发生，为尽早终结结核流行做出贡献。

岗赛证聚焦

1. 异烟肼是治疗各型结核病的首选药。
2. 各一线抗结核病药的主要不良反应。
3. 抗结核病药的应用原则：早期用药、联合用药、规律用药、适量用药和全程督导。

目标检测

答案解析

一、最佳选择题（每题的备选项中，只有一个最佳答案）

1. 下列抗结核药中属于广谱抗生素的是（　）
   - A. 异烟肼
   - B. PAS
   - C. 链霉素
   - D. 利福平
   - E. 乙胺丁醇

2. 下列属于异烟肼的作用特点的是（　）
   - A. 单用不易产生耐药性
   - B. 对大多数G^+菌有效
   - C. 对大多数G^-菌有效
   - D. 只对结核杆菌有效
   - E. 属广谱抗菌药

3. 下列属于乙胺丁醇的作用特点的是（　）
   - A. 对细胞内、外结核杆菌有较强杀菌作用
   - B. 对耐异烟肼的结核杆菌无效
   - C. 对抗链霉素的结核杆菌无效
   - D. 单用产生抗药性较快
   - E. 为二线抗结核药

4. 抗结核菌作用强，对纤维化病灶中结核菌有效的是（　）
   - A. 链霉素
   - B. 阿米卡星
   - C. 庆大霉素
   - D. 异烟肼
   - E. 卡那霉素

5. 有癫痫或精神病者应慎用（　　）
　　A. 利福平　　　　　　　　B. 异烟肼　　　　　　　　C. 乙胺丁醇
　　D. 吡嗪酰胺　　　　　　　E. PAS

二、配伍选择题（每题备选项在前，试题在后。每组若干题。每组题均对应同一组备选项，每题只有一个正确答案。每个备选项可重复选用，也可不选用。）

[6～10]
　　A. 链霉素　　　　　　　　B. 对氨基水杨酸　　　　　C. 利福平
　　D. 异烟肼　　　　　　　　E. 乙胺丁醇

6. 长期大量用药可致视神经炎，出现眼痛、红绿色盲的药物是（　　）

7. 毒性较大，尤其对第八对脑神经和肾损害严重的药物是（　　）

8. 长期大量用药可致周围神经炎的药物是（　　）

9. 属于肝药酶诱导剂的是（　　）

10. 属于肝药酶抑制剂的是（　　）

三、多项选择题（每题的备选项中有两个或两个以上正确答案）

11. 对利福平敏感的细菌包括（　　）
　　A. 结核分枝杆菌　　　　　B. 流感杆菌　　　　　　　C. 沙眼衣原体
　　D. 脑膜炎奈瑟菌　　　　　E. 耐药性金黄色葡萄球菌

12. 利福平可加速下列哪些药物代谢（　　）
　　A. 地高辛　　　　　　　　B. 抗凝血药　　　　　　　C. 避孕药
　　D. 普萘洛尔　　　　　　　E. 维拉帕米

13. 对肾脏有损害作用的抗结核病药有（　　）
　　A. 异烟肼　　　　　　　　B. 利福平　　　　　　　　C. 链霉素
　　D. 乙胺丁醇　　　　　　　E. 对氨基水杨酸

14. 一线抗结核药包括（　　）
　　A. 异烟肼　　　　　　　　B. 利福平　　　　　　　　C. 吡嗪酰胺
　　D. 乙胺丁醇　　　　　　　E. 氧氟沙星

15. 二线抗结核药包括（　　）
　　A. PAS　　　　　　　　　B. 丙硫异烟胺　　　　　　C. 利福平
　　D. 乙胺丁醇　　　　　　　E. 氧氟沙星

四、思考题

16. 一线和二线抗结核病药各包括哪些药物？各具有哪些特点？

17. 比较异烟肼和利福平的抗菌特点及临床应用。

（马正东）

书网融合……

重点小结　　　　　　　微课　　　　　　　习题

第三十七章　抗真菌药与抗病毒药

学习目标

知识目标：通过本章的学习，学会酮康唑、氟康唑、伊曲康唑等抗真菌药的作用特点；利巴韦林、金刚烷胺、阿昔洛韦、干扰素等常用抗病毒药的药理作用、临床应用；识记灰黄霉素、特比萘芬、克霉唑等抗真菌药的药理作用、临床应用和不良反应；其他抗病毒药的作用及用途；认识两性霉素 B、氟胞嘧啶等抗真菌药的药理作用、临床应用和不良反应。

能力目标：能分析、审核涉及抗真菌药及抗病毒药处方的合理性；具备提供抗真菌药及抗病毒药的用药指导、用药咨询服务的能力。

素质目标：树立合理用药、安全用药的观念，培养认真细致、为人民健康负责的工作态度和关爱患者的良好职业道德。

第一节　抗真菌药

情境导入

情境：患者，男，18 岁，近一周来大便稀，有时呈豆渣样，有泡沫，伴馊味，每天 4~7 次，经询问半月前曾自行服用多西环素 10 天治疗痤疮。大便培养检出"白色念珠菌"。

思考：患者发病的原因是什么，可以选用什么药物治疗？

根据侵犯人体部位的不同，临床上将真菌感染分为两大类，即浅部真菌感染和深部真菌感染。浅部真菌感染常由各种皮肤癣菌引起，主要侵犯皮肤、黏膜、毛发、指（趾）甲、阴道黏膜等，发病率高，治疗药物多，疗效较好。深部真菌感染多由白色念珠菌、粗球孢子菌、新型隐球菌、荚膜组织胞浆菌等引起，主要侵犯内脏器官和深部组织，发病率虽低但病死率高。

根据化学结构不同，常用抗真菌药可分为：①抗生素类，如两性霉素 B、制霉菌素；②唑类，如咪康唑、氟康唑；③丙烯胺类，如特比萘芬、布替萘芬；④嘧啶类，如氟胞嘧啶。

一、抗生素类抗真菌药

两性霉素 B
amphotericin B

本药属于多烯类抗真菌药，系由链霉菌的培养液中提炼制得。本药口服、肌注均难吸收，且刺激性大，故采用静脉滴注给药。在有炎症的胸膜、腹膜和关节滑膜液中浓度相当血浆浓度的 2/3，不易透过血 – 脑脊液屏障，血浆 $t_{1/2}$ 约 24 小时。

【药理作用】 本药抗真菌谱广，对多种深部真菌如新型隐球菌、球孢子菌、皮炎芽生菌、白色念珠菌、荚膜组织胞浆菌等具有良好的抗菌作用。本药作用机制是选择性地与真菌细胞膜上的固醇结合，导致真菌细胞膜通透性增加，细胞内重要的小分子物质和电解质外渗，造成真菌细胞死亡。因细菌的细胞膜不含麦角固醇，所以对细菌无作用。但其可结合哺乳动物细胞膜中的固醇，故对人体毒性大。

【临床应用】 两性霉素 B 目前仍是治疗深部真菌感染的首选药，静脉给药主要用于各种敏感真菌所致的深部真菌感染，如肺炎、心内膜炎、脑膜炎及尿路感染等。治疗真菌性脑膜炎时，尚需加用小剂量鞘内注射。

【不良反应及用药注意】 本药不良反应多，毒性较大，目前有脂质体制剂，以改变其在体内的分布而降低毒性。

1. 急性输液反应 表现为寒战、高热、头痛、厌食、恶心、呕吐、有时可致血压下降等。静脉滴注时联合应用氢化可的松或地塞米松可缓解，也可用药前服用解热镇痛抗炎药或 H_1 受体阻断药进行预防。

2. 肾损害 80% 患者尿液可出现红细胞、白细胞或蛋白等肾损害症状，用药期间应定期检查尿常规和肾功能。

3. 心律失常 常发生于静脉滴注过快时。本药可使大量钾离子从尿液排出，使血钾降低，可引起心律失常。用药期间定期检测电解质和心电图。

4. 其他 偶见肝损害、血小板减少或轻度白细胞减少。

制霉菌素
nystatin

制霉菌素抗菌作用机制与两性霉素 B 基本相同，但毒性大，不作注射给药。目前仅局部应用治疗皮肤、口腔、阴道念珠菌感染和阴道滴虫。口服不易吸收，用于治疗消化道念珠菌病，但较大剂量口服有恶心、胃痛、腹泻等消化道反应；阴道用药可见白带增多；局部应用不良反应少见。

灰黄霉素
griseofulvin

本药脂溶性高，口服易吸收，高脂肪食物可促进其吸收。分布广，易沉积于新生皮肤的角质层及毛发、指（趾）甲新生的角质部分，从而抵御真菌继续入侵，因此新长出的头发、指（趾）甲即无癣菌。被感染的角质蛋白代谢脱落后，即被新的正常的组织所取代。

【药理作用及临床应用】 本药对皮肤癣菌属、小孢子菌属、毛癣菌属等具有较强的抑制作用，对其他细菌及深部真菌无效。主要用于治疗由上述真菌引起的头癣、体癣、股癣、甲癣等。外用无效。由于毒性大，不宜用于轻症、局限的浅部真菌感染及局部用抗真菌药已可奏效者。

【不良反应及用药注意】 灰黄霉素毒性大，常导致头痛，发生率约为 10%，此外还可引起嗜睡、眩晕、共济失调、胃肠道反应及过敏。偶见白细胞减少症、中性粒细胞减少症等。本品为肝药酶诱导剂，可加速华法林、香豆素类、口服避孕药的代谢。动物实验证明本药有致癌、致畸作用。

二、唑类抗真菌药

克霉唑
clotrimazole

克霉唑属咪唑类广谱抗真菌药，口服吸收差，不良反应多且严重，临床主要供局部应用治疗皮肤癣菌引起的体癣、手足癣和耳道真菌病。口含片用于治疗鹅口疮，栓剂用于治疗念珠菌引起的阴道炎。

酮康唑
ketoconazole

本药为咪唑类广谱抗真菌药，对各种浅部和深部真菌均有抗菌活性。口服吸收良好，酸性环境中易溶解。分布广泛，可有效到达角化细胞，阴道黏液浓度与血浆药物浓度相同，但不易透过血－脑脊液屏障。

【药理作用及临床应用】 本品能抑制真菌细胞膜的麦角固醇的生物合成，增加细胞膜通透性，从而抑制真菌生长。可用于敏感菌引起的浅表和深部真菌感染，尤其可用于经灰黄霉素治疗无效，或对灰黄霉素呈现过敏及难以耐受的患者，或顽固性有皮损的真菌感染。

【不良反应及用药注意】

1. 肝毒性 由于本药可抑制人体甾醇生物合成，会产生最严重的肝毒性反应，表现为黄疸、尿色深、异常乏力等，通常停药后可恢复，但也有死亡病例报道。用药期间每隔 2 周应进行肝功复查，有异常者立即停药。

2. 胃肠道反应 较常见，主要表现为恶心、呕吐、腹痛、厌食等。

3. 过敏反应 常见皮疹、瘙痒、光过敏等症状。

4. 其他 因在酸性环境中易溶解，故宜在就餐时或餐后立即服用，且不可与抗酸药、抗胆碱药和 H_1 受体阻断药同服，必须联合应用时至少间隔 2 小时以上。妊娠期妇女、哺乳期及肝功能不良者禁用。

氟康唑
fluconazole

氟康唑为三唑类广谱抗真菌药，也是目前临床应用最广的药物。口服吸收良好，生物利用度为 95%，生物利用度不受食物及胃液 pH 影响。组织分布广泛，可透过血－脑脊液屏障。约 80% 以原型由肾脏排出。

【药理作用及临床应用】 本药抗菌谱、作用机制与酮康唑相似。抗菌活性比酮康唑强 5～20 倍。临床主要用于治疗敏感菌所致的真菌感染，如艾滋病患者、隐球菌性脑膜炎等。

【不良反应及用药注意】 氟康唑不良反应少，毒性较低，患者一般均能耐受，最常见的为轻度胃肠道反应，其次为皮疹。偶见脱发、表皮脱落性皮损，可出现一过性的血尿素氮、肌酐及转氨酶升高。哺乳期妇女慎用，妊娠期妇女禁用。

伊曲康唑
itraconazole

口服吸收迅速，饭后吸收较好。血浆蛋白结合率大于 90% 所以很少透过血－脑屏障。主要经肝脏代谢，$t_{1/2}$ 为 30～36 小时。

【药理作用及临床应用】 本药抗真菌谱广，抗菌活性比酮康唑强 5～100 倍。临床主要用于治疗皮肤真菌病、真菌性角膜炎和口咽部、食道、阴道等处的念珠菌感染，也用于指（趾）甲部癣症及深部真菌引起的系统感染。

【不良反应及用药注意】 伊曲康唑不良反应少，主要为胃肠道反应，如厌食、恶心、腹痛和便秘等。偶见肝毒性。大多数不良反应可通过减少剂量而得以缓解。用药前应先进行肝功检查，用药期间每隔 2 周进行肝功能复查。

伏立康唑
voriconazole

口服吸收快且好，1～2 小时即可达到血药峰浓度，在组织中的浓度高于血中浓度。生物利用度达 90%，主要在肝内代谢后被清除，从尿中排除 <2%。

【药理作用及临床应用】本药为广谱抗真菌药，抗菌活性较氟康唑强 10~500 倍，对所有曲霉属、念珠菌属、隐球菌及包括对现有抗真菌药敏感性较低的足放线病菌属、镰刀菌属都有杀菌作用。此外对皮炎芽生菌、粗球孢子菌、新型隐球菌及荚膜组织胞浆菌等也具有抗菌作用，尤其对侵袭性曲霉菌抑制作用较强。用于治疗侵入性曲霉病和对氟康唑耐药的念珠菌引起的严重真菌感染。

【不良反应及用药注意】伏立康唑最常见不良反应为视觉障碍、皮疹、发热及恶心、呕吐等消化道反应，极少数患者可出现严重肝损害。

三、丙烯胺类抗真菌药

特比萘芬
itraconazole

特比萘芬脂溶性高，口服吸收好，服后 2 小时内血药浓度达高峰，主要分布于皮肤角质层、甲板、毛发等处。此药具有作用快、疗效高、复发少、毒性低等优点。可外用或口服治疗甲癣和其他一些浅表部真菌感染。不良反应轻微，主要为胃肠道反应，也可出现皮疹、荨麻疹，偶见肝损伤。

四、嘧啶类抗真菌药

氟胞嘧啶
itraconazole

本药口服吸收快而完全。分布广泛，口服后 1~2 小时血药浓度可达高峰，可通过血－脑脊液屏障，也可进入感染的腹腔、关节腔和房水中。约 90% 以原型药物经肾脏排出。

【药理作用】本药能进入真菌细胞内，在胞嘧啶脱氨酶的作用下转变为具有抗代谢作用的 5－氟尿嘧啶，干扰核酸和蛋白质合成，由于哺乳动物细胞内缺少胞嘧啶脱氨酶，故此药仅对真菌呈现选择性毒性作用。

【临床应用】氟胞嘧啶抗菌谱窄，单独应用易产生耐药性，主要与两性霉素 B 合用治疗白色念珠菌、新型隐球菌、念珠菌等敏感菌株所致的深部真菌感染。

【不良反应及用药注意】本药可使骨髓抑制，白细胞和血小板减少，与两性霉素 B 联用时此不良反应较多见；其次还有胃肠反应、皮疹及肝毒性等。严重肾功能不全患者、严重肝脏疾病患者、小儿、妊娠期妇女禁用。

> **知识拓展**
>
> #### 新型抗真菌药卡泊芬净和米卡芬净
>
> 卡泊芬净（caspofungin）能抑制许多丝状真菌和酵母菌细胞壁的 β（1,3）－D－葡聚糖的合成，从而发挥抗真菌的作用。适用于食管念珠菌病，以及其它药物（如两性霉素 B、两性霉素 B 脂质体、伊曲康唑等）治疗无效或不耐受的侵入性曲霉病。
>
> 米卡芬净（micafungin）为棘白菌素类广谱抗真菌药，对念珠菌属、曲菌属具有广泛抗真菌作用，对耐氟康唑与伊曲康唑的念珠菌亦有作用。对临床分离的多种念珠菌及曲霉有较强的杀灭作用，适用于对其他抗真菌药不能耐受或已产生耐药菌的真菌感染患者，以及预防造血干细胞移植患者的真菌感染，治疗消化道念珠菌病。

第二节　抗病毒药

>> 情境导入 ///

情境：患者，女，9 岁，头痛、咽红肿、乏力、发热，体温 39.5℃，急诊入院，咽拭子流感病毒核酸检测阳性，诊断为"流行性感冒"。

思考：患者可以选用什么药物治疗？

病毒（virus）是病原微生物中体积最小、结构最简单的微生物之一，其核心是核酸，外壳是蛋白质，病毒只能寄生在宿主体内活的、敏感细胞内以复制方式增殖。病毒的复制包括吸附、穿入、脱壳、合成、组装、释放等步骤。抗病毒药可以靶向病毒复制的任何一个步骤，发挥抗病毒作用。目前，抗病毒药物作用环节包括：①与病毒竞争细胞膜表面受体，阻止病毒吸附于宿主细胞。②阻止病毒进入宿主细胞内或脱壳。③抑制病毒核酸复制。④通过增强宿主抗病能力而抑制病毒转录、翻译、装配等过程。按照作用特点及应用范围，抗病毒药可以分为五类：广谱抗病毒药、抗疱疹病毒药、抗肝炎病毒药、抗人类免疫缺陷病毒药和抗流感病毒药。

一、广谱抗病毒药

利巴韦林（病毒唑，三氮唑核苷）
ribavirin

利巴韦林为人工合成的核苷类广谱抗病毒药。口服、口含吸收良好，生物利用度约 45%。口服后 1.5 小时血药浓度达峰值，几乎不与血浆蛋白结合，在呼吸道分泌物中的浓度大多高于血药浓度。易进入并蓄积于红细胞内，也能透过胎盘和进入乳汁中。长期用药后脑脊液内药物浓度可达同时期血药浓度的 67%。主要在肝内代谢，经肾排泄，$t_{1/2}$ 为 0.5～2 小时。

【药理作用及临床应用】本药对多种 RNA 和 DNA 病毒有抑制作用。对甲型或乙型流感病毒、呼吸道合胞病毒、带状疱疹病毒和丙型肝炎病毒等均有抑制作用。临床用于治疗呼吸道合胞病毒引起的支气管炎及肺炎、流行性出血热、甲或乙型流感、疱疹、麻疹、眼角膜炎、结膜炎及小儿腺病毒肺炎等。

【不良反应及注意事项】利巴韦林口服或静脉给药时部分患者会出现胃肠道反应、过敏反应等，表现为恶心、呕吐、腹痛、头痛、皮疹、血清胆红素升高等。长期大剂量可致可逆性贫血，白细胞减少。动物实验有致畸作用，且少量药物由乳汁排泄，故妊娠期妇女、哺乳期妇女禁用。

干扰素
interferon，IFN

【药理作用及临床应用】干扰素可分为 α、β、γ（IFN - α、IFN - β、IFN - γ）三种。临床主要使用的是重组人 α - 干扰素，主要具有以下药理作用及应用：①抗病毒作用，具有广谱抗病毒作用，临床用于治疗乙型和丙型肝炎；②免疫调节作用，小剂量对细胞及体液免疫都有调节作用，大剂量则产生抑制作用；③抗肿瘤作用，临床用于毛状细胞白血病、多发性骨髓瘤等。

【不良反应及用药注意】本药不良反应常见流感样综合征，如倦怠、头痛、肌痛、肌肉僵硬、全身不适；少见白细胞和血小板减少，停药可自行恢复；大剂量可出现共济失调，精神失常等症状。有精神病史、未能控制的癫痫、妊娠期妇女、肝、肾功能不良者及对本品过敏者禁用。

二、抗疱疹病毒药

阿昔洛韦（无环鸟苷）
aciclovir

阿昔洛韦属人工合成的鸟嘌呤核苷类似物，是目前治疗疱疹病毒感染的首选药物。口服吸收缓慢且不完全，生物利用度仅为 15% ~ 30%，必要时可静脉给药以提高血药浓度。体内分布广泛，易透过生物膜，在脑脊液、水疱液、生殖道分泌物和组织中均可达到治疗浓度。本品主要经肾脏排泄，$t_{1/2}$ 为 2 ~ 4 小时。

【药理作用及临床应用】本药主要抑制疱疹病毒，其活力比碘苷强 10 倍，比阿糖腺苷强 160 倍。抗单纯疱疹病毒（HSV）作用最强，抗水痘 - 带状疱疹病毒（VZV）作用较弱，对乙型肝炎病毒有一定抑制作用，对巨细胞病毒不敏感，仅药物浓度高时有效。临床作为治疗 HSV 感染的首选药。局部应用治疗疱疹性角膜炎、单纯疱疹和带状疱疹病毒感染。

【不良反应及用药注意】阿昔洛韦不良反应较少，但刺激性较大，局部用药可有轻微疼痛，注射剂仅供静脉滴注给药，但可致静脉炎。其他常见不良反应有恶心、呕吐、腹泻、胃部不适、厌食等消化道反应，偶有发热、头痛、皮疹等症状。静脉滴注偶见血尿素氮和肌酐水平升高、低血压、暂时性肾毒性等反应。本品过敏者和妊娠期妇女禁用，肾功能不全者慎用。

更昔洛韦（丙氧鸟苷）
danciclovir

更昔洛韦化学结构与阿昔洛韦相似，抗疱疹病毒较阿昔洛韦强。口服吸收较差，多采用静脉滴注给药。对 HSV 和 VZV 抑制作用与阿昔洛韦相似。主要用于防治免疫缺陷和免疫抑制患者的巨细胞病毒感染，如巨细胞视网膜炎、器官移植和艾滋病患者的巨细胞病毒感染。本品毒性较大，可诱发骨髓抑制，也可发生中枢神经系统毒性反应。

伐昔洛韦
valacyclovir

伐昔洛韦为鸟嘌呤类似物类抗病毒药物，是阿昔洛韦的前药，在体内可转化为阿昔洛韦。本品抗病毒谱广，对带状疱疹病毒、HSV、EB 病毒以及巨细胞病毒等有较强的抑制作用。临床上用于病毒性感染疾病，如单纯疱疹、水痘、带状疱疹、初发及复发的生殖器疱疹、肝炎、病毒性脑膜炎等，并可用于预防免疫损伤及免疫抑制治疗的患者如获得性免疫缺陷综合征、器官移植患者的病毒感染。不良反应发生率与阿昔洛韦相似，常见有头痛、恶心、腹泻、腹痛、乏力等反应。

泛昔洛韦
famciclovir

泛昔洛韦为第二代开环核苷类抗病毒药，泛昔洛韦为喷昔洛韦前药，在肠壁和肝脏经酶转化为喷昔洛韦，对 VZV、单纯疱疹病毒 1 型和 2 型（HSV - 1 和 HSV - 2）及乙肝病毒均有较强的抑制作用。适用于带状疱疹和原发性生殖器疱疹。常见不良反应有头痛和恶心。

知识链接

带状疱疹

带状疱疹是由水痘－带状疱疹病毒引起的急性感染性皮肤病。当抵抗力低下或劳累、感染、感冒时，病毒生长繁殖，沿神经纤维移至皮肤，使受侵犯的神经和皮肤产生强烈的炎症。皮疹一般有单侧性和按神经节段分布的特点，有集簇性的疱疹组成，并伴有疼痛；年龄愈大，神经痛愈重。本病好发于成人，春秋季节多见。发病率随年龄增大而呈显著上升。

碘苷（疱疹净）
idoxuridine

碘苷为碘化胸腺嘧啶衍生物。对 RNA 病毒无效。目前仅限于局部用药，主要制成滴眼液或眼膏，用于治疗单纯疱疹性角膜炎，牛痘病毒性角膜炎和带状疱疹病毒感染。本药全身应用毒性大，可引起脱发和骨髓抑制。可引起眼睛畏光、刺痛、痒、轻微水肿等。偶见过敏反应。对本品及碘制剂过敏的患者禁用。

膦甲酸钠
foscarnet sodium

膦甲酸钠可抑制巨细胞病毒（CMV）、人疱疹病毒、HSV－1 和 HSV－2 等疱疹病毒复制，主要外用于疱疹病毒引起的皮肤、黏膜感染。膦甲酸钠和更昔洛韦联用可增强活性。该品尚有抑制人类免疫缺陷病毒反转录酶的作用，曾试用于并发鼻炎、肺炎、结肠炎或食管炎的艾滋病患者。

阿糖腺苷
vidarabine

阿糖腺苷有广谱抗病毒活性，对疱疹病毒及带状疱疹病毒作用最强，对 VZV、牛痘病毒、乙肝病毒次之，用以治疗 HSV 性脑炎，也用于治疗免疫抑制患者的带状疱疹和水痘感染。主要不良反应有：①消化道反应，较常见。中枢系统反应，如震颤、眩晕、幻觉、共济失调、精神变态等偶见。可致氨基转移酶升高、血胆红素升高、血红蛋白减少、红细胞压积下降、白细胞减少等反应。②局部应用可引起刺激性疼痛，滴眼用易致结膜炎或过敏反应。③动物实验有致畸胎或致突变作用。妊娠期妇女及婴儿禁用。

三、抗肝炎病毒药

阿德福韦酯
adefovir dipivoxil

本药在体内水解为阿德福韦发挥抗病毒作用。单剂口服的生物利用度约为 59%，血浆蛋白结合率低，主要通过肾脏排泄。临床主要用于治疗慢性乙型肝炎，尤其适合于需长期用药或已发生拉米夫定耐药者。常见不良反应为胃肠道反应、虚弱、头痛、腹痛等，亦可出现白细胞减少、脱发。

恩替卡韦
entecavir

恩替卡韦为鸟嘌呤核苷类似物，对乙肝病毒（HBV）多聚酶具有抑制作用。是抗 HBV 的一线药物，适用于病毒复制活跃，血清转氨酶 ALT 持续升高或肝脏组织学显示有活动性病变的慢性成人乙型肝炎的治疗。主要不良反应有头痛、头晕、疲惫、眩晕、恶心、腹痛、腹泻、腹部不适等。

四、抗人类免疫缺陷病毒药

人类免疫缺陷病毒（HIV）是导致获得性免疫缺陷综合征（AIDS）的病原体。自20世纪80年代初首次被发现以来，HIV/AIDS已成为全球性的公共卫生挑战。在治疗HIV感染的过程中，抗病毒药物具有重要的作用。目前常用药物包括核苷反转录酶抑制剂、非核苷反转录酶抑制剂、HIV蛋白酶抑制剂（表37-1）。

表37-1　常用抗HIV药

类别	药物	临床用途	不良反应
核苷反转录 酶抑制剂	齐多夫定 （zidovudine）	第一个获准治疗艾滋病药物，治疗HIV感染首选药。为增强疗效、延缓耐药性产生，须与其他抗HIV药合用	骨髓抑制，有一定骨骼肌和心肌毒性
	拉米夫定 （lamivudine）	用于乙型肝炎病毒复制的慢性乙型肝炎及艾滋病的辅助治疗	上呼吸道感染样症状、头痛、恶心、腹痛
	去羟肌苷 （didanosine）	与其他抗病毒药物联合使用，用于治疗Ⅰ型HIV感染艾滋病	严重毒性是胰腺炎、重度肝大，视网膜病变和视神经炎
	扎西他宾 （zalcitabine）	用于对齐多夫定无效的艾滋病患者，或与齐多夫定合用治疗晚期HIV感染	同齐多夫定
	司他夫定 （stavudine）	用于不能耐受齐多夫定或对齐多夫定反应不佳的患者	同齐多夫定
非核苷类 反转录酶抑制药	奈韦拉平 （nevirapine）	与核苷反转录酶抑制剂联合使用治疗成年晚期HIV感染患者	皮疹、肝功异常、恶心、疲劳、发热、头痛等
	依非韦仑 （efavirdine）	与其他抗病毒药联合应用，用于HIV-1感染的艾滋病成人、青少年和儿童的抗病毒联合治疗	同奈韦拉平
HIV蛋白酶抑制药	沙奎那韦 （saquinavir）	与其他药物合用治疗严重的HIV感染，降低血中HIV总量	皮疹、腹部不适、恶心、瘙痒、头痛、周围神经炎等
	茚地那韦 （indinavir）	单独使用于治疗临床中不适宜使用核苷类或非核苷类反转录酶抑制剂治疗的成年患者，与齐多夫定联合使用治疗HIV-1型感染患者	不得与特非那定、阿司咪唑、三唑仑、咪达唑仑、利福平等药物合用
	奈非那韦 （nelfinavir）	与抗病毒核苷反转录酶抑制剂合用治疗晚期或进展性免疫缺陷患者的HIV-1感染	不能与阿司咪唑、特非那定、利福平、西沙必利等药物合用

五、抗流感病毒药

金刚烷胺
amantadine

本药口服吸收良好，体内分布广，大部分经肝脏代谢后基本以原型经肾排泄。能特异性抑制甲型流感病毒，影响病毒的复制过程，而对乙型流感及其他病毒无效。主要用于甲型流感的防治。对已发病者48小时内用药可缩短病程，可改善呼吸道症状。尚可用于抗震颤麻痹。不良反应有恶心、呕吐、厌食、失眠、头晕及腹痛、共济失调、惊厥等反应。妊娠期妇女、幼儿、脑血管硬化与癫痫患者禁用。

奥司他韦

oseltamivir

奥司他韦为作用于神经氨酸酶的特异性抑制剂，通过抑制神经氨酸酶，可抑制成熟的流感病毒脱离宿主细胞，从而抑制流感病毒在人体内的传播。奥司他韦对流行性感冒有治疗作用，可减少并发症的发生和抗生素的使用，是目前常用治疗流感的药物，也是抗禽流感甲型 H_1N_1 病毒安全有效的药物之一。主要不良反应为消化道的不适，包括恶心、呕吐、腹泻、腹痛等消化道症状。

岗赛证聚焦

1. 抗真菌药可分为：①抗生素类，如两性霉素 B、制霉菌素；②唑类，如咪康唑、氟康唑；③丙烯胺类，如特比萘芬、布替萘芬；④嘧啶类，如氟胞嘧啶。

2. 抗病毒药可以分为广谱抗病毒药、抗疱疹病毒药、抗肝炎病毒药、抗人类免疫缺陷病毒药和抗流感病毒药。

3. 各类病毒感染性疾病的药物选用。

目标检测

答案解析

一、最佳选择题（每题的备选项中，只有一个最佳答案）

1. 对浅表癣菌和深部念珠菌感染均有效的广谱抗真菌药是（　）
   A. 特比萘芬　　　　　　　B. 酮康唑　　　　　　　C. 两性霉素 B
   D. 制霉菌素　　　　　　　E. 氟胞嘧啶

2. 深部真菌感染的首选药物是（　）
   A. 特比萘芬　　　　　　　B. 酮康唑　　　　　　　C. 两性霉素 B
   D. 制霉菌素　　　　　　　E. 氟胞嘧啶

3. 真菌性脑膜炎宜选用的药物是（　）
   A. 氟康唑　　　　　　　　B. 酮康唑　　　　　　　C. 两性霉素 B
   D. 制霉菌素　　　　　　　E. 克霉唑

4. 主要用于口腔、胃肠道及阴道真菌感染的药物是（　）
   A. 两性霉素 B　　　　　　B. 制霉菌素　　　　　　C. 氟康唑
   D. 克霉唑　　　　　　　　E. 特比萘芬

5. 下列关于抗真菌药的叙述，错误的是（　）
   A. 克霉唑多用于局部治疗　　　　　　B. 两性霉素 B 不良反应少
   C. 酮康唑为广谱抗真菌药　　　　　　D. 氟康唑可治疗真菌性脑膜炎
   E. 特比萘芬具有高效、速效、低毒、低复发率的特点

6. 对 DNA 和 RNA 病毒感染均有效的广谱抗真菌药是（　）
   A. 碘苷　　　　　　　　　B. 金刚烷胺　　　　　　C. 阿昔洛韦
   D. 利巴韦林　　　　　　　E. 阿糖腺苷

二、配伍选择题（每题备选项在前，试题在后。每组若干题。每组题均对应同一组备选项，每题只有一个正确答案。每个备选项可重复选用，也可不选用。）

[7～10]
　　A. 两性霉素 B　　　　　　B. 克霉唑　　　　　　　C. 氟胞嘧啶

D. 氟康唑　　　　　　　　　E. 伏立康唑

7. 可引起视觉障碍的药物是（　　）

8. 可引起急性输液反应的抗真菌药是（　　）

9. 不良反应多且严重仅做局部应用的药物是（　　）

10. 有骨髓抑制作用的药物是（　　）

三、多项选择题（每题的备选项中有两个或两个以上正确答案）

11. 可通过血 – 脑脊液屏障进入脑脊液的抗真菌药是（　　）

  A. 氟胞嘧啶　　　　　　B. 酮康唑　　　　　　　C. 克霉唑

  D. 两性霉素 B　　　　　E. 氟康唑

12. 对浅部和深部真菌感染均有效的药物是（　　）

  A. 氟康唑　　　　　　　B. 制霉菌素　　　　　　C. 酮康唑

  D. 伊曲康唑　　　　　　E. 氟胞嘧啶

13. 对浅表真菌感染有效的抗真菌药是（　　）

  A. 制霉菌素　　　　　　B. 特比萘芬　　　　　　C. 酮康唑

  D. 伊曲康唑　　　　　　E. 克霉唑

14. 下列为广谱抗真菌药的是（　　）

  A. 酮康唑　　　　　　　B. 氟康唑　　　　　　　C. 两性霉素 B

  D. 伏立康唑　　　　　　E. 伊曲康唑

15. 可治疗流行性感冒的药物是（　　）

  A. 金刚烷胺　　　　　　B. 齐多夫定　　　　　　C. 干扰素

  D. 利巴韦林　　　　　　E. 碘苷

16. 具有抗人类免疫缺陷病毒作用的药物是（　　）

  A. 拉米夫定　　　　　　B. 奈韦拉平　　　　　　C. 齐多夫定

  D. 地拉韦定　　　　　　E. 沙奎那韦

17. 可治疗乙型病毒性肝炎的药物是（　　）

  A. 拉米夫定　　　　　　B. 干扰素　　　　　　　C. 阿昔洛韦

  D. 金刚烷胺　　　　　　E. 阿德福韦酯

四、思考题

18. 常用抗真菌药分为几类？各举一个代表药。

19. 常用抗病毒药分为几类？各举一个代表药。

（马正东）

书网融合……

重点小结　　　　　　微课　　　　　　习题

第三十八章 消毒防腐药

PPT

学习目标

知识目标： 通过本章的学习，认识乙醇、甲酚皂溶液、甲醛溶液、碘等常用消毒防腐药的作用、常用浓度及应用。

能力目标： 能分析、解释常用消毒防腐药的作用、常用浓度及应用，具备提供用药咨询服务的能力。

素质目标： 树立安全合理用药意识，养成实事求是的职业习惯；培养敬业奉献、关爱患者、对人民生命健康高度负责的职业素养。

情境导入

情境： 在繁忙的医院里，每天都有大量的医疗器械、手术用具、病房物品需要进行严格的消毒，以保证患者和医护人员的健康安全。在这个过程中，消毒防腐药发挥了不可或缺的作用。

思考： 哪些药物可以用于医疗器械的消毒，哪些药物可以用于环境的消毒？

第一节 概 述

一、消毒防腐药的概念

消毒药是指能够杀灭病原微生物的药物；防腐药是指能够抑制病原微生物生长繁殖的药物，两者之间无严格界限，低浓度消毒药有防腐作用，高浓度防腐药有消毒作用，故统称为消毒防腐药。本类药物对病原微生物和人体组织细胞选择性低，具有强烈毒性，故不能用于全身感染，主要用于体表、器具、周围环境和排泄物的消毒防腐。

二、消毒防腐药的作用机制

1. 蛋白质凝固变性或沉淀 通过使病原体蛋白质凝固变性或沉淀，从而影响微生物生长繁殖，甚至死亡，如酚类、醇类、醛类、酸类、重金属盐类等。

2. 氧化作用 通过氧化作用使菌体蛋白质变性，如氧化剂、卤化物等。

3. 干扰酶系统 通过干扰病原体的重要酶系统而影响其新陈代谢，抑制其生长繁殖，如低浓度的重金属盐类、卤素类、染料类等。

4. 改变胞浆膜通透性 通过改变胞浆膜通透性使胞内重要物质外漏，引起细胞溶解、破裂，从而产生抑菌或杀菌作用，如表面活性剂等。

知识拓展

消毒防腐的方法

高温杀菌：通过高温快速杀死大多数细菌和病毒。

紫外线杀菌：紫外线能杀死细菌和病毒，尤其适用于高温下难以杀死的细菌。可应用于食品、药品、医疗器械等的杀菌防腐。

高压灭菌：高压可使物品加热至高温，同时杀死细菌和微生物。适用于肉类、家禽、鱼类、医疗器械等。

干热灭菌法：包括灼烧灭菌和干热空气灭菌。灼烧灭菌利用火焰烧死微生物，干热空气灭菌常采用将物品放入烘箱中，升温至160℃，恒温1小时。

湿热灭菌法：巴氏消毒法用于不能承受高温的食物；煮沸消毒法将物品放入沸水中煮15分钟，可杀死细菌的全部营养和部分芽孢；加压蒸汽灭菌法是发酵工业、医疗保健、食品检测和微生物学实验室中最常用的灭菌方法。

三、消毒防腐药的应用

消毒防腐药种类繁多，使用广泛，应根据药物性质、消毒力强弱和对机体皮肤黏膜影响的不同加以选择。

1. 皮肤消毒　常选作用快、消毒力强、刺激性较小的药物，如乙醇、碘酊等。

2. 黏膜消毒　常选作用快、刺激性和腐蚀性均小、吸收少及不受脓液及分泌物影响的药物，如硼酸、清洁剂、高锰酸钾和过氧化氢溶液，单独应用于黏膜的药物还有硝酸银、蛋白银、碘甘油等，单独应用于创面的药物还有含漂白粉的洗剂。

3. 金属器械消毒　常选用消毒能力强，且对金属无腐蚀性的药物，如酚类、清洁剂等。

4. 非金属器械消毒　除采用上述金属器械消毒药外，还可用升汞液。

5. 环境消毒　应选用消毒力强、便于熏蒸或喷洒的药物，如甲醛、酚类、乳酸、氯己定等。

6. 饮水消毒　应选用杀菌作用强大、作用迅速、可溶于水、价廉易得、对人和动物安全的药物，如0.5%漂白粉。

7. 排泄物消毒　应选用价廉易得、不受有机物影响的药物，如漂白粉、生石灰等。

第二节　常用消毒防腐药

一、醇类

醇类化学性质稳定，作用较快，刺激性小，基本无毒，但有效浓度较高。醇类包括乙醇、异丙醇和苯氧乙醇，以乙醇最为常用，它们能使蛋白质脱水、变性或沉淀，有一定的杀菌力，但对芽孢、病毒、真菌无效。与药物配成酊剂、醑剂等有增效作用。

乙醇　20%～75%范围内其抗菌作用强度与浓度成正比。20%～30%用于擦拭身体降低体温；50%涂擦皮肤以防长期卧床者的压疮；75%用于皮肤、器械消毒。因对芽孢无作用，不宜用于外科手术器械消毒。

二、醛类

醛类化学性质稳定，杀菌力强于酚类，受有机物影响小。常用药物有甲醛和戊二醛，它们能与蛋白质的氨基结合成甲亚胺类而使蛋白质变性，对各种微生物包括细菌、真菌、芽孢和病毒均有效。但有特殊臭味，刺激性强，有一定毒性，且易受温度影响。

甲醛 广谱杀菌剂，对细菌、芽孢、病毒均有效。2%溶液用于器械消毒（浸泡1～2小时）；10%溶液用于固定标本；按每立方米取2～4ml加等量水进行加热蒸发，用于房间消毒；牙科用其配制干髓剂，填入髓洞，使牙髓失活。

三、酚类

酚类化学性质稳定，通过使蛋白质变性、干扰微生物膜上的某些酶、使胞浆膜通透性增加等作用而呈现较强杀菌力，与乙醇、肥皂合用杀菌力明显增强，但对芽孢、病毒无效。使用浓度基本对人体无害，对皮肤黏膜能产生轻度局麻作用。但对组织有一定刺激性，对物品有轻度腐蚀性。

苯酚 易吸收，有毒，异臭，仅供外用，0.2%可抑菌，1%以上浓度可杀灭一般细菌，但对芽孢、病毒效果差。1%～2%酚甘油溶液滴耳治疗外耳道和中耳炎，发挥防腐、消炎、止痛作用；3%～5%水溶液用于用具、器械及房屋消毒；5%在24小时内可杀灭结核杆菌；苯酚软膏可治疗神经性皮炎、慢性湿疹。5%以上苯酚液具有刺激和腐蚀性。

甲酚皂（来苏尔） 为50%甲酚皂溶液，杀菌力比苯酚强3倍，毒性腐蚀性较小，临用时加水配制。2%水溶液用于皮肤消毒；3%～5%用于器械及用具的消毒；5%～10%用于环境及排泄物消毒。

四、酸类

酸类性质稳定，无刺激性，药物有效浓度低。常用药物有醋酸、苯甲酸、水杨酸、硼酸和乳酸等，它们解离后产生的氢离子或脂溶性弱酸分子可渗入菌体，使胞浆膜破裂，但大多数药物抗菌谱窄，在碱性环境中作用减弱。

1. 苯甲酸 具有挥发性，常与水杨酸配成复方制剂用于治疗浅部真菌感染，如手癣、体癣、足癣等。0.05%～0.1%浓度的本品可加入食品或药品中做防腐剂。

2. 水杨酸 对细菌、真菌均有杀灭作用，能渗透进入角质层及毛孔深处，溶解皮肤角质层，使其软化脱落，并能杀灭皮肤深部真菌。3%～6%醇溶液或5%软膏治癣症；10%～25%溶液治疗鸡眼、疣等。也用于清除粉刺、缩小毛孔。本药具有刺激性及腐蚀性，成人口服致死量为5～15g。

3. 硼酸 抗菌力弱，刺激性小，对细菌和真菌有弱的抑制作用。2%～5%水溶液洗眼、漱口、冲洗伤口；4%醇溶液治疗外耳真菌感染；10%软膏用于皮肤黏膜患处。

4. 醋酸 为弱有机酸，0.5%～2%用于洗涤铜绿假单胞菌感染的伤口；0.1%～0.5%溶液用于冲洗阴道，配合治疗细菌性或滴虫性阴道炎；也用于房间消毒，每立方米用2ml的食醋加热蒸发消毒房屋。

五、卤素类

卤素类价格低廉，使用方便，对各种病原微生物均有杀灭作用，使用最广泛，品种也多。其通过卤化和氧化生物原浆蛋白的活性基团而发挥显著的杀菌作用。

1. 碘 对芽孢、真菌、病毒均有强大杀灭作用。2%碘酊用于一般皮肤消毒；3%～5%碘酊用于手术视野皮肤消毒，用后需再用75%乙醇洗净以减少对皮肤刺激，因刺激性大，不宜用于黏膜消毒；10%碘甘油刺激性小，涂擦患处用于牙龈感染、咽炎等；0.5%碘酊涂于基底细胞癌表面，出现特殊闪光，可用于临床辅助诊断。对碘过敏者禁用，禁与汞溴红（红汞）合用。

2. 聚维酮碘（碘伏） 性质稳定，作用持久。对组织无刺激，使用时无需脱碘。可缓慢释放碘而起作用，属广谱杀菌剂，对细菌、乙型肝炎病毒、芽孢均有效。0.5%碘伏用于术前皮肤、黏膜及器械消毒；0.2%碘伏用于皮肤、黏膜、伤口的预防感染。禁与红汞合用。

3. 氯石灰（漂白粉） 杀菌作用强大、迅速、短暂，对细菌、病毒、真菌、芽孢均有效，但对结核分枝杆菌不敏感。遇有机物及碱性时，其活性大减。1%～3%用于环境消毒；0.5%用于食具、饮水消毒；干粉用于排泄物消毒，用量为1∶5，放置2小时；与硼酸各1.25%组成优锁溶液，刺激性小，用于冲洗化脓伤口。溶液应临用新配。

六、氧化剂

氧化剂易溶于水，使用方便，作用迅速，无残留毒性，临床使用广泛。

1. 高锰酸钾 为紫色晶体，可溶于水，随用随配。为强氧化剂，有较强杀菌作用，高浓度具有刺激、腐蚀作用。0.01%～0.02%溶液用于有机磷药物中毒的洗胃；0.0125%溶液用于坐浴或阴道冲洗，可治疗痔疮或白带过多；0.1%溶液用于水果等消毒；0.1%～0.5%用于创面及膀胱冲洗；1%治疗腋臭、足癣、冲洗毒蛇咬伤的伤口。

2. 过氧化氢溶液 对革兰阳性菌、厌氧菌杀菌作用强。1%溶液含漱治疗口腔炎、扁桃体炎等；3%溶液用于冲洗创面、溃疡；5%～6%溶液用于清洁伤口或换药时用以松动痂皮及敷料。性质不稳定，应密闭避光，阴凉处存放。

3. 过氧乙酸 临用前配制，为强氧化剂，杀菌作用强大，对细菌、芽孢、真菌、病毒等都有高效的杀灭作用。0.04%用于空气、食具、垃圾物消毒等；0.1%～0.2%溶液用于洗手消毒（浸泡1分钟）；0.3%～0.5%溶液用于器械消毒（浸泡15分钟）；1%溶液治疗手足癣等（浸泡20分钟，3次/日，连续2周）；20%成品熏蒸（1～3g/m³）用于实验动物室及无菌室消毒。

七、表面活性剂

表面活性剂水溶性好，杀菌作用快而强，毒性低，渗透力强，杀菌浓度低，无刺激性，临床应用极为广泛。表面活性剂能降低水的表面张力而促进水的渗透和脂肪乳化，有除污作用，又称清洁剂，可使菌体蛋白变性，产生抑菌作用。

1. 苯扎溴铵（新洁尔灭） 杀菌作用快而强，毒性低，无刺激性，渗透力强。0.01%～0.05%溶液用于黏膜消毒；0.05%～0.1%溶液用于手术前洗手（浸泡5分钟）；0.1%溶液用于器械消毒（煮沸15分钟或浸泡30分钟）。忌与阴离子清洁剂如肥皂、洗衣粉合用。浸泡金属器械时应加0.5%亚硝酸钠以防生锈。

2. 氯己定（洗必泰） 对革兰阳性菌、阴性菌、铜绿假单胞菌及真菌等均有杀灭作用，对芽孢和病毒无效。0.02%溶液用于洗手消毒或漱口；0.05%溶液用于冲洗伤口；0.1%溶液用于器械消毒；0.5%溶液用于房间家具消毒；0.5%乙醇溶液用于手术消毒；0.1%乳膏、气雾剂用于烧伤、烫伤感染。

八、染料类

染料类对组织无刺激性，常用于皮肤、黏膜创伤的消毒防腐。它们能与菌体蛋白的羧基和氨基相结合而影响菌体代谢，产生抑菌作用。

1. 甲紫（龙胆紫）　为紫色染料，具有收敛作用，无刺激性。对革兰阴性菌有较强杀菌作用；对念珠菌、表皮癣菌也有杀灭作用。1%～2%溶液用于皮肤、黏膜感染、烧伤及癣症。

2. 依沙吖啶（利凡诺）　为黄色结晶粉末，可溶于水。对革兰阳性菌及少数革兰阴性菌有较强抗菌作用。0.1%～0.5%溶液用于创伤感染冲洗及湿敷。

九、其他类

1. 84 消毒液　是一种以次氯酸钠为主的高效消毒剂，主要成分为次氯酸钠（NaClO）。为无色或淡黄色液体，有效氯含量5.5%～6.5%。用于各型肝炎、伤寒、流感、流脑、结核、淋病、梅毒及医院内污染物品的消毒。原液对金属易腐蚀。

2. 环氧乙烷　广谱高效杀菌剂，穿透力强，对细菌、芽孢、病毒及真菌均有杀灭作用。常用于仪器、器械、被服、敷料、包装材料、塑料和橡胶制品、书籍以及食物药物的消毒。对眼及呼吸道刺激性强，吸入后可引起恶心、腹泻、头晕、中枢抑制、呼吸困难及肺水肿等；皮肤过多接触可引起烧灼及糜烂。

📖 知识链接

各类消毒防腐技术的历史渊源

19 世纪初，伊士曼和塞缪尔·穆尔曼两位先驱者提出了"微生物理论"与"细菌感染理论"，人类开始揭示微生物与疾病之间的神秘联系。1847 年，医生奥立弗·韦恩的创新举措——手术中的手部消毒，为降低感染率奠定了基石。1867 年，罗伯特·科赫揭示了细菌的普遍性，并强调手术器械与环境消毒的必要性。1879 年，爱德华·詹纳引领了高温灭菌法的潮流，通过热处理有效杀灭细菌。1880 年，爱德米尔·冯·贝林克开创了化学消毒的新纪元，酚类物质成为杀菌的得力助手。1887 年，里斯托式蒸汽灭菌器的诞生，引领了高温高压灭菌的新时代。1895 年，威廉·英格兰德开拓了辐射灭菌法的先河，X 射线的杀菌效力被广泛认可。正是由于一代又一代的科学家们持之以恒、不断进取的科研努力，推动了医药事业发展，增进了人类健康。

🏅 岗赛证聚焦

1. 消毒防腐药的分类。
2. 不同浓度乙醇适用的范围。
3. 医院、手术器械消毒选择的消毒防腐药。

●●●● 目标检测

答案解析

一、最佳选择题（每题的备选项中，只有一个最佳答案）

1. 对饮水、食具均适用的消毒药是（　）

　　A. 漂白粉　　　　　　B. 甲醛　　　　　　C. 甲酚

　　D. 环氧乙烷　　　　　E. 75%乙醇

2. 可用于坐浴的消毒药是（　）

　　A. 漂白粉　　　　　　B. 高锰酸钾　　　　　C. 过氧化氢

    D. 环氧乙烷   E. 75% 乙醇

3. 防止压疮的乙醇浓度是（   ）

    A. 75%   B. 50%   C. 40%

    D. 30%   E. 20%

4. 一般不用于皮肤消毒的药物是（   ）

    A. 75% 乙醇   B. 碘伏   C. 甲紫

    D. 环氧乙烷   E. 氯己定

5. 常用于冲洗创面的消毒药是（   ）

    A. 环氧乙烷   B. 漂白粉   C. 过氧乙酸

    D. 硝酸银   E. 过氧化氢

6. 乙醇用于皮肤消毒时最佳浓度（按重量计）是（   ）

    A. 75%   B. 70%   C. 50%

    D. 30%   E. 95%

二、配伍选择题（每题备选项在前，试题在后。每组若干题。每组题均对应同一组备选项，每题只有一个正确答案。每个备选项可重复选用，也可不选用）

[7 ～ 10]

    A. 氯己定   B. 漂白粉   C. 过氧化氢

    D. 甲紫   E. 乙醇

7. 可用于饮水消毒的是（   ）

8. 可用于排泄物消毒的是（   ）

9. 可用于黏膜消毒的是（   ）

10. 可用于环境消毒的是（   ）

三、多项选择题（每题的备选项中有两个或两个以上正确答案）

11. 可用于皮肤创面消毒的药物有（   ）

    A. 甲紫   B. 过氧化氢   C. 乙醇

    D. 碘伏   E. 高锰酸钾

12. 可用于环境消毒的药物包括（   ）

    A. 甲醛   B. 过氧化氢   C. 苯酚

    D. 乳酸   E. 氯己定

13. 可用于排泄物消毒的药物包括（   ）

    A. 甲醛   B. 过氧化氢   C. 甲酚

    D. 乳酸   E. 漂白粉

14. 可用于器械消毒的药物是（   ）

    A. 甲醛   B. 苯酚   C. 乙醇

    D. 氯己定   E. 过氧乙酸

15. 可用于黏膜消毒的药物是（   ）

    A. 甲紫   B. 碘伏   C. 苯扎溴铵

    D. 氯己定   E. 过氧乙酸

16. 消毒防腐药可用于（   ）

    A. 皮肤、黏膜消毒   B. 器械消毒   C. 环境消毒

D. 饮水消毒　　　　　　　E. 排泄物消毒

17. 氯己定可用于（　　）

A. 洗手消毒或漱口　　　B. 冲洗伤口　　　　　C. 器械消毒

D. 房间家具消毒　　　　E. 烧伤、烫伤感染

18. 高锰酸钾可用于（　　）

A. 腋臭、足癣的冲洗　　B. 水果消毒　　　　　C. 膀胱冲洗

D. 坐浴或阴道冲洗　　　E. 有机药物中毒的洗胃

四、思考题

19. 消毒防腐有哪些应用？

20. 不同浓度的乙醇、高锰酸钾溶液临床应用有何不同？

（马正东）

书网融合……

重点小结　　　　　　微课　　　　　　习题

第三十九章　抗寄生虫药

学习目标

知识目标：通过本章的学习，学会抗疟药的分类及临床应用；识记其他抗寄生虫病药的作用特点；认识相关寄生虫的生活史和传播途径。

能力目标：能分析、审核涉及抗寄生虫药处方的合理性；具备为不同寄生虫感染患者推荐适宜药物，并能提供用药指导，保障患者合理用药的能力。

素质目标：树立执着进取、甘于奉献、勇于创新的职业精神，培养职业认同感和社会责任感。

情境导入

情境：患者，男，38岁，间断性发热寒战2天，体温最高达40.5℃，患者曾有非洲旅居史，同行人员有疟疾确诊患者。外周血涂片结果示成熟红细胞内见疟原虫环状体，诊断为"间日疟"。

思考：患者可以选用什么药物治疗？用药时应注意哪些问题？

第一节　抗疟药

抗疟药（antimalarial drugs）是一类用于防治疟疾的药物，通过作用于疟原虫生活史的不同环节发挥预防或治疗疟疾的作用。

一、疟原虫的生活史及抗疟药的作用环节

疟原虫的生活史可分为在人体内的无性生殖阶段和在雌性按蚊体内的有性生殖阶段（图39-1）。

（一）人体内的无性生殖阶段

1. 红细胞外期

（1）原发性红细胞外期　受感染的雌性按蚊叮咬人体时，蚊体内的子孢子随唾液进入人体，侵入肝细胞后裂体增殖为大量裂殖子。此阶段为疟疾的潜伏期，无临床症状。乙胺嘧啶能杀灭此期的裂殖子，可起病因预防作用。

（2）继发性红细胞外期　间日疟原虫遗传学上有速发型和迟发型两种不同的类型。速发型子孢子完成原发性红细胞外期后，进入红细胞内期，导致疟疾的临床发作。迟发型子孢子经过一段时间休眠期，这一时期虽无症状，但当机体抵抗力下降，完成红外期的裂体增殖，成为间日疟复发的根源。能杀灭继发性红细胞外期的药物，如伯氨喹，对间日疟有根治作用。恶性疟和三日疟原虫无继发性红细胞外期，故无须用药进行根治。

2. 红细胞内期　肝细胞破裂释放出的裂殖子进入血液后，侵入红细胞，经滋养体发育成裂殖体，破坏红细胞释放出大量裂殖子及其代谢产物，刺激机体引起高热、寒战等症状。氯喹、奎宁、青蒿素等对此期疟原虫有杀灭作用。

（二）疟原虫在雌性按蚊体内的有性生殖阶段

雌性按蚊吸取疟疾患者血液后，雌、雄配子体可在蚊虫体内进行有性生殖，发育成子孢子，移行至唾液腺内，成为感染人的直接传染源。能抑制雌、雄配子体在蚊体内发育的药物，伯氨喹能杀灭配子体，可控制疟疾的流行和传播（图 39 - 1）。

图 39 - 1　疟原虫生活史和各抗疟药的作用部位

二、常用的抗疟药

（一）主要用于控制症状的药物

氯喹
chloroquine

【体内过程】氯喹为人工合成的 4 - 氨基喹啉类衍生物。口服吸收快而完全，服药后 1 ~ 2 小时即可达到血药浓度的高峰。体内分布广泛，感染疟原虫的红细胞内浓度比正常红细胞中高约 25 倍，在肝、脾、肺等组织内的浓度更高。主要在肝代谢，经肾排泄，酸化尿液可促进其排泄。

【药理作用及临床应用】

1. 抗疟作用　氯喹对各种疟原虫的红细胞内期裂殖体有较强的杀灭作用，抗疟作用具有起效快、作用强、时间久的特点。用于三日疟及敏感的恶性疟，可迅速控制症状，通常用药 24 ~ 48 小时后发热、寒战等症状大部分消退，48 ~ 72 小时血中疟原虫转阴，也可用于症状抑制性预防。因对红细胞外期疟原虫无作用，不能作病因性预防用药，也不能根治间日疟，需合用伯氨喹才能达到根治目的。

2. 免疫抑制作用　大剂量氯喹能抑制免疫反应，可用于治疗自身免疫性疾病如类风湿关节炎、肾病综合征、系统性红斑狼疮等。

3. 抗肠外阿米巴作用　氯喹在肝中药物浓度高，可杀灭肝内阿米巴滋养体，适用于甲硝唑治疗无效的阿米巴肝脓肿，需合用抗肠内阿米巴病药，彻底清除肠内阿米巴原虫，防止复发。因肠壁分布少，对阿米巴痢疾无效。

【不良反应及用药注意】治疗量时不良反应较轻，可见有轻微头痛、头晕、耳鸣、胃肠不适、皮疹等，停药后可迅速消失。长期大剂量用药可引起视物障碍，应定期进行眼科检查。大剂量肌内注射或静脉注射过快还可产生心脏毒性，引起心律失常、心力衰竭等。可造成儿童先天性耳聋，智力迟钝，故妊娠期妇女禁用。

奎宁
quinine

【药理作用及临床应用】奎宁对各种疟原虫的红细胞内期滋养体有杀灭作用，能控制临床症状，对红细胞外期无效。其疗效不及氯喹且毒性大，但耐药性发生率较低，且与氯喹无交叉耐药现象，常用于耐氯喹或耐多药的恶性疟，尤其是严重的脑型疟。

【不良反应及用药注意】

1. 金鸡纳反应　奎宁每日用量超过 1g 或连续长期使用，可发生金鸡纳反应，表现为恶心、呕吐、耳鸣、头痛、视力和听力下降等，停药后可恢复。

2. 心脏抑制作用　降低心肌收缩力、减慢传导和延长不应期。静脉注射时可致血压下降和致死性心律失常。用于危急病例时，仅可静脉滴注。

3. 特异质反应　少数恶性疟患者即使应用小剂量也可诱发急性溶血，发生寒战、高热、背痛、血红蛋白尿和急性肾功能衰竭，甚至死亡。

青蒿素
artemisinin

口服吸收迅速，给药 0.5～1 小时后血药浓度达峰值。药物分布广，在肝、肾组织中药物浓度高。代谢与排泄快，维持时间短。

知识链接

青蒿素的发现史

1967 年，我国政府启动了对抗疟疾的"523 项目"。1969 年，屠呦呦以课题组组长身份，研发抗疟疾的中草药。1971 年发现青蒿乙醚提取物具有良好抗疟作用。1973 年发现了疗效更好的青蒿素衍生物——双氢青蒿素。2015 年屠呦呦获诺贝尔生理学或医学奖，以表彰她在抗疟药研究方面取得的成就。

屠呦呦课题组具有执着坚韧的科学精神，勇于探索的创新精神，以及为国为民勇于献身的精神。作为药学人，我们要积极进取、乐于奉献、勇于创新，并且要把中医药这一宝贵财富继承好、发展好、利用好。

【药理作用及临床应用】青蒿素对红细胞内期滋养体有杀灭作用，对红细胞外期无效。主要用于治疗间日疟和恶性疟。青蒿素也可诱发耐药性，但比氯喹慢。与磺胺多辛或乙胺嘧啶合用，可延缓耐药性的发生。由于青蒿素代谢快、作用时间短，对疟疾治疗后的近期复发率较高，与伯氨喹等合用能降低复发率。

【不良反应及用药注意】有轻度恶心、呕吐等，可自行恢复。个别可出现一过性转氨酶升高及轻度皮疹。妊娠期妇女慎用。

（二）主要用于控制疟疾复发和传播的药物

伯氨喹
primaquine

伯氨喹是人工合成的 8-氨基喹啉类衍生物。口服易吸收，主要分布于肝、肺等组织。体内代谢快，$t_{1/2}$ 为 3～6 小时，经肾排泄。

【药理作用及临床应用】 主要对间日疟红细胞外期（或休眠子）和各种疟原虫的配子体有较强的杀灭作用，是根治间日疟和控制疟疾传播最有效的药物。对红细胞内期无效，不能控制疟疾症状的发作，通常需与氯喹等合用。疟原虫对此药很少产生耐药性。

【不良反应及用药注意】 本药毒性较大，使用时应加警惕。

1. 毒性反应　治疗量时可出现头晕、恶心、呕吐、腹痛等，停药后可消失。

2. 特异质反应　是伯氨喹严重的不良反应，少数葡萄糖 – 6 – 磷酸脱氢酶缺乏症（蚕豆病）患者易发生急性溶血性贫血和高铁血红蛋白血症。前者主要表现为发热、寒战、血红蛋白尿、严重贫血等。后者主要表现为发绀、胸闷、缺氧等症状。蚕豆病患者及药物溶血史者慎用。

（三）主要用于疟疾病因性预防的药物

乙胺嘧啶

pyrimethamine

【体内过程】 口服后在肠道吸收较慢但完全，6 小时内血浆浓度达高峰，主要分布于红、白细胞及肺、肝、肾、脾等器官中。经肾排泄缓慢，$t_{1/2}$ 约 90 小时，用药后有效血药浓度维持一周以上。

【药理作用及临床应用】 乙胺嘧啶是二氢叶酸还原酶的抑制剂，使二氢叶酸不能还原为四氢叶酸，进而使核酸合成减少，使疟原虫的繁殖受到抑制。乙胺嘧啶对恶性疟及间日疟某些原虫的红细胞外期有抑制作用，是病因性预防的首选药。对红细胞内期的未成熟裂殖体也有抑制作用，对已成熟的裂殖体则无效。与二氢叶酸合成酶抑制剂磺胺类或砜类合用，可起到协同作用，且可延缓耐药性的发生。用于流行区群众性预防，同时还可起到阻止传播的效果。

【不良反应及用药注意】 治疗量时，不良反应轻微，较为安全。长期大量服用时，可因二氢叶酸还原酶受抑制而引起巨幼细胞性贫血。偶可引起皮疹。如及早停药，能自行恢复。此药略带甜味，易被儿童误服而中毒，表现恶心、呕吐、发热、发绀、惊厥，甚至死亡。应放置在儿童不易触及的地方存放，避免误服。

岗赛证聚焦

1. 乙胺嘧啶为二氢叶酸还原酶的抑制剂，是疟疾病因性预防的首选药。
2. 伯氨喹是控制疟疾复发和传播最有效的药物。
3. 氯喹、奎宁、青蒿素等主要作用于红细胞内期，用于控制疟疾症状。

第二节　抗阿米巴病药和抗滴虫病药

一、抗阿米巴病药

阿米巴病为溶组织阿米巴原虫的感染，包括肠内阿米巴病和肠外阿米巴病。溶组织阿米巴原虫有两个发育时期：包囊时期和滋养体时期。人经口感染阿米巴包囊，在肠腔内脱囊而出成为小滋养体，在结肠内与肠道菌丛共生。小滋养体在随宿主肠内容下移过程中，逐渐转变成包囊。此时并无症状，是重要的传染源。小滋养体在一定条件下侵入肠壁，成为大滋养体，因破坏肠组织而引起阿米巴痢疾，称为肠内阿米巴病。大滋养体不能形成包囊，但可经血流至肠外组织（肝、肺、脑等）引起阿米巴炎症和脓肿，统称为肠外阿米巴病。

抗阿米巴病药（antiamehic drugs）主要作用于滋养体，而对包囊无直接作用。抗阿米巴病药按作用部位不同分为三类。临床治疗时往往需各类药物联合使用，才能使阿米巴病得到根治。

（一）抗肠内、肠外阿米巴病药

硝基咪唑类为人工合成的咪唑衍生物，包括甲硝唑、替硝唑、奥硝唑、塞克硝唑等。甲硝唑对肠内、肠外阿米巴滋养体均有强大杀灭作用，作为治疗急、慢性阿米巴痢疾和肠外阿米巴病的首选药。但因其肠内浓度低，治疗阿米巴痢疾时宜与其他抗肠内阿米巴病药联合使用，提高疗效（详见第三十五章）。

（二）抗肠内阿米巴病药

二氯尼特
diloxanide

是目前最有效的杀包囊药。口服后大部分在肠腔或肠黏膜内被水解吸收，未吸收部分对阿米巴包囊有杀灭作用，为无症状包囊携带者的首选药物，对于有轻微症状的排包囊患者，用甲硝唑控制症状后再用本药肃清肠腔内包囊，可有效防止复发。对慢性阿米巴痢疾也有效，对肠外阿米巴病无效。不良反应轻微，偶尔出现呕吐、胃肠胀气和皮疹等。大剂量时可致流产，但未见致畸作用。

卤化喹啉类

本类药包括喹碘方（chiniofon）、双碘喹啉（diiodohydroxyquinoline）和氯碘羟喹（clioquinol）。

口服吸收较少，肠内浓度高，能直接杀灭肠腔内阿米巴滋养体。用于治疗慢性阿米巴痢疾及无症状排包囊者，或与甲硝唑合用治疗急性阿米巴痢疾。常见不良反应低，偶有腹泻。碘过敏者用后出现发热、皮疹、唾液腺肿大等。氯碘羟喹可引起亚急性脊髓–视神经病，可致视神经萎缩和失明。许多国家已禁止或限制其应用。

（三）抗肠外阿米巴病药

依米丁、去氢依米丁
emetine；dehydroemetine

依米丁是吐根中提取的一种生物碱，又称吐根碱。其衍生物去氢依米丁抗阿米巴作用更强。两者主要对组织中的阿米巴滋养体有直接杀灭作用。由于其刺激性很强，口服可致吐，只能深部肌内注射。除引起胃肠道反应外，对心肌有严重毒性。仅在急性阿米巴痢疾和肠外阿米巴病病情严重，甲硝唑疗效不满意时才考虑使用。必须住院，在严密监护下给药。

氯喹
chloroquine

抗疟药，也有杀灭阿米巴滋养体的作用。口服后肝中浓度比血浆浓度高数百倍，而肠壁的分布量很少，对肠阿米巴病无效，仅用于甲硝唑无效或禁忌的阿米巴肝炎或肝脓肿患者。

二、抗滴虫病药

滴虫病主要是指阴道毛滴虫感染所致阴道炎、尿道炎和前列腺炎。甲硝唑是治疗滴虫病最有效的药物。如遇抗甲硝唑滴虫感染时，可考虑改用乙酰胂胺（acetarsol）局部给药将其片剂置于阴道穹窿部有直接杀滴虫作用。此药有轻度局部刺激作用，可使阴道分泌物增多。

第三节　抗血吸虫病药

血吸虫病是由血吸虫寄生人体而引起以慢性腹泻、肝脾肿大、门脉高压为主要特征的疾病。在我国流行的血吸虫病主要是日本血吸虫所致。长期以来，酒石酸锑钾是主要的特效药。但它有毒性大、疗程长、必须静脉注射等缺点。20 世纪 70 年代发现吡喹酮等高效、低毒、疗程短、口服有效的新一代药物，已完全取代毒性较大的酒石酸锑钾。

吡喹酮
praziquantel

吡喹酮口服吸收迅速而完全，服药后 1～2 小时达血药峰浓度。主要在肝内羟化而失活，经肾排出，24 小时内排出用药量的 90%。$t_{1/2}$ 健康人为 1～1.5 小时，晚期血吸虫病患者则明显延长。

【药理作用及临床应用】

1. 抗血吸虫　最低有效浓度时，可使虫体兴奋、收缩和痉挛。略高浓度时，则可使血吸虫体形成空泡和破溃，被粒细胞和吞噬细胞浸润，终至虫体死亡。对各种血吸虫有良好杀灭作用，为治疗血吸虫病的首选药物，能迅速退热并改善全身症状。

2. 抗绦虫　对各种绦虫感染和其幼虫引起的囊虫症、包虫病都有不同程度的疗效。

3. 其他　对其他吸虫如肺吸虫、华支睾吸虫、姜片虫病疗效较好。对脑型和皮下肌肉型囊虫病也有良好疗效。

【不良反应及注意事项】 不良反应轻微而短暂，可在服药后短期内发生腹部不适、腹痛、恶心、头晕、头痛、肌束颤动等。少数出现心悸、心律失常等心电图改变。

第四节　抗丝虫病药

丝虫病在我国主要由斑氏丝虫及马来丝虫的成虫寄生于人体引起的慢性寄生虫病，以蚊子为传播媒介。目前我国治疗丝虫病的主要药物是乙胺嗪和呋喃嘧酮等。

乙胺嗪
diethylcarbamazine

乙胺嗪能杀灭体内的斑氏丝虫、马来丝虫，是抗丝虫病的首选药。对淋巴系统中的成虫也有毒杀作用，但需较大剂量或较长疗程。乙胺嗪本身毒性较低而短暂，可引起食欲减退、恶心、呕吐、头痛、乏力、关节痛等。微丝蚴和成虫死亡后释放出大量异体蛋白引起的过敏反应则较明显。表现为发热、皮疹、淋巴结肿大、血管神经性水肿、支气管痉挛等，一般于给药之日开始，持续 3～7 天。可用抗过敏药物治疗。

第五节　抗肠蠕虫病药

蠕虫包括绦虫、钩虫、蛔虫、蛲虫、鞭虫和姜片虫等。抗肠蠕虫药是用于驱除或杀死寄生于肠道蠕虫的药物。不同蠕虫对不同药物的敏感性不同，因此，必须针对不同的蠕虫感染正确选药。

阿苯哒唑
albendazole

阿苯达唑又名肠虫清，具有广谱、高效、低毒的特点。

【药理作用及临床应用】 选择性地使线虫的体被和肠细胞中的微管消失，抑制虫体对葡萄糖的摄取减少糖原量，减少 ATP 生成，妨碍虫体生长发育。对肠道寄生虫，如线虫类的蛔虫、蛲虫、钩虫、鞭虫和粪类圆线虫，绦虫类的猪肉绦虫、牛肉绦虫、短膜壳绦虫等有驱杀作用。口服后吸收迅速，血药浓度比口服甲苯达唑后高 100 倍，肝、肺等组织中均能达到相当高的浓度，并能进入棘球蚴囊内。因此，对肠道外寄生虫病，如棘球蚴病（包虫病）、囊虫症、旋毛虫病，以及华支睾吸虫病、肺吸虫病等也有较好疗效，为甲苯达唑所不及。对于脑囊虫症，也有较缓和的治疗作用。

【不良反应及用药注意】 不良反应较少，一般耐受良好。有轻微的消化道症状和头晕、头痛、嗜睡和皮肤瘙痒等，多在数小时内缓解。大剂量偶见白细胞减少和肝功能异常，停药后可逐渐恢复。有致畸和胚胎毒作用，对 2 岁以下儿童的安全性未确定，故妊娠期妇女及 2 岁以下儿童禁用。

甲苯达唑
mebendazole

甲苯达唑为高效、广谱驱肠蠕虫药。作用机制与阿苯达唑相同。对蛔虫、蛲虫、鞭虫、钩虫、绦虫感染的疗效好，尤其适用于上述蠕虫的混合感染。

本品口服吸收少，首过效应明显，无明显不良反应。少数病例可见短暂腹痛、腹泻。大剂量时偶见过敏反应、脱发、粒细胞减少等。大鼠实验发现有致畸胎作用和胚胎毒作用，妊娠期妇女忌用。2 岁以下儿童和对本品过敏者不宜使用。

哌嗪
piperazine

其枸橼酸盐又称驱蛔灵。具有麻痹蛔虫肌肉的作用。对蛔虫和蛲虫有较强的驱除作用，对其他寄生虫无效。不良反应少，偶见恶心、呕吐、上腹不适、头痛、感觉异常、荨麻疹等，停药后很快消失。

噻嘧啶
pyrantel

其枸橼酸盐称驱虫灵。它使虫体神经－肌肉去极化，引起痉挛和麻痹。为广谱驱线虫药，对蛔虫、钩虫、蛲虫和毛圆线虫感染均有较好疗效，但对鞭虫无效。口服不易吸收。不良反应轻而短暂，主要为胃肠不适，其次为头晕、发热。

氯硝柳胺
niclosamide

原为杀钉螺药，对血吸虫尾蚴和毛蚴也有杀灭作用，用于血吸虫病的预防。后发现对多种绦虫有杀灭作用，尤其对牛肉绦虫疗效最佳。主要抑制绦虫线粒体内 ADP 的无氧磷酸化，阻碍产能过程，也抑制葡萄糖摄取，从而杀死其头节和近端节片，但不能杀死节片中的虫卵。口服不易吸收，也无直接刺激作用，仅偶见消化道反应。

其他驱肠蠕虫药

左旋咪唑和扑蛲灵等也有驱肠蠕虫作用，其适应证见表39－1。

表39－1 抗肠蠕虫药的适应证和合理选用

适应证	可选用药物
蛔虫病	甲苯达唑*，阿苯达唑*，噻嘧啶，哌嗪，左旋咪唑
蛲虫病	甲苯达唑*，阿苯达唑*，噻嘧啶，扑蛲灵，哌嗪
钩虫病	甲苯达唑*，阿苯达唑*，噻嘧啶
鞭虫病	甲苯达唑
绦虫病	吡喹酮*，氯硝柳胺
姜片虫病	吡喹酮
华支睾吸虫病	吡喹酮*，阿苯达唑
囊虫病	吡喹酮*，阿苯达唑*
包虫病	阿苯达唑*，吡喹酮，甲苯达唑

注：*表示首选。

岗赛证聚焦

1. 急性阿米巴痢疾、肠外阿米巴病和滴虫性阴道炎首选甲硝唑。
2. 抗丝虫病首选药为乙胺嗪。
3. 蛔虫、蛲虫、钩虫、囊虫和包虫感染首选阿苯达唑。
4. 绦虫、蛲虫、和华支睾吸虫感染首选吡喹酮。

目标检测

答案解析

一、最佳选择题（每题备选项中只有一个最佳答案）

1. 对疟原虫红细胞内期滋养体有效的药物可用于（　　）
   A. 病因性预防　　　　　B. 控制疟疾复发　　　　　C. 控制疟疾传播
   D. 控制疟疾症状　　　　E. 减轻耐药性

2. 疗效高、起效快，控制疟疾症状的首选药物是（　　）
   A. 氯喹　　　　　　　　B. 奎宁　　　　　　　　　C. 伯氨喹
   D. 乙胺嘧啶　　　　　　E. 青蒿素

3. 作用于疟原虫原发性红外期，用于病因性预防的药物是（　　）
   A. 氯喹　　　　　　　　B. 奎宁　　　　　　　　　C. 伯氨喹
   D. 乙胺嘧啶　　　　　　E. 青蒿素

4. 主要用于控制复发和传播的抗疟药是（　　）
   A. 氯喹　　　　　　　　B. 奎宁　　　　　　　　　C. 伯氨喹
   D. 乙胺嘧啶　　　　　　E. 青蒿素

5. 使用伯氨喹易发生急性溶血性贫血的患者是（　　）
   A. 新生儿　　　　　　　B. 早产儿　　　　　　　　C. 维生素K缺乏者
   D. 所有过敏体质者　　　E. 葡萄糖－6－磷酸脱氢酶缺乏者

6. 抢救脑型恶性疟首选（　）

    A. 氯喹　　　　　　　　　　B. 乙胺嘧啶　　　　　　　　C. 青蒿素

    D. 伯氨喹　　　　　　　　　　E. 奎宁

7. 有抗疟和抗肠外阿米巴病作用的药物是（　）

    A. 奎宁　　　　　　　　　　　B. 伯氨喹　　　　　　　　　　C. 氯喹

    D. 乙胺嘧啶　　　　　　　　　E. 青蒿素

8. 治疗丝虫病的首选药物是（　）

    A. 吡喹酮　　　　　　　　　　B. 氯喹　　　　　　　　　　　C. 酒石酸锑钾

    D. 乙胺嗪　　　　　　　　　　E. 甲硝唑

9. 蛔虫感染的首选药物是（　）

    A. 噻嘧啶　　　　　　　　　　B. 哌嗪　　　　　　　　　　　C. 左旋咪唑

    D. 阿苯达唑　　　　　　　　　E. 甲硝唑

10. 兼有抗血吸虫作用的广谱驱肠虫药是（　）

    A. 噻嘧啶　　　　　　　　　　B. 哌嗪　　　　　　　　　　　C. 左旋咪唑

    D. 阿苯达唑　　　　　　　　　E. 吡喹酮

二、配伍选择题（每组若干题，每组题均对应同一组备选项，每题只有一个正确答案。每个备选项可重复选用，也可不选用）

[11～14]

    A. 甲硝唑　　　　　　　　　　B. 甲苯达唑　　　　　　　　　C. 吡喹酮

    D. 哌嗪　　　　　　　　　　　E. 乙酰嗪

11. 治疗血吸虫病宜选用（　）

12. 治疗滴虫病宜选用（　）

13. 治疗钩虫病宜选用（　）

14. 治疗丝虫病宜选用（　）

[15～17]

    A. 噻嘧啶　　　　　　　　　　B. 氯硝柳胺　　　　　　　　　C. 左旋咪唑

    D. 阿苯达唑　　　　　　　　　E. 吡喹酮

15. 麻痹虫体肌肉，催虫排出的药物是（　）

16. 阻断虫体摄取葡萄糖发挥驱虫作用的药物是（　）

17. 使虫体肌肉兴奋发生强直性收缩药物是（　）

三、多项选择题（每题的备选项中有两个或两个以上正确答案）

18. 主要用于控制疟疾症状的药物有（　）

    A. 伯氨喹　　　　　　　　　　B. 氯喹　　　　　　　　　　　C. 青蒿素

    D. 乙胺嘧啶　　　　　　　　　E. 奎宁

19. 甲硝唑的临床适应证包括（　）

    A. 白色念珠菌感染　　　　　　B. 阿米巴肝脓肿　　　　　　　C. 疟疾病因预防

    D. 阴道滴虫病　　　　　　　　E. 贾第鞭毛虫病

20. 阿苯咪唑可治疗（　）

    A. 蛔虫病　　　　　　　　　　B. 钩虫病　　　　　　　　　　C. 蛲虫病

    D. 包虫病　　　　　　　　　　E. 绦虫病

四、思考题

21. 试述氯喹的药理作用及临床应用。

22. 列举治疗急性阿米巴痢疾、丝虫病、血吸虫病和蛔虫病的首选药物。

（王 静）

书网融合……

重点小结	微课	习题

第四十章 抗恶性肿瘤药物

学习目标

知识目标：通过本章的学习，学会抗恶性肿瘤药的共性不良反应；识记常用抗恶性肿瘤药的药理作用、临床应用和不良反应，识记抗恶性肿瘤药的分类及作用机制；认识新型抗肿瘤药的发展概况。

能力目标：能分析、审核涉及抗恶性肿瘤药处方的合理性；具备提供本类药物用药咨询服务的能力。

素质目标：重视辩证唯物法，思考药物的应用，培养人文精神和人道主义情怀。

情境导入

情境：患者，男，60岁，半年来胸闷、咳嗽，近期伴有胸痛。入院后完善胸部CT及支气管镜等相关检查，明确诊断为肺腺癌（双肺多发转移、骨转移）。

思考：该患者可选用哪些药物治疗？哪些药物对此肿瘤有效？用药时应注意哪些问题？

第一节 概　述

抗恶性肿瘤药（anticancer drugs）在肿瘤治疗中占有重要地位，主要适用于下列几种情况：①晚期或播散性癌症的全身性治疗；②手术和放疗的辅助化疗，提高对放疗的敏感性防止复发转移；③术前化疗，在手术或放疗前使用化疗药，目的是降低肿瘤负荷、减少手术范围和及早控制远处转移灶。但抗恶性肿瘤药仍存在着对肿瘤选择性差、不良反应多且严重、肿瘤细胞耐药等缺点。

一、肿瘤细胞增殖周期

细胞从一次分裂结束到下一次分裂完成所需要的时间称为细胞增殖周期。根据肿瘤细胞增殖能力可分为增殖期细胞群、非增殖细胞群。

1. 增殖期细胞群　处于增殖周期并不断按指数进行分裂增殖的细胞，生化代谢活跃，对药物敏感。可分为四期：G_1期（DNA合成前期）、S期（DNA合成期）、G_2期（DNA合成后期）、M期（有丝分裂期）。

2. 非增殖细胞群　包括静止期细胞（G_0期）和无增殖能力细胞。G_0期（静止期）细胞有增殖能力但不进行分裂，对药物不敏感。当增殖期细胞被药物杀灭后，G_0期细胞可进入增殖期，是肿瘤复发的根源。无增殖能力细胞没有增殖能力，因而无法进行分裂增殖，最后老化死亡（图40-1）。

二、抗恶性肿瘤药的分类

（一）按细胞增殖周期分类

1. 细胞周期特异性药　仅对某一增殖周期细胞有较强的作用，具有选择性。可分为以下两类。

图 40 - 1 细胞增殖周期及抗恶性肿瘤药作用机制图解

（1）主要作用于 S 期药物 如甲氨蝶呤、氟尿嘧啶、阿糖胞苷、羟基脲等。

（2）主要作用于 M 期药物 如长春碱、长春新碱、紫杉醇等。

2. 细胞周期非特异性药 对增殖细胞群中各期细胞均有杀灭作用，缺乏选择性，主要有烷化剂、抗肿瘤抗生素及铂类化合物等。

（二）按细胞毒性分类

1. 细胞毒类抗肿瘤药

（1）干扰核酸合成的药物

1）二氢叶酸还原酶抑制剂 如甲氨蝶呤。

2）胸苷酸合成酶抑制剂 如氟尿嘧啶。

3）嘌呤核苷酸互变制剂 如巯嘌呤。

4）DNA 多聚酶抑制剂 如阿糖胞苷。

5）核苷酸还原酶抑制剂 如羟基脲。

（2）影响 DNA 结构和功能的药物

1）烷化剂 如氮芥、环磷酰胺。

2）破坏 DNA 的铂类配合物 如顺铂。

3）破坏 DNA 的抗生素类 如博来霉素。

4）拓扑异构酶抑制剂 如喜树碱类。

（3）干扰转录过程和阻止 RNA 合成的药物 如放线菌素 D、多柔比星、柔红霉素等。

（4）抑制蛋白质合成的药物

1）微管蛋白合成酶抑制剂 如长春碱类。

2）干扰核蛋白体功能的药物 如三尖杉酯碱。

3）影响氨基酸供应的药物 如 L - 门冬酰胺酶。

2. 非细胞毒类抗肿瘤药

（1）调节体内激素平衡的药物 如糖皮质激素、雄激素、雌激素、他莫昔芬等。

（2）分子靶向药物

1）单克隆抗体类 如利妥昔单抗。

2）小分子化合物类 如吉非替尼。

3）其他类 重组人血管内皮抑制剂。

（三）按药物来源和化学结构分类

1. 烷化剂 如氮芥、环磷酰胺、乙烯亚胺类、亚硝基脲类等。

2. 抗代谢药 如甲氨蝶呤、氟尿嘧啶、巯嘌呤、羟基脲、阿糖胞苷等。

3. 抗肿瘤抗生素 如柔红霉素、丝裂霉素、多柔比星、放线菌素 D 等。

4. 抗肿瘤植物药 如长春碱类、喜树碱类、紫杉醇类、鬼臼毒素类等。

5. 抗肿瘤激素类药 如肾上腺素皮质激素、雌激素、雄激素、他莫昔芬等。

6. 其他类抗肿瘤药 如顺铂、卡铂、L-门冬酰胺酶等。

常见抗恶性肿瘤药的作用部位见图 40-2。

图 40-2 抗恶性肿瘤药的作用部位示意图

三、抗恶性肿瘤药物的主要不良反应

大多数抗肿瘤药的治疗指数较小，且选择性低，在杀伤肿瘤细胞的同时，对正常组织细胞也产生细胞毒作用，尤其是对增殖迅速的组织如骨髓、消化道黏膜上皮、毛囊、淋巴组织、生殖细胞等，会产生较为严重的不良反应。

（一）共有不良反应

1. 骨髓抑制 是抗恶性肿瘤药最严重的不良反应，常表现为白细胞、血小板、红细胞减少及全血细胞下降，重者产生再生障碍性贫血。用药期间应定期检查血象，当白细胞计数低于 $4.0 \times 10^9/L$、血小板计数低于 $80 \times 10^9/L$ 时应暂缓用药。除博来霉素、L-门冬酰胺酶、激素类药外，多数抗肿瘤药均有不同程度的骨髓抑制。在化疗期间应预防感染和出血。

2. 胃肠反应 是抗肿瘤药最常见的不良反应。胃肠道黏膜上皮细胞增殖旺盛，对化疗药物极为敏感，可出现不同程度的恶心、呕吐、食欲减退、腹痛、腹泻等，也能直接损害消化道黏膜引起舌炎、口腔溃疡及消化道出血等。

3. 皮肤及毛发损害 大多数抗肿瘤药均能损伤毛囊上皮细胞，常于用药 1 ~ 2 周后出现脱发，1 ~ 2 个月后最明显，停药后毛发可再生。部分药物还可引起皮肤反应，表现为皮疹、瘙痒、红斑、色素沉着等。

4. 其他 多数抗肿瘤药物长期大量应用，可抑制机体免疫功能，杀伤和抑制免疫细胞，使机体抵抗力下降而易发生感染。多数抗肿瘤药有致畸作用，以烷化剂最常见，如甲氨蝶呤是最强的致畸剂之一。

（二）特有不良反应

1. 肝毒性 环磷酰胺、阿糖胞苷、甲氨蝶呤等可损伤肝细胞，出现肝大、黄疸、肝功能减退等，严重者引起肝硬化。

2. 肾毒性 顺铂及甲氨蝶呤等可直接损伤肾小管上皮细胞，表现为急性或慢性的血尿素氮升高，血清肌酐及肌酐酸升高。环磷酰胺等药物可引起急性出血性膀胱炎，尤其在大剂量静脉注射时易出现。

3. 心脏毒性 多柔比星最常见，可引起心肌退行性病变和心肌间质水肿。丝裂霉素、三尖杉酯碱等也有心脏毒性。

4. 肺毒性 主要表现为间质性肺炎和肺纤维化。如博来霉素、甲氨蝶呤、吉非替尼等。

5. 神经毒性 长春新碱最容易引起外周神经病变，顺铂有耳毒性。

6. 其他 多肽类化合物或蛋白质类抗肿瘤药易引起过敏反应。刺激性药物如丝裂霉素、多柔比星可引起血栓性静脉炎。

第二节 细胞毒类抗肿瘤药

一、干扰核酸合成的药物

本类药物又称抗代谢药。它们的化学结构与核酸代谢的必需物质如叶酸、嘌呤、嘧啶等相似，可干扰核酸合成的某一环节，阻止 DNA 或 RNA 的生物合成，从而抑制肿瘤细胞的分裂和繁殖。本类药物属细胞周期特异性药物，对 S 期细胞最敏感。

（一）二氢叶酸还原酶抑制剂

甲氨蝶呤

methotrexate，MTX

【**药理作用及临床应用**】化学结构和叶酸相似，竞争性抑制二氢叶酸还原酶活性，阻断二氢叶酸还原成四氢叶酸，从而阻碍 DNA、RNA 和蛋白质的合成。临床主要用于治疗儿童急性白血病，常与泼尼松、长春新碱和巯嘌呤等药物合用，疗效显著。也用于绒毛膜上皮癌、乳腺癌、头颈部及消化道肿瘤均有疗效。

【**不良反应及用药注意**】骨髓抑制最为突出，为了减轻 MTX 的骨髓毒性，可先用大剂量 MTX，经过一定时间后，再肌内注射亚叶酸钙作为救援剂，以保护骨髓正常细胞。消化道反应如口腔溃疡胃炎、腹泻等。大剂量应用可致肝、肾损害。妊娠期妇女早期用可致畸胎。

（二）胸苷酸合成酶抑制剂

氟尿嘧啶

fluorouracil，5 - Fu

【药理作用与临床应用】是尿嘧啶 5 位上的氢被氟取代的衍生物。本品在体内转化为 5 - 氟尿嘧啶脱氧核苷酸（5F - dUMP），抑制胸苷酸合成酶，从而抑制 DNA 生物合成。此外本药的其他代谢产物可掺入 RNA 中，干扰 RNA 和蛋白质的合成，共同发挥抗肿瘤作用。本品对消化道癌（食管癌、胃癌、肠癌、胰腺癌、肝癌）及乳腺癌疗效显著，对卵巢癌、绒毛膜上皮癌、头颈部肿瘤、宫颈癌等也有效。本药一般不单独使用，与亚叶酸钙合用可产生显著的协同效应。

【不良反应及用药注意】常见消化道反应，重者出现血性腹泻，应立即停药。也可出现脱发、骨髓抑制。偶见肝、肾损害。

替加氟

tegafur

为氟尿嘧啶同系物，可口服有效，在体内逐渐转变为氟尿嘧啶而失效，毒性只有氟尿嘧啶的 1/7 ~ 1/4。

（三）嘌呤核苷酸互变制剂

巯嘌呤

mercaptopurine，6 - MP

结构与次黄嘌呤相似，在体内转化后干扰嘌呤代谢，影响 DNA 的合成，对 S 期细胞最敏感。本药还有较强的免疫抑制作用。起效慢，主要用于儿童急性淋巴细胞白血病的维持治疗，大剂量对绒毛膜上皮癌、恶性葡萄胎、恶性淋巴瘤等也有效。还可用于自身免疫性疾病的治疗。主要不良反应为胃肠道反应和骨髓抑制。可见肝毒性，妊娠期妇女可致畸胎。

（四）DNA 多聚酶抑制剂

阿糖胞苷

cytarabine，Ara - C

阿糖胞苷能抑制 DNA 聚合酶，抑制 DNA 的生物合成，并可干扰 DNA 的功能与复制。对成人的急性非淋巴细胞性白血病疗效高，常作为其诱导缓解期及维持巩固期的用药。主要不良反应为骨髓抑制及消化道反应，静脉注射可致静脉炎。

（五）核苷酸还原酶抑制剂

羟基脲

hydroxycarbamide，HU

抑制核苷酸还原酶，阻止胞苷酸还原为脱氧胞苷酸，从而抑制 DNA 生物合成。对 S 期细胞有选择性杀伤作用。对慢性粒细胞白血病有显著疗效，尤其对白消安无效或发生急性病变者。也可用于黑色素瘤。主要不良反应为骨髓抑制和胃肠反应。妊娠期妇女及哺乳期妇女禁用。

二、影响 DNA 结构与功能的药物

此类药物可直接破坏 DNA 结构或抑制拓扑异构酶活性，影响 DNA 结构和功能。

（一）烷化剂

烷化剂是一类结构中含有烷基或替代的烷基，在体内能形成正碳离子或其他活泼的亲电性基团，能与细胞的 DNA 或蛋白质分子中的氨基、羟基、羧基、磷酸基等发生烷化作用，从而造成 DNA 结构和功能损伤，导致肿瘤细胞死亡。本类药属周期非特异性药物，对细胞杀伤作用强，但选择性低。

氮芥
chlorethamine，nitrogen mustard，HN_2

是最早用于抗肿瘤的药物，属双功能基团烷化剂。选择性低，局部刺激性强，必须静脉注射。目前主要利用其速效的特点，用作纵隔压迫症状明显的恶性淋巴瘤的化学治疗，以及区域动脉内给药或半身化疗（压迫主动脉阻断下身循环），治疗头颈部等肿瘤，以提高肿瘤局部的药物浓度和减少毒性反应。可有恶心、呕吐、眩晕、视力减退、脱发、黄疸、月经失调和皮疹等不良反应。

环磷酰胺
cyclophosphamide，cytoxan，CTX

【药理作用及临床应用】本品无活性，需在肝脏先氧化生成环磷酰胺，再在肿瘤细胞内分解出活泼的磷酰胺氮芥后，才能与 DNA 起烷化作用，从而破坏 DNA 结构与功能，抑制各期肿瘤细胞的生长繁殖。

抗癌谱较广，对恶性淋巴瘤疗效显著，对淋巴细胞白血病、肺癌、乳腺癌、卵巢癌以及多发性骨髓瘤也有效；还可作为免疫抑制剂用于自身免疫性疾病及器官移植排斥反应等。

【不良反应及用药注意】主要不良反应为骨髓抑制和恶心、呕吐、脱发等。大剂量可引起出血性膀胱炎，同时应用巯乙磺酸钠可预防。尚有口腔炎、中毒性肝炎、皮肤色素沉着及肺纤维化等。妊娠及哺乳期妇女禁用。

> **知识链接**
>
> #### 第一个抗肿瘤药氮芥的发现
>
> 1943 年德国轰炸机群向巴里发起了攻击，伤员们出现眼睛刺痛、局部皮肤脱皮等，实验室检查显示了对造血系统的影响。后来证实，真凶是液化芥子气。耶鲁大学的两位药理学家古德曼（Goodman）和吉尔曼（Gilman）博士，将氮芥（通过对芥子气的硫变换为氮而获得）用于治疗淋巴瘤取得了疗效。1949 年氮芥成为了第一个被美国 FDA 批准的癌症药物。
>
> 认识药物和毒物的辨证关系，药学人要合法、合理地使用药物，具有责任意识和担当精神，以促进合理用药、守护生命健康为己任。

异环磷酰胺
ifosfamide

作用与环磷酰胺相似，需在肝脏转化后才有药理活性，可口服或静脉注射给药。可用于恶性淋巴瘤、白血病、肉瘤、肺癌、乳腺癌、睾丸癌等。对环磷酰胺耐药的恶性肿瘤应用本药仍有效，化疗指数高，不良反应发生率较环磷酰胺低。与尿路保护剂美司钠（mesna，Mes）合用可减轻对泌尿系统的损害。

噻替哌

thiotepa，thiophosphoramide，TSPA

其化学结构中含有 3 个乙撑亚氨基，活化后与肿瘤细胞 DNA 分子中的碱基结合，阻碍肿瘤细胞的分裂。本药抗瘤谱广、选择性高、毒性低，临床主要用于治疗乳腺癌、卵巢癌膀胱癌、恶性黑色素瘤等。主要不良反应是骨髓抑制，胃肠反应少。

白消安（马利兰）

busulfan；myleran

本品小剂量即可明显抑制粒细胞生成，对治疗慢性粒细胞性白血病疗效显著，对急性粒细胞白血病无效，对其他肿瘤疗效不明显。主要不良反应为骨髓抑制，长期应用可致肺纤维化、闭经、睾丸萎缩等。

（二）破坏 DNA 的铂类配合物

顺铂、卡铂

cisplatin；carboplatin

二者均为金属铂的络合物，属周期非特异性药。本类药主要与 DNA 上的碱基形成交叉联结，破坏 DNA 的结构和功能，阻止细胞分裂增殖。抗瘤谱广，对多种实体瘤有效，顺铂对男性睾丸非精原细胞性肿瘤有特效，对晚期卵巢癌、头颈部癌也有明显的缓解作用，是联合化疗的常用药物。主要不良反应为肾毒性，其次为耳毒性，也有胃肠道反应及轻度骨髓抑制。

（三）抗肿瘤抗生素类

部分抗癌抗生素的作用机制与烷化剂相似，通过嵌入 DNA 中而直接破坏 DNA 的结构。

博来霉素（争光霉素）

bleomycin

博来霉素能与铜离子或铁离子络合，使氧分子大量转化为氧自由基，使 DNA 单链或双链断裂，也能嵌入 DNA 中阻碍 DNA 复制。口服无效，需经肌内或静脉注射。对鳞状上皮（宫颈、阴茎、食道、头颈、口腔）癌的疗效较好，也用于淋巴瘤和睾丸癌。在常用剂量下几乎无骨髓抑制，肺毒性为最严重的不良反应，可引起间质性肺炎或肺纤维化，可致死。

丝裂霉素（自力霉素）

mitomycin C，MMC

属生物还原烷化剂，在细胞内通过酶介导的还原反应生成烷化剂，与 DNA 交联、使部分 DNA 断裂，从而阻碍 DNA 复制。抗瘤谱较广，主要用于治疗实体瘤，如胃癌、结肠癌肺癌、胰腺癌等，为治疗消化道恶性肿瘤的常用药。也可用于乳腺癌、慢性粒细胞性白血病。主要不良反应是骨髓抑制及胃肠反应，局部刺激性大。

（四）拓扑异构酶抑制剂

喜树碱类

喜树碱（camptothecin，CPT）是从我国特有的植物喜树中提取得到的一种生物碱。其衍生物有羟喜树碱（OPT）、拓扑特肯（TPT）和依林特肯（CPT－Ⅱ）。这类药物通过抑制 DNA 拓扑异构酶 Ⅰ（DNA topoisomerase），干扰 DNA 复制、转录和修复功能，造成不可逆的 DNA 链破坏，从而导致细胞死亡。用于胃癌、肝癌、食管癌、直肠癌、膀胱癌、急性白血病和慢性粒细胞性白血病的治疗。主要不良反应有胃肠道反应、骨髓抑制、脱发、泌尿道刺激症状。

鬼臼毒素类衍生物

鬼臼毒素（podophyllotoxin）能与微管蛋白结合，抑制微管聚合，使细胞的有丝分裂停止。其衍生物依托泊苷（etoposide）和替尼泊苷（teniposide）则主要抑制 DNA 拓扑异构酶Ⅱ，使 DNA 链断裂，干扰 DNA 复制、转录和修复功能，引起细胞死亡，属细胞周期非特异性药，主要作用于 S 期和 G_2 期细胞。与顺铂合用治疗肺癌、睾丸癌及恶性淋巴瘤、急性白血病等有效。不良反应主要有骨髓抑制和胃肠反应，大剂量有肝毒性。

三、干扰转录过程和阻止 RNA 合成的药物

如放线菌素 D、多柔比星、柔红霉素等。

多数抗肿瘤抗生素可嵌入 DNA 碱基对之间，干扰转录过程，阻止 mRNA 的形成。属细胞周期非特异性药物。

放线菌素 D（更生霉素）
actinomycin D

属细胞周期非特异性药。通过直接嵌入 DNA 双螺旋链的碱基对中，与 DNA 结合抑制以 DNA 为模板的 RNA 多聚酶，阻止 mRNA 的生物合成，从而抑制肿瘤细胞生长。本药抗瘤谱窄，主要用于治疗神经母细胞瘤、霍奇金病、肾母细胞瘤、绒毛膜上皮癌等。与放疗联合，治疗儿童肾母细胞瘤可提高生存率。主要不良反应为骨髓抑制和胃肠反应，可致畸，少数患者出现脱发、皮炎等。

柔红霉素（正定霉素）
daunorubicin，DNR

本品能直接嵌入 DNA 分子，破坏 DNA 的模板功能，阻止转录过程，抑制 DNA 复制和 RNA 合成。仅用于急性淋巴细胞白血病和急性粒细胞白血病，主要不良反应为心脏毒性和骨髓抑制，也可出现口腔溃疡及胃肠反应。

多柔比星（阿霉素）
doxorubicin，ADM

为柔红霉素的衍生物，作用机制相似。属周期非特异性药物，对 S 期和 M 期作用最强。本药抗瘤谱广，主要用于耐药的急性白血病、恶性淋巴瘤及多种实体瘤。心脏毒性和骨髓抑制比柔红霉素轻。严重者可引起心肌炎而导致心衰。

四、抑制蛋白质合成的药物

本类药为干扰蛋白质合成与功能的药物，见表 40-1。

表 40-1　抑制蛋白合成的药物的比较

分类	药物	药理作用	临床应用	主要不良反应
微管蛋白合成酶抑制剂	长春碱（vinblastine，VBL）	主要作用于 M 期细胞，抑制微管蛋白的聚合，干扰纺锤丝微管合成，阻止细胞有丝分裂	对儿童急性淋巴细胞白血病疗效好，对恶性淋巴瘤也有效	骨髓抑制明显，尚有神经毒性、胃肠反应
	长春新碱（vincristine，VCR）	同长春碱，但作用较长春碱强	对恶性淋巴瘤疗效好，也用于绒毛膜上皮癌、急性白血病	外周神经毒性突出，表现肢端麻木、肌无力、面瘫等，骨髓抑制较轻

续表

分类	药物	药理作用	临床应用	主要不良反应
	紫杉醇 （paclitaxel）	促进纺锤丝微管蛋白聚合，抑制其解聚，从而阻止细胞的有丝分裂	对转移性卵巢癌和乳腺癌有较好疗效，肺癌、食管癌、脑瘤、淋巴瘤有效	骨髓抑制、胃肠反应；也有心脏毒性、神经系统毒性
干扰核蛋白体功能的药物	三尖杉酯碱 （harringtonine） 高三尖杉酯碱 （homoharringtonine）	周期非特异性药，对 S 期细胞明显，可抑制蛋白质合成，并使核蛋白体分解，还可抑制细胞有丝分裂	急性粒细胞性白血病；也可用于慢性粒细胞白血病、急性单核细胞白血病、恶性淋巴瘤	骨髓抑制和胃肠反应，也可见心动过速、心肌损害、脱发
影响氨基酸供应的药物	L-门冬酰胺酶 （L-asparaginase， L-ASP）	水解血清中的门冬酰胺，减少门冬酰胺向肿瘤细胞的供应，从而抑制肿瘤细胞生长	急性淋巴细胞白血病	偶见过敏性休克，用药前应做皮试；可出现胃肠道反应、出血和神经症状

第三节　非细胞毒类抗肿瘤药

一、影响体内激素平衡的药物

（一）糖皮质激素

常用药有泼尼松、泼尼松龙、地塞米松等。本类药物可使血液淋巴细胞迅速减少，主要用于急性淋巴细胞白血病和恶性淋巴瘤的短期治疗。小剂量与其他抗癌药短期合用，可明显减少血液系统并发症及癌肿引起的发热等毒血症；但因本类药物可抑制机体免疫功能从而促进肿瘤的扩展和继发感染。

（二）性激素

雄激素
androgen

丙酸睾丸酮（testosterone propinas）和氟羟甲酮（fluoxymesterone）通过抑制垂体分泌促性腺激素，减少卵巢雌激素的合成和分泌。也有抗雌激素作用及对抗催乳素的乳腺癌刺激作用，用于晚期乳腺癌和乳腺癌转移者，现已被无男性化现象的雌激素拮抗药取代，如他莫昔芬。

雌激素
estrogen

临床常用己烯雌酚（diethylstilbestrol），其可直接对抗雄激素，并反馈性抑制下丘脑、脑垂体，从而减少雄激素分泌。临床主要用于前列腺癌和绝经 5 年以上乳腺癌的治疗，绝经前的乳腺癌患者禁用雌激素类药物。雄激素拮抗剂具有相似的药理作用，如氟他胺。

（三）他莫昔芬

他莫昔芬（tamoxifen，TAM）为人工合成的抗雌激素类药，能竞争结合雌激素受体，抑制雌激素依赖性肿瘤细胞的生长。主要用于晚期、复发、不能手术的乳腺癌，尤其是绝经期的高龄患者，也可用子宫体癌、乳腺小叶增生等。常见不良反应有面部潮红、月经失调、体液潴留、恶心、呕吐皮疹等。

（四）氨鲁米特

氨鲁米特（aminoglutethimide，AG）氨鲁米特为镇静催眠药格鲁米特的衍生物，能特异性地抑制雄激素转化为雌激素的芳香化酶，从而阻止雄激素转变为雌激素。绝经期妇女的雌激素主要来源是雄激素，这样 AG 就可以完全抑制雌激素的生成。本药还能诱导肝药酶，促进雌激素的代谢，加速在血中的清除。用于绝经后晚期乳腺癌。还具有抑制肾上腺皮质激素合成的作用，用于治疗库欣综合征。

二、分子靶向药

随着分子生物学的发展和精准诊疗理念的兴起，分子靶向药物被医学界誉为最有希望"攻克"癌症的药物。按化学结构可分为大分子单克隆抗体类和小分子化合物类（表 40-2）。大分子药物需注射给药，对肿瘤位点的靶向性强，半衰期长，一般 1~4 周给药 1 次。小分子靶向药物相对分子质量小，可口服给药，半衰期短，需每天服用。

知识拓展

抗肿瘤靶向药物

靶向药物是指在细胞分子水平上，针对已经明确的致癌位点，被赋予靶向能力的药物或其制剂。靶向药物特异性高、毒副作用较小，主要用于恶性肿瘤治疗，疗效显著，近十年来已成为抗肿瘤新药的主流。但目前仍不能取代传统的细胞毒类抗肿瘤药。因为明确靶向药物前需做基因检测，且较易产生耐药性，通常与常规放疗、化疗合用疗效更好。

表 40-2　分子靶向药物分类及特点

分类	药物	药理作用	临床应用	主要不良反应
单克隆抗体类	利妥昔单抗（rituximab）	与 B 细胞上表面 CD20 抗原结合后，启动介导 B 细胞溶解的免疫反应	非霍奇金淋巴瘤	发热、寒战、支气管痉挛、骨髓抑制等
	曲妥珠单抗（trastuzumab）	选择性结合人体表皮生长因子 HER-2 上，抑制 HER-2 过表达的肿瘤细胞增殖	HER-2 过度表达的转移性乳腺癌	发热、头痛、腹痛、感觉异常、心功能减退等
	西妥昔单抗（cetuximab）	与表皮生长因子受体（EGFR）特异性结合，抑制细胞生长，诱导细胞凋亡	EGFR 过度表达的转移性结直肠癌和头颈部肿瘤	头痛、腹痛、结膜炎、低镁血症等
	贝伐珠单抗（bevacizumab）	与血管内皮生长因子（VEGF）特异性结合，抑制肿瘤新生血管生成，从而抑制肿瘤细胞的生长和转移	转移性结直肠癌、晚期非小细胞肺癌	高血压、疲劳或乏力、腹泻和腹痛、脑梗、胃肠道穿孔等
小分子化合物类	达沙替尼（dasatinib）尼洛替尼（nilotinib）	抑制蛋白酪氨酸激酶 BCR-ABL	慢性粒细胞白血病	消化道症状、肌肉疼痛、皮疹、瘙痒症等
	吉非替尼（gefitinib）厄洛替尼（erlotinib）	选择性抑制表皮生长因子受体（EGFR）酪氨酸激酶	晚期非小细胞肺癌	恶心、腹泻等消化道症状和皮疹、瘙痒等皮肤反应

岗赛证聚焦

1. 抗肿瘤药共有不良反应有骨髓抑制、消化道反应和脱发等。

2. 抗肿瘤药特有不良反应，如环磷酰胺引起出血性膀胱炎；柔红霉素有心脏毒性；博来霉素导致肺纤维化等。

3. 常用抗肿瘤药的分类及作用机制。

4. 各期痛风患者的药物选用。

目标检测

一、最佳选择题（每题备选项中只有一个最佳答案）

答案解析

1. 可引起出血性膀胱炎的药物是（ ）
    A. 氟尿嘧啶 　　　　B. 巯嘌呤 　　　　　C. 环磷酰胺
    D. 博莱霉素 　　　　E. 多柔比星

2. 治疗绝经后晚期乳腺癌的药物是（ ）
    A. 氨鲁米特 　　　　B. 顺铂 　　　　　　C. 羟基喜树碱
    D. 他莫昔芬 　　　　E. 阿糖胞苷

3. 临床大剂量使用甲氨蝶呤引起的严重不良反应是（ ）
    A. 心肌受损 　　　　B. 膀胱炎 　　　　　C. 骨髓毒性
    D. 惊厥 　　　　　　E. 耳毒性

4. 下列药物中，具有严重的心脏毒性的药物是（ ）
    A. 氟尿嘧啶 　　　　B. 甲氨蝶呤 　　　　C. 多柔比星
    D. 丝裂霉素 　　　　E. 放线菌素

5. 主要作用于 M 期，抑制细胞有丝分裂的药物是（ ）
    A. 放线菌素 D 　　　B. 阿霉素 　　　　　C. 甲氨蝶呤
    D. 氟尿嘧啶 　　　　E. 长春碱

6. 主要作用于 S 期的抗癌药是（ ）
    A. 长春碱类 　　　　B. 激素类 　　　　　C. 抗代谢药
    D. 烷化剂 　　　　　E. 抗癌抗生素

7. 为了减轻甲氨蝶呤的毒性反应，用的救援剂是（ ）
    A. 维生素 C 　　　　B. 维生素 B_2 　　　C. 叶酸
    D. 亚叶酸钙 　　　　E. 维生素 B_6

8. 甲氨蝶呤抗肿瘤的主要机制是（ ）
    A. 干扰肿瘤细胞的 RNA 转录 　　　B. 抑制二氢叶酸还原酶
    C. 直接破坏 DNA 结构 　　　　　　D. 抑制肿瘤细胞的蛋白质合成
    E. 阻碍了肿瘤细胞的嘌呤合成代谢

9. 环磷酰胺对下列哪种恶性肿瘤疗效显著（ ）
    A. 恶性淋巴瘤 　　　B. 肺癌 　　　　　　C. 乳腺癌
    D. 卵巢癌 　　　　　E. 多发性骨髓瘤

10. 博来霉素引起的最严重不良反应是（ ）
    A. 胃肠道反应 　　　B. 骨髓抑制 　　　　C. 心脏毒性
    D. 肝毒性 　　　　　E. 肺纤维化

11. 下列抗肿瘤药中，骨髓抑制最轻的是（ ）
    A. 环磷酰胺 　　　　B. 阿霉素 　　　　　C. 甲氨蝶呤
    D. 博来霉素 　　　　E. 氟尿嘧啶

12. 属于靶向抗肿瘤药物的是（ ）
    A. 环磷酰胺 　　　　B. 吉非替尼 　　　　C. 百消安
    D. 长春新碱 　　　　E. 柔红霉素

二、配伍选择题（每组若干题，每组题均对应同一组备选项，每题只有一个正确答案。
　　每个备选项可重复选用，也可不选用）

[13～17]

　　A. 影响蛋白质的合成和功能　　B. 直接破坏 DNA 结构　　C. 干扰核酸合成

　　D. 嵌入 DNA 干扰 RNA 合成　　E. 影响体内激素平衡

13. 紫杉醇的抗癌作用机制是（　　）

14. 环磷酰胺的抗癌作用机制是（　　）

15. 氨鲁米特的抗癌作用机制是（　　）

16. 柔红霉素的抗癌作用机制是（　　）

17. 甲氨蝶呤的抗癌作用机制是（　　）

[18－20]

　　A. 丙酸睾丸酮　　　　B. 他克莫司　　　　C. 己烯雌酚

　　D. 吉非替尼　　　　E. 氮芥

18. 属于烷化剂的是（　　）

19. 属于雄激素类药物的是（　　）

20. 属于抗雌激素药物的是（　　）

三、多项选择题（每题的备选项中有两个或两个以上正确答案）

21. 用于绝经后乳腺癌治疗的药物有（　　）

　　A. 己烯雌酚　　　　B. 甲睾酮　　　　C. 氨鲁米特

　　D. 地塞米松　　　　E. 他莫昔芬

22. 对骨髓无抑制作用的药物是（　　）

　　A. 甲氨蝶呤　　　　B. 长春新碱　　　　C. L－门冬酰胺酶

　　D. 博莱霉素　　　　E. 肾上腺皮质激素

四、思考题

23. 试述恶性肿瘤药的主要不良反应及用药注意事项。

24. 试述抗肿瘤药的分类，每类列举 2 个药物名称。

（王　静）

书网融合……

重点小结　　　　微课　　　　习题

第四十一章 免疫功能调节药

PPT

学习目标

知识目标：通过本章的学习，学会免疫抑制药和免疫增强药的药理作用、临床应用；识记常用药物的不良反应；认识免疫应答过程及免疫调节药的作用机制。

能力目标：能分析、审核涉及免疫功能调节药处方的合理性；具备提供免疫功能调节药用药咨询服务和用药指导的能力。

素质目标：具备安全合理用药意识，培养执着进取、开拓创新的科学精神。

情境导入

情境：患者，女，42岁，2年前被诊断为尿毒症，肾衰竭晚期，开始透析。近期找到了合适供体准备进行肾移植手术。

思考：为了减少肾移植排斥反应，患者需服用哪类药？用药时应注意哪些问题？

第一节 免疫抑制药

免疫抑制药是一种抑制或降低免疫反应的化学药物和生物制剂，降低抗体免疫反应，并诱导产生免疫耐受。主要用于防治器官移植中的排斥反应和治疗自身免疫性疾病。免疫抑制药缺乏选择性和特异性，长期应用后，除了各药的特有毒性外，还易出现降低机体抵抗力而诱发感染、肿瘤发生率增加及影响生殖系统功能等不良反应。

临床常用的免疫抑制药有环孢素、他克莫司、肾上腺皮质激素类、单克隆抗体、烷化剂和抗代谢药等。

知识拓展

免疫应答

免疫系统的生理功能主要是识别、破坏与清除异物，维持机体内环境的稳定。抗原性物质进入机体后激发免疫细胞活化，分化和效应过程称之为免疫应答。适应性免疫应答可分为三个阶段。①识别阶段：巨噬细胞等摄取、处理抗原后，呈递给T和B细胞识别；②活化增殖阶段：免疫活性细胞被抗原激活后分化增殖并产生免疫活性物质；③效应阶段：由效应细胞和效应分子清除非己细胞或分子，即所谓排异效应，及其对免疫应答的调节作用。

一、环孢素

环孢素（cyelosporin，cyclosporin A）又名环孢菌素 A，是从真菌的代谢产物中提取到的含 11 个氨基酸的环状多肽，目前已能人工合成。

【药理作用及临床应用】能特异性地抑制辅助T淋巴细胞（Th）的活性，也可抑制B淋巴细胞的活性。还能选择性抑制T淋巴细胞所分泌的白细胞介素-2（IL-2）、γ-干扰素（INF-γ）等。在明显抑制宿主细胞免疫的同时，也能抑制体液免疫。预防器官移植排斥反应，广泛用于肾、肝、胰、心、肺、皮肤、角膜及骨髓移植等，常和糖皮质激素合用。也可用于治疗其他药物无效的难治性自身免疫性疾病，如类风湿关节炎、银屑病、肾病综合征、系统性红斑狼疮等。

【不良反应及用药注意】最常见及严重的不良反应为肾毒性。可致血清肌酐和尿素氮水平呈剂量依赖性增高。其次是肝毒性，常见于用药早期，呈现一过性肝损害。在应用过程中宜监测肝、肾功能。此外还有嗜睡、食欲减退、感觉异常、多毛症、震颤、牙龈增生、过敏反应等。

二、他克莫司

他克莫司（tacrolimus，FK 506）与环孢素作用相似，为高效低毒的新型免疫抑制剂。

【药理作用及临床应用】选择性抑制T淋巴细胞。与细胞内结合蛋白（FKBP12）形成复合物，抑制Th细胞释放IL-2、IL-3、IFN-γ等，产生强大免疫抑制作用。

临床用于抗移植排斥反应，其存活率、排异时间较环孢素为优。对自身免疫性疾病有一定的疗效，用于肾病综合征、类风湿关节炎、胰岛素依赖型糖尿病等。

【不良反应及用药注意】不良反应与环孢素大致相似，主要是肾毒性及神经毒性不良反应的发生率更高，而多毛症的发生率低。

三、肾上腺皮质激素

常用的有泼尼松、泼尼松龙、地塞米松等。

【药理作用及临床应用】对免疫反应的许多环节均有影响。主要是抑制巨噬细胞对抗原的吞噬和处理，也阻碍淋巴细胞DNA合成和有丝分裂，破坏淋巴细胞，使外周淋巴细胞数明显减少，并损伤浆细胞，从而抑制细胞免疫反应和体液免疫反应，缓解变态反应对人体的损害。主要用于器官移植对抗排斥反应和治疗自身免疫疾病。

【不良反应及注意事项】见第二十九章肾上腺皮质激素类药。

四、单克隆抗体

达利珠单抗
dalizumab

为白介素-2受体（CD25）人源性单克隆抗体。阻断Th细胞IL-2受体发挥免疫抑制效应。可降低多发性硬化症的活动性，缓解病情。通过静脉注射给药，偶可引起严重超敏反应。不良反应主要表现为发热、寒战、呼吸困难、呕吐等。

巴利昔单抗
basiliximab

是一种鼠/人嵌合的单克隆抗体。能特异性结合IL-2受体的α链（CD25），阻断T淋巴细胞与IL-2结合，抑制T淋巴细胞增殖，从而产生免疫抑制作用及抗排斥反应。用于治疗肾移植后的急性排斥反应和预防同种骨髓移植时并发的移植物抗宿主效应。不良反应与利达珠单抗相似。

五、抗淋巴细胞球蛋白

采用人淋巴细胞或胸腺细胞、胸导管淋巴细胞或培养的淋巴母细胞免疫动物（马、羊、兔等），获得抗淋巴细胞血清，经提纯得到抗淋巴细胞球蛋白，其中用人的胸腺细胞免疫动物得到的制品，又称抗胸腺细胞球蛋白。

【药理作用及临床应用】选择性地与 T 淋巴细胞结合，在血清补体参与下，使外周血淋巴细胞裂解，对 T、B 细胞均有破坏作用，但对 T 细胞的作用较强，或封闭淋巴细胞表面受体，使受体失去识别抗原的能力。能有效抑制各种抗原引起的初次免疫应答，对再次免疫应答作用较弱。主要用于防治器官移植的排斥反应，还试用于重症肌无力、多发性硬化症、白血病、类风湿关节炎、系统性红斑狼疮和溃疡性结肠炎等疾病。

【不良反应及用药注意】常见发热、寒战、血栓性静脉炎、关节疾病和血小板减少等。静脉注射可引起血清病和过敏性休克，注射前需作皮试。

六、抗代谢药

常用 6 - 巯嘌呤与硫唑嘌呤。它们主要抑制 DNA、RNA 和蛋白质合成。硫唑嘌呤的毒性较小，故较常用。本类药物对 T 细胞的抑制较明显，并可抑制两类母细胞，故兼能抑制细胞免疫和体液免疫反应，但不抑制巨噬细胞的吞噬功能。用于肾移植的排异反应和自体免疫性疾病如类风湿关节炎和全身性红斑狼疮等。

七、烷化剂

常用的有环磷酰胺、白消安、噻替派等。它们能选择性地抑制 B 淋巴细胞，大剂量也能抑制 T 淋巴细胞。还可抑制免疫母细胞，从而阻断体液免疫和细胞免疫反应。常用于防止排斥反应和移植物抗宿主反应，还用于糖皮质激素长期应用不能缓解的多种自身免疫性疾病。

第二节　免疫增强药

免疫增强药是通过不同方式，达到增强机体免疫力的一类免疫治疗药物，主要用于治疗免疫缺陷疾病、慢性感染，也可作为肿瘤的辅助治疗。

一、免疫佐剂

卡介苗
Bacillus Calmette – Guerin，BCG

是牛型结核杆菌的减毒活菌苗，为非特异性免疫增强剂。主要用于肿瘤辅助治疗，可刺激多种免疫活性细胞。

【药理作用及临床应用】具有免疫佐剂作用，即增强与其合用的各种抗原的免疫原性，加速诱导免疫应答，提高细胞和体液免疫水平。能增强巨噬细胞的吞噬功能，促进 IL-1 产生，促进 T 细胞增殖，增强天然杀伤细胞的活性，增强抗体反应和抗体依赖性淋巴细胞介导的细胞毒性。除用于预防结核病外，还可用于肿瘤的辅助治疗，如肺癌、黑色素瘤和白血病等。

【不良反应及用药注意】接种部位红肿、溃疡形成、过敏反应。瘤内注射偶见过敏性休克甚至死亡。可降低免疫功能，甚至可促进肿瘤生长。

> **知识链接**
>
> #### 卡介苗的诞生
>
> 早在1882年，德国著名的微生物学家科赫纯化并且分离出了结核杆菌，但因导致严重的过敏反应而被雪藏。1908年开始法国科学家卡尔梅特与介朗将分离出的牛结核菌进行培养，并挑选毒性更低结核菌进行传代。13年后，经过230多次接种，这株菌株已经完全失去了传染力和毒性，并且能够使机体对结核病产生免疫作用。为了纪念两位科学家，这种减毒活疫苗就被命名为"卡介苗"（BCG）。近年来，人们还发现了卡介苗提高免疫力的作用。
>
> 卡介苗的诞生与新作用的发现，得益于科学家们执着进取、开拓创新精神。我们也要有不断探索的科学态度，携手并肩共同守护人类健康美好未来。

二、干扰素

干扰素（interferon，IFN）是一族可诱导的分泌糖蛋白，主要分为IFN-α、IFN-β、IFN-γ，是一种由淋巴细胞和单核细胞产生的细胞因子。目前，可采用DNA组技术生产重组人干扰素。

【药理作用及临床应用】具有抗病毒、免疫调节和抗肿瘤作用。抗病毒机制可能是作用于蛋白质合成阶段，用于病毒感染性疾病的预防，如感冒、腺病毒性角膜炎、带状疱疹和乙型肝炎等感染。其免疫调节作用在小剂量时，对体液免疫和细胞免疫有增强作用，大剂量时，可产生抑制作用。IFN的抗肿瘤作用在于它既可直接抑制肿瘤细胞的生长，又可通过免疫调节发挥作用。适用于人肿瘤的治疗，对成骨肉瘤患者的疗效较好。

【不良反应及用药注意】主要有发热、流感样症状及神经系统症状（嗜睡、精神紊乱）、皮疹、肝功损害、大剂量能导致可逆性白细胞和血小板减少等。

三、白细胞介素-2

白细胞介素-2（Interleukin-2，IL-2）又名T细胞生长因子（T cell growth factor，TCGF），由Th细胞产生，与反应性细胞的IL-2受体结合后，可诱导为Ts和TC（杀伤）细胞分化增殖；激活B细胞产生抗体；增强自然杀伤（NK）细胞等的活性，诱导干扰素的生成。主要用于治疗黑色素瘤、肾细胞瘤、霍奇金病等，可控制肿瘤发展。还可与抗艾滋病药合用治疗艾滋病。不良反应包括发热、寒战、胃肠道反应、皮肤反应如弥漫性红斑等。

四、左旋咪唑

左旋咪唑（levamisole，LMS）为口服有效的免疫调节药物，属于合成噻唑类化合物的衍生物。

【药理作用及临床应用】对正常人和动物几乎不影响抗体的产生，但对免疫功能低下者，能促进抗体生成，可使低下的细胞免疫功能恢复正常。机制可能与提高淋巴细胞内环鸟苷酸（cGMP）水平，降低环腺苷酸（cAMP）水平有关。主要用于免疫功能低下者恢复免疫功能，增强机体抗病能力。能改善多种自身免疫性疾病如系统性红斑狼疮、类风湿关节炎等免疫功能异常症状。

【不良反应及用药注意】主要有呕吐、恶心、腹痛等，少数有头痛、发热、乏力等症状，偶有白细胞及血小板减少、肝功能异常等。

五、胸腺素

胸腺素（thymosin）可诱导造血干细胞发育为T淋巴细胞，诱导T细胞分化成熟，还可调节成熟T细胞的多种功能，从而调节胸腺依赖型免疫应答反应。用于治疗胸腺依赖型免疫缺陷疾病，某些自身免疫性疾病及病毒感染和肿瘤。常见不良反应为发热，少数出现过敏反应。

六、异丙肌苷

异丙肌苷（isoprinosine）系肌苷与乙酰基苯甲酸和二甲氨基异丙醇酯以1：3：3组成的复合物。具有增强细胞免疫功能，恢复低下的免疫功能；B细胞无直接作用，但是能增加T细胞依赖性抗原的抗体产生，增加淋巴激活因子的生成，有抗病毒作用。临床应用于某些自身免疫性疾病及带状疱疹和急性病毒性脑炎等病毒性感染，改善艾滋病患者的免疫功能。不良反应少，安全性较大。

七、依他西脱

依他西脱（etanercept）与血清中可溶性TNF-α和TNF-β有较高的亲和力，阻断二者与细胞表面的TNF受体的结合，抑制由TNF受体介导的炎症过程及异常免疫反应。主要用于治疗类风湿关节炎。不良反应主要是局部注射的刺激反应。

☞ **岗赛证聚焦**

1. 免疫抑制剂的分类和不良反应；环孢素等常用药物的药理作用和临床应用。
2. 免疫增强药如他克莫司、干扰素等的药理作用和临床应用。

·•••• 目标检测

答案解析

一、最佳选择题（每题的备选项中，只有一个最佳答案）

1. 环孢素主要的不良反应是（　　）
　　A. 消化道反应　　　　　B. 肌肉萎缩　　　　　C. 肝、肾毒性
　　D. 心肌收缩抑制　　　　E. 心律失常

2. 下列属于免疫佐剂的是（　　）
　　A. 环孢素　　　　　　　B. IL-2　　　　　　　C. 干扰素
　　D. 转移因子　　　　　　E. 卡介苗

3. 对免疫过程的多个环节有抑制作用的药物是（　　）
　　A. 环磷酰胺　　　　　　B. 肾上腺皮质激素　　C. 白细胞介素-2
　　D. 他克莫司　　　　　　E. 抗淋巴细胞球蛋白

4. 下列不属于免疫增强药的是（　　）
　　A. 左旋咪唑　　　　　　B. 他克莫司　　　　　C. 白细胞介素-2
　　D. 异丙肌苷　　　　　　E. 胸腺素

5. 有较强抗病毒作用的免疫增强剂是（　　）
　　A. 转移因子　　　　　　B. 抗淋巴细胞球蛋白　C. 干扰素
　　D. 左旋咪唑　　　　　　E. 环孢素

二、配伍选择题（每组若干题，每组题均对应同一组备选项，每题只有一个正确答案。

每个备选项可重复选用，也可不选用）

[6~8]

  A. 环孢素   B. 环磷酰胺   C. 硫唑嘌呤

  D. 泼尼松   E. 达力珠单抗

6. 选择作用于 T 细胞活化初期，抑制白细胞介素 – 2 和干扰素生成的是（ ）

7. 对 T 细胞抑制较明显，亦抑制两类母细胞的是（ ）

8. 能选择性地抑制 B 淋巴细胞，大剂量也能抑制 T 淋巴细胞的是（ ）

三、多项选择题（每题的备选项中有两个或两个以上正确答案）

9. 干扰素的作用包括（ ）

  A. 增强免疫   B. 抗肿瘤   C. 抗病毒

  D. 抗菌   E. 抗过敏

10. 具有免疫增强作用的药物是（ ）

  A. 卡介苗   B. 干扰素   C. 左旋咪唑

  D. 胸腺素   E. 环孢素

四、思考题

11. 以氢化可的松为例，说出糖皮质激素的作用、临床应用和不良反应。

12. 说出临床常用的免疫增强剂。

（王　静）

书网融合……

重点小结   微课   习题

第四十二章 解毒药

学习目标

知识目标：通过本章的学习，学会有机磷酸酯类中毒解毒药阿托品、氯解磷定、碘解磷定的作用和临床应用；识记金属、类金属中毒解毒药的作用和临床应用；认识氰化物中毒解毒药、蛇毒中毒解毒药及灭鼠药中毒解毒药的临床应用。

能力目标：具有根据中毒类型的不同，选择相应的急救处理方法和解毒药进行解救，并防止不良反应发生的能力；能与患者及家属进行沟通，开展用药咨询服务，并能正确指导患者合理用药。

素质目标：树立珍爱生命、乐观向上的生活态度，培养科学精神和协作精神，做具有理想信念和信仰追求的新时代药学人。

情境导入

情境：患者，女，20岁，因和他人闹矛盾，喝下农药对硫磷，出现恶心、腹痛、流涎、视物模糊等症状。诊断为"有机磷农药中毒"。

思考：该患者首选哪类解毒药？用药过程中有哪些注意事项？

解毒药（antidotes）是指能直接对抗毒物或解除毒物所致毒性反应的一类药物。急性中毒的处理原则是排除毒物、给予特效解毒药和进行对症治疗。特效解毒药是一类具有高度专一性的药物，在中毒的抢救中占重要地位。

第一节 有机磷酸酯类中毒及解毒药

有机磷酸酯类简称有机磷，主要为农业和环境卫生杀虫剂，包括对硫磷（1605）、内吸磷（1059）、甲拌磷（3911）、马拉硫磷（4049）、乐果、敌敌畏、敌百虫等农林业杀虫剂，还有沙林、塔崩、梭曼等化学战毒气。有机磷对人畜均有剧烈毒性，极易引起中毒。

一、有机磷中毒机制及中毒表现

（一）有机磷中毒机制

有机磷酸酯类可通过消化道、呼吸道、皮肤及黏膜等多种途径进入机体，与胆碱酯酶结合，形成磷酰化胆碱酯酶而失去活性，导致乙酰胆碱不能被水解而堆积，激动胆碱受体，引起一系列胆碱能神经系统功能亢进的中毒症状。若不及时使用胆碱酯酶复活药，磷酰化胆碱酯酶则不容易被解离，胆碱酯酶难以复活，形成酶的"老化"现象。此时即使再用胆碱酯酶复活药，也不能使胆碱酯酶恢复活性，需等待新生的胆碱酯酶出现，才能恢复水解乙酰胆碱的能力。

（二）有机磷中毒表现

1. 急性中毒 轻度中毒以 M 样症状为主，中度中毒同时出现明显的 M 样及 N 样症状，重度中毒时除 M 样和 N 样症状加重外，还有明显的中枢症状。致死的原因主要为呼吸中枢麻痹及循环衰竭。

（1）**M 样症状**　表现为恶心、呕吐、腹痛、腹泻、大小便失禁、瞳孔缩小、视物模糊、心动过缓、血压下降、出汗、流涎、呼吸道分泌物增加、肺部湿啰音、胸闷、呼吸困难、发绀等。

（2）**N 样症状**　激动 N_M 受体引起肌肉震颤、抽搐，严重者导致呼吸肌麻痹；激动 N_N 受体引起心动过速、血压升高。

（3）**中枢症状**　先兴奋后抑制，表现为躁动不安、失眠、谵语、昏迷、窒息、血压下降、呼吸抑制等。

2. 慢性中毒　多发生在长期从事有机磷酸酯类农药生产的工人或长期密切接触有机磷酸酯类的人员中。突出表现是血浆胆碱酯酶活性持续下降，但临床症状不明显。主要症状有头痛、头晕、视物模糊、记忆力减退、思想不集中、多汗、失眠、乏力等；偶见肌束颤动和瞳孔缩小等。主要采取对症治疗和预防措施，如避免与有机磷类长期接触、加强劳动防护等。

3. 迟发性神经损害　部分急性有机磷中毒患者症状消失后数周乃至月余，由于神经轴突的脱髓鞘变性，可出现进行性上肢或下肢麻痹，产生机制未明，目前认为可能与胆碱酯酶抑制作用无直接联系。

知识拓展

急性中毒的一般处理原则

1. 催吐　口服毒物且神志清醒的患者，可用压舌板的方法刺激咽后壁催吐，亦可采用药物催吐，如皮下注射阿朴吗啡。

2. 洗胃　对口服毒物患者用以减少毒物的吸收。针对不同的毒物选用不同的洗胃液。

3. 导泻和灌肠　加速排出肠道内毒物。常用的导泻药有硫酸钠、山梨醇；常用的灌肠液为 1% 微温肥皂水，可加入活性炭。

4. 加速毒物排泄　可静脉滴注 5%～10% 的葡萄糖注射液，以降低体内毒物浓度，加速肾脏排毒。

5. 对症治疗　保持患者体温，必要时给予吸氧；根据不同症状给予支持治疗，维持生命体征。

6. 药物治疗　及时应用特效解毒药。

二、常用解毒药

（一）M 受体阻断药

阿托品
atropine

【**药理作用及临床应用**】阿托品可阻断 M 受体，导致瞳孔扩大、腺体分泌减少、呼吸道及胃肠道平滑肌舒张、心脏兴奋性增强等，从而迅速解除 M 样症状；同时又能通过血 - 脑脊液屏障进入脑内消除部分中枢症状；对呼吸中枢的兴奋作用，还可以对抗有机磷中毒引起的呼吸中枢抑制。但对骨骼肌震颤等 N 样症状无效，也不能使被抑制的 AChE 复活。

有机磷中毒者阿托品的使用原则为及早、足量、反复给药直至阿托品化，然后改用维持量。阿托品化的指征为：瞳孔较前扩大、颜面潮红、腺体分泌减少、肺部湿性罗音显著减少或消失、有轻度躁动不安等。但阿托品不能阻断 N_M 受体，对肌束颤动无效，也不能使胆碱酯酶复活，故对中度和重度中毒者，必须与胆碱酯酶复活药合用。

【不良反应及用药注意】 参见第七章其他 M 受体阻断药如东莨菪碱、山莨菪碱等也能对抗有机磷中毒引起的 M 样症状。

（二）胆碱酯酶复活药

氯解磷定（氯磷定、氯化派姆）
pralidoxime chloride

氯解磷定溶解度大，溶液稳定，使用方便，可静脉给药，也可肌内注射。

【药理作用及临床应用】 氯解磷定进入机体后，既可与磷酰化胆碱酯酶中的磷酰基结合使胆碱酯酶游离，恢复水解乙酰胆碱的活性；又可直接与游离的有机磷酸酯类结合，形成无毒的磷酰化氯解磷定由肾排出，阻止毒物继续抑制胆碱酯酶。用于各种急性有机磷酸酯类中毒，能迅速解除 N 样症状，消除肌束颤动，但对 M 样症状效果差，故应与阿托品同时应用。氯解磷定应尽早给药，首剂足量，重复应用，疗程延长至各种中毒症状消失、病情稳定 48 小时后停药。

【不良反应及用药注意】 肌内注射时局部有轻微疼痛；静脉注射过快可出现头痛、乏力、眩晕、视物模糊、恶心及心动过速等；用量过大可抑制胆碱酯酶，导致神经 – 肌肉传导阻滞，甚至导致呼吸抑制。

碘解磷定（派姆）
pralidoxime iodide

碘解磷定作用和临床应用与氯解磷定相似，但作用弱，不良反应多，只作静脉给药，不能肌内注射。

知识链接

有机磷中毒时阿托品的使用

有机磷中毒患者体内乙酰胆碱堆积，对阿托品的耐受性较大，故用量可不受药典规定的极量（3mg/d）所限。使用量视中毒程度和患者的表现进行个体化给药。1ml：0.5mg 规格的阿托品注射液在临床中比较常用。重度有机磷中毒患者阿托品可用 5～10mg/次，首次给药 10 分钟未见缓解可重复给药，严重患者每 5 分钟即可重复给药。尽早达"阿托品化"。

相信办法总比困难多，树立珍爱生命、乐观向上的生活态度。在生活和工作要有相互关爱、团结协作的精神。

第二节　重金属和类金属中毒及解毒药

一、重金属和类金属中毒机制

金属和类金属如铜、铅、锑、汞、铬、银、砷、锑、铋、磷等中的金属离子，能与机体细胞的某些活性基团相结合，导致某些生物活性物质功能障碍，引起人体中毒。

常用的解毒药大多是络合剂，与金属离子络合成为可溶、无毒或低毒的化合物经尿排出，与金属络合后不易解离者，其解毒效果更好。

二、常用解毒药

二巯丁二钠（二巯琥钠）
sodium dimercaptosuccinate

二巯丁二钠是我国原创的解毒药，水溶液不稳定，必须新鲜配制。注射给药，血药浓度很快达峰值，并迅速由血液转移，由肾排泄，无蓄积作用。

【**药理作用及临床应用**】本药化学结构中具有两个巯基，与金属离子有较强的亲和力，可与金属络合，形成不易解离的无毒性络合物，随尿排出。从而阻止含巯基的酶与金属离子络合，避免了其活性被抑制。由于二巯基类药物与金属形成的络合物仍有一定程度的解离，则游离的金属离子仍能与酶产生结合，故应早期用药、重复用药。主要用于酒石酸锑钾中毒，效果明显；对汞、砷、铅中毒也有明显的解毒和促排作用；对铜、钴、镍等中毒也有疗效；还可用于肝豆状核变性疾病。

【**不良反应及用药注意**】毒性较小。注射后可有口臭、头痛、头晕、恶心、全身乏力及四肢酸痛，减慢注射速度，症状会减轻。偶见过敏反应。

二巯丙磺酸钠
sodium dimercapto – sulfonate

作用机制与二巯丁二钠相似。为治疗汞、砷中毒的首选药；对铬、铋、铅、铜及锑中毒有一定疗效；也可作为灭鼠药毒鼠强中毒及农药杀虫双、杀虫单中毒的特效解毒药。常用量肌内注射无明显副作用。静脉注射过快，可引起恶心、头晕、口唇发麻、面色苍白及心悸等，少数人可发生过敏反应，甚至过敏性休克。

依地酸钠钙
calcium sodium versenate

能与多种金属离子（铅、锰、铜等）和放射性物质（钇、镭、钍等）形成可溶性络合物，使金属离子失去毒性作用，迅速由尿中排出。主要用于急、慢性铅中毒，也可用于铜、锰、铬、镉等中毒和放射性物质的中毒。不良反应少，部分患者可出现短暂的头晕、恶心、关节酸痛、乏力等反应。大剂量对肾有损害，用药期间应检查尿常规，如有血尿或管型尿，应及时停药。肾病患者禁用。

青霉胺
penicillamine

为青霉素的水解产物，为含巯基的氨基酸。可与金属离子络合成可溶的络合物，迅速自尿排出。青霉胺是治疗肝豆状核变性病的首选药，对铅、汞、锌中毒也有效。可引起头痛、乏力、恶心、腹痛、腹泻，也可引起发热、皮疹、关节痛、白细胞及血小板减少；与青霉素有交叉过敏反应，故用前必须做青霉素皮肤过敏试验，对青霉素过敏者禁用。

去铁胺
deferoxamine

是特效的铁络合剂，可与组织中的铁络合成无毒物后从尿中排出。主要用于铁中毒，但口服吸收差，必须肌内注射或静脉注射。该药注射过快，可引起面部潮红、低血压等，注射局部可出现疼痛。

第三节 氰化物中毒及解毒药

一、氰化物中毒及解毒机制

氰化物是作用迅速的剧毒物质。常见的氰化物有氢氰酸、氰化钾和氰化钠；桃仁、苦杏仁、枇杷核仁、梅及樱桃核仁和木薯，高粱秆中也含有氰苷，水解后产生氢氰酸，人畜误食也可致中毒。中毒机制是氰化物进入体内后释放出氰离子（CN^-），主要与细胞色素氧化酶上的 Fe^{3+} 结合，形成氰化细胞色素氧化酶，抑制细胞氧化磷酸化作用，使呼吸链中断，细胞缺氧窒息而中毒，严重者迅速死亡。

氰化物中毒的解救必须联合应用高铁血红蛋白形成剂和供硫剂。首先给予高铁血红蛋白形成剂，迅速将体内部分血红蛋白氧化形成高铁血红蛋白，后者可与游离的氰离子结合或夺取已与细胞色素氧化酶结合的氰离子，形成氰化高铁血红蛋白，使细胞色素氧化酶复活。但氰化高铁血红蛋白数分钟后又会逐渐释出 CN^-，使中毒症状再出现，故还需给予供硫剂硫代硫酸钠，其作用是继续夺取氰化高铁血红蛋白中的 CN^-，还原高铁血红蛋白及结合游离的 CN^-，生成无毒的硫氰酸盐由尿排出，达到彻底解毒的目的。

二、常用解毒药

（一）高铁血红蛋白形成剂

亚硝酸钠
sodium nitrite

亚硝酸钠在体内能使亚铁血红蛋白氧化为高铁血红蛋白，后者与 CN^- 结合力强，故可有效地解救氰化物中毒。大剂量可引起高铁血红蛋白血症，如发绀、眩晕、头痛、呼吸困难；静脉注射速度过快或过量中毒可引起血压骤降、晕厥、循环衰竭，甚至死亡。妊娠期妇女禁用。

亚甲蓝（美蓝）
methylthioniniumchloeide

为氧化–还原剂，随其在体内浓度不同而异，对血红蛋白有双重作用。低浓度（1% 溶液 5 ~ 10ml）或小剂量（1 ~ 2mg/kg）时具有还原作用，将高铁血红蛋白还原成血红蛋白，用于解救亚硝酸盐、肠源性青紫症及苯胺、硝酸甘油等中毒引起的高铁血红蛋白症。高浓度（1% 溶液 25 ~ 50ml）或大剂量时（5 ~ 10mg/kg）直接将血红蛋白氧化为高铁血红蛋白，用于氰化物中毒的解救。但其作用不如亚硝酸钠强。

静注剂量过大时，可引起恶心、腹痛、出汗、眩晕、头痛等。严重者可出现心肌损害。用药后尿呈蓝绿色，有时出现尿道灼痛等刺激症状。禁止皮下和肌内注射，以免引起组织坏死。

（二）供硫剂

硫代硫酸钠
sodium thiosulfate

硫代硫酸钠又名大苏打，具有活泼的硫原子，在转硫酶的作用下，可与游离的及结合的 CN^- 结合，解救氰化物中毒。与亚硝酸钠合用可显著提高疗效，但应注意不宜混合注射，以免血压过度下降。此外，也可用于可溶性钡中毒和砷、汞、铋、铅等金属中毒的解救。偶见头晕、乏力、恶心、呕吐等不良反应。

第四节　灭鼠药中毒及解救药

灭鼠药的种类很多，发生中毒后，首先要确认中毒鼠药的种类，然后应用解毒药物并对症治疗。

一、抗凝血类灭鼠药中毒及解毒药

抗凝血类灭鼠药常用的有敌鼠钠、杀鼠灵、鼠得克、大隆等，其毒理主要是破坏机体凝血功能及损伤小血管，引起出血等。人误服后，中毒症状多缓慢出现，一般在食后第 3 天（数小时至 20 天）开始出现恶心、呕吐、食欲减退及精神不振，其后可发生鼻出血、齿龈出血、皮肤紫癜、咯血、便血、尿血等，并可伴有关节痛、腹痛及低热等。严重者发生休克。患者可有贫血，出、凝血时间及凝血酶原时间延长。特效解毒药是维生素 K_1。

维生素 K_1

vitamine K_1

维生素 K_1 与抗凝血类灭鼠药具有相似的化学结构，可对抗并解除此类毒物对机体凝血酶原活性的抑制作用，使凝血功能恢复正常。同时，给予足量维生素 C 和糖皮质激素进行辅助治疗。

二、磷毒鼠药中毒及解毒药

磷毒鼠药包括磷化锌和毒鼠磷。

（一）磷化锌中毒及解救

磷化锌作用于神经系统，轻度中毒时有头痛、头晕、乏力、恶心、呕吐、腹痛及腹泻等消化道症状及胸闷、咳嗽、心动过缓等。中度中毒时，除上述症状外，可有意识障碍、抽搐、呼吸困难、轻度心肌损害、心电图 ST 段降低、T 波低平、传导阻滞。重度中毒时，尚有昏迷、惊厥、肺水肿、呼吸衰竭、明显的心肌损害及肝损害等。

磷化锌口服中毒者应立即催吐、洗胃。洗胃用 0.5% 硫酸铜溶液，每次 200～500ml 口服，使磷转变为无毒磷化铜沉淀，直至洗出液无磷臭味为止。再用 0.3% 过氧化氢溶液或 0.05% 高锰酸钾溶液持续洗胃，直至洗出液澄清为止。然后口服硫酸钠 15～30g 导泻，禁用油类泻药。禁食鸡蛋、牛奶、动植物油类等，因磷能溶于脂肪中而吸收。如出现呼吸困难、休克、急性肾衰竭及肺水肿时，应及时对症治疗。

（二）毒鼠磷中毒及解救

毒鼠磷的毒理主要是抑制胆碱酯酶活性，使突触处乙酰胆碱过量积聚，胆碱能神经节后纤维支配的效应器出现一系列改变，如平滑肌兴奋、腺体分泌增加、瞳孔缩小、骨骼肌兴奋等。

毒鼠磷是有机磷化合物，其中毒症状主要由于抑制胆碱酯酶所致，故解救基本上与有机磷酸酯类农药中毒相同，主要应用阿托品及胆碱酯酶复活药如氯解磷定等解救。

三、有机氟灭鼠药中毒及解毒药

有机氟灭鼠药包括氟乙酸钠、氟乙酰胺、甘氟等。主要表现为中枢神经系统及心脏受累。由于毒性强，无特效解毒剂，很容易引起人、畜中毒死亡，国家已明令禁用。

其中毒解救药主要用乙酰胺（acetamide，解氟灵），其中对氟乙酰胺、甘氟中毒的救治效果较好，能延长氟乙酰胺中毒的潜伏期、解除氟乙酰胺中毒症状而挽救患者的生命。

四、毒鼠强中毒及解毒药

毒鼠强也是国家禁止使用的灭鼠药。毒鼠强是毒性极强的中枢神经刺激剂，尤其对脑干具有强烈的刺激作用，人口服的致死量约为12mg。其中毒解救措施包括：①首先应清除胃内毒物。可采取催吐、洗胃、灌肠、导泻等方法；②对症处理。抗惊厥药可用苯巴比妥或地西泮；呕吐、腹痛时，可用山莨菪碱；心率慢于40次/分时，考虑体外临时起搏器；发生阿-斯综合征时，进行人工起搏等；③中毒较重者可采用血液净化疗法。④应用特异性解毒药二巯丙磺酸钠治疗。

五、其他灭鼠药中毒的解毒药

亚砷酸、安妥和灭鼠优中毒及解救，三药均为国家禁止使用的灭鼠药。亚砷酸中毒主要是由砷离子引起，可选用二巯丙醇或二巯丙磺酸钠解救。

安妥化学名为α-萘基硫脲。解救措施包括：先用催吐法，然后用1∶2000高锰酸钾洗胃，硫酸镁导泻。禁用碳酸氢钠洗胃，以防加速安妥的吸收。对症处理。使用解毒药硫代硫酸钠。

灭鼠优急性中毒引起呕吐，吸收后可干扰烟酰胺的代谢，引起神经麻痹、周围神经炎等，并可导致糖尿病。口服中毒，应及时洗胃、催吐，并注射烟酰胺和胰岛素等特效药。

第五节　蛇毒中毒及解毒药

蛇毒是毒蛇所分泌的有毒物质，主要有神经毒、心脏毒、血液毒等。人被毒蛇咬伤后，蛇毒可侵入人体而引起一系列中毒症状，可表现为头晕、视物模糊、肌肉瘫痪、呼吸麻痹、血压下降、出血或溶血、心律失常等。抢救不及时可致人死亡。因此，被毒蛇咬伤必须及时治疗，除进行一般处理外，还要用抗蛇毒药进行治疗。抗蛇毒药包括抗蛇毒血清及由中草药配制而成的抗蛇毒药两类，常用药物及临床应用见表42-1。

表42-1　常用抗蛇毒药及临床应用

药物	临床应用
精制抗眼镜蛇毒血清	主要用于眼镜蛇咬伤解毒
精制抗五步蛇毒血清	主要用于五步蛇咬伤解毒
精制抗银环蛇毒血清	主要用于银环蛇咬伤解毒
精制抗蝮蛇毒血清	主要用于蝮蛇咬伤解毒
多价抗蛇毒血清	用于不明蛇种咬伤解毒
上海蛇药	用于蝮蛇、竹叶青蛇、眼镜蛇、银环蛇和尖吻蛇等咬伤解毒
南通蛇药	用于各种毒蛇、毒虫咬伤解毒
群生蛇药	用于蝮蛇、五步蛇和眼镜蛇等咬伤解毒
群用蛇药	用于眼镜蛇咬伤解毒效果较好，对银环蛇、蝮蛇、五步蛇、竹叶青蛇等咬伤解毒也有效

岗赛证聚焦

1. 有机磷中毒的解救药选用和药物作用机制。
2. 其他物质中的特殊解毒剂。

目标检测

答案解析

一、最佳选择题（每题备选项中只有一个最佳答案）

1. 缓解有机磷中毒肌束震颤效果较好的药物是（　）
   A. 阿托品　　　　　　B. 碘解磷定　　　　　　C. 硫代硫酸钠
   D. 呋塞米　　　　　　E. 亚甲蓝

2. 缓解有机磷中毒腹痛、流涎等效果较好的药物是（　）
   A. 阿托品　　　　　　B. 碘解磷定　　　　　　C. 硫代硫酸钠
   D. 呋塞米　　　　　　E. 亚甲蓝

3. 治疗汞、砷中毒的首选药是（　）
   A. 硫代硫酸钠　　　　B. 青霉胺　　　　　　　C. 硫酸镁
   D. 去铁胺　　　　　　E. 二巯丙磺酸钠

4. 氟乙酰胺中毒的解毒药是（　）
   A. 亚甲蓝　　　　　　B. 亚硝酸钠　　　　　　C. 乙酰胺
   D. 阿托品　　　　　　E. 维生素 K_1

**二、配伍选择题（每组若干题，每组题均对应同一组备选项，每题只有一个正确答案。
　　　每个备选项可重复选用，也可不选用）**

[5~7]
   A. 去铁胺　　　　　　B. 亚甲蓝　　　　　　　C. 阿托品
   D. 青霉胺　　　　　　E. 维生素 K_1

5. 抗凝血类灭鼠药如敌鼠钠中毒的解毒药是（　）

6. 铁中毒的解毒药是（　）

7. 亚硝酸盐中毒的解毒药是（　）

三、多项选择题（每题的备选项中有两个或两个以上正确答案）

8. 有机磷中毒时阿托品的使用原则是（　）
   A. 及早　　　　　　　B. 少量　　　　　　　　C. 足量
   D. 反复　　　　　　　E. 单次大量

9. 属于有机磷中毒的解毒药是（　）
   A. 阿托品　　　　　　B. 甘露醇　　　　　　　C. 碘解磷定
   D. 氢氯噻嗪　　　　　E. 氟马西尼

10. 氰化物中毒的解救药是（　）
   A. 亚甲蓝　　　　　　B. 亚硝酸钠　　　　　　C. 硫代硫酸钠
   D. 二巯丙醇　　　　　E. 纳洛酮

四、思考题

11. 有机磷中毒时选用的解毒药有哪些？分别有什么作用？

12. 什么是阿托品化？为什么要达到阿托品化？

（王　静）

书网融合……

| 重点小结 | 微课 | 习题 |

第四十三章 维生素类及矿物缺乏用药

PPT

学习目标

知识目标：通过本章的学习，学会维生素类药物的分类；识记维生素类及矿物缺乏用药的名称和作用特点；认识其他矿物缺乏用药的作用。

能力目标：能分析、审核涉及维生素及矿物缺乏用药处方的合理性；具备提供维生素及矿物缺乏用药的指导、用药咨询服务的能力。

素质目标：培养孜孜以求、不断探索的科学精神，有效开展医患沟通，正确实施用药宣教，助力健康中国建设。

维生素是一类维持机体正常代谢所必需的一种低分子有机化合物，在调节体内物质代谢中具有很重要的作用。维生素除少数在体内合成或由肠道细菌合成外，大部分由植物或动物性食品中摄取。维生素广泛存在于各类食物中，人体每日正常需求量不多，在一般情况下不会缺乏，但当机体对维生素的摄取不足和（或）吸收、利用障碍时，就会引起维生素缺乏症。

第一节 维生素类

一、水溶性维生素

情境导入

情境：患者，男，22岁，近半年来，患口角炎、舌炎、眼炎、脂溢性皮炎，鼻翼两侧、脸颊、前额及两眉之间较重。并有阴囊发痒、红肿、脱屑、渗出、结痂并伴有疼痛感。经医院医生检查，确诊为维生素 B_2 缺乏症。除给予维生素 B_2 治疗外，并嘱其多吃动物肝、蛋、奶及豆类和绿叶蔬菜等食品，四周后痊愈。

思考：维生素 B_2 缺乏症的临床表现是什么？对于维生素 B_2 缺乏症的治疗，还应注意哪些事项？

水溶性维生素包括 B 族维生素（维生素 B_1、维生素 B_2、维生素 B_6、烟酸、烟酰胺、泛酸、叶酸、维生素 B_{12} 等）、维生素 C。易溶于水，在体内主要分布于细胞外液，易从尿中排除，在体内储存量少。

维生素 B
vitamin B

维生素 B 广泛存在于鱼肉类、蔬菜水果类、豆类等食物中。维生素 B 对于机体代谢和生理功能具有不可替代的作用，并且还影响着人体的免疫系统。当从食物中摄取不足时较易引起维生素 B 缺乏症。B 族维生素都是水溶性维生素，它们协同作用，调节新陈代谢，维持皮肤和肌肉的健康，增进免疫系统和神经系统的功能，促进细胞生长和分裂（包括促进红细胞的产生，预防贫血发生）。

【药理作用及临床应用】

1. 维生素 B_1 协调碳水化合物的新陈代谢和能量的产生，维持正常神经系统所需。用于缺乏维生素 B_1 导致的脚气病、水肿等。

2. 维生素 B_2 是构成红细胞的重要物质，参与许多新陈代谢作用，协助食物产生能量，帮助生长发育，令指（趾）甲、头发坚固，减少口腔发炎。用于防治口角炎、唇炎、眼结膜炎和阴囊炎等。

3. 维生素 B_3 有助于食物释放能量及脂肪的新陈代谢。用于新陈代谢异常、消化道功能障碍、疲劳、软弱、运动功能失调等。

4. 维生素 B_5 帮助碳水化合物、脂肪和蛋白脂释放能量，维持皮肤健康，参与血糖控制。用于癞皮病、皮肤炎、失眠、步行困难、皮肤炎症。

5. 维生素 B_6 参与激素和红细胞的合成，神经系统和免疫系统正常活动所需。用于：①防治因大量或长期服用异烟肼、肼屈嗪等引起的周围神经炎、失眠、不安；减轻抗癌药和放射治疗引起恶心、呕吐或妊娠呕吐等；②治疗婴儿惊厥或妊娠期妇女服用以预防婴儿惊厥；③白细胞减少症；④局部涂搽治疗痤疮、酒糟鼻、脂溢性湿疹等。

6. 维生素 B_{12} 促进红细胞的形成和再生，防止贫血；促进儿童发育，增进食欲；维持神经系统的正常功能；用于恶性贫血、神经退化、口腔及消化道炎症等。

7. 复合维生素 B 是维生素 B_1、烟酸、核黄素、泛酸、生物素、维生素 B_6、维生素 B_{12} 和叶酸 8 种维生素的混合物。复合维生素 B 协同机体各种酶来完成其功能，包括协助碳水化合物和脂肪释放能量、分解氨基酸及输送含有营养素的氧及能量到整个机体。用于 B 族维生素缺乏所致的各种疾病的辅助治疗，如营养不良、厌食、脚气病等。

【不良反应及用药注意】 维生素 B_1 注射时偶见过敏反应，个别甚至发生过敏性休克。维生素 B_2 口服后尿液呈黄绿色。烟酸治疗量可出现潮红、头痛、晕厥；大剂量可致高血糖、高尿酸、心律失常、肝毒性等。烟酰胺可引起头晕、恶心、上腹不适、食欲不振等，可自行消失。维生素 B_6 罕见过敏反应。

维生素 C

vitamin C

维生素 C 又称抗坏血酸。

【药理作用及临床应用】 维生素 C 参与氨基酸代谢、神经递质的合成、胶原蛋白和组织细胞间质的合成。可降低毛细血管的通透性，加速血液的凝固，刺激凝血功能，促进铁在肠内吸收，促使血脂下降，增加对感染的抵抗力，参与解毒功能，且有抗组胺的作用及阻止致癌物质（亚硝胺）生成的作用。

临床上用于：①坏血病的预防及治疗；②急慢性传染病时，消耗量增加，宜适当补充。病后恢复期，创伤愈合不良者，也应适当补充；③克山病患者在发生心源性休克时，可用大剂量治疗；④用于肝硬化、急性肝炎和砷、汞、铅、苯等慢性中毒时的肝脏损害；⑤其他，如用于各种贫血、过敏性皮肤病、口疮、促进伤口愈合等。

知识拓展

坏血病

坏血病即维生素 C 缺乏症，临床表现为食欲不振，疲乏无力；牙龈疼痛红肿、出血，严重者牙床溃烂、牙齿松动，甚至脱落；皮肤干燥，皮肤瘀点、瘀斑，甚至皮下大片青肿；面色苍白、呼吸急促等贫血表现；免疫功能低下，易患各种感染性疾病。

【不良反应及用药注意】维生素 C 的毒性很低，一般不会有副作用。但是长期大剂量服用维生素 C 会产生一些副作用，如腹泻、呕吐、胃痉挛、结石、头痛、尿频、皮肤潮红发亮等，还会出现停药坏血病的发生。

知识链接

维生素 C 过量使用的危害

虽然维生素 C 是人体必需的营养物质，但长期过量使用维生素 C 制剂可能导致一系列问题。患者每日 2~3g 长期应用，停药后会导致坏血病；长期服用还可能引起尿酸盐、草酸盐、半胱氨酸盐的结石产生；每日 1g 且长期使用，还会引起腹泻、恶心、呕吐等消化道症状，同时也会引起皮肤发红、发亮等症状。

药物既有防治作用，又有不良反应，药学生应该权衡利弊，提升思辨能力。临床用药过程中应把握好度，严格控制剂量，避免发生毒性反应和医疗事故。

二、脂溶性维生素

情境导入

情境：患儿，男，1 岁，近半年来，患儿多汗、腹胀、腹泻、睡眠不好，易惊吓，经常感冒、咳嗽。经医院医生检查，确诊为维生素 D 缺乏症。给予维生素 D_3 片剂治疗，2 周后症状缓解。

思考：维生素 D 缺乏症有哪些临床表现？除补充维生素 D 制剂外，还应注意哪些事项？

脂溶性维生素不溶于水，易溶于有机溶剂，被机体吸收后储存于肝脏，自体内排除较慢，长期大量服用易导致蓄积中毒。临床常用的药物有：维生素 A、维生素 D_2、维生素 D_3、维生素 E、维生素 K。

维生素 A
vitamin A

维生素 A 是脂溶性物质，它的消化与吸收需要矿物质和脂肪。维生素 A 可贮藏体内，并不需要每日补给。维生素 A 有两种，一种是维生素 A 醇；另一种是胡萝卜素。

【药理作用及临床应用】用于防止夜盲症和视力减退，有抗呼吸系统感染作用；有助于免疫系统功能正常；能保持组织或器官表层的健康；有助于祛除老年斑；促进发育，强壮骨骼，维护皮肤、头发、牙齿、牙床的健康。

临床上主要用于夜盲症和视力减退等多种眼疾的治疗；亦用于肺气肿、甲状腺功能亢进症的治疗。外用对粉刺、脓包、疖疮、皮肤表面溃疡等症的治疗。

【不良反应及用药注意】摄入维生素 A 过量可以引起中毒反应。急性中毒的症状是恶心、呕吐、头痛、头晕、视物模糊，婴儿可引起前囟隆起。慢性中毒比较常见，症状有头痛，骨及关节痛，疲劳，烦躁，食欲差，皮肤干燥、痒，唇裂，脱发和肝大。

【禁忌证】妊娠期妇女过量摄取维生素 A 能影响胎儿的骨骼发育，会使胎儿致畸。

维生素 D
vitamin D

维生素 D 为固醇类衍生物，具抗佝偻病作用，又称抗佝偻病维生素。维生素 D 家族中最重要的成员是 D₂和 D₃。维生素 D 均为不同的维生素 D 原经紫外线照射后的衍生物，属于脂溶性维生素，植物不含维生素 D，但维生素 D 原在动、植物体内都存在。

【药理作用及临床应用】提高机体对钙、磷的吸收，使血浆钙和血浆磷的水平达到饱和程度。促进生长和骨骼钙化，促进牙齿健全。维持血液中柠檬酸盐的正常水平。

临床上用于治疗维生素 D 缺乏症；防治佝偻病、骨软化症和婴儿手足搐搦症。

【不良反应及用药注意】长期摄入过多的维生素 D（5000IU），将引起高尿钙和高钙血症。

知识拓展

小儿佝偻病

为维生素 D 缺乏症，临床表现：患儿常有多汗、易惊、囟门大、出牙迟及枕秃等症状。患儿患病 3 个月以上，出现乒乓头；前胸部两侧肋骨与软骨交界处外凸成"肋骨串珠"；胸部前凸成"鸡胸"；脊柱后凸成驼背；"O"形腿或"X"形腿等；腹肌软弱无力，腹胀。患儿生长发育缓慢，免疫力低，易患肺炎、腹泻等疾病，病死率较高，容易骨折。

维生素 E
vitamin E

【药理作用及临床应用】①增强细胞的抗氧化作用，有一定的抗衰老作用和抗癌作用；②参与多种酶活动，从而促进血红素的合成；同时还抑制某些分解代谢酶；③维持和促进生殖功能；④维持骨骼肌、心肌和平滑肌的正常结构与功能，减少组织中氧的消耗，提高氧的利用率；⑤维持毛细血管的正常通透性，抑制血小板聚集，防止血栓形成。改善脂质代谢，补充本品，可防止动物实验性动脉硬化症的发生。

临床上用于：①未进食强化奶或有严重脂肪吸收不良母亲所生的新生儿、早产儿、低出生体重儿；②未成熟儿、低出生体重儿常规应用预防维生素 E 缺乏；③进行性肌营养不良的辅助治疗；④维生素 E 需要量增加的情况，如甲状腺功能亢进、吸收功能不良综合征、肝胆系统疾病等；⑤适用于习惯性流产、先兆流产、月经失调、男女不育症及更年期综合征、早产儿溶血性贫血等疾病。

【不良反应及用药注意】大量服用维生素 E 能导致身体内血小板大量聚集，引发高血压、免疫功能下降出现头晕、目眩、视物模糊等。维生素 E 中毒时可出现肌肉衰弱、疲劳、腹泻、呕吐甚或出血等。

维生素 K
vitamin K

维生素 K 是一种黄色晶体，由丹麦化学家达姆于 1929 年从动物肝和麻子油中发现并提取。在牛肝、鱼肝油、蛋黄、乳酪、优酪乳、优格、海藻、紫花苜蓿、菠菜、甘蓝菜、莴苣、花椰菜，豌豆、香菜、大豆油、螺旋藻、藕等含量较多。

【药理作用及临床应用】维生素 K 是四种凝血蛋白（凝血酶原、转变加速因子、司徒因子和抗血友病因子）在肝内合成必不可少的物质；缺乏维生素 K 会延迟血液凝固引起新生儿出血疾病，如吐血、脐带及包皮部位出血；成人缺乏维生素 K 会出现不正常凝血，流鼻血、牙龈出血、胃出血、尿血及瘀血等症状；低凝血酶原症；小儿慢性肠炎；热带性下痢等。所以，临床多用于控制血凝，防止新生儿出血；预防成人内出血及痔疮；减少女性月经期大量出血，使血液正常凝固。

【不良反应及用药注意】维生素 K 可损害肝脏功能，所以，肝病患者不宜服用；哺乳妇女及妊娠期妇女应避免大量服用维生素 K；如出现脸红、发疹、皮肤瘙痒、胃肠不适等过敏症状，应立即停用，并请医师诊治。

第二节　矿物缺乏用药

情境导入

情境： 患者，男，15 岁，近日感到明显的腿疼、腿软，经常夜间小腿抽筋，体育课成绩不佳，伴乏力、烦躁、精力不集中、疲倦、易感冒等，医院检查确诊为钙缺乏症。给予服用葡萄糖酸钙的同时建议：多食用钙质含量高的食物小虾皮、海带、豆腐、甘蓝菜、白菜等；多做体育运动；多晒太阳。患者的身体很快恢复了正常。

思考： 1. 青少年时期钙缺乏症的主要临床表现是什么？
　　　　2. 在应用矿物质类药物的同时，应注意哪些事项？

葡萄糖酸钙
glucose gluconate

钙是体内含量最大的无机物，为维持人体神经、肌肉、骨骼系统、细胞膜和毛细血管通透性正常功能所必需。钙离子是许多酶促反应的重要激活剂，对许多生理过程是必需的，如神经冲动传递、平滑肌和骨骼肌的收缩、肾功能、呼吸和血液凝固等。

【体内过程】 口服钙剂自小肠吸收，饮食和小肠状态影响吸收。主要自尿液中排出，小量自粪便排出，也由唾液、汗腺、乳汁、胆汁和胰液排出。甲状旁腺、降钙素和维生素 D 维持内环境钙的稳定。

【药理作用及临床应用】 为钙离子补充剂。钙离子具有维持神经-肌肉接头的正常兴奋性，参与凝血过程，降低毛细血管的通透性，促进骨骼和牙齿钙化等多种作用。

临床上适用于过敏疾患，如荨麻疹、湿疹、皮肤瘙痒症、接触性皮炎、血清病等；血管神经性水肿作为辅助治疗。也适用于血钙过低所致的抽搐和镁中毒。也用于预防和治疗缺钙症等。

【不良反应及用药注意】 静脉给药时可能出现全身发热感，静脉速度过快时，可产生心律失常、恶心和呕吐。

【药物相互作用】 与雌激素同用，可增加钙的吸收。

氯化钙
calcium chloride

【体内过程】 本药口服后约 1/3 在肠道吸收。随年龄增加药物吸收减少。

【药理作用及临床应用】 钙离子可保持肌肉、神经组织的正常兴奋性，维持心、肺、肾和凝血的正常功能，参与调节激素和神经递质的分泌与贮存、氨基酸的结合与摄取、维生素 B_{12} 的吸收等。

用于治疗需要迅速提高血中钙离子浓度时的急性低钙血症情况，如血钙降低引起的肠绞痛及手足抽搐症、新生儿低钙性抽搐、输尿管绞痛、甲状旁腺功能低下所致的抽搐、甲状旁腺功能亢进手术后"饥饿骨"综合征（骨的再矿化）所致的维生素 D 缺乏症、低钙血症及碱中毒所致的急性低钙血症等。

【不良反应及用药注意】 氯化钙口服对胃肠道具有一定的刺激性，静脉注射可出现发热、注射部位疼痛，如静脉注射过快，可发生恶心、呕吐、心律失常、血压略降甚至心搏停止，尤其是正在用强心苷类药物的患者反应较为明显。由于细胞内钙的增加使动脉血管收缩性增加，可导致血压升高。如注射时血管外漏，可引起组织坏死。

【禁忌证】强心苷治疗期间和用药后一周内，禁用本药。高尿钙、高钙血症、肾结石、类肉瘤病等患者禁止本药静脉应用。本药一般情况下不用于小儿。呼吸性酸中毒、呼吸衰竭者和肾功能不全者低钙时慎用本药。

第三节　其他维生素类及矿物缺乏用药

情境导入

情境：患者，女，2岁，近几个月来，患儿经常感冒发热、皮肤湿疹、厌食、盗汗，经医院医生检查，确诊为微量元素锌缺乏症。除给予葡萄糖酸锌片治疗外，并嘱其多吃猪肝、瘦肉、鸡蛋、鲤鱼及牛奶等食品，三周后痊愈。

思考：锌缺乏症的临床表现是什么？对于锌缺乏症的治疗，应注意哪些事项？

葡萄糖酸锌
calcium and zinc gulconates oral solution

【药理作用及临床应用】葡萄糖酸锌为体内许多酶的重要组成成分，具有促进生长发育、改善味觉等作用。缺乏时生长停滞，生殖无能、伤口不易愈合，机体衰弱。还可发生结膜炎、口腔炎、舌炎、食欲不振、慢性腹泻、味觉丧失、神经症状等。锌对儿童的生长发育尤为重要。

用于治疗因缺锌引起的生长发育迟缓、营养不良、厌食症、小儿神经性厌食、复发性口腔溃疡、痤疮等。

【不良反应及用药注意】有轻度恶心、呕吐、便秘等消化道反应。

【禁忌证】本品勿与铝盐、钙盐、碳酸盐、鞣酸等同时使用。对本品过敏者禁用，过敏体质者慎用。本品性状发生改变时禁止使用。

【药物相互作用】本品可降低青霉胺、四环素类药品的作用。

岗赛证聚焦

1. 各种维生素的临床应用。
2. 葡萄糖酸锌的临床应用。
3. 钙剂的临床应用。

目标检测

答案解析

一、最佳选择题（每题备选项中只有一个最佳答案）

1. 能促进钙和磷的吸收，提高血钙和血磷的含量，并促进骨骼的正常钙化，对儿童的骨骼生长具有重要作用的维生素是（　　）

A. 维生素 A　　　　　　B. 维生素 C　　　　　　C. 维生素 D

D. 维生素 E　　　　　　E. 维生素 B

2. 下列维生素中不宜与碱性药物配伍使用的是 （ ）

    A. 维生素 A   B. 维生素 C   C. 维生素 D

    D. 维生素 E   E. 维生素 K

3. 下列维生素中参与视紫红质合成的是 （ ）

    A. 维生素 A   B. 维生素 C   C. 维生素 D

    D. 维生素 E   E. 维生素 B

4. 缺乏下列哪种维生素会导致手足抽搐 （ ）

    A. 维生素 A   B. 维生素 C   C. 维生素 D

    D. 维生素 E   E. 维生素 B_{12}

5. 缺乏下列哪种维生素会导致脚气病、神经炎 （ ）

    A. 维生素 D   B. 维生素 C   C. 维生素 A

    D. 维生素 B_2 E. 维生素 B_1

6. 儿童缺乏下列哪种维生素可导致佝偻病 （ ）

    A. 维生素 A   B. 维生素 C   C. 维生素 E

    D. 维生素 D   E. 维生素 B_6

7. 缺乏下列哪种维生素会导致成人骨软化病 （ ）

    A. 维生素 A   B. 维生素 C   C. 维生素 D

    D. 维生素 E   E. 维生素 B_1

8. 缺乏下列哪种维生素会导致恶性贫血 （ ）

    A. 维生素 B_{12} B. 维生素 B_6 C. 维生素 D_2

    D. 维生素 B_1 E. 维生素 C

二、配伍选择题（每组若干题，每组题均对应同一组备选项，每题只有一个正确答案。每个备选项可重复选用，也可不选用）

[9 ~ 12]

    A. 维生素 A   B. 维生素 B   C. 维生素 C

    D. 维生素 D   E. 维生素 E

9. 可治疗小儿佝偻病的维生素是 （ ）

10. 可治疗坏血病的维生素是 （ ）

11. 能够帮助预防中风的维生素是 （ ）

12. 能促进钙和磷的吸收，提高血钙和血磷的含量，并促进骨骼的正常钙化，对儿童的骨骼生长具有重要作用的维生素是 （ ）

三、多项选择题（每题的备选项中有两个或两个以上正确答案）

13. 维生素 A 缺乏症包括 （ ）

    A. 夜盲症   B. 干眼症   C. 角膜软化症

    D. 皮肤粗糙   E. 骨软化症

14. 维生素 E 的药理作用有 （ ）

    A. 促进钙和磷的吸收   B. 抗氧化   C. 抗不育

    D. 抗感染   E. 抗癌

四、思考题

15. 以 B 族维生素为例，说出水溶性维生素类药物的作用，联系其应用和不良反应。

16. 简述脂溶性维生素类药物的特点。

17. 处方分析：患者，女，3 岁，临床诊断为小儿佝偻症初期。医生开具如下处方。

Rp.

维生素 D_3 胶囊剂　　3400IU ×9

Sig. 3400IU　b. i. d.

问题：请分析是否合理？

（陈淑瑜）

书网融合……

重点小结　　　　　　微课　　　　　　习题

第四十四章 临床各科用药

知识目标：通过本章的学习，识记常用老年病用药的作用特点、主要用途和不良反应；认识常用皮肤科用药、眼科用药、耳鼻喉科和口腔科用药、妇产科外用药的作用特点及应用。

能力目标：能分析、审核涉及本章各类药物处方的合理性；具备提供本章各类药物的指导、用药咨询服务的能力。

素质目标：培养医学人文精神和社会责任感，具有合理用药指导和科普宣教理念。

临床各科用药主要包括老年病用药、皮肤科用药、眼科用药、耳鼻喉科和口腔科用药和妇产科外用药。

第一节 老年病用药

情境导入

情境：患者，男，57岁。双膝关节疼痛异常，关节周围酸胀，尤其是髌骨下缘以及膝关节内侧尤为严重。腘窝正中酸痛，小腿酸沉，左侧重于右侧，并伴左足跟痛，约行走十几米加重，跛行，上下楼均痛，晨僵，阴雨天加重。X线片显示：双侧髌骨上下缘、髁间隆起均有不同程度骨质增生，左胫骨内侧髁骨质增生，左侧膝关节内侧间隙变窄，右膝关节间隙尚可。诊断：双膝关节骨质增生。

思考：请问应选择哪些药物治疗？应用时应注意哪些问题？

老年病用药常指老年性痴呆（阿尔茨海默病）、骨质疏松症、骨质增生、前列腺增生症、老年性白内障等疾病的用药。老年性痴呆用药详见第十三章第二节治疗阿尔茨海默病药，老年人的其他性疾病如心血管系统疾病、脑血管疾病、糖尿病等的用药请见本书其他有关章节。

知识拓展

骨质疏松症

骨质疏松症可分为三类：①原发性骨质疏松症，包括绝经后骨质疏松症和老年性骨质疏松症；②继发性骨质疏松症，可继发于其他疾病（如长期大量使用糖皮质激素、先天或后天营养素缺乏、糖尿病、慢性肾衰、慢性肝病、甲状腺功能亢进、恶性肿瘤、库欣综合征等所致）或由药物引起；③特发性骨质疏松症，常见于青少年和成人，多伴有遗传性家族史。

一、骨质疏松、骨质增生用药

（一）骨质疏松用药

骨质疏松症是一种全身性代谢性疾病，其特征为低骨量及骨组织微结构退变，伴有骨脆性增加，易发生骨折。临床主要表现为腰背疼痛、身长缩短、驼背、呼吸功能下降、活动受限、合并骨折、骨痛。

目前防治骨质疏松的药物主要分为三类：①骨吸收抑制药（antire sorptivedrugs），包括二膦酸盐类、降钙素、替勃龙、雌激素类、依普黄酮、雷洛昔芬等。②骨形成促进药（bone – formingdrags），包括甲状旁腺素（PTH）、氟制剂、生长激素、骨生长因子等。③骨矿化促进药（mineralization-drags），包括钙剂、维生素 D（vitamin D）及其活性代谢物等，可促进骨的矿化，对抑制骨的吸收、促进骨的形成也起作用。

降钙素（鲑鱼降钙素，依降钙素）
calcitonin；salcatonin

【药理作用及临床应用】降钙素为参与钙及骨质代谢的一种多肽类激素。对破骨细胞有急性抑制作用，能减少体内钙由骨向血中的流动量。在儿童生长期、妊娠期、哺乳期等起到促进骨骼发育和保护骨骼的作用；另外，对许多骨代谢疾病引起的骨痛症状也有很好的疗效。适用于绝经后骨质疏松症、老年骨质疏松症；乳癌、肺或肾癌、骨髓瘤和其他恶性肿瘤骨转移所致的大量的骨溶解；甲状旁腺功能亢进、缺乏活动或维生素 D 中毒（包括急性或慢性中毒）导致的骨炎；高钙血症和高钙症危象及各种骨代谢疾病所致的骨痛。

【不良反应及用药注意】可出现恶心、呕吐、腹泻、食欲不振、胃灼热、头痛、眩晕、步态不稳、低钠血症、局部疼痛、血清氨基转移酶升高等；偶见腹痛、口渴、手足抽搐、耳鸣、哮喘发作、发汗、指端麻木、多尿及寒战等。应避免与氨基糖苷类合用因会诱发低钙血症；为防止骨质进行性丢失，应根据个体需要，适量摄入钙和维生素 D。

依替膦酸二钠
etidronate disodium

【药理作用及临床应用】本品为第一代氨基二膦酸盐类骨代谢调节药，具有双向作用，小剂量（每日 5mg/kg）时抑制骨吸收，大剂量（每日 20mg/kg）时抑制骨形成。对体内磷酸钙有较强的亲和力，能抑制人体异常钙化和过度骨吸收，减轻骨痛；降低血清碱性磷酸酶和尿羟脯氨酸的浓度；在低剂量时可直接抑制破骨细胞形成及防止骨吸收，降低骨转换率，增加骨密度等，达到骨钙调节作用。主要用于治疗妇女绝经期后骨质疏松症，也可用于原发性及各种继发性骨质疏松症。

【不良反应及用药注意】可出现腹部不适、腹泻、便软、呕吐、口炎、咽喉灼热感、皮肤瘙痒、皮疹等。服药 2 小时内，应避免食用高钙食品以及含矿物质的维生素或抗酸药；肾功能损害、妊娠期妇女及哺乳期妇女慎用。

帕米膦酸钠
pamidronatesodium

【药理作用及临床应用】为第二代双膦酸盐类药物，又名丙氨磷酸钠。作用强度约为依替膦酸二钠的 100 倍。可强烈抑制羟磷灰石的溶解和破骨细胞的活性，对骨质的吸收具有十分显著的抑制作用。适用于多种原因引起骨质疏松症，对癌症的溶骨性骨转移所致的疼痛有止痛作用，亦可用于治疗癌症所致的高钙血症；也可用于甲状旁腺功能亢进症。

【不良反应及用药注意】有时出现一过性感冒样症状，一般在输液后 3～24 小时内发生，持续 24 小时。但再次输入时，很少再发生同样症状。此外还可见发热、寒战、头痛、肌肉酸痛和胃肠道反应，如厌食、腹痛、便秘或腹泻等。偶可发生过敏反应和静脉滴注部位的局部反应。淋巴细胞、血小板减少和低钙血症也有发生。严重肾功能损害者、心血管疾病患者及驾驶员慎用。

阿仑膦酸钠
alendronate sodium

【药理作用及临床应用】为第三代氨基二膦酸盐类骨吸收抑制剂，与骨内羟基磷灰石有强亲和力，通过抑制破骨细胞的活性而发挥抗骨吸收作用。主要用于绝经后妇女的骨质疏松症。

【不良反应及用药注意】少数患者可见胃肠道反应，如恶心、腹胀、腹痛，偶有头痛、骨骼肌疼痛，罕见皮疹或红斑；也有食管炎、食管糜烂和食管溃疡等副作用。妊娠、哺乳妇女及儿童不宜使用；避免与导泻剂和抗酸药合用，因会影响本药吸收；避免与氨基糖苷类合用，因会诱发低钙血症。

> **知识拓展**
>
> ### 二膦酸盐类药物
>
> 　　骨吸收抑制剂二膦酸盐类药物可分为三代。①第一代：依替膦酸二钠（又名羟乙膦酸钠），可口服给药，1987年首次上市销售，现在已经较少使用。②第二代：帕米膦酸钠，静脉给药；氯（屈）膦酸二钠，可口服、静脉给药。③第三代代表药物：阿仑膦酸钠，口服给药；伊班膦酸钠、唑来膦酸钠、伊班膦酸钠，需静脉给药。现在使用最广泛的口服品种是阿仑膦酸钠。

依普黄酮
ipriflavone

【药理作用及临床应用】为雌激素受体激动药，可促进成骨细胞的增殖和骨胶原合成及骨基质的矿化，抑制破骨细胞前体的增殖和分化，通过雌激素样作用，增加降钙素分泌。适用于改善原发性骨质疏松症的症状，提高骨量减少者的骨密度。

【不良反应及用药注意】偶见皮疹、瘙痒等过敏反应症状，此时应停止用药；偶见恶心、呕吐、食欲不振、胃部不适、烧心、腹痛、腹部胀满、腹泻、便秘、口腔炎、口干、舌炎、味觉异常等；偶见眩晕、轻微头晕、罕见头痛等；罕见粒细胞减少，偶见贫血等；偶见胆红素、尿素氮、肌酐上升；罕见舌唇麻木，偶见水肿、不适。

骨化三醇
calcitriol

【药理作用及临床应用】本品属于骨形成促进药，系人体内维生素D_3最重要的代谢活性产物。能促进肠道对钙的吸收并且调节骨质的矿化。对于严重肾功能的衰竭特别是长期受血液透析治疗的患者，本品可恢复肠道对钙的正常吸收，纠正低钙血症，缓解肌肉和骨骼疼痛，恢复或降低过高的血清碱性磷酸酶，调节正常或降低已增高的血清甲状旁腺素浓度；对于绝经后及老年性骨质疏松，服用本品能增加肠道钙吸收，提高血清钙浓度，并减少椎体骨折的发病率。适用于慢性肾功能衰竭患者的肾性骨营养不良，特别是需要长期血液透析的患者；用于手术后、自发性及假性甲状旁腺功能减退症、维生素D依赖性佝偻病、血磷酸盐缺乏抗维生素D性佝偻病以及绝经后及老年性骨质疏松症。

【不良反应及用药注意】一般无副作用。如用药不当，可引起维生素D过量的副作用，如高血钙、食欲不振、呕吐、腹泻，继之软组织异常、多尿、蛋白尿等或钙中毒。

氟化钠、一氟磷酸二钠、一氟磷酸谷氨酰胺
sodium fluoride；sodiam monofluorophsphate；glutamine monofluorophsphate

【药理作用及临床应用】氟可取代骨盐羟磷灰石中的羟基，形成氟磷灰石，增加结晶性，降低骨盐溶解度，从而发挥抗骨吸收作用。适用于骨质疏松症。

【不良反应及用药注意】氟化钠可出现胃痛、恶心、呕吐和腹泻。极少数有胃出血等不良反应。还可出现肢体疼痛综合征，多由过量引起，减量或停药数周后可改善症状。肾功能减退者慎用。一氟磷酸二钠不良反应同氟化钠，但发生率明显减少；应同时补钙。一氟磷酸谷氨酰胺在长期服用后偶有关节痛发生，应减量或停药。偶有发生胃肠道副作用。儿童或生长发育期、妊娠期或哺乳期妇女、骨软化症、严重肾衰竭、高钙血症及高钙尿症患者禁用。

替勃龙
tibolone

【药理作用及临床应用】促进成骨细胞的增殖，促进骨胶原形成和矿化，增加骨量；减少破骨细胞前体细胞的增殖和分化，抑制破骨细胞活性，降低骨吸收；通过雌激素样作用，增加降钙素分泌，间接产生抗骨吸收作用。适用于绝经期后引起的各种症状包括骨质疏松症。

【不良反应及用药注意】偶见阴道出血或点滴出血，主要出现在服药的第一个月。其他已观察到的副作用包括头痛、偏头痛，水肿，眩晕，瘙痒，体重增加，恶心，腹痛，皮疹，抑郁，皮脂分泌过多，面部毛发生长增加，肝功能指标变化。

雷洛昔芬
raloxifene

【药理作用及临床应用】为选择性雌激素受体调节剂（SERM），对雌激素作用的组织有选择性地激动或拮抗活性。在绝经期后骨质疏松妇女中，可以降低椎体骨折的发生率，保持骨量和增加骨矿盐密度。主要用于预防绝经后妇女的骨质疏松症。

【不良反应及用药注意】可见血小板数量轻度减少，偶见恶心、呕吐、腹痛和消化不良；皮疹；血压升高，头痛；氨基转移酶轻度增加。

（二）骨质增生用药

骨质增生多发生于 45 岁以上的中年人或老年人，男性多于女性，常用腰部活动的重体力劳动者及运动员易患此病，最常见于膝、髋、腰椎、颈椎、肘等关节。本病最基本的治疗方法主要有：①减少关节的负重和过度的大幅度活动，爱惜患病关节，以延缓病变的进程；②肥胖者应减轻体重，以减少关节的负荷，延缓病变的发展；③下肢关节有病变时可用拐杖或手杖，以减轻关节的负担；④可以做理疗及适当的锻炼，以保持关节的活动范围，必要时可使用夹板支具及手杖等，有助于控制急性期症状；⑤在急性疼痛发作期间，使用解热镇痛抗炎药物（如阿司匹林、芬必得、萘普生、吡罗昔康、酮洛芬咪唑酯、扶他林等），可减轻或控制症状，但不能改变病变的进展；⑥对晚期病例，在全身情况能耐受手术的条件下，行人工关节置换术是公认的消除疼痛、矫正畸形、改善功能的有效方法，可以提高患者的生活质量。目前西医常用的治疗药物有氨基葡萄糖。

氨基葡萄糖
glucosamine

【药理作用及临床应用】骨关节炎是关节软骨蛋白多糖生物合成异常而退行性变的结果。氨基葡萄糖是一种天然氨基单糖，是软骨基质中合成蛋白聚糖所必需的重要成分，可促进蛋白多糖及透明质酸的合成，修复损伤的关节软骨；促进关节滑液的生成，营养关节软骨，减低骨关节间的摩擦及震动，从而减轻疼痛；提高免疫力，清除关节间的有害因子，控制炎症；抑制损伤软骨的酶，如胶原酶、磷酸酶 A_2，减轻关节软骨的损伤；消除关节病变中自由基对组织的损伤作用。

临床上用于治疗和预防全身所有部位的骨关节炎，包括膝关节、肩关节、髋关节、手腕关节、颈及脊椎关节和踝关节等。可缓解和消除骨关节炎的疼痛、肿胀等症状，改善关节活动功能。

【不良反应及用药注意】罕见，有轻度的胃肠不适，如恶心、便秘、腹胀和腹泻；有些患者可能出现过敏反应，包括皮疹、瘙痒和皮肤红斑。

二、前列腺增生用药

前列腺增生症（benign prostaic hypertrophy，BPH）又称前列腺肥大，是中老年男性常见疾病之一，随全球人口老年化发病日渐增多。该病有三个主要特征：前列腺体积增大、膀胱出口阻塞和排尿困难、尿频、尿急等下尿路症状。临床治疗药物较多，常用药物如下。

特拉唑嗪
terazosine

【药理作用及临床应用】特拉唑嗪为选择性 α_1 受体阻断剂，具有松弛膀胱和前列腺平滑肌的作用，可缓解良性前列腺增生而引起的排尿困难症状，使前列腺体积明显减小。

可用于治疗良性前列腺增生症；也用于治疗高血压，可单独使用或与其他抗高血压药物如利尿剂或β肾上腺素能阻滞剂合用。

【不良反应及用药注意】常见体虚无力、心悸、恶心、外周水肿、眩晕、嗜睡、鼻充血、鼻炎和视物模糊、弱视等。

阿夫唑嗪
alfuzosin hydrochloride

【药理作用及临床应用】为神经突触后膜 α_1 肾上腺受体的选择性阻断剂，松弛尿道和前列腺平滑肌，使排尿通畅，从而有效地改善良性前列腺增生的症状。适用于良性前列腺增生的某些功能性症状，尤其适用于梗阻症状明显的患者；治疗高血压。

【不良反应及用药注意】少数出现体位性低血压，对本药或本类药物有过敏者、出现过低血压症状者、严重肝功能不全者禁用或慎用。

非那雄胺
finasteride

【药理作用及临床应用】本品是一种合成 4 - 氮甾体激素化合物，为特异性 II 型 5α - 还原酶抑制剂。抑制外周睾酮转化为二氢睾酮，降低血液和前列腺、皮肤等组织中二氢睾酮水平。二氢睾酮是前列腺生长所依赖的物质，本品通过抑制其合成酶，从而影响双氢睾酮的合成而使前列腺消肿。用于治疗良性前列腺增生，使增大的前列腺缩小，其逆转过程需 3 个月以上。可以改善排尿症状，使最大尿流率增加。减少发生急性尿潴留和手术的概率。

【不良反应及用药注意】出现乳房增大和压痛。偶见性功能障碍。偶有皮疹、口唇肿胀等过敏反应。

普适泰
prostat

【药理作用及临床应用】特异性地阻断雄性激素二氢睾酮以及抑制白三烯、前列腺素合成，阻止受体作为转录因子发挥作用，从而抑制前列腺细胞增生，达到治疗目的。本品 3 个月起效，6 个月达最佳疗效。适用于良性前列腺增生，慢性、非细菌性前列腺炎。

【不良反应及用药注意】绝大多数患者对本品高度耐受。仅少数患者有轻微的腹胀、胃灼热和恶心。停药后症状即会消失。

三、延缓衰老药

延缓衰老药指从整体多系统、多层次和多阶段发挥其调整功能，以提高机体生命效率为目的的一类药物。由于目前对衰老机制的认识还不很清楚，因此真正被人们公认的具有延缓衰老作用的药物不多。延缓衰老药一般分为以下六类。

（一）自由基清除剂

自由基是人的衰老因子，如在体内过度聚集则会破坏细胞结构和器官功能，因此，抑制自由基的产生并随时地清除，有助于增强机体的抗氧化能力，减少组织细胞的损害，可以促进 DNA 合成和修复，活化细胞，以延缓衰老，如维生素 E、超氧化物歧化酶（SOD）。

（二）对抗使皮肤老化的脂褐质（老年色素）

脂褐质是细胞不饱和脂肪酸过氧化的产物，会毒害细胞和阻碍细胞内物质和信息的传递，是组织细胞衰老的标志，并随年龄的增大而增多。维生素 E、维生素 EC 合剂具有减少脂褐质的作用，对预防衰老具有极重要的意义。

（三）单胺类神经传递物质

衰老也与神经内的单胺类神经递质的不足有关。动物实验证明，老年大鼠脑中的单胺类神经递质水平比幼小大鼠明显降低；另外，现已知帕金森病主要是脑内的多巴胺含量减少所致，常见于老年人。因此，理论上认为，脑中的单胺类神经递质（儿茶酚胺）不足可引起衰老。普鲁卡因具有抑制单胺氧化酶的作用，使单胺类神经递质的含量增加，从而延续衰老。

（四）微量元素

体内所含各种微量元素（钴、铜、氟、碘、铁、锌、铬、硒、锰、钼等）与人的生命有着极为重要的关系。微量元素大部分是具有重要生理功能的酶系统和蛋白质的关键成分，对核酸、激素、细胞膜起着稳定和激活的作用。随着人体的衰老，微量元素在体内的含量逐渐减少，对上述核酸、激素、细胞膜的稳定和激活作用也会减弱。服用多种维生素和微量元素复方制剂（如多维元素片），以补充机体正常代谢所必需的多种维生素及微量元素，可用于防治维生素和微量元素缺乏所引起的各种疾病，对抗衰老。

（五）调节免疫功能的药物

许多中草药，如人参、党参、灵芝、云芝、银耳、猪苓、补骨脂等，可通过提高和调节免疫功能，延缓免疫老化作用，提高老年人的抗病能力和免疫活力。

（六）增强大脑功能的药物

血细胞中的二十二碳六烯酸（DHA）、二十碳五烯酸（EPA）具有抗氧化、抗衰老作用，随着年龄增大，两者含量减少，补充鱼油、亚麻酸等可延缓衰老。

▪ 知识链接

抗衰老药物研究进展

目前新型抗衰老策略如 NAD^+ 及前体物质、二甲双胍、衰老细胞裂解疗法等干预产品近年逐渐出现，AMPK 激活剂、mTOR 抑制剂、IGF1 信号抑制剂、肠道菌群干预、基因疗法、干细胞衰老干预等策略的产业化也蓄势待发。

药学生应关注人口老龄化问题，关爱老年人，宣传老年人用药安全；尊重患者，善于沟通，提升综合素养和人文修养，做党和人民信赖的好药师。

知识拓展

世界卫生组织专家小组提出对老年人会有严重反应药物

药物	不良反应	药物	不良反应
巴比妥类	神志模糊	胍乙啶	体位性低血压
二甲苄胍	严重体位性低血压	吲哚美辛	再生障碍性贫血
苯海索	视、听幻觉	异烟肼	肝毒性
甘珀酸（生胃酮）	液体潴留与心力衰竭	甲芬那酸（甲灭酸）	腹泻
强心苷	行为异常、腹痛、疲乏	甲基多巴	倦怠、抑郁
氯磺丙脲	血糖过低	呋喃妥因	周围神经病变
氯丙嗪	体位性低血压、体温低	雌激素	液体潴留、心力衰竭
氯噻酮	尿失禁	喷他佐辛	神志模糊、疗效不定
异喹胍	体位性低血压	保泰松	再生障碍性贫血

第二节　皮肤科用药

皮肤病的药物治疗包括内服及外用。外用药是皮肤病的一个主要治疗手段。外用药物直接接触皮肤的损害部位而发挥各种作用，局部药物浓度高，效果明显，还可避免口服、注射等其他给药方式带来的全身性不良反应。临床常用药物剂型主要有软膏剂、乳膏剂、外用溶液剂、搽剂、洗剂、涂膜剂、贴剂、喷雾剂等。

知识拓展

皮肤病

1. **感染性皮肤病**　包括病毒性、细菌性、真菌病等，性传播疾病属于感染性皮肤病。

2. **变态反应或免疫相关性皮肤病**　包括皮炎、湿疹、特应性皮炎、银屑病、扁平苔藓、血管炎等。

3. **自身免疫性疾病**　包括天疱疮、大疱性类天疱疮等获得性大疱性皮肤病及红斑狼疮、皮肌炎、硬皮病等结缔组织病。

皮肤科用药主要分为以下几类：①止痛、止痒药，如苯佐卡因、达克罗宁等；②消毒防腐药，如水杨酸、聚维酮碘、乳酸依沙吖啶等（详见第三十八章消毒防腐药）；③抗皮肤感染药，如硝酸咪康唑、特比萘芬、环吡酮胺、阿昔洛韦等（详见第三十七章抗真菌药与抗病毒药）；④抗皮脂溢出药，如升华硫、二硫化硒等；⑤肾上腺皮质激素类药物，如醋酸氢化可的松、醋酸泼尼松、复方地塞米松等（详见第二十九章肾上腺皮质激素类药）；⑥其他药物，如尿素等。本节主要简介以下几类皮肤科用药。

一、止痛、止痒药

苯佐卡因
benzocaine

【药理作用及临床应用】局部麻醉药，为皮肤科类非处方药。外用起持久止痛、止痒作用。适用于皮肤创面的止痛、止痒。

【不良反应及用药注意】偶可引起局部或全身过敏反应，涂布部位如有烧灼感、局部发红、瘙痒时，应停止用药，洗净局部药物，并向医师咨询。对本品过敏者禁用。

达克罗宁
dyclonine hydrochloride

【药理作用及临床应用】为局部麻醉药，能阻断各种神经冲动或刺激的传导，抑制触觉和痛觉，对皮肤有止痛、止痒及杀菌作用。适用于黏膜麻醉，对皮肤各症有极佳的止痛、止痒功效，但不宜作注射麻醉或浸润麻醉。外用适用于烧伤、擦伤、虫咬伤、痔疮、溃疡、压疮、痒疹等的止痛、止痒。

【不良反应及用药注意】可能有轻度刺激或刺痛；偶可见荨麻疹、肿胀和水肿等不良反应。对本品过敏患者禁用。

二、抗皮肤感染药

环吡酮胺
ciclopirox olamine

【药理作用及临床应用】本药为非处方药、广谱抗真菌药，对皮肤癣菌、酵母菌、霉菌等具有较强的抗菌作用，渗透性强。适用于手癣、足癣、体癣、股癣及花斑癣、甲癣及皮肤和外阴阴道念珠菌感染。

【不良反应及用药注意】偶见局部发红、瘙痒，一般停药后可自行消失，如症状加重应向医师咨询。涂布部位如有烧灼感、瘙痒、红肿等，应停止用药，洗净，必要时向医师咨询。

联苯苄唑
bifonazole

【药理作用及临床应用】为广谱抗真菌药，作用机制是抑制细胞膜的合成，对皮肤癣菌及念珠菌等有抗菌作用。适用于手癣、足癣、体癣、股癣、花斑癣及念珠菌性外阴阴道炎。

【不良反应及用药注意】偶见过敏反应。个别患者局部发生瘙痒、灼热感、红斑等反应，对本品过敏者禁用。用药部位如有灼烧感、瘙痒、红肿等应停止用药，洗净，必要时向医师咨询。

莫匹罗星
mupirocin

【药理作用及临床应用】为局部外用抗生素，适用于革兰阳性球菌引起的皮肤感染，例如：脓疱病、疖肿、毛囊炎等原发性皮肤感染及湿疹合并感染、溃疡合并感染、创伤合并感染等继发性皮肤感染。

【不良反应及用药注意】局部刺激反应，包括瘙痒、烧灼感等。对莫匹罗星或其他含聚乙二醇软膏过敏者禁用；妊娠期妇女慎用。因基质内含有聚乙二醇，建议肾功能受损者慎用。

鱼石脂
ichthammol

【药理作用及临床应用】本品为消毒防腐药，具有温和刺激性和消炎、防腐及消肿作用。适用于疖肿。

【不良反应及用药注意】偶见皮肤刺激和过敏反应；不得用于皮肤溃烂处。用药部位如有烧灼感、红肿等情况应停药。对本品过敏者禁用；过敏体质者慎用。

三、抗皮脂溢出药

升华硫
sublimed sulfur

【药理作用及临床应用】具有杀细菌、杀真菌和杀疥虫作用，能减少皮脂，并有角化促成和角质溶解作用。适用于疥疮、头癣、痤疮、脂溢性皮炎、酒渣鼻、单纯糠疹、慢性湿疹。

【不良反应及用药注意】有轻度刺激症状如灼热感、瘙痒等；长时间使用可引起皮肤瘙痒、刺激等不适；避免接触眼睛和其他黏膜。对本药过敏者禁用；过敏体质者、儿童慎用。

四、其他皮肤科用药

维 A 酸
tretinoin

【药理作用及临床应用】可促进表皮细胞更新，调节表皮细胞增殖和分化，使角质层细胞疏松而容易脱落，有利于去除粉刺，并抑制新的粉刺形成。适用于寻常痤疮及角化异常性疾病。

【不良反应及用药注意】用药部位可能发生红斑、肿胀、脱屑、结痂、色素增加或减退。对本品及阿维 A 酯、异维 A 酸或其他维生素 A 衍生物过敏者禁用。

尿素
urea ointment

尿素能增加角质层的水合作用，使皮肤柔软。适用于鱼鳞病、手、足皲裂及皮肤干燥等。偶见皮肤刺激和过敏反应。

第三节 眼科用药

我国人群的眼科疾病主要是近视、沙眼、结膜炎、角膜炎、白内障等，以及工作紧张造成的视疲劳。近年来，人们对眼睛的保健意识已有加强，眼睛的健康逐步得到重视。眼科用药主要是针对视疲劳、干眼症、慢性结膜炎、轻度沙眼等，以明目、缓解疲劳、营养滋润、清洁护理、抗菌抑菌、止涩止痒等作用，制剂以滴眼液、眼膏为主。临床眼科用药分为以下几类。

一、抗感染药物

眼部感染是眼科常见的病变，可以发生在眼睑、眼表和眼内等不同部位，引起睑缘炎、结膜炎、沙眼、角膜炎和眼内炎等疾病。睑缘炎、结膜炎等会造成严重不适；角膜炎可以导致角膜混浊，产生严重的视力下降；眼内炎可以破坏眼球，如不及时控制，会导致失明。引起眼部感染的微生物有细菌、衣原体、真菌和病毒等。睑缘炎和结膜炎经常是由于葡萄球菌感染所引起，沙眼是由于衣原体感染引起，角膜炎和眼内炎可以由细菌、病毒或真菌感染引起。治疗眼部感染的目标是控制感染，保护眼组织及其功能。

本类药物主要有氧氟沙星、氯霉素、红霉素、利福平、妥布霉素等。

氯霉素滴眼液
chloramphenicol eye drops

【药理作用及临床应用】本品属广谱抗生素，抑制蛋白质合成，属抑菌剂。对多数革兰阴性和某些革兰阳性菌，以及沙眼衣原体和立克次体等有效，适用于治疗由大肠埃希菌、流感嗜血杆菌、克雷伯菌属、金黄色葡萄球菌、溶血性链球菌和其他敏感菌所致眼部感染，如沙眼、结膜炎、角膜炎、眼睑缘炎等。

【不良反应及用药注意】偶见眼睛疼痛、视力改变、持续性发红或刺激感；使用后出现再生障碍性贫血。对本品过敏者禁用。

二、干眼症用药

本类药物主要有聚乙烯醇滴眼液、羟甲纤维素钠等。

聚乙烯醇滴眼液
polyvinyl alcohol eye drops

【药理作用及临床应用】本品为高分子聚合物，具有亲水性，在适宜浓度下，能起类似人工泪液的作用。适用于缓解与干眼症有关的不适症状。

【不良反应及用药注意】偶有眼部刺激症状和过敏反应。滴眼后若感觉眼痛、视物模糊、眼部持续充血或刺激症状或病情加重，且持续时间超过 72 小时，应停止使用或向医生咨询。

羟甲纤维素钠滴眼液
carboxymethylcellulosena sodium eye drops

【药理作用及临床应用】具有温和的保护和润滑特性，可长时间缓解眼部干燥刺激引起的眼干和瘙痒等不适感；另外，还可补充天然泪液的电解质，使之达到平衡。适用于缓解眼部干燥或因暴露于阳光或风沙所引起的眼部烧灼、刺痛等不适感，也是防止进一步刺激的保护剂。适用于因使用电子产品、阅读或其他用眼过度所致的计算机视力综合征和眼干涩，隐形眼镜不需摘除就可滴用。

【不良反应及用药注意】如应用时感觉眼痛、视力改变、眼部持续充血或刺激感，或症状加重或症状持续 72 小时以上，则应停止用药并咨询医生。对本品过敏者禁用，过敏体质者慎用。

玻璃酸钠滴眼液
sodium hyaluronate eye drops

【药理作用及临床应用】可与纤维连接蛋白结合，促进上皮细胞的连接和伸展，此外，由于其分子内可保有众多的水分子，因而具有优异的保水性。适用于眼睛疲劳、眼干燥症、眼干燥综合征、斯－约二氏综合征等内因性疾患；用于手术后药物性、外伤、光线对眼造成的刺激及戴隐形眼镜等引起的外因性疾病。

【不良反应及用药注意】可能引起短暂的视物模糊、刺激感、眼痒、结膜充血、睑皮炎等。青光眼或眼部有剧痛感者禁用。

三、白内障用药

吡诺克辛钠滴眼液
pirenoxine sodium eye drops

【药理作用及临床应用】白内障形成的原因之一是由于晶状体内可溶蛋白质受醌类物质作用，逐渐变成不溶性蛋白质所致。吡诺克辛钠可竞争性抑制此种醌类物质对晶状体可溶蛋白质的作用，可对抗自由基对晶状体损害而导致的白内障，能减少白内障囊外摘除术后囊膜混浊的发生率。主要用于治疗初期老年性白内障、轻度糖尿病性白内障或并发性白内障等。

【不良反应及用药注意】极少数患者可有轻微眼部刺激。眼外伤及严重感染时，暂不使用，或遵医嘱。对本品过敏者禁用，过敏体质者慎用。

重组牛碱性成纤维细胞生长因子
recombinant bovine basic fibroblast growth factor，rb – bFGF

【药理作用及临床应用】促进细胞分裂或分化，促进组织损伤的修复，加速创面愈合；促进血管新生，改善创面血液微循环；促进神经纤维再生，改善损伤组织的神经再支配，使损伤组织的功能得以恢复。适用于角膜上皮缺损和点状角膜病变，轻中度干眼症，大疱性角膜炎，角膜擦伤，轻中度化学烧伤，角膜手术及术后愈合不良；地图状或营养性）单疱性角膜溃疡。

【不良反应及用药注意】个别患者用药时可能出现刺痛感。

四、消炎眼科用药

本类药物主要有醋酸可的松滴眼剂、地塞米松滴眼剂等，请见本书有关章节。

五、青光眼用药

如硝酸毛果芸香碱滴眼液、噻吗洛尔滴眼液等，请见本书有关章节。

第四节 耳鼻喉科和口腔科用药

西地碘含片
cydiodine buccal tablets

本品为口腔科、耳鼻咽喉科用药类非处方药。

【药理作用及临床应用】本品活性成分为分子碘，在唾液作用下迅速释放，直接卤化菌体蛋白质，杀灭各种微生物。杀菌作用可靠，并具有收敛、消除黏膜水肿和口腔臭味，止痛迅速，促进口腔溃疡黏膜愈合等功能。适用于慢性咽喉炎、口腔黏膜溃疡、慢性牙龈炎、牙周炎。

【不良反应及用药注意】偶见皮疹、皮肤瘙痒等过敏反应，对本品过敏者或对其他碘制剂过敏者禁用。长期含服可导致舌苔染色，停药后可消退。妊娠期妇女及哺乳期妇女禁用。

地喹氯铵含片
degualinium chloride buccal tablets

本品为口腔科、耳鼻咽喉科用药类非处方药。

【药理作用及临床应用】本品为阳离子表面活性剂，具有广谱抗菌作用，对口腔和咽喉部的常见致病细菌和真菌感染有效。适用于急、慢性咽喉炎，口腔黏膜溃疡，齿龈炎。

【不良反应及用药注意】偶见恶心、胃部不适；罕见皮疹等过敏反应。

呋麻滴鼻液
ephedrine hydrochloride and nitrofurazone nasal drops

本品为耳鼻喉科类非处方药。

【药理作用及临床应用】本品中呋喃西林对革兰阳性、阴性菌均有抑制作用；盐酸麻黄碱为拟肾上腺素药，可直接激动血管平滑肌的 α 受体，使鼻黏膜血管收缩。可作为鼻腔减充血剂，缓解鼻黏膜充血、水肿、鼻塞；也用于急慢性鼻炎和鼻窦炎。

【不良反应及用药注意】偶见一过性轻微烧灼感、干燥感、头痛、头晕、心率加快，长期使用可致心悸、焦虑不安、失眠。

盐酸羟甲唑啉
oxymetaxoline

【药理作用及临床应用】本品为咪唑啉类衍生物，具有直接激动血管 α 受体而引起血管收缩的作用，从而减轻炎症所致的充血和水肿。适用于急慢性鼻炎、鼻窦炎、过敏性鼻炎、肥厚性鼻炎。滴药过频易致反跳性鼻充血，久用可致药物性鼻炎。

【不良反应及用药注意】少数人有轻微烧灼感、针刺感、鼻黏膜干燥以及头痛、头晕、心率加快等反应。萎缩性鼻炎及鼻腔干燥者、妊娠期妇女及 2 周岁以下儿童以及正在接受单氨氧化酶抑制剂（如帕吉林、苯乙肼、多塞平等）治疗的患者禁用。

赛洛唑啉
xylometazoline

【药理作用及临床应用】本品为 α 受体激动药，具有收缩鼻黏膜血管的作用，从而改善鼻塞症状。用于减轻急慢性鼻炎、鼻窦炎、过敏性鼻炎、肥厚性鼻炎等疾病引起的鼻塞症状。适用于慢性咽喉炎、急慢性鼻炎、鼻窦炎。本品局部注射后，刺激血管内膜，促进其增生，逐渐闭塞血管，使之硬化，作为血管硬化剂，用于血管瘤、静脉曲张、内痔、颞颌关节病（脱位或半脱位者），也用于妇科、外科等创面渗血和出血。

【不良反应及用药注意】偶见鼻腔内有一过性的轻微烧灼感、干燥感、头痛、头晕、心率加快等反应。接受单胺氧化酶（MAO）抑制剂或三环类抗抑郁剂治疗的患者禁用；对本品过敏者禁用；有冠心病、高血压、甲状腺功能亢进、糖尿病、闭角型青光眼的患者慎用。不宜长期连续应用，连续使用时间不宜超过 7 天。

鱼肝油酸钠注射液
sodium morrhuaie injection

【药理作用及临床应用】本品属硬化剂，为鱼肝油的脂肪酸钠盐。本品局部注射后，刺激血管内膜，促进其增生，逐渐闭塞血管，使之硬化，作为血管硬化剂。适用于慢性肥厚性鼻炎、黏膜下注射制止鼻出血；也用于血管瘤、静脉曲张、内痔、颞颌关节病（脱位或半脱位者），也用于妇科、外科等创面渗血和出血。

【不良反应及用药注意】注射区疼痛、肿胀不适。

第五节　妇产科外用药

据世界卫生组织的不完全统计，妇女中各种妇科疾病的发病率为 65% 以上。

我国有关资料显示，育龄妇女妇科病的发病率在 70% 以上，几乎所有女性一生中都曾被不同程度的妇科炎症所困扰，其中更有 5% 以上的女性因病情严重而影响了正常的工作和生活。近年来，由于环境污染、竞争压力、工作节奏加快、生活方式改变等诸多因素，导致我国女性卵巢癌、子宫内膜异位、慢性盆腔炎、卵巢早衰等妇科疾病发病率明显上升，并呈年轻化趋势。

临床常用的妇科药物主要有硝酸咪康唑、克霉唑、氯己定、米可定、甲硝唑、洁尔阴泡腾片、复方莪术油等，以栓剂、溶液剂、泡腾片为主。本节主要介绍氯己定栓剂、洁尔阴泡腾片、复方莪术油等，其他药物见本书有关章节。

地瑞舒林（聚甲酚磺醛）
dicresulene，albothyl

【药理作用及临床应用】为高效防腐药，具有杀灭病原微生物，清除变性、坏死组织，促进创面愈合、止血，维持酸性环境，减轻炎症反应等作用。妇科用于治疗宫颈糜烂、宫颈炎、各类阴道感染（如细菌、滴虫和霉菌引起的白带增多）、外阴瘙痒、使用子宫托造成的压迫性溃疡；外科与皮肤科用于皮肤伤口与病变的局部治疗，能够加速坏死组织的脱落，止血和促进愈合过程。耳鼻喉科用于治疗口腔黏膜和齿龈的炎症；口腔溃疡及扁桃体切除后的止血。

【不良反应及用药注意】用药后偶有局部刺激症状，如烧灼感或疼痛，通常可耐受，并会很快消失。妊娠尤其是最后 3 个月及哺乳期妇女禁用。

普罗雌烯
promestriene

【药理作用及临床应用】属于甾体类雌激素药物，普罗雌烯在生殖道底部黏膜处产生局部的雌性激素作用，从而恢复其营养功能，在阴道内使用后，不会对远离阴道的部位产生全身性的雌激素作用。用于因雌激素不足引起的阴道萎缩；宫颈、阴道和外阴的黏膜部分因分娩、局部手术或物理疗法（如激光、冷冻或烧灼等）等引起损伤的迁延不愈，结痂延迟。

【不良反应及用药注意】部分患者会出现刺激、瘙痒、过敏反应等。妊娠期妇女禁用，哺乳期内不推荐使用此药物。

复方醋酸氯己定
compound chlorhexidine acetate

【药理作用及临床应用】本品为复方制剂，所含醋酸氯己定为广谱杀菌剂，甲硝唑为抗厌氧菌药，冰片具有清凉、减轻不适与疼痛的作用。适用于厌氧菌性、滴虫性阴道炎或混合感染。

【不良反应及用药注意】偶见局部刺激，瘙痒或烧灼感。用药期间应避免房事或使用避孕套。

复方莪术油
compound zedoary turmeric oil

【药理作用及临床应用】本品为硝酸益康唑和莪术油的复方制剂。本品所含莪术油具有行气活血、消止痛、活血化瘀、去腐生肌、增强机体免疫功能而发挥协同杀菌作用，以及促进创面愈合；硝酸益康唑为抗真菌药，对白色念珠菌及真菌等有效。适用于治疗白色念珠菌引起的阴道感染、真菌性阴道炎、滴虫性阴道炎、宫颈糜烂。

【不良反应及用药注意】 偶有局部刺激，瘙痒，过敏反应等。对本品及其他咪唑类药物过敏者禁用；妊娠 3 个月内妇女及哺乳期妇女禁用。

岗赛证聚焦

1. 骨质疏松防治药物分类及常用药物。降钙素的临床应用。雷洛昔芬用于绝经后妇女骨质疏松症。氨基葡萄糖用于骨质增生。

2. 前列腺增生常用药物名称。达克罗宁的临床应用。

3. 白内障常用药物名称。

4. 常用妇产科外用药的临床应用。

目标检测

答案解析

一、最佳选择题（每题备选项中只有一个最佳答案）

1. 对骨质疏松无效的药物是（　　）
   A. 降钙素　　　　　　B. 依替膦酸二钠　　　　C. 替勃龙
   D. 氨基葡萄糖　　　　E. 雷洛昔芬

2. 抑制骨吸收的药物不包括（　　）
   A. 双膦酸盐　　　　　B. 降钙素　　　　　　　C. 雌激素
   D. 依普黄铜　　　　　E. 维生素 D

3. 双膦酸盐的药理作用是（　　）
   A. 促进正常的骨矿化　B. 抑制骨吸收　　　　　C. 促进磷酸盐晶体的生长
   D. 增加骨吸收　　　　E. 抑制破骨细胞凋亡

4. 依替膦酸二钠的不良反应是（　　）
   A. 消化道反应　　　　B. 肝损害　　　　　　　C. 骨质疏松
   D. 心脏毒性　　　　　E. 高钙血症

5. 对阿仑膦酸钠的错误描述是（　　）
   A. 是骨代谢调节剂　　B. 能抑制破骨细胞活性　C. 具有骨矿化抑制作用
   D. 抗骨吸收作用较强　E. 与骨内羟磷灰石有强亲和力

6. 帕米膦酸钠对下列哪一症状无效（　　）
   A. 骨质增生　　　　　B. 骨质疏松　　　　　　C. 高钙血症
   D. 甲状旁腺功能亢进症　E. 癌症溶骨性骨转移疼痛有止痛作用

7. 降钙素的药理作用不包括（　　）
   A. 抑制钠、镁和氯的排泄　B. 抑制破骨细胞活性　C. 降血钙作用
   D. 止痛作用　　　　　E. 抑制肾脏对钙、磷的重吸收

8. 对雷洛昔芬的错误说法是（　　）
   A. 选择性雌激素受体调节剂

  B. 是雌激素受体完全激动剂

  C. 可增加骨矿盐密度

  D. 可预防绝经后妇女骨质疏松症

  E. 可降低绝经期妇女椎体骨折的发生率

9. 用于骨质增生的药物是（　　）

  A. 降钙素   B. 依替膦酸二钠   C. 替勃龙

  D. 氨基葡萄糖   E. 雷洛昔芬

10. 妇产科外用药不包括（　　）

  A. 地瑞舒林   B. 复方醋酸氯己定   C. 替勃龙

  D. 复方莪术油   E. 普罗雌烯

二、配伍选择题（每组若干题，每组题均对应同一组备选项，每题只有一个正确答案。
  每个备选项可重复选用，也可不选用）

[11 ~ 14]

  A. 骨代谢调节剂   B. 骨形成促进药   C. 骨矿化促进药

  D. 骨吸收抑制药   E. 雌激素受体激动药

11. 维生素 D 属于（　　）

12. 阿仑膦酸钠属于（　　）

13. 一氟磷酸谷氨酰胺属于（　　）

14. 甲状旁腺素属于（　　）

三、多项选择题（每题的备选项中有两个或两个以上正确答案）

15. 可用于骨质疏松症的药物是（　　）

  A. 依替膦酸二钠   B. 雷洛昔芬   C. 替勃龙

  D. 降钙素   E. 依普黄酮

16. 抗老年病药包括（　　）

  A. 骨质疏松症用药 B. 前列腺增生用药 C. 青光眼用药

  D. 白内障用药   E. 骨质增生用药

17. 骨吸收抑制剂包括（　　）

  A. 二膦酸盐类   B. 依普黄酮   C. 雷洛昔芬

  D. 替勃龙   E. 雌激素类

18. 骨形成促进剂包括（　　）

  A. 甲状旁腺素   B. 氟制剂   C. 生长激素

  D. 骨生长因子   E. 维生素 D

19. 二膦酸盐的临床用途包括（　　）

  A. 甲状旁腺功能亢进症 B. 骨质疏松症   C. 多发性骨髓瘤

  D. 高钙血症   E. 恶性肿瘤骨转移造成的骨痛

20. 皮肤科用药包括（　　）

  A. 尿素   B. 达克罗宁   C. 咪康唑

  D. 氢化可的松   E. 升华硫

四、思考题

21. 目前防治骨质疏松症的药物有哪些？

22. 骨吸收抑制药与骨合成促进药各有哪些药物？药理作用有何异同？

（陈淑瑜）

书网融合……

重点小结　　　　　微课　　　　　习题

第四十五章 生物制品

学习目标

知识目标： 通过本章的学习，识记生物制品的分类、常用制剂的作用、应用及用药注意；生物制品的保存条件和使用注意事项。

能力目标： 能分析、审核涉及生物制品处方的合理性；具备提供生物制品的指导、用药咨询服务的能力。

素质目标： 树立预防为主、防治结合的理念，指导民众合理安全用药。

情境导入

情境： 患者，女，10月龄，近一周出现食欲低下，偶有溢乳或呕吐，大便次数增多，呈黄绿色水样便，有酸味。医生诊断为小儿肠道菌群失调引起的慢性腹泻。

思考： 患儿应选用何种药物治疗？使用时应注意哪些事项？

生物药物是利用生物体、生物组织或其他成分，综合应用生物学、生物化学、免疫学、药学等原理与方法进行加工制成的具有预防、诊断、治疗作用的制品。它包括生物制品和生化药品。

随着生物工程学、免疫学等的发展和群众医疗保健水平的提高，临床对生物制品的需求量日趋加大，生物制品已成为当前最有前景的药品。对于肿瘤、病毒感染性疾病、免疫性疾病、遗传性疾病、糖尿病等，可望通过利用现代生物技术所生产的医药产品治愈。

第一节 概 述

一、生物制品的定义

生物制品是以微生物、细胞、动物或人的组织和体液等为原料，应用传统技术或现代生物技术制成的，用于人类疾病预防、治疗和诊断的药品。包括细菌类疫苗（含类毒素）、病毒类疫苗、抗毒素及抗血清、血液制品、细胞因子、生长因子、酶、体内及体外诊断制品，以及其他生物活性制剂，如毒素、抗原、变态反应原、单克隆抗体、抗原 – 抗体复合物、免疫调节及微生态制剂等。

知识拓展

生化药品

生化药品是利用生物体组织、器官等为原料，通过化学方法进行提取、精制或者用化工合成方法制成的生物活性成分，包括一些生命基本物质，如蛋白质、多肽、氨基酸、核酸及其降解产物、酶与辅酶、维生素与激素、糖与脂类及其复合物等。广义的生化药品还包括从动物、植物和微生物等生物体中提取分离的天然生物活性物质，以及这些物质及其衍生物的化学合成、半合成和生物工程产物。

二、生物制品的分类

（一）预防用生物制品

1. 病毒类疫苗（疫苗） 由病毒、立克次体接种于动物，经培养处理制成的称疫苗。疫苗常分为活疫苗和死疫苗。其中活疫苗具有接种量小，接种次数少，免疫效果好，维持免疫时间长等优点。如麻疹疫苗、脊髓灰质炎疫苗等。

2. 细菌类疫苗（菌苗） 由细菌、螺旋体等制成的预防用生物制品称菌苗。也可分为活菌苗和死菌苗。死菌苗进入人体后，不能生长繁殖，对人体刺激时间短，产生免疫力不高。需多次注射。如霍乱菌苗、百日咳菌苗等。活菌苗同活疫苗。

（二）治疗用生物制品

1. 类毒素 用细菌所产生的外毒素，加甲醛后，变为无毒性仍有免疫性的制剂，称为类毒素。应用类毒素进行免疫预防接种，使机体产生相应的抗毒素，可以预防疾病。如吸附精制破伤风类毒素、吸附精制白喉类毒素等。疫苗、菌苗和类毒素接种后，能刺激人体自动产生免疫力，这类制剂称为自动免疫制剂。

2. 抗毒素及抗血清 抗毒、抗菌、抗病毒血清的总称。用细菌类毒素或毒素免疫马或其他大动物所取得的免疫血清叫抗毒素（抗毒血清），如破伤风抗毒素、气性坏疽抗毒素等。用细菌或病毒本身免疫马或其他大动物所取得的免疫血清叫抗菌或抗病毒血清，如狂犬病血清等。这类血清中含有大量抗体，注入人体后，人体不用自身制造抗体就可以获得免疫力，这类制剂称为被动免疫制剂。

3. 血液制品 是指从健康人血浆中或经特异免疫的人血浆中经分离、提纯或由重组 DNA 技术制成的血浆蛋白组分和血液细胞有形成分统称为血液制品。如人血白蛋白、人免疫球蛋白等。

（三）诊断制剂

用于诊断的生物制品可分以下几类。

1. 体内试验诊断制剂类 常用的有结核菌素纯蛋白衍生物、卡介苗纯蛋白衍生物、布氏菌纯蛋白衍生物三种。

2. 一般传染病的诊断制剂类 包括各种诊断菌液、病毒液和诊断血清。

3. 诊断肿瘤用制剂 如甲胎蛋白血清、癌胚抗原诊断试剂盒等。

4. 测定免疫水平的诊断制剂 测定人体内五种免疫球蛋白（IgG、IgA、IgM、IgD、IgE），用于疾病诊断、治疗以及机体免疫功能的测定，亦是临床诊断某些疾病的重要指标。

5. 激素用诊断制剂 如妊娠诊断制剂。

（四）微生态制剂

微生态制剂可分为益生菌、益生元和合生素三大类。

三、生物制品的保管

生物制品多用微生物或其代谢产物所制成，从化学成分上看，多具蛋白质的特性，而且有的生物制品本身就是活的微生物。因此生物制品的保存条件尤为重要，直接影响到制品的质量。主要保存条件有：①生物制品一般都怕热、怕光、怕冻，一般来说，温度越高，保存的时间就越短，最适合的保存条件是 2 ~ 8℃干燥暗处；②除脊髓灰质炎等活疫苗及干燥制品不怕冻结外，其他生物制品不能在 0℃以下保存。因冻结会造成蛋白变性或融化后大量溶菌，而出现絮状沉淀而影响免疫效果，甚至加重用药后反应；③霍乱等死菌苗可在室温保存，但精制抗毒素、吸附精制类毒素、斑疹伤寒疫苗等最好也保存在 2~8℃暗处；④生物制品通常标有失效期和有效期，已过期生物制品必须废弃。

四、生物制品的应用注意

（一）主要不良反应

生物制品接种后，少数人可出现局部、全身反应和异常反应，特别是疫苗、菌苗和类毒素等反应较多。发生反应的原因主要是生物制品的质量和使用方面的原因，其中不能正确地使用生物制品，是引起不良反应的重要原因之一。

1. 局部反应 一般为注射部位红、肿、热、痛等。

2. 全身反应 表现为发热、头痛、恶心、呕吐、腹泻、腹痛等。

3. 异常反应 有晕厥、过敏性休克、血清病等，表现为皮疹、肌肉关节痛、全身淋巴结肿大等，多发生在注射后 7~14 天。

（二）应用注意事项

为预防严重异常反应的发生，必须注意下列事项。

1. 注射动物血清制品前必须详细询问有无过敏史及癫痫；如无过敏史须做过敏试验，阴性方可使用，阳性必须进行脱敏后才可注射；如发生过敏反应应立即皮下或静脉注射肾上腺素，给予必要的治疗。

2. 患有发热及急性传染病、心血管系统疾病、肝肾疾病、活动性肺结核、糖尿病等不宜接种；妊娠期妇女及经期妇女不宜接种；有湿疹、化脓性皮肤病者禁种牛痘。

3. 生物制品安瓿有裂纹、标签不清、药液变色、絮状物或经冻结者均不可使用。

第二节 常用生物制品

一、预防用生物制品

重组乙型肝炎疫苗（酵母，乙型肝炎表面抗原疫苗）
hepatitis B vaccine made by recombinant DNA techniques in yeast

本疫苗由重组酵母表达的乙型肝炎病毒表面抗原 HbsAg 经纯化、加佐剂吸附后制成。通过预防接种获得主动免疫保护。适用于乙型肝炎易感者（表面抗原阴性、转氨酶正常）。主要用于婴幼儿以及其他高危人群。使用本品少数人的注射局部有疼痛、红肿，个别人有低热反应。患有肝炎、发热、急性或慢性严重疾病或有过敏史者禁止注射；对酵母成分过敏者禁用。

腮腺炎减毒活疫苗
mumps vaccine live

本品为腮腺炎减毒毒株接种鸡胚细胞，经培育，收获病毒液冻干制成。用于预防流行性腮腺炎。本品注射后局部一般无反应，在注射后 6~10 天时少数人可有发热，一般不超过 2 天。严重疾病、发热等不得接种。

乙型脑炎灭活疫苗
japnese encephalitis vaccine inactivated

本品是将流行性乙型脑炎病毒接种地鼠肾细胞，培育后收获病毒液，加入甲醛溶液将病毒杀死后制成。用于预防流行性乙型脑炎。注射后一般无反应，个别人有发热、头晕或皮疹。发热、急性疾病及严重疾病患者以及过敏者不可注射。主要接种对象为 6 个月至 10 周岁儿童和由非疫区进入疫区的儿童和成人。

人用狂犬病疫苗
rabies vaccine for human use

本疫苗为狂犬病固定毒株，接种于原代地鼠肾单层细胞，以培养后收获的病毒液经甲醛溶液灭活浓缩后制成。用于预防狂犬病。注射疫苗期间禁止饮酒、饮浓茶及剧烈运动等。

脊髓灰质炎减毒活疫苗糖丸（人二倍体细胞）
poliomyelitis vaccine，live

本疫苗服用后，可刺激机体产生抗脊髓灰质炎病毒免疫力，可用于预防脊髓灰质炎，用于 2 个月以上的儿童。口服后一般无副反应，个别人有发热、恶心、呕吐、腹泻和皮疹，一般无须特殊处理。患有发热、患急性传染病、免疫缺陷症、接受免疫抑制剂治疗及妊娠期妇女忌服。本品系活疫苗，应使用 37℃以下的温水送服，切勿用热水送服。

麻疹减毒活疫苗
measles vaccine，live

本疫苗用麻疹病毒减毒株接种鸡胚细胞，经培育、收获病毒液后冻干制成。用于预防麻疹。接种对象为年龄 8 个月以上的麻疹易感者。患有严重疾病，发热或有过敏史者不得接种。注射过丙种球蛋白者，接种本疫苗应间隔 1 个月以上。注射后局部一般无反应，偶有散落皮疹。患严重疾病、急性或慢性感染、发热、对鸡蛋有过敏史者及妊娠期妇女禁用。

钩端螺旋体疫苗
leptospira vaccine

本品用不同型别的钩端螺旋体菌株分别培育杀菌后，按各地区流行菌型配成单价或多价疫苗。用于预防钩端螺旋体病。偶有发热及局部疼痛、红肿症状。有发热、急性传染病、严重心脏病、高血压、肝脏、肾脏疾病、神经和精神疾病患者禁用；妊娠期妇女、哺乳期妇女、有过敏史者慎用。

皮上划痕人用炭疽活疫苗
anthrax vaccine live for percutaneous scarification

本品由炭疽芽孢杆菌的弱毒株经培养、收集菌体后稀释制成。专供预防炭疽用。严禁注射。接种后局部可出现微红，无须处理；极个别人可出现低热，多能自行消退，如出现持续性体温升高或局部出现脓肿者，应对症处理。患严重疾病、严重皮肤病、有免疫缺陷症及接受免疫抑制剂者、有严重过敏史者禁用。

吸附破伤风疫苗
tetanus vaccine adsorbed

本品是破伤风芽孢杆菌菌种经培养、脱毒、精制而成。用于预防破伤风。注射局部有红肿、疼痛、发痒，或有低热、疲倦、头痛等。患有严重疾病、发热者、有过敏史者、注射破伤风类毒素后发生神经系统反应者禁用。

吸附白喉疫苗
diphtheria vaccine adsorbed

本品为白喉杆菌菌种经培养、脱毒、精制而成。用于预防白喉。用于 6 个月至 12 岁儿童。注射局部有红肿、疼痛、发痒，或有低热、疲倦、头痛等。患有严重疾病、发热、有过敏史者及注射白喉类毒素后发生神经系统反应者禁用。

> **知识链接**
>
> ### 疫苗的研究
>
> 我国先辈发明人痘预防天花，为世界疫苗的诞生做出重要贡献。从新型冠状病毒的分离、培养，到新冠疫苗的研发上市，都向世人展示了中国速度。大学生应该具有民族自豪感、爱国情怀，做到善于观察、发现问题、思考问题、解决问题；具备专业自信心，具有科研探索精神，继承创新，勇于创新，敢于创新。

二、治疗用生物制品

（一）抗毒素和抗血清

吸附精制破伤风类毒素
adsorbed purified tetanus toxoid

本品是精制破伤风类毒素加吸附剂制成。用于预防破伤风。注射局部有红肿、疼痛、发痒，或有低热、疲倦、头痛等。患严重疾病、发热或有过敏史者及注射破伤风类毒素后发生神经系统反应者禁用。

破伤风抗毒素
tetanus antitoxin

本品含特异性抗体，具有中和破伤风毒素的作用，可用于破伤风梭菌感染预防和治疗；开放性外伤（特别是创口深、污染严重）有感染破伤风危险者。在注射中可突然发生过敏性休克，患者突然表现沉郁或烦躁、脸色苍白或潮红、胸闷或气喘、出冷汗、恶心或腹痛、脉搏细速、血压下降，重者昏迷、虚脱，如不及时抢救可以迅速死亡；轻者注射肾上腺素后即可缓解，重者需输液输氧，使用升压药维持血压，并使用抗过敏药物及肾上腺皮质激素等进行抢救。还可出现血清病，主要症状为荨麻疹、发热、淋巴结肿大、局部水肿，偶有蛋白尿、呕吐、关节痛，注射部位可出现红斑、瘙痒及水肿。一般在注射后 7~14 天发病，称为延缓型；亦有在注射后 2~4 天发病，称为加速型。对血清病应对症疗法，可使用钙剂或抗组织胺药物，一般数日至十数日即可痊愈。

吸附精制白喉类毒素
adsorbed purified diphtheria toxoid

本品为精制白喉类毒素加吸附剂制成。用于预防白喉。注射局部有红肿、疼痛、发痒，或有低热、疲倦、头痛等。发热、急性传染病、心脏病、肝脏、肾脏疾病、活动性肺结核、血液病、皮肤病、神经系统疾病（乙型脑炎、脑膜炎、脊髓灰质炎等）后遗症及对某些食物、药物过敏者禁用。

白喉抗毒素
diptheria antitoxin

本品含有特异性抗体，具有中和白喉毒素的作用，可用于白喉杆菌感染的预防和治疗。对已出现白喉症状者应及早注射抗毒素治疗。未经白喉类毒素免疫注射或免疫史不清者，如与白喉患者有密切接触，可注射抗毒素进行紧急预防，但也应同时进行白喉类毒素预防注射，以获得持久免疫。不良反应主要是注射后可能突然发生过敏休克和血清病，症状及救治办法同破伤风抗毒素。

抗蛇毒血清
snake antivenins

本品含有特异性抗体，具有中和相应蛇毒的作用。用于蛇咬伤者的治疗，其中蝮蛇毒血清，对竹叶青蛇和烙铁头蛇咬伤亦有疗效。咬伤后，应迅速注射本品，愈早愈好。不良反应主要是注射后可能突然发生过敏休克和血清病，症状及救治办法同破伤风抗毒素。

抗炭疽血清
anthrax antisera

本品含有特异性抗体，具有中和炭疽杆菌的作用，用于炭疽杆菌的治疗和预防。适用于炭疽患者和有炭疽感染危险者。不良反应主要是注射后可能突然发生过敏休克和血清病，症状及救治办法同破伤风抗毒素。

（二）人血液制品

人免疫球蛋白（丙种球蛋白，免疫血清球蛋白）
human immunoglobulin

本品注入体内能停留 2~3 周，最长可达 1 个月，可提高机体对多种细菌、病毒的抵抗力，接种后就可获得免疫力，为一种被动免疫的制剂。适用于预防麻疹和传染性肝炎，也可用于预防细菌、病毒的感染。少数患者注射局部有发红、硬结等，罕见过敏反应。对免疫球蛋白过敏或有其他严重过敏史者禁用。

人血白蛋白
human serum albumin

【药理作用及临床应用】可增加血容量和维持血浆胶体渗透压，可发挥运输及解毒和营养供给的作用。可用于低蛋白血症的防治，也用于失血创伤、烧伤引起的休克，脑水肿及损伤引起的颅压升高，肝硬化及肾病引起的水肿或腹水，新生儿高胆红素血症，心肺分流术、烧伤的辅助治疗，血液透析的辅助治疗和成人呼吸窘迫综合征。

【不良反应及用药注意】偶可出现寒战、发热、颜面潮红、皮疹、恶心、呕吐等症状，快速输注可引起血管超负荷导致肺水肿，偶有过敏反应。对白蛋白有严重过敏者、高血压患者、急性心脏病者、正常血容量及高血容量的心力衰竭患者、严重贫血患者、肾功能不全者禁用。

乙型肝炎人免疫球蛋白
human hepatitis B immunoglobulin

本品含有高效价的乙型肝炎表面抗体，能与相应抗原专一结合起到被动免疫的作用。本品目前尚无诱变性、致癌性和生殖毒性方面的临床研究资料，但临床应用经验未显示其基因突变、致畸、致癌作用。主要用于乙型肝炎的预防，适用于：①乙型肝炎表面抗原（HBsAg）阳性的母亲所生的婴儿；②意外感染的人群；③与乙型肝炎患者和乙型肝炎病毒携带者密切接触者。一般无不良反应，极少数人注射局部可能出现红肿、疼痛感，无须特殊处理，可自行恢复。对人免疫球蛋白过敏或有其他严重过敏史者禁用。

破伤风人免疫球蛋白
human tetanus immunoglibulin

本品含高效价的破伤风抗体，能中和破伤风毒素，从而起到预防和治疗破伤风梭菌感染的作用。本品含高效价的破伤风抗体，能中和破伤风毒素，从而起到预防和治疗破伤风梭菌感染的作用。主要用于预防和治疗破伤风，尤其适用于对破伤风抗毒素（TAT）有过敏反应者。一般无不良反应。极少数人有红肿、疼痛感，无须特殊处理，可自行恢复。对人免疫球蛋白类制品有过敏史者禁用。

三、体内诊断制剂

结核菌素纯蛋白衍生物
purified protein derivative tuberculin，TB – PPD

本品为诊断试剂。对已受结核杆菌感染或曾接种卡介苗已产生免疫力的机体，能引起特异的皮肤变态反应。与旧结核菌素相比，本品具有反应清楚、不易产生硬结、非特异性反应少等优点。用于结核病的临床诊断、卡介苗接种对象的选择及卡介苗接种后机体免疫反应的监测，成人、婴儿、儿童皆适用。一般无不良反应。曾患过重结核病者或过敏体质者，局部可能出现水泡、浸润或溃疡，有的出现不同程度的发热，一般能自行消退或自愈。偶有严重者可作局部消炎或退热处理。患急性传染病（如麻疹、百日咳、流行性感冒、肺炎等）、急性结膜炎、急性中耳炎、广泛皮肤病者及过敏体质者暂不宜使用。

卡介苗纯蛋白衍生物
purified protein derivative tuberculin，BCG – PPD

本品为诊断试剂。对已受结核杆菌感染或曾接种卡介苗已产生免疫力的机体，能引起特异的皮肤变态反应。专供卡介苗接种对象的选择、卡介苗接种后质量监测及临床诊断用，成人、婴儿、儿童皆适用；也可用于测量肿瘤患者的细胞免疫功能等。偶见过敏反应；患有急性传染病，如麻疹、百日咳、流行性感冒或肺炎、急性结膜炎、急性中耳炎以及广泛性皮肤病者暂不宜使用。

布氏菌纯蛋白衍生物
purified Protein derivative of brucellin，BR – PPD

本品系用布氏菌经培养、杀菌、除去菌体后的上清液制成的纯蛋白衍生物，用于布氏病的临床诊断、布氏菌苗接种对象的选择及布氏菌苗接种后机体免疫反应的监测。患急性传染病（如麻疹、百日咳、流感、肺炎等），急性结膜炎，急性中耳炎，广泛性皮肤病患者及过敏体质者禁用。曾患过布氏病者或过敏体质者，局部可出现水泡、浸润或溃疡，有的会出现不同程度的发热，一般能自行消退或自愈，偶有严重者可做局部消炎或退热处理，个别人可出现皮肤过敏症状。

四、微生态制剂

（一）微生态制剂概述

微生态制剂（microecological modulator）又称微生态调节剂，是根据微生态原理制备的制剂，其目的是调整微生态失调，保持微生态平衡，提高人体的健康水平，以达到防病、治病的效果。

在正常情况下，人肠道内的各种细菌相互制约，处于一种相对平衡的状态，如果由于某种原因肠道内某种细菌过度生长，或在长期应用抗生素时，一些正常的肠道菌群可能受到抑制，造成肠道菌群比例失调，而引起腹泻等相关疾病。由于微生态调节剂能调整微生态失调，保持微生态平衡，提高宿主健康水平或增进健康，已成为人们防治疾病、维护健康的重要生物制剂，如可用于：①预防和治疗急慢性腹泻、便秘，改善胃功能等；②通过降低人体内毒素水平、改善营养状况、帮助肝细胞生长、提高人体免疫力等而起到对肝脏的保护作用，辅助改善肝病症状；③改善因化学、放射、免疫抑制剂治疗导致菌群失调的症状，如食欲减低、乏力、白细胞计数下降等，提高抗病能力；④肠道正常菌群还直接参与食物的消化吸收，其代谢产物中有多种维生素和酶，可以作为老人、幼儿、患者的营养保健食品。

（二）微生态制剂的分类

可分为益生菌、益生元和合生素三大类。

1. 益生菌（probiotics） 是指能够促进肠内菌群生态平衡，对宿主起有益作用的活的微生物制剂。人的胃肠道栖息着各种细菌，根据对人体的影响可分为有益菌、有害菌和中性菌。人体内有益菌占优势，就会表现出健康状态，其中双歧杆菌和乳酸杆菌是最具代表性的有益菌。益生菌对人的口腔、皮肤、阴道、肠道的菌群平衡有着重要作用。

2. 益生元（prebiotics） 是指能够选择性地刺激肠内一种或几种有益菌生长繁殖，而且不被宿主消化的物质。常见的益生元有低聚果糖、大豆低聚糖、异麦芽低聚糖、低聚乳果糖、低聚半乳糖、低聚甘露糖、低聚龙胆糖、低聚木糖等。这些低聚糖作为双歧杆菌增殖因子，不仅具有许多生理活性功能，而且由于低聚糖的性质与蔗糖近似，但热量和甜度比蔗糖低，可部分代替蔗糖应用于食品工业，开发具有保健功能的各类食品。

3. 合生素（synbiotics） 是指益生菌与益生元的混合制剂。这种制品优点显著，既可发挥益生菌的生理活性，又可选择性地增加这种菌的数量，使益生菌的作用更显著持久。

（三）常用微生态制剂

临床常用的微生态制剂有丽珠肠乐（双歧杆菌）、整肠生（地衣芽孢杆菌）、促菌生（蜡样芽孢杆菌）、米雅 BM（酪酸菌）、培菲康（三联菌制剂，主要含双歧杆菌、嗜酸乳杆菌及肠球菌）、金双歧（含双歧杆菌、保加利亚乳杆菌和嗜热链球菌）等。

口服双歧杆菌活菌制剂
live bifidobacterium preparation oral

【药理作用及临床应用】 双歧杆菌活菌能在肠道内定植，与肠上皮细胞特异性结合，占据肠黏膜表面，构成生物学屏障，阻止各种致病菌和条件致病菌的定植和入侵，产生醋酸，降低肠道内的 pH，重新建立和增强肠道内有益菌群的优势，纠正菌群失调，减少肠原性毒素的产生和吸收。主要治疗肠道菌群失调引起的急慢性腹泻、便秘，也可用于治疗急慢性肠炎，肠易激综合征以及辅助治疗因肠道菌群失调所致内毒素血症。

【不良反应及用药注意】 偶见大便干结、腹胀，大剂量服用可发生便秘。制酸药、抗菌药与本品合用时可减弱其疗效，应分开服用；铋剂、鞣酸、活性炭、酊剂等能抑制、吸附或杀灭活菌，故不能合用。

地衣芽孢杆菌制剂
bacillus licheniformobiogen

【药理作用】 本品以活菌进入肠道后，对葡萄球菌、白色念珠菌、酵母样菌等致病菌有拮抗作用，而对双歧杆菌、乳酸杆菌、拟杆菌、消化道链球菌有促进生长作用，这样双重作用可以调整肠道菌群失调，维持人体肠道微生态平衡，从而达到治疗和预防肠道疾病的目的。

【作用机制】 本品为地衣芽孢杆菌活菌制剂，能以菌制菌。服用本品后，地衣芽孢杆菌在肠道内迅速生长繁殖，造成肠道低氧环境。对肠道内的双歧杆菌、乳酸杆菌、拟杆菌、消化链球菌等有益健康的厌氧菌的生长繁殖有促进作用，对葡萄球菌、白色念珠菌、酵母样菌等致病菌则有拮抗作用。

【临床应用】 本品主要用于细菌或真菌引起的急慢性肠炎、腹泻。也可用于肠道菌群失调（如长期服用广谱抗生素等原因诱发）引起的肠功能紊乱，如急慢性腹泻、腹胀、消化不良等。

【不良反应及用药注意】 偶见大便干结、腹胀，大剂量服用可发生便秘。抗菌药与本品合用时可减低其疗效，故不应同服，必要时可间隔 3 小时服用；铋剂、鞣酸、药用炭、酊剂等能抑制、吸附活菌，不能并用。

双歧三联活菌
bifid triple viable

【药理作用及临床应用】 本品可直接补充人体正常生理细菌，调整肠道菌群平衡，抑制并清除肠道中致病菌，减少肠源性毒素的产生，促进机体对营养物的消化，合成机体所需的维生素，激发机体免疫力。适用于因肠道菌群失调引起的急慢性腹泻；也可用于治疗轻、中型急性腹泻，慢性腹泻及消化不良、腹胀。

【不良反应及用药注意】 偶见大便干结，大剂量服用可引起便秘。宜用冷、温开水送服，避免与抗生素同服。

知识拓展

其他微生态制剂

临床常用的其他微生态制剂有：①复合乳酸菌胶囊，用于肠道菌群失调引起的肠功能紊乱，如急、慢性腹泻等；②蜡样芽胞杆菌片，用于急慢性痢疾、肠炎、腹泻、婴幼儿腹泻引起的肠功能紊乱等；③枯草杆菌肠球菌二联活菌胶囊，专用于儿童因肠道菌群失调引起的腹泻、便秘、胀气、消化不良等；④乳酶生片，用于消化不良、腹胀及小儿饮食失调所引起的腹泻、绿便等。

岗赛证聚焦

1. 生物制品的定义和分类。生物制品的保存条件。生物制品的主要不良反应。
2. 治疗用生物制品及用途。预防用的生物制品及用途。
3. 注射动物血清制品前必须做皮试。
4. 微生态制剂的定义及分类。常用微生态制剂的名称及用途。

目标检测

答案解析

一、最佳选择题（每题备选项中只有一个最佳答案）

1. 下列属于生物制品的是（　　）
   A. 蛋白质　　　　　B. 氨基酸　　　　　C. 酶与辅酶
   D. 血液制品　　　　E. 核酸
2. 下列属于血液制品的是（　　）
   A. 人免疫球蛋白　　B. 破伤风抗毒素　　C. 吸附白喉疫苗
   D. 抗蛇毒血清　　　E. 吸附精制破伤风类毒素

3. 下列属于治疗用生物制品的是（　　）

  A. 麻疹减毒活疫苗   B. 人用狂犬病疫苗   C. 破伤风抗毒素

  D. 腮腺炎减毒活疫苗 E. 重组乙型肝炎疫苗

4. 下列属于预防用生物制品的是（　　）

  A. 破伤风抗毒素   B. 抗蛇毒血清   C. 抗炭疽血清

  D. 白喉抗毒素   E. 重组乙型肝炎疫苗

5. 注射前需要做皮试的是（　　）

  A. 腮腺炎减毒活疫苗 B. 麻疹减毒活疫苗 C. 抗蛇毒血清

  D. 吸附白喉疫苗   E. 重组乙型肝炎疫苗

二、配伍选择题（每组若干题，每组题均对应同一组备选项，每题只有一个正确答案。
   每个备选项可重复选用，也可不选用）

[6～10]

  A. 诊断制剂   B. 细菌类疫苗   C. 血液制品

  D. 病毒类疫苗   E. 微生态制剂

6. 破伤风免疫球蛋白属于（　　）

7. 地衣芽孢杆菌属于（　　）

8. 结核菌素纯蛋白衍生物属于（　　）

9. 重组乙型肝炎疫苗属于（　　）

10. 吸附白喉疫苗属于（　　）

三、多项选择题（每题的备选项中有两个或两个以上正确答案）

11. 生物制品包括（　　）

  A. 细菌类疫苗   B. 病毒类疫苗   C. 血液制品

  D. 单克隆抗体   E. 微生态制剂

12. 微生态制剂包括（　　）

  A. 细菌类疫苗   B. 益生菌   C. 血液制品

  D. 益生元   E. 合生素

13. 诊断制剂包括（　　）

  A. 布氏菌纯蛋白衍生物 B. 单克隆抗体   C. 微生态制剂

  D. 卡介苗纯蛋白衍生物 E. 结核菌素纯蛋白衍生物

14. 血液制品包括（　　）

  A. 人免疫球蛋白   B. 人血白蛋白   C. 破伤风人免疫球蛋白

  D. 人血血红蛋白   E. 乙型肝炎人免疫球蛋白

15. 抗毒素及抗血清包括（　　）

  A. 破伤风抗毒素   B. 抗炭疽血清   C. 抗蛇毒血清

  D. 白喉抗毒素   E. 吸附精制破伤风类毒素

16. 生物制品的主要不良反应包括（　　）

  A. 胃肠道反应   B. 异常反应   C. 局部反应

  D. 全身反应   E. 低血糖反应

17. 有关生物制品描述，正确的是（　　）

  A. 怕热   B. 怕光   C. 怕冻

D. 过期生物制品必须废弃　　E. 最好保存在2~8℃干燥暗处

18. 微生态制剂可用于（　　）

A. 防治急慢性腹泻　　　　B. 防治便秘　　　　　　　C. 辅助改善肝病症状

D. 恶性肿瘤　　　　　　　E. 可作为老幼、患者的营养保健食品

四、思考题

19. 简述生物制品的定义、分类及保管注意事项。

20. 简述抗血清预防接种前为何要进行皮试?

（陈淑瑜）

书网融合……

重点小结　　　　　微课　　　　　习题

第四十六章 其他类药物

学习目标

知识目标：通过本章的学习，识记电解质和酸、碱平衡调节药的作用、应用及不良反应；认识调节生活质量药的作用特点、应用及不良反应。

能力目标：能分析、审核涉及本类药物处方的合理性；具备提供本类药物的指导、用药咨询服务的能力。

素质目标：运用唯物论辩证法认识药物，恪守职业道德，树立安全合理用药意识，培养尊重生命和关爱患者的良好职业道德。

情境导入

情境：患者，男，62岁，出现肾功能衰竭，面色潮红，呼吸深而快，有烂苹果味。经相关检查，诊断为代谢性酸中毒。

思考：应选用何种药物治疗？使用时应注意哪些事项？

第一节 电解质和酸碱平衡调节药

水、电解质和酸碱平衡是人体细胞进行正常代谢所必需的条件，也是维持人体生命和各脏器生理功能所必要的条件。因疾病、创伤、感染、物理化学因素及不恰当的治疗而使平衡失调时，如果机体缺乏能力进行调节或超过了机体的代偿能力，将会出现水、电解质和酸碱平衡紊乱。水、电解质和酸碱平衡紊乱一旦发生，除了调整失衡，还须针对其原发病进行治疗，但是当疾病发展到一定阶段，水、电解质和酸碱平衡紊乱成为威胁生命的主要因素，则必须尽早发现和纠正，以挽救患者的生命。

一、电解质

氯化钠

sodium chloride

【药理作用】

1. 氯化钠的钠离子是维持细胞外液渗透压和容量的重要成分。正常人每日需摄入 10 ~ 15g 氯化钠。

2. 正常浓度的钠离子是维持组织细胞兴奋性和神经肌肉应激性的必要条件。血液中氯化钠正常值为 136 ~ 145mmol/L。

3. 钠离子还以碳酸氢钠的形式组成体液缓冲系统，对调节体液的酸碱平衡具有重要作用。

【临床应用】

1. 低钠综合征 用于术后、上消化道出血、急性胰腺炎需禁食的患者，长期厌食者，出汗过多、剧烈吐泻、大面积烧伤、利尿过度等，以预防和纠正低钠综合征。

2. 脱水或休克　可输入 0.9% 氯化钠溶液，用于短暂维持血容量。

3. 慢性肾上腺皮质功能不全症

4. 其他　0.1% ~0.2% 的溶液口服可防中暑；0.9% 的溶液可用于眼、伤口的冲洗；还可作为注射用药的溶剂或稀释剂。

【不良反应及用药注意】

1. 3% ~5% 的高渗氯化钠注射液为高危药品，输入速度要慢，过量可致高血钠症，引起组织水肿，故高血压及心、脑、肾功能不全者慎用，肺水肿患者禁用。

2. 用药期间注意患者是否口渴、水肿、血压变化、尿量变化，监测血钠、氯、钾的浓度。

3. 有酸中毒倾向者，大量应用可引起高氯性酸中毒，故宜采用含碳酸氢钠和乳酸钠的复方氯化钠注射液。

4. 禁止与能量合剂、乳糖酸红霉素、乳酸钠配伍。

氯化钾
potassium chloride

【药理作用及临床应用】　氯化钾的钾离子是细胞内的主要阳离子，是维持细胞内液渗透压的主要成分，血液中氯化钾正常值为 140 ~160mmol/L。钾离子与细胞外氢离子交换，参与调节酸碱平衡，是维持神经-肌肉兴奋性和心肌正常功能所必需的物质。成人每日需摄入钾 2 ~3g。用于各种原因所引起的低钾血症。

【不良反应及用药注意】

1. 口服液有较强的刺激性，稀释后或饭后服可减轻刺激。采用缓释氯化钾片，对胃肠道刺激较轻。

2. 10% 的氯化钾注射液为高危药品，禁止静脉推注；常用葡萄糖或糖盐水稀释后静滴，溶液浓度一般不超过 0.2% ~0.4%。静滴速度过快可致心律失常甚至心搏骤停，故滴速宜慢，静滴过程中应监测患者心率和血钾的变化。

3. 肾功能严重损害者、尿少或尿闭未得到改善及血钾过高的患者禁用。

葡萄糖
glucose

【药理作用及临床应用】　能补充体内水分和糖分，具有补充体液、供给能量、补充血糖、强心利尿和解毒等作用。主要用于各种原因引起的进食不足或大量体液丢失（如呕吐、腹泻、重伤大失血等），全静脉营养，饥饿性酮症；低血糖症；高钾血症；与胰岛素合用，可促进钾转移入细胞内；高渗溶液用作组织脱水剂，可用于脑水肿、肺水肿及降低眼内压，常与甘露醇等脱水药联合应用；配制腹膜透析液；用作静脉药物的稀释剂和载体。

【不良反应及用药注意】　胃肠道反应，如恶心、呕吐等，见于口服浓度过高过快时；反应性低血糖。静注高渗葡萄糖注射液时应注意药液有无漏出血管外，以免引起静脉炎；治疗脑水肿使用高渗溶液时如突然停药，容易发生反跳现象并致使脑水肿再度发生，故不可突然停药；颅内或脊髓膜内出血以及脱水患者谵妄时，均禁止使用高渗葡萄糖注射液，以免发生意外。

口服补液盐
oral rehydration salt

本品为复方制剂，有口服补液盐Ⅰ和有口服补液盐Ⅱ两种。

1. 口服补液盐Ⅰ　组分为：每包含钠（Na）为 0.926g ~1.131g，含钾（K）为 0.354g ~0.433,

含总氯（Cl）为 1.276g ~ 1.560，含枸橼酸钠为 1.305 ~ 1.595g，含无水葡萄糖为 9.00 ~ 11.00g。

2. 口服补液盐 Ⅱ　组分为：每包总量为 13.95g（含氯化钠 1.75g，葡萄糖 10g，枸橼酸钠 1.45g，氯化钾 0.75g）（为 500ml 用量）。

【药理作用及临床应用】 通过口服补充 Na^+、K^+、HCO_3^-、糖和水分，用于治疗急性腹泻。

【不良反应及用药注意】 腹泻停止，立即停用，以防出现高钠血症。心功能不全、高钾血症、急慢性肾衰竭患者禁用。

知识拓展

其他复方电解质输液

按临床应用大致分为五种。①一号液（起始液）：用于手术前后和脱水患者的初期水和电解质的补充。其中 KN‑IB（1/4 生理盐水）用于婴儿和新生儿；②二号液（脱水补充液）：用于脱水或手术前后水和电解质的补充，纠正钾、钠离子平衡；③三号液（维持液）：主要用于不能经口摄取或摄取量不足时来维持水分和电解质平衡及给机体提供能量，其配方种类较多；④四号液（恢复液）：主要用于新生儿、老年及术后患者的水分、电解质的补充及维持。其配方特点是电解质浓度低；⑤特殊用液：胃液补充液（EL‑G）用于胃液丢失患者；十二指肠补充液（EL‑I）用于肠液丢失患者。

二、酸碱平衡调节药

碳酸氢钠
sodium bicarbonate

【药理作用及临床应用】

1. 纠正代谢性酸中毒　静脉滴注，作用迅速，疗效确切，为首选药。

2. 碱化尿液　经肾排泄时使尿液碱化，用于巴比妥类中毒时加速其排泄、防止磺胺类药物在泌尿道析出结晶、增强氨基糖苷类抗生素治疗泌尿道感染的疗效。

3. 治疗高钾血症　碳酸氢钠升高血液的 pH，K^+ 在 pH 高时由细胞外进入细胞内，从而使血钾降低。

【不良反应及用药注意】 对局部组织有刺激性，注射时应避免漏出血管；碳酸氢钠可加重钠水潴留、缺钾等；过量可致代谢性碱中毒；充血性心力衰竭、急慢性肾衰竭、缺钾的患者慎用。

乳酸钠
sodium lactate

乳酸钠进入体内后，其乳酸根在有氧条件下，经肝转化为碳酸氢根，故可用于治疗代谢性酸中毒。作用不及碳酸氢钠迅速。对高血钾症或普鲁卡因胺、奎尼丁等引起的心律失常伴有酸中毒者，以乳酸钠治疗为宜。过量可引起碱血症，休克、缺氧、肝功能不良及乳酸性酸中毒者不宜使用。

氨丁三醇
trometamole injection

【药理作用及临床应用】 氨丁三醇为有机胺，碱性较强，能与碳酸的氢离子结合形成碳酸氢盐，既能纠正代谢性酸血症，亦能纠正呼吸性酸血症。能透入细胞内，故可在细胞内外同时起作用。本品很快以原型由尿排出，有碱化尿液及渗透性利尿作用。可用于急性呼吸性、代谢性酸中毒及碱化尿液。

【不良反应及用药注意】 静滴时应避免外漏，以免刺激局部组织；偶可出现静脉痉挛和静脉炎；可引起呼吸抑制及低血糖症，将本品 0.2mol/L 和碳酸氢钠 0.1mol/L 溶液混合后静滴可避免呼吸抑制。慢性呼吸性酸中毒症患者、无尿者忌用；肾功能不全者慎用。静滴时应对血液中二氧化碳、碳酸氢盐、葡萄糖、电解质进行监测。

知识链接

酸碱平衡紊乱

疾病状态下，体内酸碱物质的增加或减少超过了机体的代偿调节能力，或酸碱调节机制障碍，破坏了体液酸碱度的相对稳定性，称之为酸碱平衡紊乱。单纯性酸碱平衡紊乱可分为代谢性酸中毒、呼吸性酸中毒、代谢性碱中毒和呼吸性碱中毒。当疾病发展到一定阶段，酸碱平衡紊乱可能危及患者生命，此时应该必须及早用药，及时挽救患者的生命。

因此，医药类专业学生要树立敬佑生命、无私奉献，救死扶伤、大爱无疆的职业道德观念，扎实学好专业知识，提升应对急重症事件的能力，做人民信赖的健康守护者。

第二节　调节生活质量药

一、抗肥胖症药

按减肥药作用机制分类，常可分为三种类型：食欲抑制剂、激素类药物和双胍类降血糖药。

（一）食欲抑制剂

食欲抑制剂主要为苯丙胺类药物。医学研究表明，人的食欲是下丘脑腹内侧部的饱食中枢与腹外侧的摄食中枢共同调节的。苯丙胺类药物可通过兴奋饱食中枢，产生厌食反应，服药后食欲下降，容易接受饮食控制；同时，由于其兴奋作用，使睡眠减少，消耗增加，导致体重减轻。此类药物品种较多，但均因中枢兴奋作用所带来的失眠、不安、心悸、血压升高与成瘾性等副作用而较少应用。芬氟拉明（氟苯丙胺）因副作用小，效果可靠，而用于减肥治疗，但 1997 年因为有报告指出芬氟拉明导致心脏病，所以在美国被禁止使用，随后世界其他地方都跟随禁止。

（二）激素类药物

激素类药物又称代谢刺激剂，主要以甲状腺素为代表，它能提高机体的新陈代谢，增加脂肪的分解、消耗，从而减轻体重。但此类药物使用时若超过正常生理剂量，常可对心血管系统产生不利影响。需要在医生指导下，慎重使用。

（三）双胍类降血糖药

双胍类降血糖药通过增加肌肉组织的无氧糖酵解，增加葡萄糖的利用并减少其在肠道的吸收从而降低血糖。此类药物在治疗糖尿病时，常引起患者厌食而致体重减轻。利用这一副反应，可用于减肥治疗。双胍类降血糖药对正常人的血糖没有影响。因此，有糖尿病的肥胖患者同样可以服用。

奥利司他
xenical，tetrahydrolipstatin

本品为抗肥胖症药类非处方药。

【药理作用及临床应用】 为局部作用的胃肠道脂肪酶抑制剂，可减少食物脂肪的吸收，而使体重减轻。其作用机制是通过在消化道中与胃及胰的脂肪酶的丝氨酸残基结合，使脂肪酶失活，而不能将食物中的脂肪（主要是甘油三酯）水解为可吸收的游离脂肪酸，因而脂肪不能被身体吸收利用，从而控制体重。用于已进行适度饮食控制和运动锻炼的肥胖或体重超重者，包括已经出现与肥胖相关的危险因素（糖尿病、高血压、血脂异常者等）的患者的长期治疗。

【不良反应及用药注意】

1. 多见胃肠道反应 腹痛、恶心、呕吐、油性呃逆、大便次数增多、软便、稀便等。

2. 少见不良事件 上呼吸道感染、下呼吸道感染、泌尿道感染、流行性感冒、头痛、月经失调、焦虑、疲劳等。

3. 偶见过敏反应 主要临床表现为瘙痒、皮疹、荨麻疹、血管神经性水肿等。

4. 禁忌证 妊娠期妇女禁用；对奥利司他或药物制剂中任何一种成分过敏的患者禁用；慢性吸收不良综合征、胆汁郁积症患者禁用；器质性肥胖患者（如甲状腺机能减退）禁用。

【药物相互作用】

1. 可使维生素 A、D 和 E 吸收减少。使用本品同时可加以补充，如正在服用含有维生素 A、D 和 E 的制剂（如一些复方维生素类制剂），应在服用本品 2 小时后或在睡前服用。

2. 2 型糖尿病患者可能需减少口服降糖药（如磺酰脲类药物）的剂量。

3. 与环孢素联合用药时可造成后者血浆浓度的降低，需加强血药浓度监测，调整用量。

4. 与胺碘酮合用时，可能导致后者吸收减少而降低疗效。

二、调节性功能药

性功能受到下丘脑－垂体－性腺轴的神经内分泌调节，也受到副交感神经、交感神经、阴部神经的直接调节以及大脑皮层的调控。勃起功能障碍（ED）是常见的医学现象，有关药物通过多种途径对性功能的影响正越来越受到重视。

西地那非
sildenafil

西地那非是一种研发治疗心血管疾病药物时意外发明的治疗男性勃起功能障碍药物。它是西地那非的枸橼酸盐，一种对环磷酸鸟苷（cGMP）特异的 5 型磷酸二酯酶（PDE5）选择性抑制剂。

【药理作用及临床应用】 一氧化氮（NO）是引起阴茎海绵体平滑肌勃起和松弛的主要介质。西地那非为磷酸二脂酶的选择性抑制剂，增强在性刺激下 NO 的释放，引起阴茎海绵体平滑肌血管舒张，血流增加，从而使阴茎勃起。适用于治疗阴茎勃起功能障碍。

【不良反应及用药注意】 可出现头痛、潮红、消化不良、鼻塞及视觉异常等，视觉异常主要表现为视物色淡、光感增强或视物模糊。服用过任何剂型硝酸酯类药物的患者，无论是规律或间断服用，均为禁忌证；对西地那非中任何成分过敏的患者禁用。

岗赛证聚焦

1. 氯化钠和氯化钾的临床应用。

2. 葡萄糖和碳酸氢钠的临床应用。

目标检测

答案解析

一、最佳选择题（每题备选项中只有一个最佳答案）

1. 氯化钾可用于（　　）
   A. 各种原因所引起的低钾血症
   B. 各种原因所引起的低钠血症
   C. 眼、伤口的冲洗
   D. 脱水
   E. 休克

2. 氯化钠可用于（　　）
   A. 低钙综合征
   B. 低镁综合征
   C. 低钾血症
   D. 眼、伤口的冲洗
   E. 慢性肾上腺皮质功能亢进症

3. 可用于抗肥胖症的药物是（　　）
   A. 奥利司他
   B. 氯化钠
   C. 氯化钾
   D. 乳酸钠
   E. 西地那非

4. 可用于调节性功能的药物是（　　）
   A. 奥利司他
   B. 西地那非
   C. 氯化钾
   D. 氯化铵
   E. 氯化钠

5. 生理氯化钠溶液含氯化钠的浓度为（　　）
   A. 5%
   B. 1%
   C. 0.9%
   D. 0.09%
   E. 0.5%

二、配伍选择题（每组若干题，每组题均对应同一组备选项，每题只有一个正确答案。每个备选项可重复选用，也可不选用）

[6~9]
   A. 西地那非
   B. 奥利司他
   C. 碳酸氢钠
   D. 氯化钠
   E. 氯化铵

6. 属于电解质的是（　　）

7. 属于酸碱平衡调节药的是（　　）

8. 属于抗肥胖症的药物是（　　）

9. 属于调节性功能的药物是（　　）

三、多项选择题（每题的备选项中有两个或两个以上正确答案）

10. 氯化钠可用于（　　）
    A. 低钠综合征
    B. 脱水或休克
    C. 可防中暑
    D. 眼、伤口的冲洗
    E. 慢性肾上腺素皮质功能不全症

11. 属于电解质和酸碱平衡调节药的是（　　）
    A. 氯化钠
    B. 氯化钾
    C. 口服补液盐
    D. 碳酸氢钠
    E. 乳酸钠

12. 具有调节生活质量作用的药物是（　　）
    A. 氯化钠
    B. 奥利司他
    C. 口服补液盐
    D. 碳酸氢钠
    E. 西地那非

13. 葡萄糖的应用包括（　　）

A. 配制腹膜透析液　　B. 大量体液丢失　　C. 脑水肿

D. 静脉药物的稀释剂　E. 高钾血症

四、思考题

14. 患者，男，50 岁，疾病诊断为急性化脓性扁桃体炎，医生开具如下处方。

Rp.

5% 葡萄糖注射液　500ml

青霉素　800 万 U

i. v. gtt.　q. d.

问题：请分析是否合理并说明原因。

（陈淑瑜）

书网融合……

重点小结　　　　　　微课　　　　　　习题

第四十七章 实训指导

实训一 药理学动物实验的基本知识与技术

【实训目的】

(1) 明确药理学动物实验的意义与要求。

(2) 熟悉药理学实验的一般方法。

(3) 了解实验动物的要求和选择。

(4) 学会常用实验动物的捉拿及给药技术。

(5) 学会实验报告的撰写方法。

【实训材料】

1. 器材 1ml、2ml 注射器。

2. 药品 生理盐水。

3. 动物 小鼠、家兔。

【实训内容】

一、药理学动物实验的意义和要求

(一) 意义

药理学是一门以实验为基础的医学桥梁学科,药理实验是药理教学中不可缺少的组成部分,对学习和掌握药理学知识具有重要作用。通过药理学实验,使学生熟悉药理学的基本实验方法和技能,了解获得药理学知识的科学途径,验证药理学中重要的基本理论,加强对理论知识的理解;培养学生科学的思维方法、严谨的工作态度、精益求精的工匠精神和团结协作的工作作风,训练和培养学生具有创新意识和发现问题、分析问题和解决问题的能力。

(二) 要求

1. 实验前

(1) 预习实验教程,明确实验的目的意义、方法步骤、注意事项,并领会其设计原理。

(2) 复习与实验相关的理论知识,对实验中所用药物要了解其药理作用,并明白该药在实验中的意义。

(3) 预测实验可能出现的实验现象及原因。

(4) 明确小组成员分工职责,尽量保证每个同学都能得到应有的技能训练。

2. 实验时

(1) 严格遵守实验室规则,注意安全操作,防止发生触电、药物中毒和动物咬伤等事故。

(2) 严格按照实验方法和步骤进行规范和准确的技术操作,精益求精,防止出现意外差错。

(3) 认真观察实验中出现的现象,准确记录药物反应的出现时间、表现及最后转归。

(4) 爱护实验器材,注意节约实验材料,尽量避免或减少动物不必要伤亡。

(5) 注意保持安静和良好的课堂秩序,尊重指导老师。

3. 实验后

（1）关闭实验仪器，清点擦洗实验器材并放回指定位置，如有损坏或遗失，要立即报告带教老师。

（2）及时清洁实验器材，保持室内卫生，存活或死亡的动物分送至指定地点。

（3）及时整理实验结果，保存好原始记录，书写实验报告。

二、药理学实验的一般方法

药理学动物实验的一般方法分为离体实验和在体实验。

（一）离体实验

离体实验是用动物器官、组织、细胞等在体外进行。

1. 离体脏器实验　如心脏、子宫、肠管、气管等实验。

2. 离体组织实验　如肝组织、脑组织、大小动脉血管等实验。

3. 体外细胞培养　如心肌细胞、神经细胞、血细胞等实验。

4. 体外病毒、细菌培养　如肝炎病毒、金黄色葡萄球菌等实验。

（二）在体实验

在体实验是指对整体动物进行药物作用的观察。

1. 根据是否病理造模分类　在体实验可分为：①健康动物实验，包括清醒状态和麻醉状态两种实验；②疾病病理模型实验，建立与人类疾病相似或相近的动物模型，观察药物的作用。如离体蛙心给予低钙任氏液后造成蛙心衰竭模型，然后给予强心苷观察其对心衰的作用。

2. 根据实验周期和用药次数分类　在体实验可分为：①急性实验，可在短时间内完成，通常为2～3小时，一般不超过8小时，是教学中常用的方法；②慢性实验，观察时间比较长，可达数日、数周或数月，甚至更长时间。

三、实验设计原则

1. 随机原则　按照机遇均等的原则进行分组，目的是减少一切干扰因素造成的实验误差，而不受实验者主观因素或其他偏性误差的影响。

2. 对照原则

（1）阴性对照　包括：①空白对照，指在不加任何处理的条件下进行观察对照，应为阴性结果；②假处理对照，指在给予生理盐水或不含药物的溶媒的条件下进行观察对照，应为阴性结果。

（2）阳性对照　又称标准对照，指以已知经典药物在标准条件下与实验药进行对照，应为阳性结果。

四、动物实验的基本知识和技术

（一）实验动物的选择

药理学实验中常用的动物有青蛙、蟾蜍、小鼠、大鼠、豚鼠、家兔、猫和狗等，由于动物对药物的反应具有种属差异性，故应根据实验目的和要求选用不同的实验动物。

1. 青蛙和蟾蜍　两者均属于两栖纲，无尾目。其心脏能在离体情况下保持较持久地节律性搏动，用于蛙心起搏点、蛙心灌流及心功能不全等实验，以观察药物对心脏的作用。蛙坐骨神经腓肠肌标本可用于局麻药和肌松药的实验，以观察药物对周围神经、横纹肌或神经－肌肉接头的作用。

2. 小鼠　属于哺乳纲，啮齿目，鼠科。价格低廉，操作方便，又能复制出多种疾病模型，是医学实验中用途最广泛和最常用的动物。实验用标准体重18～22g，雌雄鉴别是观察肛门与生殖器的距离，若距离近，则为雌性，反之为雄性。小鼠寿命2～3年，易于繁殖，孕期20～25天，生命力强，适用于需要大量动物的实验及药物的初筛实验，如半数致死量的测定和药物的初筛实验等。

3. 大鼠　属于哺乳纲，啮齿目，鼠科。用途与小鼠基本相同，广泛用于胃酸分泌、胃排空、水肿、炎症、休克、心功能不全、肾功能不全等实验。大鼠对炎症反应较为灵敏，其踝关节炎模型常用于观察药物的抗炎作用。

4. 豚鼠　又名天竺鼠、荷兰猪。属于哺乳纲，啮齿目，豚鼠科。其对组胺和结核杆菌敏感，是筛选平喘药、抗组胺药及结核病研究的最理想的动物，豚鼠离体心脏和回肠肌也是常用的实验标本。

5. 家兔　属于哺乳纲，啮齿目，兔科。家兔性情温顺，耳朵大，血管粗而清晰，便于注射和取血，常用于心脏、血压、呼吸、尿量等测定实验。家兔体温比较稳定，常用于解热药的研究和热源检查，家兔皮肤对刺激物的反应近似人类，常用于药物对皮肤的刺激实验。

6. 猫　属于哺乳纲，食肉目，猫科。猫头部表面与脑的部位有固定的对应关系，且脑容量大，故更适用于脑内给药观察药物的作用。

7. 狗　属于哺乳纲，食肉目，犬科。广泛用于许多系统的急、慢性实验研究，是最常用的大动物，如常用于血压、酸碱平衡紊乱、DIC、休克等大实验。

（二）实验动物的捉拿方法

1. 青蛙和蟾蜍捉拿方法　左手握持，将食指和中指夹住蛙的左前肢，拇指压住右前肢，将下肢拉直，用无名指和小指压住（图实训-1）。

2. 小鼠捉拿方法　用右手提鼠尾，放于粗糙面上，向后方轻拉鼠尾，使小鼠前肢固定在粗糙面上，然后迅速用左手拇指、食指和中指捏其双耳间颈背部皮肤，无名指、小指和掌心夹其背部皮肤和尾部，便可将小鼠牢固捉持（图实训-2）。

图实训-1　青蛙和蟾蜍捉拿方法　　　　图实训-2　小鼠捉拿方法（双手法）示意图

3. 大鼠捉拿方法　用右手抓住鼠尾，放于粗糙面上，用拇指和食指握住头颈部皮肤，其余手指与掌部握住背部皮肤，为防止被鼠咬伤，左手可戴防护手套或以布巾包住鼠身（图实训-3）。

4. 豚鼠捉拿方法　豚鼠不咬人，不需防护，先用手掌扣住鼠背，抓住其肩胛上方，将手张开，用手指环握颈部，另一只手托住其臀部，即可轻轻提起、固定（图实训-4）。

图实训-3　大鼠捉拿方法示意图　　　　图实训-4　豚鼠捉拿方法

5. 家兔捉拿方法 一只手抓住兔颈背部皮肤，将兔轻轻提起，另一只手托住臀部，使兔呈蹲坐姿势（图实训 - 5），切不可用手握持双耳提起兔子。

（三）实验动物的标记

在动物实验时，常需要编号分组，故将动物做上不同的标记加以区别。常用的编号标记方法有染色法、挂牌法和烙印法，家兔等较大动物可用特制的号码牌固定于耳上，而小动物则常用染色法，常用染色的化学试剂是 3% ~ 5% 苦味酸溶液，标记成黄色。

图实训 - 5 家兔捉拿方法

1. 标记方法一 如给小鼠标记 1 ~ 10 号，可将小鼠背部的肩、腰、臀部按左、中、右分为九个区，从左到右标记 1 ~ 9 号，第 10 号不作标记（图实训 - 6）。

2. 标记方法二 动物左前、后肢标记分别为 1、2 号，右前、后肢标记分别为 3、4 号，头部标记为 5 号，若在头部标记后，又在左前肢或后肢，或右前肢或后肢标记一处，则分别为 6、7、8、9 号，10 号是在身体靠近尾部标记，在 10 号的基础上还可与 1、2、3、4、5 号组合，分别形成 11、12、13、14、15 号等。

图实训 - 6 小鼠标记方法示意图

（四）常用的给药方法

1. 小鼠给药方法

（1）灌胃给药 左手固定小鼠，右手持灌胃器，使灌胃针头弯面朝上，将灌胃针小心自口角插入口腔，压迫鼠的头部，使口腔与食道成一直线。将灌胃针沿咽后壁随其吞咽动作缓缓插入食道 2 ~ 2.5cm 达胃部，然后注入药液（图实训 - 7）。若注射器推注困难，应抽出重插，若误入气管给药，可使小鼠立即死亡，一次灌药量为 0.1 ~ 0.3ml/10g，最大量不超过 1.0ml/只。

（2）腹腔给药 左手捉持小鼠，腹部朝上，头部下倾，右手持注射器，在其左或右侧下腹部以 45°角将针头朝小鼠头部方向刺入腹腔，此时有落空感，缓缓推入药液（图实训 - 8），注意注射部位不宜太高，一次注射量为 0.1 ~ 0.2ml/10g。

图实训 - 7 小鼠灌胃给药示意图

图实训 - 8　小鼠腹腔给药示意图

（3）皮下给药　左手单手法捉持小鼠，拇指及食指轻轻捏起颈部皮肤，右手持注射器将针头刺入皮下，然后注入药液。或左手捉持小鼠，右手持注射器，约10°角刺入前肢腋部或背部皮下，注入药液后皮下可见隆起小包，然后针头稍向后退出一段，再旋转针头拨出，以防药液漏出，注射量为0.05～0.2ml/10g。

（4）尾静脉给药　将小鼠置入特制的固定筒内，使鼠尾露在外，用75%乙醇涂擦，使血管扩张，表皮角质软化。以左手拇指和食指捏住鼠尾，中指从下面托住尾巴，右手持注射器，在尾部四分之一处（此处皮肤薄易于穿刺）选择两侧静脉中扩张明显者，使针头与鼠尾呈3°～5°角刺入。先缓推少量药液，如无阻力，可继续注入药液（图实训 - 9），如有阻力且局部变白，表明不在血管内，应拔针重新注射，注射容量为0.1～0.2ml/10g。

图实训 - 9　小鼠尾静脉给药示意图

2. 大鼠给药方法　大鼠各种给药法基本与小鼠相同，只是使用的注射器和用药量大。

3. 家兔给药方法

（1）耳缘静脉注射　兔耳外缘的血管为静脉，中央血管为动脉。将兔固定于兔箱内，先剪去耳背面外缘的毛，便于辨认和扩张血管，并用酒精棉球涂擦此注射处皮肤，以左手食指和中指夹紧耳根部，拇指和无名指捏住耳尖部，右手持注射器，从耳尖端无名指所垫处注射，针刺入后用左手拇指按住针头，此时若无阻力或无发生局部皮肤发白隆起现象，说明针头在血管内即可注射药液。注射完毕压住针眼，拔去针头，继续压迫数分钟止血（图实训 - 10），注射容量为0.5～2.5ml/kg。

（2）灌胃给药　两人合作，助手就座。将家兔的躯体夹于两腿之间，左手紧握双耳固定头部，右手抓住双前肢固定前身，术者将开口器横插在家兔口中，缓慢旋转开口器，将兔舌压住固定。取8号导尿管经开口器中小孔，沿上颚壁缓慢插入食道15～18cm，此时可将导尿管外口端置于一杯清水中，若无气泡逸出，说明确已插入食道，这时可用注射器注入药液，然后注入少许清水以冲洗管内残存的药液。灌胃完毕，应先捏闭导尿管外口，拔出导尿管，再取出开口器（图实训 - 10），灌胃总量每只不超过20ml。

图实训-10　家兔耳缘静脉给药法

图实训-11　家兔灌胃给药法

（3）肌内注射　选择肌肉发达而无血管的部位，一般多选臀部，注射时垂直迅速刺入肌肉，回抽针栓，若无回血，即可注射，注射容量为 0.5～2.0ml/kg。

（4）皮下注射、腹腔注射　方法基本同小白鼠，皮下注射容量为 0.5～2.0ml/kg，腹腔注射容量为 0.5～1.0ml/kg。

常见动物不同给药途径的给药容积范围见表实训 1-1。

表实训-1　几种常见动物不同给药途径的给药容积范围（ml/只）

给药途径	小鼠	大鼠	豚鼠	兔	狗
腹腔注射	0.2～1.0	1.0～3.0	2.0～5.0	5.0～10.0	5.0～15.0
皮下注射	0.1～0.5	0.5～1.0	0.5～2.0	1.0～3.0	3.0～15.0
肌肉注射	0.1～0.2	0.2～0.5	0.2～0.5	0.5～1.0	2.0～5.0
静脉注射	0.2～0.5	1.0～2.0	1.0～5.0	3.0～5.0	5.0～15.0
灌胃给药	0.2～1.0	1.0～4.0	1.0～5.0	80.0～150.0	200.0～500.0

（五）实验动物的常用采血法

在实验中，经常需要采取动物的血液进行检验及分析，因此，掌握正确的采血方法很有必要。下面介绍兔与大小鼠的采血方法。

1. 兔采血法

（1）耳缘静脉采血　将兔固定在箱内或仰卧固定于兔台上，在耳缘静脉处拔去取血部位的耳背部皮肤兔毛，用手指轻弹耳壳或用二甲苯或乙醇棉球涂擦局部，使血管扩张，用 5 号或 6.5 号针头的注射器向心方向刺入血管内徐徐抽动针栓取血。取血不多时可以用针头或刀片纵向刺破血管后让血液自然流出，用吸管取血，或直接滴入盛器中。采血完毕，用干棉球压迫止血，一般可采血 5～10ml。

（2）耳中央动脉采血　将兔先固定于兔箱内或固定于兔台上，在兔耳的中央找到一条颜色鲜红、较粗的血管，则为中央动脉。用左手固定兔耳，右手持注射器，在其末端向心方向刺入动脉取血，取血后用干棉球压迫止血。中央动脉容易发生痉挛性收缩，应让其充分扩张后取血，可采血 15ml。

（3）心脏穿刺采血　将兔前肢在背后交叉固定于手术台上，剪去胸前区被毛，皮肤消毒后，用左手食指在左胸第 3～5 肋间触摸心搏处，取心搏最明显处用带有 6.5 号或 7 号针头的注射器，垂直刺入心脏。当针头进入心脏时，血可自动涌入注射器，如不顺利可将针头稍微轴向转动或调节刺入的深度，每次采血量 20～25ml。

2. 大鼠和小鼠采血法

（1）尾静脉采血　用于小量取血，将鼠身固定或麻醉，鼠尾浸泡在 45℃ 左右的温水中几分钟，或用二甲苯、乙醇棉球涂擦，扩张尾部血管。擦干后，剪去尾尖 0.3～0.5cm，让血滴入盛器内或用血红蛋白吸管吸取。必要时，可从尾根向尾尖挤压取血，取血结束时，以干棉球压迫止血。此法小鼠每次可取血0.1ml。

（2）眶后静脉丛采血 取直径1~1.5mm、长1~1.5cm的特制玻璃毛细管，事先浸入1%肝素溶液中，并烘干备用。取血时左手拇指和食指抓住两耳之间的头部皮肤，使头部固定，轻轻压迫动物的颈部两侧，阻断头部静脉血液回流，使眼球充分外突，眶后静脉丛充血，右手持毛细管与鼠面成45°角，刺入下眼睑与眼球之间，轻轻向眼底方向移动，并向下捻动，大鼠刺入4~5cm、小鼠2~3cm可达眶后静脉丛，稍加吸引，使血流入毛细管。达到所需血量时，拔出玻管，松开左手，自可止血。也可用带有7号针头的1ml注射器代替玻管取血。这种方法小鼠一次可采血0.1~0.3ml，大鼠可采血0.5~1ml。

（3）断头采血 需血量大，而且不需动物存活时可用此方法。用利剪刀剪去鼠头，鼠颈向下，将血流入备有抗凝剂的容器中。注意防止动物毛等杂物流入容器引起溶血。此法小鼠可采血0.8~1.2ml，大鼠5.0~10.0ml。

五、药物剂量的计算

（一）药量单位

药物的计量采用国际衡量公制单位。药物的重量以"克（g）"为基本单位，容量以"毫升（ml）"为基本单位，常用的重量和容量的公制见表实训-2。

表实训-2 常见重量和容量公制表

国际单位符号	国际单位名称
a（atto）	（$\times 10^{-18}$）阿（微微微）
f（temto）	（$\times 10^{-15}$）飞（毫微微）
p（pico）	（$\times 10^{-12}$）皮（微微）
pg（picogarm）	皮克（微微克）
n（nano）	（$\times 10^{-9}$）钠（毫微）
ng（nanogarm）	钠克（毫微克）
nl（nanolitre）	钠升（毫微升）
nm（nanometer）	钠米（毫微米）
μ（micro）	（$\times 10^{-6}$）微
μg（microgarm）	微克
μl（microlitre）	微升
μm（micron）	微米
m（milli）	（$\times 10^{-3}$）毫
mg（milligarm）	毫克
ml（millilitre）	毫升
mm（millimeter）	毫米
c（centi）	（$\times 10^{-2}$）厘
d（deci）	（$\times 10^{-1}$）分
k（kilo）	（$\times 10^{3}$）千
k（kilogram）	千克（公斤）
k（kilometer）	千米（公里）
cpm	每分钟计数（测定放射性的单位）
ppm	每百万份数的份数（百万分之几）

（二）药物剂量的计算

动物实验所用药物剂量一般按 mg/kg（或 g/kg）体重计算，应用时须从已知药液浓度换算出相当于每千克体重应注射的药液量（ml），以便于给药。

例：小鼠体重 18g，腹腔注射盐酸吗啡 10mg/kg，现药液浓度为 0.1%。应注射多少毫升？

1. 第一种计算方法 0.1% 的溶液即每毫升含药物 1mg（即 1mg/ml），剂量为 10mg/kg，相当的容积为 10ml/kg，小鼠体重为 18g，换算成 kg 为 0.018kg，故应注射药液量 = 0.018kg × 10ml/kg = 0.18ml。

小鼠给药剂量常以 mg/10g 计算，换算成容积时也可以 ml/10g。计算较为方便，如上例：注射剂为 10mg/kg 可换算成 10mg/kg = 10ml/1000g = 0.1ml/10g。那么 18g 体重的小白鼠应注射药液量 = 0.18ml，相当于 0.18mg/10g。计算其他小鼠药量时很方便，如 20g 体重的小鼠，给药量为 0.20ml，以此类推。

2. 第二种计算方法 可按如下计算公式进行计算：

$$给药容量（ml）= \frac{剂量（mg/kg）×动物体重（kg）}{注射液浓度（mg/ml）}$$

六、实验报告的撰写

实验报告是培养文字表达能力和概括综合分析问题能力的重要训练。实验报告要求结构完整、条理分明、用词规范、详略得宜、措辞注意科学性和逻辑性，一般包括下列内容。

1. 实验题目 一般应包括实验药物、实验动物、实验方法及实验结果，如"强心苷对离体蛙心的作用"。

2. 实验目的 说明本次实验的目的。

3. 实验方法 当完全按照实验指导上的步骤进行时，可用简练的文字描述，也可不再重述，如果实验方法临时有所变动，则应作简要说明。

4. 实验结果 实验结果是实验报告中最重要的部分，必须保证其真实性，实验中要及时、准确做好原始记录。实验结束后应立即进行归纳与整理，最好以图表的形式体现，不可单凭记忆或搁置了长时间后再作整理，否则易致遗漏或差错。

5. 讨论 应针对实验中所观察到的现象与结果，联系课堂讲授的理论知识进行分析和讨论。不能离开实验结果空谈理论，要判断实验结果是否为预期的，如果属于非预期的则应分析其可能原因。

6. 结论 是从实验结果归纳出来的概括性判断，也就是对本实验所能说明的问题、验证的概念或理论的简要总结。应注意与实验目的相对应，并做到文字简练、明确、严谨，不可超出本实验结果所说明的问题。

七、实验动物的捉拿和剂量换算练习

1. 材料

（1）器材 鼠笼。

（2）动物 小鼠、家兔。

2. 内容

（1）分组进行小鼠、家兔的捉拿练习。

（2）分组进行剂量的换算练习。

【实训思考】

（1）小鼠、家兔捉拿时应注意哪些事项？

（2）已知小鼠体重 22g，腹腔注射地西泮的剂量为 20mg/kg。现有地西泮注射液浓度为 0.1%，请计算应注射多少量（ml）？

（夏盟恺）

实训二　不同剂量对药物作用的影响

【实训目的】

（1）观察不同剂量尼可刹米对小鼠作用的差异。

（2）学会小鼠的腹腔注射给药技术。

【实训材料】

1. 器材　普通天平、1ml 注射器。

2. 药品　0.1%、1.0%、5% 尼可刹米溶液。

3. 动物　体重相近小鼠 3 只。

【实训步骤】

（1）取小鼠 3 只，分别称体重、编号，观察正常活动情况。

（2）各小鼠经腹腔注射不同浓度的尼可刹米溶液 0.1ml/10g。

（3）将给药后的小鼠放置鼠笼中，观察其表现有何区别。记录首次出现惊厥时间（潜伏期）和最终结果。

【实训提示】

（1）在一定药物剂量范围内，药物效应随剂量的递增而增强。当超过一定剂量，可出现中毒甚至死亡。尼可刹米为中枢兴奋药，随着剂量增加，其中枢兴奋作用逐渐增强，过量可出现惊厥反应。

（2）掌握腹腔注射的正确方法，给药剂量一定要准确。

（3）小鼠的惊厥是指四肢、躯干与颜面骨骼肌非自主的强直与阵挛性抽搐，常为全身性、对称性，伴有或不伴有意识丧失。

（4）比较各鼠给药前后的表现、作用强度和发生快慢。

【实训结果】

表实训 –3　不同剂量尼可刹米对小鼠作用的差异

鼠号	体重（g）	剂量（ml/10g）	惊厥潜伏期（min）	给药前表现	给药后表现
1					
2					
3					

【实训思考】

根据理论知识，分析各鼠出现不同反应程度（强弱、快慢）的原因。

（夏盟恺）

实训三　不同给药途径对药物作用的影响

一、硫酸镁实验

【实训目的】

（1）观察不同给药途径对硫酸镁作用的影响。

（2）学会小鼠灌胃和腹腔注射给药技术。

【实训材料】

1. 器材　普通天平、1ml 注射器、小鼠灌胃器。

2. 药品　10% 硫酸镁溶液。

3. 动物　体重相近小鼠 2 只。

【实训步骤】

（1）取小鼠 2 只，分别称体重、编号，观察正常活动情况。

（2）一只腹腔注射 10% 硫酸镁溶液 0.2ml/10g，另一只用同样剂量的硫酸镁灌胃。

（3）分别将两鼠置鼠笼中，观察其表现有何区别。

【实训提示】

（1）药物给药途径不同，可直接影响药物效应的快慢和强弱，甚至出现质的不同。硫酸镁口服不吸收，产生导泻和利胆作用，注射给药易吸收，产生抗惊厥和降压作用。

（2）掌握规范的灌胃操作技术，不要误入气管或插破食管，前者可致窒息，后者可出现如同腹腔注射时的吸收症状，重则死亡。

（3）注射给药后药物作用出现较快，需留心观察。

【实训结果】

表实训 - 4　不同给药途径对硫酸镁作用的影响

鼠号	体重（g）	剂量（ml/10g）	给药途径	给药前表现	给药后表现
1					
2					

二、尼可刹米实验

【实训目的】

（1）观察不同给药途径对尼可刹米作用的影响。

（2）学会小鼠灌胃和腹腔注射给药技术。

【实训材料】

1. 器材　普通天平、1ml 注射器、小鼠灌胃针头。

2. 药品　2.5% 尼可刹米溶液。

3. 动物　体重相近小鼠 2 只。

【实训步骤】

（1）取小鼠2只，分别称体重、编号，观察正常活动情况。

（2）按0.2ml/10g剂量，分别以灌胃和腹腔注射给予2.5%尼可刹米溶液。

（3）分别将小鼠置鼠笼中，观察其表现有何区别。

【实训提示】

（1）药物给药途径不同，可直接影响药物效应的快慢和强弱。尼可刹米腹腔注射吸收快，出现惊厥潜伏期短，症状严重。而灌胃给药吸收慢，出现惊厥潜伏期长，症状相对较轻。

（2）掌握规范灌胃操作技术，不要误入气管或插破食管，前者可致窒息，后者可出现如同腹腔注射时的吸收症状，重则死亡。

（3）注射给药后药物作用出现较快，需留心观察。

【实训结果】

表实训 –5　不同给药途径对尼可刹米作用的影响

鼠号	体重（g）	剂量（ml/10g）	惊厥潜伏期（min）	给药前表现	给药后表现
1					
2					

【实训思考】

给药途径不同，药物的作用为什么有的会出现量的不同，有的会出现质的不同？

（夏盟恺）

实训四　药物血浆半衰期的测定

【实训目的】

（1）学习测定药物 $t_{1/2}$ 的基本方法。

（2）学会家兔的捉拿和耳缘静脉注射给药技术。

（3）了解家兔采血技术。

【实训材料】

1. 器材　721型分光光度计、离心机、婴儿秤、兔固定箱、5ml注射器、7号针头、50ml烧杯、10ml试管、试管架、吸管（0.5ml、1ml、5ml）、吸球、纱布。

2. 药品　0.02%水杨酸钠标准溶液、10%水杨酸钠溶液、10%三氯醋酸溶液、10%三氯化铁溶液、0.5%肝素溶液（生理盐水配制）、蒸馏水。

3. 动物　体重2.5~3kg家兔1只。

【实训步骤】

取试管4支，编号，按下表进行加样（表实训 –6）。

表实训-6 水杨酸半衰期测定加样表

试管号 加入液体（ml）	1号 （对照管）	2号 （标准管）	3号 （5分钟给药管）	4号 （35分钟给药管）
10%三氯醋酸溶液	3.5	3.5	3.5	3.5
给药前血液	1.0	1.0		
给药后5分钟血液			1.0	
给药后35分钟血液				1.0
0.02%水杨酸钠标准溶液		1.0		
蒸馏水	1.0		1.0	1.0
10%三氯化铁	0.5	0.5	0.5	0.5

（1）取4支试管，各加入10%三氯醋酸溶液3.5ml。

（2）取家兔1只，称重。用0.5%肝素溶液浸润的注射器从心脏（或耳缘静脉）取血2ml，分别加入1号管和2号管各1ml，摇均静置。

（3）按2ml/kg（200mg/kg）剂量由耳缘静脉缓慢注射10%水杨酸钠溶液，记录给药时间。

（4）分别于给药后5分钟、35分钟从心脏（或耳缘静脉）取血各1ml，置于3号和4号管，摇均静置。

（5）取0.02%水杨酸钠标准溶液1ml，加入2号管。其余各管均加入1ml蒸馏水摇匀。

（6）将4支试管以1500~3000r/min离心5分钟，精确吸取上清液3.0ml分别放入另一对应编号的试管中，每管各加入10%三氯化铁溶液0.5ml摇匀显色。

（7）用分光光度计以1号管为对照，在520nm波长处测定其他各管的吸光度。

（8）由标准管吸光度值（y）和浓度（x）求比值k，即$k = x/y$。

（9）根据$x = k \times y$，由y_1（3号管吸光度）和y_2（4号管吸光度）求x_1（3号管血药浓度）和x_2（4号管血药浓度）。

【实训提示】

（1）水杨酸钠在酸性环境中可变为水杨酸，后者与三氯化铁反应生成一种配位化合物，该化合物在520nm波长有最大吸收峰，其吸光度与水杨酸的浓度成正比，在不同时间测定吸光度，可求出相应的血药浓度及半衰期。

（2）严格按实验步骤操作，试管编号和所加入溶液不可混乱。

（3）为防止凝血，心脏取血时，注射器内应先用0.5%肝素溶液湿润。

（4）离心时应注意试管的平衡，以免损坏离心机。

（5）禁止用手触摸比色皿的光滑面，若溶液流出，只能用擦镜纸擦拭。

【实训结果】

表实训-7 水杨酸半衰期测定加样表

加入液体（ml）	试管号			
	1号（对照管）	2号（标准管）	3号（5分钟给药管）	4号（35分钟给药管）
光密度				
k值				
血药浓度（μg/ml）				

1. 根据公式计算 $t_{1/2}$

$$t_{1/2} = \frac{0.301}{(\lg x_1 - \lg x_2)/\Delta t}$$

2. 作图法求 $t_{1/2}$　　在半对数坐标纸上，以时间为横坐标，血浆药物浓度的对数值为纵坐标作出药 – 时曲线，在此曲线上找出血浆药物浓度下降一半所对应的时间即为该药的半衰期。

【实训思考】

血浆半衰期的临床意义是什么？

（夏盟恺）

实训五　传出神经系统药物对家兔肠离体平滑肌的影响

【实训目的】

（1）学会离体平滑肌的实验方法。

（2）观察乙酰胆碱、阿托品、肾上腺素等药物对家兔离体肠平滑肌的作用。

【实训材料】

1. 器材　BL – 420 型生物机能实验系统、麦氏浴槽、L 形通气管、温度计、充气球胆、铁支架、张力换能器、弹簧夹、螺旋夹、双凹夹、粗剪刀、眼科剪、眼科镊、注射器、培养皿、缝合针线、木槌。

2. 药品　台氏液、0.01% 氯乙酰胆碱、0.1% 硫酸阿托品溶液、1% 氯化钡溶液。

3. 动物　家兔。

【实训步骤】

（1）取家兔 1 只，击头致死。立即剖腹，剪取空肠 2 ~ 3cm，放入盛有台氏液的烧杯中，剥离肠系膜，将肠内容物冲洗干净备用。

（2）向麦氏浴槽内加入适量台氏液，设置温度在 37 ~ 38℃，输入空气使气泡排出数为每秒 1 ~ 2 个。将肠段两端用缝针各穿一线，将肠段的一端系在通气管的小钩上，将通气管连同肠段放入麦氏槽内。

（3）肠段另一端的线系于张力换能器的小钩上，将换能器与 BL – 420 生物机能实验系统接好，选择"张力"信号。

（4）待肠管稳定后，观察离体肠正常收缩曲线，依次于麦氏浴槽内加入下列药液：①0.01% 氯乙酰胆碱 1ml，待作用明显、收缩达最高点时，加入 0.1% 硫酸阿托品溶液 1ml，待作用明显时，再加入 0.01% 氯乙酰胆碱 1ml，观察结果；②加入 1% 氯化钡溶液 1ml，观察结果，作用达最高点时，加入 0.1% 硫酸阿托品溶液 1ml，观察结果。

【实训提示】

（1）制作肠管标本时，动作要轻柔，勿将肠管腔封住，避免牵拉肠管，减少对肠的刺激。

（2）加药时药液须滴入台氏液里，不可滴在肠管上或沿浴槽壁滴入。

【实训结果】

表实训-8　传出神经系统药物对家兔肠离体平滑肌的影响

肠平滑肌	正常	氯乙酰胆碱	硫酸阿托品	氯乙酰胆碱	氯化钡	硫酸阿托品
收缩曲线						
收缩频率						
收缩幅度						

【实训思考】

加入阿托品前后对氯乙酰胆碱有何影响，为什么？

（付　围）

实训六　传出神经系统药物对动物血压的影响

【实训目的】

（1）学习麻醉动物急性血压实验的方法。

（2）观察传出神经药物对动物血压的影响。

【实训材料】

1. 器材　兔手术台、电子秤、手术刀、手术剪、粗剪刀、止血钳、气管插管、动脉插管、动脉夹、头皮针、插入式血压计、注射器、铁支架、螺旋夹、缝合线、酒精棉球、纱布、胶布、三通接头。

2. 药品　3%戊巴比妥钠溶液、6%枸橼酸钠溶液（或肝素溶液）、0.01%盐酸肾上腺素溶液、0.01%盐酸异丙肾上腺素溶液、0.1%酚妥拉明溶液、生理盐水。

3. 动物　家兔。

【实训步骤】

（1）取家兔一只，称重，耳缘静脉注射3%戊巴比妥钠溶液1ml/kg，麻醉后，仰位固定于手术台上。

（2）剪去颈部的毛，正中切开颈部皮肤，分离气管。在气管下穿一线，轻提气管，作一倒"T"形切口，插入气管插管，结扎固定。

（3）分离颈总动脉，将远心端结扎，朝向心方向插入与插入式血压计以三通相连的动脉插管（内充满枸橼酸钠溶液），结扎固定。

（4）观察记录一段正常血压曲线，然后依次由耳缘静脉注射下列药物：

1）观察拟肾上腺素药物对血压的影响：①0.01%盐酸肾上腺素0.1ml/kg；②0.01%盐酸异丙肾上腺素0.1ml/kg。

2）观察α受体阻断药对拟肾上腺素药作用的影响：①0.01%盐酸肾上腺素0.1ml/kg；②1%酚妥拉明溶液0.1ml/kg。

【实训提示】

所建静脉通道在不给药时应连续、缓慢地推注生理盐水，以防止血栓形成；必要时实验中的药物剂量可根据具体情况适当增减。

【实训结果】

表实训 – 9　传出神经系统药物对动物血压的影响

药物	血压值（kPa）	
	给药前	给药后
盐酸肾上腺素		
盐酸异丙肾上腺素		
盐酸肾上腺素		
酚妥拉明		

【实训思考】

酚妥拉明对肾上腺素的升压作用有何影响，为什么？

（付　围）

实训七　镇静催眠药的抗惊厥作用

【实训目的】

观察苯巴比妥对尼可刹米诱发的抗惊厥作用，联系其临床应用。

【实训原理】

尼可刹米是中枢兴奋药，剂量过大可引起惊厥反应。镇静催眠药苯巴比妥具有抗惊厥作用，可对抗尼可刹米引起的惊厥反应。

【实训材料】

1. 器材　天平、注射器（1ml）、针头（4 号）、大烧杯。

2. 药品　0.5% 苯巴比妥溶液、2.5% 尼可刹米溶液、生理盐水。

3. 动物　体重相近的小鼠 2 只。

【实训步骤】

（1）取体重相近小鼠 2 只，称重、编号，放入大烧杯中。

（2）观察并记录两组小鼠的正常活动情况。

（3）1 号鼠腹腔注射 0.5% 苯巴比妥溶液 0.1ml/10g，2 号鼠腹腔注射等量生理盐水。

（4）10 分钟后，给两只小鼠腹腔注射 2.5% 尼可刹米溶液水 0.2 ~ 0.3ml/10g。观察并记录惊厥出现的程度和速度。

【实训提示】

以小鼠后肢出现强直为惊厥指标。

【实训结果】

表实训 – 10　苯巴比妥对小鼠的抗惊厥作用

鼠号	体重	用药前反应	用药后反应	
			惊厥发生时间（min）	惊厥持续时间（min）和结果
1				
2				

【实训思考】

苯巴比妥的作用及临床应用有哪些？惊厥的危害是什么？哪些药物可以抗惊厥？

（付　围）

实训八　镇痛药的镇痛作用比较

【实训目的】

（1）观察疼痛反应与药物的镇痛作用，并联系其临床应用。

（2）学习化学刺激法筛选镇痛药或比较哌替啶和罗通定的镇痛作用。

【实训原理】

腹膜的感觉神经分布广泛，把醋酸等化学刺激物注入腹腔，使小鼠产生疼痛，表现为扭体反应。

哌替啶为人工合成镇痛药。其主要作用是激动阿片受体，激活脑内"抗痛系统"，阻断痛觉传导，产生中枢性镇痛作用。其作用出现快，对各种剧痛有较好的镇痛的作用。

罗通定为植物延胡索的提取物。其镇痛作用与脑内阿片受体无关。镇痛作用比哌替啶弱，但较解热镇痛药作用强，对慢性持续性钝痛效果好，对急性锐痛和癌性疼痛效差。

【实训材料】

1. 器材　天平1台、1ml注射器3支、针头3个、烧杯3个、秒表。

2. 药品　0.2%盐酸哌替啶溶液、0.2%罗通定溶液、生理盐水、0.6%醋酸溶液。

3. 动物　体重相近的小鼠3只（体重28～32g）。

【实训步骤】

（1）取体重相近小鼠3只，称重、编号。观察其正常活动情况。

（2）1号鼠腹腔注射0.2%盐酸哌替啶溶液0.1ml/10g，2号鼠腹腔注射0.2%罗通定溶液0.1ml/10g，3号鼠腹腔注射生理盐水0.1ml/10g。

（3）30分钟后各鼠均腹腔注射0.6%醋酸溶液0.2ml/10g。观察10分钟内出现扭体反应的小鼠数。

（4）实验结束后综合全班数据中，计算各药镇痛百分率（P）。

【实训结果】

表实训-11　镇痛药的镇痛作用比较

镇痛药物	鼠数	扭体反应鼠数	无扭体反应鼠数	药物镇痛百分率
哌替啶				
罗通定				
生理盐水				

$$药物镇痛百分率 = \frac{实验组无扭动反应鼠数 - 对照组无扭体反应鼠数}{对照组扭体反应鼠数} \times 100\%$$

【实训提示】

（1）醋酸溶液需临用时配制。

（2）小鼠体重轻，扭体反应出现率低。

（3）小鼠扭体反应表现为腹部收缩内凹、躯体扭曲、伸展后肢、臀部抬高及蠕行等，出现任何一项即为阳性。

【实训思考】

吗啡、哌替啶和罗通定的镇痛机制有何不同？联系其临床应用解释。

（付　围）

实训九　强心苷对离体蛙心的作用

【实训目的】

学习离体蛙心灌注法，观察毒毛花苷 K 对离体蛙心的作用。

【实训原理】

毒毛花苷 K 是强心苷类药，对心脏有正性肌力、负性频率及负性传导作用，中毒时可出现心律失常。

【实训材料】

1. 器材　探针、蛙板、手术器械、蛙心套管、烧杯、滴管、蛙心夹、记录仪。

2. 药品　0.025% 毒毛花苷 K 溶液、任氏液。

3. 动物　牛蛙。

【实训步骤】

（1）取蛙一只，破坏大脑及脊髓，仰卧固定于蛙板上，将胸腹部皮肤剪开，用镊子夹住剑突软骨轻轻提起，用剪刀将胸骨及肌肉一起剪去，剪开心包。手术中尽量避免剪破血管，以免影响操作。

（2）分离主动脉，将一线结扎左侧主动脉上端，并在两主动脉下穿过一线，打一松结备用。提起右侧主动脉下穿过一线，打一松结备用，提起右侧主动脉，朝向心端剪一"V"字形小口，盛有任氏液的蛙心套管，用食指封住管口由切口处插入主动脉球，用镊子柄顶住心尖，将套管缓缓向后向左推入心室，若已插入心室则有血液流进套管，管内液体随心脏收缩上下移动，用滴管吸去蛙心套管内的血液，以任氏液冲洗 2~3 次，然后扎紧备用的松结，剪断两主动脉弓，轻轻提起蛙心插管，在静脉窦以下把其余血管一起结扎，在结扎以下剪断，使心脏与蛙体分离。

（3）将管内的任氏液冲洗至无色为止，然后将蛙心插管固定在铁支架上，用蛙心夹夹住心尖部，连于换能器，打开电脑记录仪，记录一段正常心脏活动曲线。

（4）给药观察曲线有何变化：①换成等容积低钙任氏液；②当心脏收缩明显减弱时，加入0.025% 毒毛花苷 K 溶液 0.2ml；③当作用明显时，再加入 1% 氯化钙溶液 0.1ml。

【实训提示】

（1）蛙心套管要插入心室，不要插入太深，以免损伤心肌。

（2）结扎时要远离静脉窦（起搏点）。

【实训结果】

记录正常心脏活动曲线，以频率、收缩幅度为指标，给药后除观察上述指标外，并观察有无心律失常。

【实训思考】

本实验中可观察到毒毛花苷 K 的哪些药理作用？为什么会产生这些作用？

（周碧兰）

实训十　利尿药对家兔尿量的影响

【实训目的】

（1）观察呋塞米对家兔的利尿作用，分析其作用机制并联系其临床用途。

（2）学习兔耳缘静脉注射法、兔尿道导尿法。

【实训原理】

（1）呋塞米为强效利尿药，具有利尿和扩血管作用，其利尿作用起效快，短时间内利尿作用明显。

（2）采用导尿管法，观察呋塞米的利尿作用。

【实训材料】

1. 器材　兔手术台、注射器、导尿管、量筒、烧杯。

2. 药品　1% 呋塞米溶液、生理盐水、液状石蜡。

3. 动物　家兔（雄性，2kg 以上）。

【实训步骤】

（1）取家兔（雄性）1 只，称重，编号，静脉注射 37℃生理盐水 40ml/kg。

（2）30 分钟后，将家兔仰卧位固定于手术台上。将导尿管尖端用液状石蜡润滑后自尿道慢慢插入，当其通过膀胱括约肌进入膀胱后，即可观察到有尿液滴出（共插入 8～12cm），轻压膀胱，最初 5 分钟内滴出的尿液弃去不计。

（3）在导尿管下接一烧杯，待家兔尿液滴速稳定后，收集 20 分钟内滴出的尿液，用量筒量取毫升数（若尿液太少可计数尿液滴数），作为给药前的对照值。然后，静脉注射呋塞米 4mg/kg，并收集和量取给药后 20 分钟内的尿量。

（4）比较给药前后家兔尿量的变化。

【实训结果】

表实训 - 12　呋塞米对家兔尿量的影响

实验组	体重	给药剂量	给药前尿量（ml）	给药后尿量（ml）

【实训提示】

（1）注射生理盐水时，应将其先加热至 37℃左右，以免过凉的液体对家兔有刺激性。

（2）导尿管的插入动作要轻缓，以免损伤尿道口；插入深度要适当，不要插破膀胱。

（3）当遇到兔导尿不畅时，可尝试转动导尿管，以免导尿管顶在膀胱壁上，尿液无法导出。

【实训思考】

分析用呋塞米前后尿量变化的原因是什么？

（周碧兰）

实训十一　氢化可的松的抗炎作用

【实训目的】

（1）观察氢化可的松的抗炎作用并分析其作用机制。

（2）学习小鼠耳廓肿胀的实验方法。

【实训原理】

（1）二甲苯是一种具有强烈化学刺激性的有机溶剂，涂擦于小鼠耳廓皮肤上，能损伤所接触的局部组织，使之释放组胺、缓激肽等致炎物质，导致毛细血管通透性增加、白细胞浸润，产生急性炎症反应。

（2）氢化可的松属激素类抗炎药，具有强大的非特异性抗炎作用，可抑制各种原因所致的炎症反应，减轻小鼠耳郭的水肿。

【实训材料】

1. 器材　天平、1ml 注射器、针头（5 号）、烧杯、分析天平、打孔器（8～9mm）。

2. 药品　0.5% 氢化可的松溶液、生理盐水、二甲苯。

3. 动物　小鼠（雄性，体重 25～30g）。

【实训步骤】

（1）取体重相近小白鼠 4 只，称重、编号。观察其正常活动情况。

（2）用 0.1ml 的二甲苯溶液涂擦 4 只小鼠右耳廓正反两面皮肤。

（3）30 分钟后，取两只小鼠腹腔注射 0.5% 氢化可的松溶液 0.1ml/10g，另两只小鼠同法注射生理盐水 0.1ml/10g 作为对照。

（4）2 小时后将小鼠脱颈椎处死，沿耳廓基线剪下左右两耳，用直径为 8～9mm 打孔器分别在左、右耳廓同一部位打下圆耳片，分别用分析天平精确称重。

（5）用每只鼠的右耳片（致炎一侧）重量减去左耳片（对照一侧）重量即可算得右耳的肿胀程度。比较两药肿胀度，汇总全班实验结果，将对照鼠和给药鼠的肿胀程度进行统计学处理。

【实训结果】

表实训 -13　氢化可的松对抗小鼠耳廓肿胀作用

鼠号	致炎药物	治疗药物	左耳片重量	右耳片重量	肿胀度
1	二甲苯	氢化可的松			
2	二甲苯	氢化可的松			
3	二甲苯	生理盐水			
4	二甲苯	生理盐水			

肿胀度 = 右耳片重量 - 左耳片重量

【实训提示】

（1）在小鼠耳廓上涂二甲苯溶液时剂量应准确。首先应将小鼠固定好，并用注射器精确吸取二甲苯溶液。

（2）应选用锋利的打孔器。

（3）所取耳片应与涂二甲苯的部位一致，打耳片时应在左右耳廓同一部位。

【实训思考】

说出糖皮质激素的药理作用、抗炎机制及临床用药时的注意事项。

（周碧兰）

实训十二　链霉素的急性中毒及解救方法

【实训目的】

（1）学会观察小白鼠发生链霉素急性中毒时症状及解救方法。

（2）了解链霉素急性中毒的机制。

【实训原理】

（1）链霉素具有阻断神经－肌肉的传递作用，大剂量给药可出现骨骼肌松弛、运动功能和呼吸运动障碍。

（2）钙离子能促进神经末梢释放递质，可对抗链霉素的中毒症状。

【实训材料】

1. 器材　鼠电子天平、鼠笼、1ml 注射器、大烧杯。

2. 药物　4%硫酸链霉素溶液、5%氯化钙溶液、生理盐水。

3. 动物　小鼠。

【实训步骤】

（1）取体重相近的小鼠 2 只，称重、编号，观察记录呼吸、肌张力及活动情况。

（2）两鼠分别注射腹腔注射 4%硫酸链霉素溶液 0.1ml/10g。

（3）给药后注意观察并记录两鼠呼吸、肌张力及活动情况。待中毒明显后（四肢无力、呼吸困难、发绀等），一只小鼠立即腹腔注射 5%氯化钙溶液 0.1ml/10g，另一只小鼠立即腹腔注射生理盐水溶液 0.1ml/10g。

（4）注意观察并记录两只小鼠的呼吸、肌张力及活动情况。

【实训提示】

（1）小鼠给予大剂量链霉素后，须事先准备好所需剂量的氯化钙溶液，待出现明显中毒症状时立即腹腔注射，防止小鼠中毒死亡。

（2）小鼠活动情况可分为正常、增加、减少三级。

（3）观察肌张力时，将小鼠放置于铁丝网等粗糙表面，抓住鼠尾往后拖，根据阻力将其分为正常、较弱、很弱、无力四级。

【实训结果】

表实训 –14　链霉素的急性中毒及解救

鼠号	给药前表现	药物	给药后表现	解救药	解救后表现
1					
2					

【实训思考】

氨基糖苷类抗生素有哪些共性的不良反应？其急性中毒应选择哪些药物抢救？

（周碧兰）

实训十三　处方基本知识及处方调配

【实训目的】

（1）学习并掌握处方的基本知识。

（2）学会进行处方分析。

【实训材料/场景】

药品盒、处方、模拟药店或模拟药房。

【实训内容】

一、处方基本知识

2006 年 11 月 27 日经卫生部部务会议讨论通过了《处方管理办法》，自 2007 年 5 月 1 日起施行。由卫生部负责全国处方开具、调剂、保管相关工作的监督管理。

（一）处方的概念

处方是指由注册的执业医师和执业助理医师在诊疗活动中为患者开具的、由取得药学专业技术职务任职资格的药学专业技术人员审核、调配、核对，并作为患者用药凭证的医疗文书。在医疗工作中，处方反映了医、药、护各方在药物治疗活动中的法律权利与义务，并且可以作为追查医疗事故责任的证据，具有法律上的意义。处方记录了医生对患者药物治疗方案的设计和对患者正确用药的指导，并作为药学人员调剂活动的依据，具有技术上的意义。处方是患者药费支出的详细清单，同时可以作为调剂部门统计特殊管理和贵重药品消耗的单据，也具有经济学上的意义。

（二）处方类型

1. 按处方性质分类

（1）法定处方　主要指《中华人民共和国药典》和国家药品监督管理局颁布标准收载的处方，其具有约束力。

（2）医师处方　是医师为患者诊断、治疗和预防用药所开具的处方。

（3）协定处方　是医院药剂科与临床医师按日常医疗用药的需要，共同协商制定的处方。本类处方适合大量配制和储备，仅限于本单位使用。

2. 按开具的特殊药品和临床科别分类

（1）普通处方　处方笺为白色。

（2）急诊处方　处方笺为淡黄色，右上角标注"急诊"。

（3）儿科处方　处方笺为淡绿色，右上角标注"儿科"。

（4）麻醉药品和第一类精神药品　处方笺为淡红色，右上角标注"麻、精一"。

（5）第二类精神药品处方　处方笺为白色红字，右上角标注"精二"。

（三）处方格式

处方由处方前记、处方正文和处方后记三部分组成（图实训-12）。

图实训-12　处方格式

1. 处方前记　包括医疗机构名称、费别、患者姓名、性别、年龄、门诊或住院病历号，科别或病区和床位号、临床诊断、开具日期等。麻醉药品和第一类精神药品处方还应当包括患者身份证明编号，代办人姓名等。

2. 处方正文　以 Rp 或 R（拉丁文 Recipe"请取"的缩写）标示，分列药品名称、剂型、规格、数量、用法用量。

3. 处方后记　包括医师签名或者加盖专用签章、药品金额以及审核、调配、核对、发药药学专业技术人员签名或者加盖专用签章等。

（四）处方书写主要规则

（1）使用专用处方笺书写，即普通处方为白色，急诊处方为淡黄色，儿科处方为淡绿色，麻醉药品为淡红色。

（2）每张处方限于一名患者的用药。患者一般情况、临床诊断填写清晰、完整，并与病历记载相一致。患者年龄应当填写实足年龄，新生儿、婴幼儿写日、月龄，必要时要注明体重。

（3）书写处方要求字迹清晰，项目书写完整。如药名、剂量、单位、规格、用法、用量要准确规范，不得涂改，如需修改，应当在修改处签名并注明修改日期。除特殊情况外，处方上应注明临床诊断。

（4）药品名称应当使用规范的中文名称书写，没有中文名称的可以使用规范的英文名称书写。书写药品用法可用规范的中文、英文、拉丁文或者缩写体书写，但不得使用"遵医嘱""自用"等含糊不清字句。

（5）西药和中成药可以分别开具处方，也可以开具一张处方，中药饮片应当单独开具处方。但不论是开具西药还是中成药，每一种药品应当另起一行，每张处方不得超过5种药品。

（6）药品剂量用阿拉伯数字书写，剂量单位一律采用法定剂量单位：重量以克（g）、毫克（mg）、微克（μg）、纳克（ng）为单位；容量以升（L）、毫升（ml）为单位；国际单位（IU）、单位（U）；中药饮片以克（g）为单位。用法用量应当按照药品说明书规定的常规用法用量，特殊情况需要超剂量使用时，应当注明原因并再次签名。

（7）开具处方后的空白处应画一斜线以示处方完毕。

（8）处方医师的签名式样和专用签章应当与院内药学部门留样备查的式样相一致，不得任意改动，否则应当重新登记留样备案。

（五）处方有效期

处方开具当日有效。特殊情况需延长有效期时，由开具处方的医师注明有效期限，但有效期最长不得超过3天。处方一般不得超过7日用量；急诊处方一般不得超过3日用量。对于某些慢性病、老年病或特殊情况，处方用量可适当延长，但医师应注明理由。

（六）处方限量

1. 普通药品 处方一般不得超过7日用量；急诊处方一般不得超过3日用量；对于某些慢性病、老年病或特殊情况，处方用量可适当延长，但医师应当注明理由。

2. 特殊管理药品 麻醉药品、精神药品、医疗用毒性药品和放射性药品的处方用量应当严格按照国家有关规定执行。

（1）为门（急）诊患者开具的麻醉药品或第一类精神药品注射剂，每张处方为一次常用量；控缓释制剂，每张处方不得超过7日常用量；其他剂型，每张处方不得超过3日常用量。

（2）第二类精神药品一般每张处方不得超过7日常用量；对于慢性病或某些特殊情况的患者，处方用量可以适当延长，医师应当注明理由。

（3）住院患者的麻醉药品和第一类精神药品处方应当逐日开具，每张处方为1日常量。

（七）处方保管

处方由调剂、出售处方药品的医疗机构或药品零售企业妥善保存。

1. 医院处方 普通处方、急诊处方、儿科处方保存1年，医疗用毒性药品、精神药品处方保存2年，麻醉药品处方保存3年。

2. 零售药店处方 按GSP规定，零售药店必须保存处方2年以上备查。

（八）处方中常用缩写及中文含义

1. 用药时间　表实训 – 15。

表实训 – 15　与用药时间相关的缩写及中文含义

拉丁文缩写	中文含义	拉丁文缩写	中文含义
a. c.	饭前	t. i. d.	每日三次
p. c.	饭后	q. i. d.	每日四次
a. m.	上午	q. o. d.	隔日一次
p. m.	下午	q. h.	每小时一次
q. m.	每晨	q. 4h.	每 4 小时一次
q. n.	每晚	st. , stat. !	立即
h. s.	睡前	S. O. S.	需要时（只一次）
q. d.	每日一次	p. r. n.	必要时用（可重复）
q. 2d.	每两日一次	Cito	急速地
b. i. d.	每日二次	lent	缓慢

2. 给药途径　表实训 – 16。

表实训 – 16　与给药途经相关的缩写及中文含义

拉丁文缩写	中文含义	拉丁文缩写	中文含义
i. d.	皮内注射	Pr. dos.	一次量，顿服
i. h.	皮下注射	Pr. inf.	婴儿用
i. m.	肌内注射	Pr. ocul.	眼用
i. v.	静脉注射	Pr. nar.	鼻用
i. v. gtt.	静脉滴注	Pr. aur.	耳用
p. o.	口服	Pr. rect.	灌肠
Adus. ext.	外用		

3. 药物制剂　表实训 – 17。

表实训 – 17　与药物制剂相关的缩写及中文含义

拉丁文缩写	中文含义	拉丁文缩写	中文含义
Amp.	安瓿剂	Ocul.	眼膏剂
Caps.	胶囊剂	Ol.	油剂
Emul.	乳剂	Past.	糊剂
Extr.	浸膏	Sol.	溶液剂
Inj.	注射剂	Syr.	糖浆剂
Lot.	洗剂	Tab.	片剂
Loz.	喉片	Tr.	酊剂
Mist. （Mixt.）	合剂	Ung.	软膏剂

4. 其他缩写　表实训-18。

表实训-18　其他相关的缩写及中文含义

拉丁文缩写	中文含义	拉丁文缩写	中文含义
aa	各	Sig.	标记（用法）
ad	加至	co. ，comp.	复方的
No.	数目，号	dil.	稀的
Rp.	取	fort.	浓的
q. s.	适量	Sat.	饱和的

（九）处方调配

处方调配是指销售药品时，药学技术人员根据医师处方调剂、调配药品的过程。

1. 调配程序　药品调配的一般程序为：收处方→审核处方→收费→调配处方→包装标示→核对检查→发药及用药交代。

2. 审核处方　包括处方规范审核和用药适宜性审核。

（1）处方规范审核　主要包括：①审核处方内容是否完整；②书写是否规范、字迹是否清晰；③有否执业（助理）医师签字；④是否有医疗机构盖章；⑤修改处是否有执业助理）医师签字并注明日期等。

（2）用药适宜性审核　主要包括：①对规定必须做皮试的药物处方医师是否注明过敏试验及结果的判定；②处方用量与临床诊断的相符性；③剂量、用法是否正确；④剂型与给药途径是否正确；⑤是否有重复给药现象；⑥是否有潜在临床意义的药物相互作用和配伍禁忌。

药学专业技术人员经过处方审核后，如有发现药品滥用和用药失误，应拒绝调剂，并及时告知处方医师，但不得擅自更改或者配发代用药品。对于发生严重药品滥用和用药失误的处方，药学专业技术人员应当按有关规定报告。

3. 调配处方及注意事项

（1）药学专业技术人员调剂处方时必须做到"四查十对"具体内容为：①查处方，对科别、姓名、年龄；②查药品，对药名、规格、数量、标签；③查配伍禁忌，对药品性状、用法用量；④查用药合理性，对临床诊断。

（2）注意事项主要有：①发出的药品应注明患者姓名和药品名称、用法、用量；②发出药品时应按药品说明书或处方医嘱，向患者或其家属进行相应的用药交代与指导，包括每种药品的用法、用量和注意事项等；③药学专业技术人员在完成处方调剂后，应当在处方上签名；④药学专业技术人员对于不规范处方或不能判定其合法性的处方，不得调剂。

（十）处方点评

1. 处方点评的意义　为规范医院处方点评工作，提高处方质量，促进合理用药，保障医疗安全，2010年2月，卫生部组织制定了《医院处方点评管理规范（试行）》。处方点评是根据相关法规、技术规范，对处方书写的规范性及药物临床使用的适宜性进行评价，发现存在或潜在的问题，制定并实施干预和改进措施，促进临床药物合理应用的过程。处方点评是医院持续医疗质量改进和药品临床应用管理的重要组成部分，尤其是随着近年来最新处方管理办法的出台，通过电子处方普及、处方信息的共享、药品临床路径管理和处方审核制度优化，更好地保障了患者用药的安全性，提高了医疗质量。

2. 处方点评的实施　处方点评的具体工作由医院药学部门成立的处方点评工作小组负责，会同医疗管理部门，根据医院实际情况，确定具体抽样方法和抽样率，其中门急诊处方的抽样率不应少于总处方量的1‰，且每月点评处方绝对数不应少于100张；病房（区）医嘱单的抽样率（按出院病历数计）不应少于1%，且每月点评出院病历绝对数不应少于30份。

3. 处方点评的结果　处方点评结果分为合理处方和不合理处方。不合理处方包括不规范处方、用药不适宜处方及超常处方。

（1）不规范处方　①处方的前记、正文、后记内容缺项，书写不规范或者字迹难以辨认的；②医师签名、签章不规范或者与签名、签章的留样不一致的；③药师未对处方进行适宜性审核的（处方后记的审核、调配、核对、发药栏目无审核调配药师及核对发药药师签名，或者单人值班调剂未执行双签名规定）；④新生儿、婴幼儿处方未写明日、月龄的；⑤西药、中成药与中药饮片未分别开具处方的；⑥未使用药品规范名称开具处方的；⑦药品的剂量、规格、数量、单位等书写不规范或不清楚的；⑧用法、用量使用"遵医嘱""自用"等含糊不清字句的；⑨处方修改未签名并注明修改日期，或药品超剂量使用未注明原因和再次签名的；⑩开具处方未写临床诊断或临床诊断书写不全的；⑪单张门急诊处方超过五种药品的；⑫无特殊情况下，门诊处方超过7日用量，急诊处方超过3日用量，慢性病、老年病或特殊情况下需要适当延长处方用量未注明理由的；⑬开具麻醉药品、精神药品医疗用毒性药品、放射性药品等特殊管理药品处方未执行国家有关规定的；⑭医师未按照抗菌药物临床应用管理规定开具抗菌药物处方的；⑮中药饮片处方药物未按照"君、臣、佐、使"的顺序排列，或未按要求标注药物调剂、煎煮等特殊要求的。

（2）不适宜处方　①适应证不适宜的；②遴选的药品不适宜的；③药品剂型或给药途径不适宜的；④无正当理由不首选国家基本药物的；⑤用法、用量不适宜的；⑥联合用药不适宜的；⑦重复给药的；⑧有配伍禁忌或者不良相互作用的；⑨其他用药不适宜情况的。

（3）超常处方　①无适应证用药；②无正当理由开具高价药的；③无正当理由超说明书用药的；④无正当理由为同一患者同时开具2种以上药理作用相同药物的。

4. 处方点评的监督管理　各级卫生主管部门应当加强对辖区内医院处方点评工作的监督管理，对不按规定开展处方点评工作的医院应当责令改正。药师未按规定审核处方、调剂药品、进行用药交代或未对不合理处方进行有效干预的，医院应当采取教育培训、批评等措施；对患者造成严重损害的，卫生主管部门应当依法给予相应处罚。

二、处方认知和处方分析练习

（1）学生分组到模拟药店认识处方药与非处方药。

（2）学生分组到模拟药房认识处方，并根据所学知识进行处方分析。

【实训思考】

（1）处方由几部分组成？各部分主要包括哪些内容？

（2）处方调配程序一般包括哪些环节？

（3）用药适宜性审核处方主要包括哪些内容？

（4）哪些情形可判定为不规范处方、用药不适宜处方及超常处方？

（5）分析下列处方是否合理并说明理由。

处方示例：

姓名：×× 性别：女 年龄：48岁 科别：呼吸内科

临床诊断：急性上呼吸道感染

Rp.

阿莫西林胶囊　0.25g×48

Sig. 0. 5   q. i. d.

罗红霉素片   0. 15g×12

Sig. 0. 15   b. i. d.

分析：此处方不合理，属于不适宜处方。因为阿莫西林属繁殖期杀菌剂，需在细菌繁殖期发挥杀菌作用，而罗红霉素属速效抑菌剂，能快速抑制细菌蛋白质合成，使细菌处于静止期，两药合用，罗红霉素不利于阿莫西林发挥杀菌作用。建议单用其中一种药物。

处方练习 1：

姓名：×× 性别：男 年龄：40 岁 科别：消化内科

临床诊断：胆绞痛

Rp.

硫酸阿托品注射液   0.5mg×1

Sig. 0.5mg   立即肌内注射

盐酸吗啡注射液   10mg×1

Sig. 10mg   i. m.   st！

处方练习 2：

姓名：×× 性别：男 年龄：52 岁 科别：心血管内科

临床诊断：慢性心功能不全

Rp.

地高辛片   0. 25mg×20

Sig. 0. 25mg   q. d.

10% 葡萄糖酸钙注射液   10. 0ml ⎫
　　　　　　　　　　　　　　　⎬ 混合缓慢静脉注射
25% 葡萄糖注射液　　　　20. 0ml ⎭

处方练习 3：

姓名：×× 性别：女 年龄：48 岁 科别：泌尿科

临床诊断：心衰、肾功能不全、合并泌尿道感染

Rp.

硫酸庆大霉素注射剂   8 万 U×6

Sig. 8 万 U   b. i. d.   i. m.

呋塞米注射液   20mg×18 ⎫
　　　　　　　　　　　　　⎬ i. v. gtt. q. d.
5% 葡萄糖氯化钠注射液   ml ⎭

处方练习 4：

姓名：×× 性别：女 年龄：32 岁 科别：血液科

临床诊断：风湿性关节炎

Rp.

醋酸泼尼松片   5mg×60

Sig. 10mg   t. i. d.   p. o.

阿司匹林片   0. 5g×30

Sig. 0. 5g   t. i. d.   p. o.

处方练习5：

姓名：×× 性别：男 年龄：48 岁 科别：心血管内科

临床诊断：原发性高血压

Rp.

普萘洛尔片 10mg×30

Sig. 10mg t. i. d. p. o.

氨氯地平片 5mg×10

Sig. 5mg b. i. d. p. o.

卡托普利片 25mg×30

Sig. 25mg b. i. d. p. o.

处方练习6：

姓名：×× 性别：女 年龄：48 岁 科别：消化内科

临床诊断：消化性溃疡

Rp.

奥美拉唑胶囊 20mg×14

Sig. 20mg b. i. d.

阿莫西林胶囊 0.25g×56

Sig. 1g b. i. d.

甲硝唑片 0.2g×28

Sig. 0.4g b. i. d.

处方练习7：

姓名：×× 性别：男 年龄：63 岁 科别：心血管内科

临床诊断：稳定型心绞痛

Rp.

硝酸甘油片 0.5mg×50

Sig. 0.5mg 舌下含化 p. r. n.

处方练习8：

姓名：×× 性别：男 年龄：50 岁 科别：消化内科

临床诊断：急性肠炎

Rp.

诺氟沙星胶囊 0.1g×9

Sig. 0.2g t. i. d. p. o.

八面体蒙脱石散 0.3g×9

Sig. 0.3g t. i. d. p. o.

（周碧兰）

实训十四　药品一般知识及药品分类上架练习

【实训目的】

（1）学习药品的一般知识。

（2）学习药品的各种分类方法。

（3）学会按药理作用与临床用途将药物进行分类并上架。

【实训材料/场景】

药品盒50种，模拟药店。

【实训内容】

一、药品一般知识

（一）药品有关概念

1. 药物与药品

（1）药物　是指用于治疗疾病、改善健康状况、预防疾病的化学物质或生物制剂。

（2）药品　是指用于预防、治疗、诊断人的疾病，有目的地调节人的生理机能并规定有适应证或者功能主治、用法和用量的物质，包括中药、化学药和生物制品等。

二者区别在于药品已进入流通领域，是可供临床直接使用的上市商品。而药物所涉及的范围更大，可能有些还在实验阶段，不一定可以上市，但有活性。

2. 现代药与传统药

（1）现代药　一般是指19世纪以来发展起来的化学药品、抗生素、生化药品、放射性药品、血清疫苗、血液制品等，是用合成、分离、提取、化学修饰、生物工程等现代科学方法得到的物质，我国一般称其为西药。

（2）传统药　一般是指历史上流传下来的药物，并在传统医学、药学理论指导下用于疾病治疗的物质，主要是动物、植物和矿物药，又称天然药物。

二者根本区别在于应用的医学理论不同，按现代医学理论和方法筛选的有效成分使用的应属于现代药，按中医理论配方使用的应属于中药，有很多现代药来源于中药。

3. 处方药与非处方药

（1）处方药　指必须凭执业医师或执业助理医师处方才可调配、购买和使用的药品。处方药只准在专业性医药报刊进行广告宣传，不得在大众传播媒介进行广告宣传。

（2）非处方药　指由国务院药品监督管理部门公布的，不需要凭执业医师和执业助理医师处方，消费者可自行判断、购买和使用的药品。非处方药简称OTC药，根据药品的安全性，非处方药分为甲类和乙类。

4. 上市（注册）药品

（1）上市（注册）药品　是指经国务院药品监督管理部门审查批准并发给生产批准文号或进口药品注册证的药品。

（2）新药　是指未曾在中国境内外上市销售的药品，对已上市药品增加新适应证、改变给药途径或剂型、制成新的复方制剂按照新药申请的程序申报。

（3）仿制药品　是指仿制国家已批准正式生产、并收载于国家药品标准的品种。试行标准的药品及受国家行政保护的品种不得仿制。

5. 假药与劣药

（1）假药　所含成分与国家药品标准规定的成分不符的药品，以非药品冒充药品或者以他种药品冒充此种药品，变质的药品，所标明的适应证或者功能主治超出规定范围的药品。

（2）劣药　成分含量不符合国家药品标准的药品，被污染的药品，未标明或者更改有效期、超过有效期、未注明或者更改产品批号的药品，擅自添加防腐剂和辅料的药品，其他不符合药品标准的药品。

6. 特殊管理药品　是指国家规定有特殊管理办法的医疗用诊断或治疗的药品，包括麻醉药品、精神药品、医疗用毒性药品和放射性药品。

（1）麻醉药品　是指连续使用后易产生生理依赖性（成瘾性）的药品，如吗啡、可待因、哌替啶等。

（2）精神药品　是指直接作用于中枢神经系统使之兴奋或抑制，连续使用能产生依赖性的药品，我国生产和使用的精神药品分为两类：①第一类：不准在医药门市部零售的药品，如三唑仑、咖啡因等；②第二类：定点药房可凭盖有医疗单位公章的医生处方零售的药品，如地西泮、苯巴比妥等。

（3）医疗用毒性药品　是指毒性剧烈，治疗剂量与中毒剂量相近，使用不当会使人中毒或死亡的药品，如洋地黄毒苷、阿托品等。

（4）放射性药品　是指用于临床诊断或者治疗的放射性核素制剂及其标记化合物。医疗单位使用放射性药品，必须符合国家放射性同位素卫生防护管理的有关规定。

7. 国家基本药物　是指由国家医疗保障部门制定的能够保证患者基本治疗需要的药品，国家基本药物目录是医疗卫生机构配备使用药品的依据。

8. 基本医疗保险药品　是指保证职工临床治疗必需的，纳入基本医疗保险给付范围内的药品，并符合"临床必需、安全有效、价格合理、使用方便，市场能保证供应"的原则。基本医疗保险药品是在《国家基本药物目录》的基础上遴选，并分为甲类和乙类药品。

9. 高危险药品　是指药理作用显著且迅速、易危害人体的药品，包括：①高浓度电解质制剂，如 10% KCl 溶液、氯化钙注射液等；②肌肉松弛剂，如维库溴铵注射液、琥珀胆碱注射液等；③细胞毒化药品，如环磷酰胺注射液、甲氨蝶呤注射液等。

（二）药品分类

药品品种繁多，性质各异，分类方法也不尽相同。根据不同需要和特点进行分类管理与使用，常用药品分类如下。

1. 按药物剂型为主的综合分类　可分为片剂（口服片剂、口腔用片剂、泡腾片、外用片剂、其他片剂）、胶囊剂、注射剂（溶液型注射剂、混悬型注射剂、乳剂型注射剂、注射用无菌粉末）、眼用制剂（滴眼剂、眼膏剂、眼用乳膏剂）、丸剂（滴丸、糖丸、小丸等）、气雾剂、喷雾剂、糖浆剂、栓剂、软膏剂、乳膏剂、散剂、颗粒剂、膜剂、贴剂、浸膏、流浸膏、口服溶液剂、口服混悬剂、口服乳剂。

2. 按照药品分类管理办法分类　可分为处方药与非处方药。

3. 按普通药品与特殊管理药品分类　可分为麻醉药品、精神药品、医疗用毒性药品和放射性药品。

4. 按药品来源分类

（1）植物药　利用植物的皮、花、根、茎及果实等药用部位制成的药物，如小檗碱、长春碱、颠茄等。

（2）动物药　利用动物的全体或部分脏器以及其分泌物制成的药物，如牛磺酸、甲状腺素等。

（3）矿物药　直接利用矿物经过加工而成的药物，如芒硝、硫黄等。

（4）抗生素 指由某些微生物代谢产生的，具有抑制或杀灭其他病原微生物作用的化学物质，如青霉素、红霉素等。

（5）人工合成药 指用化学方法合成的药物，如阿司匹林、苯海拉明等。

（6）生物制品 是以微生物、细胞、动物或人源组织和体液等为原料，应用传统技术或现代生物技术制成，可用于疾病的预防、治疗和诊断的药品，如抗毒素、血液制品等。

5. 按照药理作用与临床用途分类

（1）抗感染药物 抗生素、合成抗菌药、抗结核药、抗真菌药、抗病毒药等。

（2）抗寄生虫病药 抗疟疾药、抗阿米巴病药、抗滴虫病药、抗血吸虫病药、抗丝虫病药、抗肠蠕虫药等。

（3）中枢神经系统用药 中枢兴奋药、治疗中枢神经系统退行性疾病药、解热镇痛抗炎药、抗痛风药、抗震颤麻痹药、抗精神病药、抗焦虑药、抗抑郁症药、抗躁狂症药、抗癫痫药、镇静催眠药等。

（4）麻醉及其辅助用药 全麻药、局麻药、麻醉辅助用药等。

（5）自主神经系统用药 拟胆碱药、抗胆碱药、拟肾上腺素药、抗肾上腺素药等。

（6）心血管系统用药 钙拮抗药、抗慢性心功能不全药、抗心律失常药、抗心绞痛药、抗高血压药、抗休克药、调节血脂及抗动脉粥样硬化药、血容量扩充药等。

（7）消化系统用药 助消化药、抗消化性溃疡药、止吐药、泻药和止泻药、利胆药等。

（8）呼吸系统用药 祛痰药、止咳药、平喘药等。

（9）泌尿系统用药 利尿药、脱水药、尿崩症用药等。

（10）血液系统用药 抗凝血药、促凝血药、抗贫血药等。

（11）抗过敏药 抗组胺药、过敏反应阻滞剂、钙剂等。

（12）激素及有关药物 肾上腺素皮质激素、胰岛素及降血糖药、甲状腺素及抗甲状腺药、性激素、计划生育用药等。

（13）维生素类及矿物药。

（14）生物制品疫苗类、血液制品。

（15）调节水电解质及酸碱平衡用药。

（16）影响机体免疫功能药。

（17）抗肿瘤药。

（18）其他药物 调节生活质量药、解毒药品、诊断用药、临床各科用药（皮肤科、眼科、消毒防腐类外科、耳鼻喉及口腔科、妇科用药等）。

（三）药品的标识

1. 药品的批准文号 供医疗使用的药品必须要有国家药品监督管理部门批准生产的文号，这是药品生产、上市、使用的依据。现统一格式为"国药准（试）字＋1位字母＋8位数字"。其中：① "准"字代表国家批准正式生产的药品，"试"字代表国家批准试生产的药品；② "一位字母"为汉语拼音字母，代表药品的类别，如 "H" 代表化学药品，"Z" 代表中药，"B" 代表保健药品，"S" 代表生物制品，"J" 代表进口分装药品等；③ "8位数字"即第1、2位代表批准文号的来源，第3、4位表示批准该药品生产之公元年号的后两位数字，第5、6、7、8位数字为顺序号。

2. 批号 表示药品生产日期的一种编号，也是表示这批药品是同一次投料，同一生产工艺所生产的产品，编制格式为"年＋月＋流水顺序号"。如批号220113，其中2201表示生产时间为22年1月，13是流水顺序号，表示第13批。也可采用亚批号，如220114－03，即代表该药品为22年1月14日生产的第3小批。

3. 有效期 是指药品在规定的贮藏条件下能够保证质量的期限。表示方法有以下三种。

（1）直接标明有效期 以有效月份最后 1 天为到期日。如某药品有效期为 2022 年 5 月，表明该药品在 2022 年 5 月 31 日前使用均有效。

（2）直接标明失效期 国外进口药品常采用 EXP，Date 或 Usebefore 标明失效期。如某药标明 EXP，Date：May2022，则表示该药失效期为 2022 年 5 月，即有效使用时间为 2022 年 4 月 30 日。

（3）标明有效年限 如某药品标明有效期 3 年，则应配合生产日期判断有效期是何日。如某药品生产日期为 220501，有效期三年，其有效期可标注为"2025 年 4 月"，即代表 2022 年 5 月生产的药品，有效期三年，药品至 2025 年 5 月 1 日以前有效。

（四）药品说明书

药品说明书是载明药品的重要信息的法定文件，是选用药品的法定指南。说明书内容应包括药品的品名、规格、生产企业、药品批准文号、产品批号、主要成分、适应证或功能主治、用法、用量、禁忌、不良反应和注意事项、药品的贮存条件、生产厂家、通讯地址等，中药制剂说明书还应包括主要药味（成分）性状、药理作用、贮藏等。

二、药品分类及上架练习

（1）将预先准备的 50 种药品盒，按照剂型进行分类。

（2）将预先准备的 50 种药品盒，按照处方药和非处方药进行分类。

（3）将预先准备的 50 种药品盒，按照药理作用与临床用途进行分类，并上架。

【实训思考】

（1）药品按照药理作用与临床用途进行分类可分为哪几类？试举例说明。

（2）预先准备的 50 种药品中哪些是属于特殊管理药品？

（3）预先准备的 50 种药品中哪些是属于非处方药？

（赵　妍）

参考文献

[1] 杨丽珠，贾雷．药理学［M］．2版．北京：中国医药科技出版社，2019.

[2] 杨宝峰，陈建国．药理学［M］．10版．北京：人民卫生出版社，2024.

[3] 陈忠，杜俊蓉．药理学［M］．9版，北京：人民卫生出版社，2022.

[4] 倪峰，杨丽珠．药理学［M］．2版．北京：人民卫生出版社，2021.

[5] 秦红兵，韩永红，苏湲淇．药理学［M］．4版．北京：高等教育出版社，2021.

[6] 王开贞，李卫平．药理学［M］．8版．北京：人民卫生出版社，2019.

[7] 刘尚智，王建鹏．护理药理学［M］．2版．北京：中国医药科技出版社，2019.

[8] 侯晞．药理学［M］．4版．北京：人民卫生出版社，2018.

[9] 姜国贤，曹红．药理学［M］．2版．北京：中国中医药出版社，2018.

[10] 葛均波，徐永健，王辰．内科学［M］．9版．北京：人民卫生出版社，2018.

[11] 国家基本药物临床应用指南和处方集编委会．国家基本药物处方集–化学药品和生物制品［M］．2018年版．北京：人民卫生出版社，2018.

[12] 中国高血压防治指南修订委员会．中国高血压防治指南2018年修订版［M］．北京：人民卫生出版社，2018.

[13] 陈新谦，金有豫，汤光．陈新谦新编药物学［M］．18版．北京：人民卫生出版社，2018.

[14] 朱依谆，殷明．药理学［M］．8版．北京：人民卫生出版社，2016.

[15] 金虹，李晶．药理学实验与学习指导［M］．3版．西安：第四军医大学出版社，2015.

[16] 蔡卫民，吕迁洲．临床药学理论与实践［M］．北京：人民卫生出版社，2012.